脑神经电刺激机制与调控

封洲燕 著

科学出版社
北京

内 容 简 介

本书介绍有关脑神经电刺激的调控作用及其机制的研究。全书分为上篇和下篇。上篇介绍神经电生理学的基本理论和实验方法，包括神经细胞膜的基本电特性、离子通道的数学模型（HH方程）、海马脑区的神经回路和电刺激诱发电位，以及大鼠在体实验方法和器材装置、神经电信号记录和处理方法、各种实验注意事项和经验等。下篇介绍电刺激的神经调控，主要包括大鼠海马脑区轴突高频电刺激的各种不同模式对于神经元单体、群体以及神经回路的调控作用。除了讲述正常生理状态下的电刺激响应，还介绍高频电刺激对于痫样放电的抑制等内容。

本书可供从事神经电生理学、神经信号记录和分析、神经工程、神经调控、深部脑刺激和脑机接口等领域研究的科研人员、教师、研究生等参考，也可作为大学本科生、研究生的生物医学信号处理、神经工程和神经科学等相关课程的教学扩展资料。

图书在版编目（CIP）数据

脑神经电刺激机制与调控 / 封洲燕著. -- 北京：科学出版社，2025.6.
ISBN 978-7-03-082060-0

Ⅰ. R322.85

中国国家版本馆CIP数据核字第2025ZA4502号

责任编辑：姚庆爽 / 责任校对：崔向琳
责任印制：师艳茹 / 封面设计：无极书装

科学出版社 出版
北京东黄城根北街16号
邮政编码：100717
http://www.sciencep.com

北京中科印刷有限公司印刷
科学出版社发行　各地新华书店经销

*

2025年6月第　一　版　开本：720×1000　1/16
2025年6月第一次印刷　印张：23 3/4
字数：479 000
定价：249.00元
（如有印装质量问题，我社负责调换）

前 言

脑是人体中最复杂的器官,在调节生理功能和维持正常生命活动中起着主导作用,具有记忆、思维和控制人体活动等重要功能。一旦发生病变,则危害极大。认识脑、保护脑和创造脑是人类脑计划的三大重要目标。神经电刺激技术在探索脑的奥秘、防治脑疾病以及发展类脑智能等方面都具有重要的应用,其中包括脑内电刺激等干预技术。脑内电刺激是一种较为新兴的脑疾病治疗技术,它通过植入细小的电极,向脑组织输送电刺激来调控脑疾病的症状。与手术切除或损毁等永久性破坏病灶脑组织的方法相比,它具有微创、副作用小、治疗可控可逆、并发症少等优点,可望成为药物无法控制的许多脑神经系统疾病的治疗手段。而且,与药物治疗不同的是,电刺激可以施加于脑内特定区域,刺激的"剂量"也可以随时改变和控制。目前,已成功应用的脑内电刺激通常被称为深部脑刺激(deep brain stimulation, DBS)。狭义的DBS常指丘脑和苍白球为靶点的电刺激,已在临床上普遍用于帕金森病和运动障碍等疾病的治疗。广义的DBS则泛指各不同脑区的电刺激,这是本书所述DBS的含义,指代脑内电刺激。已有研究表明,对于许多其他神经性和精神性疾病,如癫痫、顽固性强迫症、抑郁症、厌食症、药物(毒品)成瘾、阿尔茨海默病等的治疗,甚至在治疗智力障碍、改善脑的记忆功能、唤醒脑的植物状态等方面,DBS也都展现出良好的应用前景。此外,DBS属于一种脑机接口,除了治疗脑神经系统疾病,还可能具有开发增强正常人脑功能和智能等用途。特别是闭环式DBS(也称自适应式刺激)具有采集神经信息和输送电刺激信号的双向功能,与"读""写"人脑信息的脑机接口的目标一致。因此,脑神经电刺激调控技术对于发展脑机接口技术也具有促进作用。

DBS 的临床应用始于 20 世纪 80 年代,通常认为法国格勒诺布尔大学(University of Grenoble)的神经外科学家Benabid等人的工作是确立DBS技术的里程碑。DBS技术的应用中,临床经验起着重要作用。它具有临床应用在先,机制研究在后的特点。其作用机制至今尚无定论,阻碍了其在更多脑疾病治疗中的推广应用。脑功能的实现表现为各种神经电活动信号的产生和传播,理论上,外加电刺激可以通过调控或者替代异常的脑神经电活动,来控制各种脑疾病的症状,以获得治疗效果。但是,目前 DBS 采用的刺激模式较为单一,各种疾病的治疗通常借鉴和沿用帕金森病中已成功应用的参数恒定的高频脉冲刺激,缺乏多样化的刺激模式供选择。因此,深入研究脑神经电刺激的作用机制,开发电刺激新模式,可以为拓展 DBS 的应用提供指导和线索。

　　为了尽可能减小电极植入对于脑组织的损伤，DBS 采用针状电极。这种微小电极输送的电刺激要在脑神经组织中引起足够的响应才能获得疗效。在神经元的各个组成结构中，轴突对于 DBS 所采用的窄脉冲最敏感。这是由于轴突的时值最小，最易于被窄脉冲激活而产生动作电位。轴突上诱发的动作电位传导出去，可以扩大微小刺激点的作用范围，并且通过复杂的神经网络产生多样化效应。因此，轴突的响应在 DBS 中发挥着重要作用。本书探讨的脑神经电刺激主要关注轴突上的电脉冲刺激对于神经元及其网络的作用。

　　此外，神经元及其构成的神经系统都具有高度的非线性特性，经典的 Hodgkin-Huxley 数学模型为神经元细胞膜的非线性特性的研究奠定了理论基础。从膜离子通道的分子水平，到树突、胞体、轴突和突触等结构组成的神经元，再到神经网络，其中的活动机制都具有非线性特性。对于非线性系统，外加刺激的变化可能诱导出千变万化的刺激作用，这为设计多样化的新型电刺激模式提供了广阔的空间。如果设计具有各种不同时变参数的刺激脉冲序列，不局限于恒定参数的脉冲刺激模式；那么，就可能产生多样化的神经调控作用。就像使用化学药物治疗疾病那样，具有不同"药效"、不同"剂量"的电刺激模式可以给临床应用提供更多选择，进而拓展 DBS 的应用。新刺激模式的开发亟须开展深入的动物实验研究和理论分析，以了解神经元及其网络对于时变参数刺激模式的响应规律，为拓展神经电刺激技术的应用提供有价值的指导信息。以此为目标，在本书中，我们利用海马脑区的独特结构，在大鼠在体实验中验证了 DBS 所采用的窄脉冲高频刺激会产生轴突的间歇性阻滞，发现了各种不同脉冲序列的神经调控作用，并揭示了其中的可能机制。这些研究结果表明，高频脉冲刺激诱导的间歇性阻滞状态使得轴突就像绷紧的"弦"，刺激脉冲序列中微小的变化就可以导致神经元及其集群的不同响应，为满足不同的神经调控需求提供了实现的可能性。

　　本书分上、下两篇。上篇共 4 章，介绍神经电生理学和电刺激的基本知识、神经系统基本结构和海马神经回路、大鼠动物实验技术以及神经电信号记录和处理方法等。下篇共 5 章，介绍我们在大鼠在体实验中发现的各种不同电刺激模式的脑神经调控现象，并探讨其中的可能机制。主要讲述轴突电刺激的调控作用，包括恒定参数和时变参数的脉冲序列刺激、两种极性电脉冲交替的高频刺激等不同模式刺激的作用，以及高频电脉冲刺激调控痫样放电的作用和机制等内容。

　　本书内容源于作者长期坚持一线研究工作的积累，具有深入浅出、图文并茂、易于学习等特点。例如，上篇第 1 章讲述经典 Hodgkin-Huxley 细胞膜数学模型时，给出了不同刺激诱发动作电位的仿真结果示例，并提供 MATLAB 仿真程序，便于读者进行仿真练习。第 2 章讲述大鼠海马脑区结构和神经回路的特点时，结合

前 言

实验记录信号，详细图示了各种诱发电位的记录方法和形成机制。再如，第 3 章和第 4 章介绍动物实验方法时，讲解了各种实验注意事项和仪器使用经验等内容，详细且实用。其中许多内容是同类书籍中不多见的，是开展神经电生理和大鼠在体实验等相关研究工作的重要技能，对于从事此类工作的科研人员特别是新手和学生会有很大帮助。下篇讲述有关轴突电刺激研究的发现，是我们系列性研究工作的梳理和总结，提供了有关神经调控的新信息和思路，可供同行和感兴趣的读者参考和借鉴。

从我进入大学至今，在学习和工作生涯中得到许多老师的指导和合作者们的帮助，在此表示衷心的感谢！特别感谢我的本科毕业设计导师和硕士生导师葛霁光教授，使我在仪器设计、计算机软硬件设计及其应用等方面打下了良好的基础。感谢我的博士生导师郑筱祥教授，在读博期间允许我自由选择研究方向，使我逐步进入神经电生理研究领域。感谢我的博士后合作导师 Dominique M. Durand 教授，资助我在美国凯斯西储大学(Case Western Reserve University)神经工程中心工作两年，并保持长期合作，使我在神经电生理和神经工程领域的研究工作取得进步，为之后的研究工作奠定了基础。感谢美国新泽西学院(The College of New Jersey)的魏学锋教授的长期合作以及在数学建模仿真方面的帮助。

感谢我的研究生们，实验室从无到有的建设、研究课题的完成、每篇学术论文的发表等，都饱含了同学们的辛勤付出和贡献。他们是：王兆祥、郑吕漂、郭哲杉、袁月、胡一凡、余颖、汪洋、王静、郑晓静、胡汉汉、曹嘉悦、蔡紫燕、周文杰、马维健、徐义鹏、杨刚生、黄璐、朱玉芳、叶翔宇、田聪、胡娜、陈丹、邱晨、胡振华、杨彭举、吴蕴蕴、路楚楚、陈小千、肖乾江、邢昊昱、陈白璐和光磊等。还有许多本科生同学也曾经参与研究工作，特别是在本实验室完成本科毕业论文的同学们，在此一并表示衷心的感谢！此外，本书所述的研究工作绝大部分都是在浙江大学生物医学工程与仪器科学学院完成，感谢学院领导和同事们的大力支持和帮助！最后，感谢我家人长期以来的支持和帮助。特别感谢我志同道合的伴侣徐政教授，他的鞭策、鼓励和支持坚定了我完成本书写作的决心。

由于作者水平有限，书中难免存在不妥之处，恳请广大读者批评指正。

谨以此书献给培养和造就了我的母校——浙江大学。

封洲燕
于浙江大学玉泉校区

目 录

前言

变量符号表

上篇 理论基础与实验方法

第1章 神经电生理学基础 ·· 3
1.1 电生理学及其相关技术的发展史简介 ·························· 3
1.2 细胞膜的基本电特性和膜电位 ································· 4
1.2.1 细胞膜的基本电特性 ····································· 4
1.2.2 细胞膜的静息电位和动作电位 ··························· 14
1.3 细胞膜离子通道的理论模型 ··································· 17
1.3.1 利用电压钳技术的枪乌贼轴突实验 ······················ 17
1.3.2 离子通道模型的建立 ····································· 20
1.3.3 离子通道模型的仿真示例 ································ 28
1.4 神经电刺激 ·· 33
1.4.1 胞内刺激与胞外刺激 ····································· 33
1.4.2 电压型刺激和电流型刺激 ································ 36
1.4.3 单极与双极刺激 ·· 37
1.4.4 电刺激的安全性 ·· 37
1.5 本章小结 ·· 39

第2章 神经回路和电刺激诱发电位 ································· 41
2.1 神经系统概述 ·· 41
2.1.1 神经系统和神经元 ·· 41
2.1.2 神经元之间的突触连接和突触电位 ······················ 42
2.1.3 神经元的信息整合机制 ··································· 44
2.2 大鼠海马体的结构和兴奋性连接通路 ························· 48
2.2.1 海马体的结构和主要兴奋性通路 ························· 48
2.2.2 海马区电脉冲刺激诱发的电位及其特点 ·················· 50
2.3 大鼠海马CA1区的局部抑制性回路及其作用 ················· 52
2.3.1 海马CA1区锥体神经元顺向激活时抑制回路的作用 ····· 52
2.3.2 锥体神经元逆向激活时抑制回路的作用 ·················· 57
2.3.3 利用顺向和逆向的配对脉冲刺激分析前馈和反馈两种抑制成分 ········ 58

2.3.4　海马 CA3 区双脉冲刺激的响应···62
　2.4　本章小结···67
第 3 章　在体大鼠脑神经电生理实验方法和器材···69
　3.1　大鼠实验手术···69
　　3.1.1　大鼠脑立体定位仪及其使用··69
　　3.1.2　手术方法···71
　　3.1.3　操作臂和电极的放置···72
　　3.1.4　麻醉和安乐死···73
　3.2　实验注意事项和经验···74
　　3.2.1　电极在脑表面入针点的定位坐标计算··74
　　3.2.2　手动和电动微操作器的使用··75
　　3.2.3　电极定位准确性的判定和实验后的简易检查方法·······················77
　3.3　暴露海马的在体实验方法及其应用···83
　3.4　微电极及其应用···87
　　3.4.1　记录电极···87
　　3.4.2　刺激电极和电刺激的安全性···90
　3.5　实验装置··95
　　3.5.1　放大器和记录仪···96
　　3.5.2　放大器的使用和注意事项···98
　　3.5.3　PowerLab 记录仪及其软件 LabChart 的使用和注意事项·············105
　　3.5.4　电刺激器··112
　　3.5.5　利用 LabVIEW 控制的电刺激系统··116
　　3.5.6　闭环式电刺激的实现···119
　3.6　本章小结···122
第 4 章　神经电信号记录和处理方法··123
　4.1　神经元锋电位的记录、检测和分析···123
　　4.1.1　利用叠加平均获取宽频带无噪声锋电位波形······························126
　　4.1.2　信号频带的选择对于锋电位波形的影响·····································129
　　4.1.3　模数转换对于锋电位波形的影响···134
　　4.1.4　神经元锋电位的检测和分类···135
　　4.1.5　窗口法锋电位检测算法示例···145
　　4.1.6　一种四通道锋电位检测和分类算法···147
　4.2　神经元放电序列的分析方法··151
　　4.2.1　神经元放电序列的脉冲间隔直方图··151
　　4.2.2　神经元放电序列的自相关直方图··152
　　4.2.3　神经元放电序列的互相关直方图··153

  4.2.4 外界刺激诱发的神经元放电分析 ·· 156
4.3 频谱分析及其应用 ··· 161
  4.3.1 周期图频谱分析法的基本原理 ·· 161
  4.3.2 LabChart 软件的频谱分析功能 ·· 164
4.4 电流源密度分析法 ··· 167
4.5 电刺激伪迹及其消除方法 ·· 169
  4.5.1 正弦波电刺激伪迹及其消除方法 ··· 170
  4.5.2 高频脉冲电刺激期间的伪迹及其消除方法 ···································· 172
4.6 本章小结 ··· 178

下篇 轴突电刺激的神经调控作用

第 5 章 神经元对于轴突高频电脉冲刺激的响应 ·· 181
5.1 概述 ··· 181
5.2 持续高频脉冲刺激诱导的轴突阻滞 ··· 185
  5.2.1 大鼠海马 CA1 区锥体神经元对于其轴突上逆向高频刺激的响应 ········ 185
  5.2.2 高频脉冲刺激延长轴突的不应期 ··· 192
  5.2.3 锥体神经元轴突高频电刺激对于胞体的影响 ································· 199
  5.2.4 轴突高频刺激对于神经元兴奋性的影响 ·· 201
  5.2.5 轴突高频刺激诱发的锥体神经元"簇状"放电 ······························· 203
5.3 轴突高频刺激诱导的顺向兴奋对于下游神经元的作用 ·················· 207
  5.3.1 轴突高频刺激无法持续诱发下游突触后神经元群体的同步放电 ········· 208
  5.3.2 轴突高频刺激期间下游突触后神经元的非同步活动 ························ 211
  5.3.3 较高频率的轴突刺激诱发的神经元放电更具随机性 ························ 218
5.4 海马 CA1 区传出纤维轴突上的高频刺激兴奋中间神经元 ············· 222
5.5 本章小结 ··· 229

第 6 章 神经元对于时变参数脉冲刺激的响应 ·· 232
6.1 渐变频率和渐变强度的刺激改变起始响应 ·································· 232
  6.1.1 强度递增的刺激模式 ·· 233
  6.1.2 强度递增与变频率相结合的刺激模式 ·· 235
6.2 双参数脉冲交替刺激下神经元的非线性分岔响应 ························ 238
  6.2.1 双间隔交替的 A-HFS 期间 APS 幅值的分岔 ·································· 238
  6.2.2 双强度交替的 A-HFS 期间 APS 幅值的分岔 ·································· 245
  6.2.3 相似 APS 序列下的不同神经元状态 ·· 246
  6.2.4 神经元群体分岔响应的机制分析 ··· 248
6.3 恒频刺激序列中插删脉冲引起的神经元响应变化 ························ 249
  6.3.1 A-HFS 期间删除或插入脉冲引起的 APS 变化 ······························· 249

6.3.2　O-HFS 期间插入脉冲诱发的 OPS ……………………………………… 253
　　　6.3.3　神经元群体对于高频刺激期间插删脉冲响应的机制分析 …………… 256
　6.4　随机时变脉冲间隔的刺激作用及其机制 ………………………………………… 258
　　　6.4.1　随机变频脉冲逆向刺激诱导的神经元群体响应 ……………………… 258
　　　6.4.2　随机变频脉冲顺向刺激诱导的神经元群体响应 ……………………… 270
　6.5　本章小结 ……………………………………………………………………………… 275

第 7 章　两种极性电脉冲在高频刺激期间的激活作用 …………………………………… 277
　7.1　两种极性单相脉冲交替的 A-HFS 期间各脉冲的激活作用 …………………… 278
　　　7.1.1　单相负正脉冲交替的 A-HFS 稳态期正脉冲的作用 …………………… 278
　　　7.1.2　两种极性脉冲各自激活不同的神经元子群 …………………………… 284
　　　7.1.3　仅正脉冲能够激活原本两种极性脉冲均可激活的神经元 …………… 286
　7.2　单相负正脉冲交替刺激期间轴突活动的仿真研究 ……………………………… 289
　7.3　两种极性单相脉冲交替的 O-HFS 期间下游神经元的响应 …………………… 295
　7.4　本章小结 ……………………………………………………………………………… 298

第 8 章　高频电脉冲刺激抑制神经元的痫样放电 ………………………………………… 300
　8.1　持续的轴突高频刺激对于神经元群体放电的去同步调控 …………………… 301
　8.2　高频刺激抑制 4-氨基吡啶诱导的痫样棘波 ……………………………………… 304
　8.3　正弦波刺激抑制 4-氨基吡啶诱导的痫样棘波 …………………………………… 309
　8.4　短时高频刺激抑制印防己毒素诱导的痫样棘波 ………………………………… 311
　8.5　本章小结 ……………………………………………………………………………… 314

第 9 章　基于轴突的脑神经电刺激调控（总结与展望） ………………………………… 319
　9.1　深部脑刺激中轴突的活动具有重要作用 ………………………………………… 319
　9.2　轴突上高频脉冲刺激诱导的间歇性阻滞及其产生的效应 …………………… 320
　　　9.2.1　轴突阻滞及其效应 ………………………………………………………… 320
　　　9.2.2　轴突阻滞状态下刺激的多样化作用 …………………………………… 323
　　　9.2.3　有关本书采用的脑神经电刺激研究的实验方法 ……………………… 324
　9.3　脑神经电刺激的应用及其前景展望 ……………………………………………… 325
　　　9.3.1　高频刺激的长时效应和闭环刺激 ……………………………………… 325
　　　9.3.2　深部脑刺激与脑机接口 ………………………………………………… 328

参考文献 ……………………………………………………………………………………… 329

附录 …………………………………………………………………………………………… 357

缩略词 ………………………………………………………………………………………… 362

变量符号表

变量符号	中文名称
ε_m	膜的介电常数
ρ_m	膜电阻率
τ	时间常数
A	幅值或者面积
A_{PP}	峰峰幅值(锋电位)
$\hat{C}_m$	膜的比电容
C_m	膜电容
c_m	单位长度轴突膜电容
CV	变异系数(coefficient of variation)
d	直径
D	电荷密度
E_{ion}	离子的跨膜平衡电位
f	频率
G_m(或 g_m)	膜电导
h(或 h_Na)	钠离子通道的失活因子(变量)
I_C	膜电容电流
I_m	膜电流
I_R	膜电阻电流
I_{rh}	基强度(rheobase)
l	长度(厚度)
L	潜伏期(latency)

m	钠离子通道的激活因子
n	钾离子通道的门控因子，或者实验大鼠个数，或者神经元个数
Q	电荷
r	半径
r_i	单位长度轴浆电阻
r_m	单位长度轴突膜电阻
R_m	膜电阻
s	截面积、膜面积
t	时间
T	脉冲宽度
T_{chr}	时值(chronaxie)
V	膜电压(膜电位)相对值
V_m	膜电位的绝对值
V_{rest}	膜的静息电位
V_{th}	膜电位阈值

上篇　理论基础与实验方法

第 1 章　神经电生理学基础

神经系统在人和动物生命活动的调节和控制中起着主导作用，其结构和功能的基本单元是神经细胞，也称神经元。神经元细胞膜上所产生的电活动是实现神经系统功能的基础。人类对于生物电的认识以及相关理论和技术的不断发展，奠定了神经电生理学基础。

1.1　电生理学及其相关技术的发展史简介

人类自古就对生物电现象有所感知(Wickens，2015)，古埃及的壁画曾经记载了尼罗河里的猫鱼可以产生强大的电。古人曾经利用鱼类产生的电来惩罚犯人，还用于治疗头痛等疾病。但是，当时人类并不了解"电"的本质是什么，更不了解生物电产生的机理，只能将生物电归结于神秘的幽灵现象。

直到1791年，意大利博洛尼亚大学(University of Bologna)的解剖学家和生理学家伽尔瓦尼(Luigi Galvani，1737—1798)首次发表论文，报道了用金属弓接触蛙腿肌肉或者神经时可以引起蛙腿肌肉收缩的现象(Piccolino，1998)。他指出，这是储存于肌肉细胞内的电能被释放而产生的结果。这篇论文是生物电研究史上的重要里程碑。当时，他的发现立即轰动了学术界。著名意大利物理学家伏特(Alessandro Volta，1745—1827)对伽尔瓦尼的研究也非常感兴趣。但是，伏特对于蛙腿实验的现象提出了截然不同的解释。他认为，引起肌肉收缩的电流不是来自肌肉本身，而是源于两种不同金属与肌肉表面液体之间发生的反应，这种反应产生了电位差。于是，两位科学家之间发生了一场著名的争论。最终两人各自沿着不同的方向展开深入的研究，分别成为生物电的发现人和化学电池的发明人。他们的成就都离不开当时物理学领域电学的发展背景。有关当时科学的发展，以及两位科学家的学术之争及其演变过程的历史故事，有兴趣的读者可以查阅相关资料，如中译版《生物医学工程学概论(原书第3版)》一书12.2节"生物电的发展历史"(Enderle et al.，2014)。

在此后二百多年发展历程中，随着电学的发展以及各种检测技术和测量仪器的不断发明，电生理学的研究不断推进，创立了一个又一个里程碑。在伽尔瓦尼发现生物电的年代，还没有仪器能够直接测量生物电。直到二十多年后才出现了电流计，并有科学家于1827年报道了利用这种电流计记录到的肌肉损伤处与完好处之间的电位差。又过了二十多年，在1849年，德国生理学家雷蒙德(Emil du

Bois-Reymond，1818—1896)成功记录到神经的静息电位和动作电位，成为电生理学的又一位奠基人。至于生物电究竟是怎样产生的这个问题，在距其发现一百多年后才略显端倪。1902 年，德国科学家伯恩斯坦(Julius Bernstein，1839—1917)提出了生物电的细胞膜学说。他认为电位存在于细胞膜的两侧，并且与钾离子的膜通透性有关。随后，电生理学领域出现了一系列重大进展：20 世纪 20 年代，美国科学家加塞(Herbert Spencer Gasser，1888—1963)和厄兰格(Joseph Erlanger，1874—1965)用阴极射线管观察并研究了神经纤维上电位的传导，他们于 1944 年共同获得诺贝尔奖。20 世纪 40~50 年代，英国科学家霍奇金(Alan Lloyd Hodgkin，1914—1998)和赫胥黎(Andrew Fielding Huxley，1917—2012)利用 Cole 和 Marmont 首创的电压钳技术，并利用华人留学生凌宁发明的玻璃管微电极技术，进行细胞内记录，研究了细胞膜上钾离子和钠离子通道的电导变化，建立了这两种离子通道的数学模型。同时期的澳大利亚科学家埃克尔斯(John Carew Eccles，1903—1997)发现了兴奋性和抑制性突触电位。埃克尔斯、霍奇金和赫胥黎三人共同获得了 1963 年诺贝尔生理学或医学奖。1976 年，德国科学家耐尔(Erwin Neher，1944—)和萨克曼(Bert Sakmann，1942—)发明了膜片钳技术，为研究细胞膜离子通道提供了关键方法，并因此获得 1991 年诺贝尔奖。这些工作都是电生理学发展历程中的里程碑，展现了科学与技术两者之间相互促进、共同发展的成果，为电生理学的发展奠定了一系列理论基础和技术支持。至今，在大量实验研究和理论研究的推动下，人类对于细胞膜的组成、结构及其电特性等方面的了解越来越深入，建立了成熟的知识体系。

1.2 细胞膜的基本电特性和膜电位

1.2.1 细胞膜的基本电特性

神经细胞膜主要由脂质双分子层和膜蛋白组成，具有电阻和电容特性。

1. 膜电阻

细胞膜脂质双分子层的电阻率非常大，可达 $10^{13}\sim10^{15}\Omega\cdot cm$。相比之下，膜两侧的细胞内液和外液的电阻率仅为 $60\sim80\Omega\cdot cm$。膜的电阻率比其两侧的液体要大十几个数量级。而且，细胞膜电阻的大小不是固定不变的，它会随着跨膜电位和膜内外环境的变化而改变，与许多因素相关。在膜的静息和兴奋的不同状态下，神经细胞膜的膜电阻可相差好几个数量级。

与物理学的电阻定义相同，膜电阻 R_m 的定义是

$$R_\mathrm{m} = \rho_\mathrm{m} \frac{l}{s} \tag{1-1}$$

式中，ρ_m 为电阻率，是单位长度和单位截面积下的电阻值，其单位是 Ω·cm；l 为长度；s 为截面积。若计算电流在细胞内外之间跨膜流动时的膜电阻（即跨膜电阻），那么，l 就是细胞膜的厚度，s 是膜面积。例如，计算细长的神经元轴突上的膜电阻时，l 是轴突膜的厚度，s 是包裹轴突的长柱形表面的膜面积。除了膜电阻之外，神经元其他组成结构也存在电阻，且计算公式相同。例如，计算电流沿神经元轴突内流动时的轴浆电阻时，l 是轴突的长度，s 则是轴突的横截面积。可见，在计算神经元各种组成结构的电阻时，长度和截面的定义各不相同，取决于电流流经的路径。

膜电阻 R_m 的倒数是膜电导 G_m（或 g_m），其单位是 S。细胞膜对于某种带电离子的通透性常用该离子的电导来表示。

2. 膜电容

细胞膜的脂质双分子层的电导很小，几乎是绝缘体，就像电容器的介质层。而分布在脂质层两侧的细胞内液和外液是富含离子的电解质溶液，就像电容器的两个极板。这样，内液、外液和脂质层组成的结构，就像两片"平行导电极板"中间夹了一层极薄的绝缘介质层，构成了一个电容器，使得细胞膜具有电容特性。

平行板电容器的电容正比于介质层的介电常数，也正比于极板的面积，但与两极板之间的距离成反比。细胞膜的电容也是如此，常用单位面积的电容来表示，称为比电容，其定义为

$$\hat{C}_\mathrm{m} = \frac{\varepsilon_\mathrm{m}}{l} \tag{1-2}$$

式中，$\hat{C}_\mathrm{m}$ 为膜的比电容；ε_m 为膜的介电常数；l 为膜的脂质双分子层的厚度。细胞膜的介电常数很大，约为 3~5，甚至大于制作普通电容器常用的聚丙烯塑料薄膜的介电常数（约 2.25），而细胞膜的厚度仅为 5~10nm，因此，膜电容较大，其比电容约为 $1\mu\mathrm{F/cm}^2$。膜的 $\hat{C}_\mathrm{m}$ 数值比较稳定，无论在膜的静息状态，还是兴奋状态，$\hat{C}_\mathrm{m}$ 变化不大。并且，不同种类细胞膜的比电容数值也相似。

细胞膜的跨膜电位发生变化时，会在膜电容上产生充电或者放电电流。这种电容电流会干扰细胞膜上离子通道电流的测量。利用电压钳技术固定跨膜电位，消除膜电容电流之后，才能准确地测得流经细胞膜上离子通道的电流。霍奇金和赫胥黎两位科学家在建立著名的细胞膜离子通道的数学模型时，就采用了电压钳技术，详见 1.3 节。注：跨膜电位简称为膜电位或膜电压。

膜电容的存在使得膜电位无法产生突变。如果施加突变性的电刺激，膜电位

的变化总是需要经历一个暂态过程才能到达稳态。暂态过程持续时间的长短可以用时间常数来描述。

3. 细胞膜的时间常数

静息状态的细胞膜可以用膜电阻和膜电容并联的简化 RC 等效电路来模拟（图 1-1(a)）。如图 1-1(b)所示，将尖端极细的 2 根玻璃管微电极插入细胞膜内。一根作为刺激电极，施加方波电流。另一根作为测量电极，与放大器相连，测量膜电位。假设施加的方波电流持续时间足够长，大于膜电容的充电时间。在方波电流上升和下降的突变时刻(图 1-1(c)上图)，由于膜电容的充电和放电效应，膜电位不会突变，而是随时间按指数上升和下降至稳态值(图 1-1(c)下图)。这个暂态变化过程的快慢可用下述时间常数来描述。

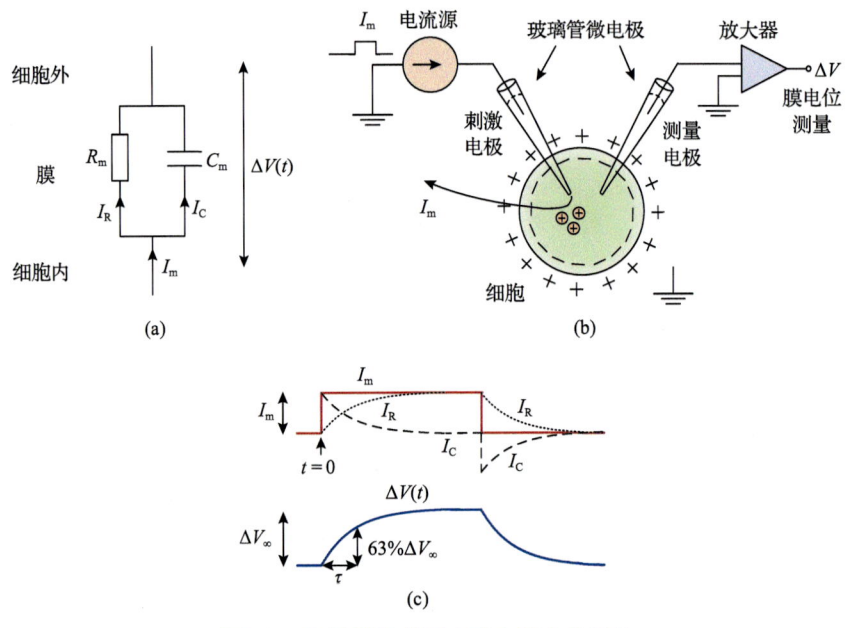

图 1-1 细胞膜的等效电路和膜电位测量

若在时间 $t=0$ 时在细胞膜内外之间施加幅值为 I_m 的小强度阶跃电流(即不诱发动作电位的阈下刺激)，设 $\Delta V(t)$ 为 t 时刻膜电位与静息电位之差，那么，外加的 I_m 通过细胞膜时，分为电容电流 I_C 和电阻电流 I_R(图 1-1(a)和(c))，由基尔霍夫电流定律可得

$$I_m = I_C + I_R = C_m \frac{d\Delta V(t)}{dt} + \frac{\Delta V(t)}{R_m} \tag{1-3}$$

求解此微分方程可得

$$\Delta V(t) = \Delta V_\infty (1 - e^{-t/\tau}) \tag{1-4}$$

式中，膜电位 $\Delta V(t)$ 的稳态值 $\Delta V_\infty = I_m R_m$ 是膜电位变化的最大值；时间常数 $\tau = R_m C_m$。当 $t = \tau$ 时，$\Delta V(t) = \Delta V_\infty (1-e^{-1}) = 0.63 \Delta V_\infty$。也就是，施加的阶跃电流持续一个时间常数的时间时，膜电位达到最大值的63%。反之，如果测得膜电位变化至63%的时间，那么，此时间就是膜的时间常数 τ。可见，膜电阻和膜电容越大，时间常数 τ 就越大，膜电位变化的暂态过程所持续的时间就越长；反之，膜电位可以更快接近稳态水平。经过5个时间常数的时间之后，膜电位可达到稳态值的99%以上，其暂态变化基本结束，进入稳态。此时，如果撤除注入的电流，那么，紧随外加方波电流的下降沿，膜电位就会发生相反方向的暂态变化(图1-1(c))，而时间常数则不变。

设 $V_m(t)$ 为膜电位的绝对值，V_{rest} 为膜的静息电位，则

$$V_m(t) = \Delta V_\infty (1 - e^{-t/\tau}) + V_{rest} \tag{1-5}$$

膜电位变化的方向是去极化还是超极化，取决于跨膜电流的方向。如图1-1(b)中所示的 I_m 流向，施加由内向外的电流，导致膜电位去极化，也就是细胞膜内的负值静息电位向正值方向变化；反之，为超极化。

4. 基强度和时值

图1-1(a)所示的RC等效电路只能用于描述细胞膜静息时的阈下刺激引起的响应，这种情况下可将膜电阻视作恒定不变。一旦刺激引起的膜电位变化超过膜的兴奋阈值，就会诱发一系列的离子通道的开放和关闭过程，从而产生动作电位。此过程中膜电阻就会产生显著变化(详见1.3节)。假设诱发动作电位的膜电位阈值为 V_{th}，由于外加电流 I_m 时产生的膜电位变化的最大值为 $\Delta V_\infty = I_m R_m$，因此，要使膜电位的变化达到阈值 V_{th}，所需施加的最小 I_m（记为 I_{rh}）是

$$I_{rh} = \frac{V_{th}}{R_m} \tag{1-6}$$

此最小电流 I_{rh} 称为基强度(rheobase)。理论上，电流 I_{rh} 需要保持无限长的时间(即 $t = \infty$)，才能使得膜电位的变化达到阈值 V_{th}。此时图1-1(a)所示RC等效电路中的电容已完成充电，相当于开路，外加电流 I_{rh} 都流经 R_m。

膜电阻 R_m 与细胞的大小有关。对于球形细胞，膜电阻的计算可以简化为 $R_m = c/r^2$，其中，c 为常数，r 为细胞半径。由式(1-6)可知，基强度 I_{rh} 与细胞半径的平方成正比。细胞越大，膜电阻就越小，基强度则越大。也就是，需要施加较大的电流，才能使得膜电位的变化达到阈值。同理，经突触传递激活突触后神经

元时,若突触后神经元的体积较大,就需要较大的突触电流(意味着需要较多突触输入的整合)才能激活突触后神经元。这点可以直观地理解为:流经细胞膜的电流会扩布于整个细胞的膜表面,而决定细胞膜是否能够兴奋的是单位面积膜上的电流大小,不是总电流大小;因此,膜的表面积越大,所需电流就越大。

若施加的电流不是保持无限长的时间,而是短促的脉冲(设脉宽为 T);那么,要在电流脉冲结束(即 $t=T$)时使得膜电位的变化达到兴奋阈值 V_{th},由式(1-4)可知,电流强度必须达到

$$I_{s,th} = \frac{V_{th}}{R_m(1-e^{-T/\tau})} = \frac{I_{rh}}{1-e^{-T/\tau}} \tag{1-7}$$

此式描述了阈值电流 $I_{s,th}$ 随脉宽 T 变化的曲线,被称为强度-时间曲线(Horch et al., 2004),即如图 1-2 所示的 I-T 曲线。当电流 $I_{s,th}$ 为基强度 I_{rh} 的 2 倍,即 $I_{s,th}=2I_{rh}$ 时,由式(1-7)可知,要使膜电位的变化达到兴奋阈值,所需的最小脉宽 T_{chr} 为

$$T_{chr} = \tau \ln 2 \approx 0.69\tau \tag{1-8}$$

式中,T_{chr} 被称为时值(chronaxie),它约为膜时间常数 τ 的 2/3。对于球形细胞,膜电容可简化为 $C_m=kr^2$,其中 k 为常数,r 为细胞半径。于是,时间常数 $\tau = R_m C_m = (c/r^2)(kr^2) = ck$。可见,由于膜电阻 R_m 与膜面积成反比(即 $\propto 1/r^2$),而膜电容 C_m 与膜面积成正比(即 $\propto r^2$);细胞膜的时间常数 τ 和时值 T_{chr} 的大小似乎都与细胞大小无关。但是,对于非球形的神经元或者其他细胞,严格而言,τ 和 T_{chr} 并非与细胞大小无关。只是细胞大小对于此两参数的影响远小于对于基强度 I_{rh} 的影响,而且,c 和 k 也并非真是常数。通常膜面积较大时,膜的时间常数较大。也就是,大细胞的膜时间常数较大,而小细胞的较小。

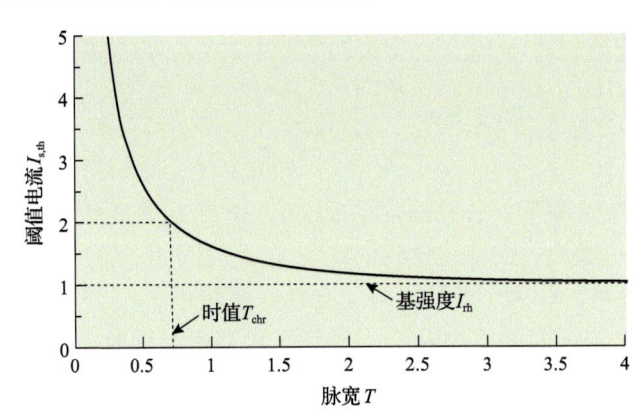

图 1-2 细胞内施加方波电流刺激的强度-时间曲线

图中纵坐标为基强度的倍数,横坐标为时间常数的倍数。也就是,令基强度 $I_{rh}=1$ 且时间常数 $\tau_m=1$。

对于不同类型的神经组织、不同的神经元组成结构(如树突、胞体和轴突等)，它们的细胞膜的形态和膜特性存在差异，强度-时间曲线和时值都各不相同。根据时值的差异，在施加电脉冲刺激时，设定合适的脉宽可以选择性地激活某些神经组织或者神经元的某些结构。例如，外周神经中的 C 类轴突纤维的时值为 1ms 以上(Schneider et al., 2023)。中枢神经系统中的神经元轴突的时值为 30～300μs，其中较粗的有髓鞘轴突的时值要小于较细的无髓鞘轴突的时值；因此，较粗的轴突更易于被窄脉冲激活。而神经元胞体的时值可达 1ms 以上(Ranck, 1975; McIntyre et al., 1999; Udupa et al., 2015)，神经元树突的时值也要比轴突的时值大 10 倍左右(Stern et al., 2015)。因此，对于脑内电刺激(如 DBS)常用的≤100μs 的窄脉冲刺激，首先激活的通常是神经元的轴突(Ranck, 1975; Nowak et al., 1998; DiLorenzo et al., 2008)。除了神经组织以外，其他可兴奋组织的时值也存在差异。例如，普通心肌细胞的时值约为 2ms，而具有自律性的特化心肌细胞——希氏束(His bundle)的时值则约为 0.5ms(Jastrzębski et al., 2019)。某些平滑肌组织的时值却可达 10ms。这就是为什么神经刺激所需的脉宽通常不超过 2ms，而直接刺激某些肌组织的脉宽却需要 10ms 的原因。

如果采用的刺激脉冲强度刚达到阈值，那么，受刺激组织兴奋性的微小变动，就可能导致所施加的刺激无法激活目标组织。因此，在实际应用中，为了获得可靠的刺激效果，刺激强度通常至少设定为阈值的 2 倍以上。

5. 细胞膜的空间常数和电缆方程

细长的神经元轴突在空间延伸的范围较大，其局部区域上产生的膜电位变化不能以恒定的幅度遍及整个细胞膜，而是随着距离的增大按照指数衰减的方式扩布。这种电位扩布随距离的衰减可以用空间常数来描述。

细长的圆柱形轴突(无髓鞘)可以看作一根电缆线，脂质双分子层就像绝缘层，包围着电阻率较小的轴浆。如图 1-3(a)的上图所示，如果将一根玻璃管微电极插入轴突膜内，并向轴浆内注入电流，那么电流就会在轴浆内从注入点开始，沿轴突向两侧流动，称为轴向电流。同时，电流沿途会不断穿出轴突膜，称为径向的跨膜电流(图 1-3(a)棕色箭头所示)。最后，电流汇集到细胞外电极(如接地电极)，完成电流回路。当电流在轴突各处穿越细胞膜时，会在膜上产生电压降，沿途改变细胞膜的膜电位。距离电流注入点不同位置上所产生的膜电位变化(ΔV_x)不同。如图 1-3(a)的下图所示，电流注入点处产生的 ΔV_x 最大，然后，随着距离的增大，ΔV_x 逐渐减小，呈指数衰减。这种由于电流在细胞内和细胞膜上的扩散而形成的分布电位称为电紧张电位(electrotonic potential)。

(a) 空间常数 λ

(b) 轴突的等效电路模型

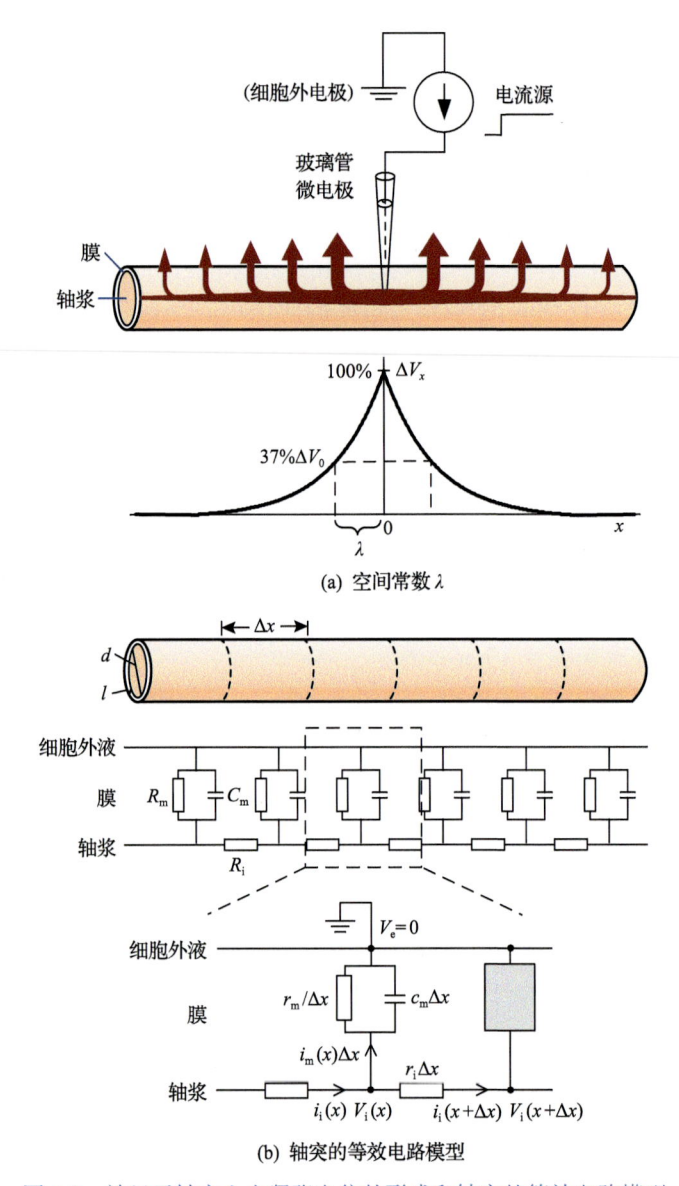

图 1-3　神经元轴突上电紧张电位的形成和轴突的等效电路模型
图(b)中所示电流和膜电位变量的小括号内省略了时间变量 t。

假设将细长的轴突均匀分割成相同的圆柱形小段。每段的轴突膜用 R_m 和 C_m 的并联电路来表示，相邻两段之间的轴浆电阻设为 R_i；那么，轴突的等效电路如图 1-3(b)所示。细胞外液的电阻比膜电阻和轴浆电阻小得多，忽略不计。整个胞外空间不存在电位梯度，电位可设为 0。这种电路模型被称为中心导体模型。根据此模型，可以推导出轴突的电缆方程。

由式(1-1)的电阻计算公式可知，圆柱段的轴浆电阻 R_i 为

$$R_i = \rho_i \frac{\Delta x}{\pi (d/2)^2} = r_i \Delta x \tag{1-9}$$

式中，ρ_i 为轴浆的电阻率，其值约为 50～250Ω·cm(Koch，1999)；Δx 为圆柱段的长度；d 为圆柱段的直径；r_i 为单位长度轴浆电阻(单位是Ω/cm)。

圆柱段的膜电阻 R_m 为

$$R_m = \frac{\rho_m l}{\pi d \Delta x} = \frac{\hat{R}_m}{\pi d \Delta x} = \frac{r_m}{\Delta x} \tag{1-10}$$

式中，ρ_m 为轴突膜的电阻率，l 为膜厚度，$\hat{R}_m$ 为单位面积的膜电阻(单位是Ω·cm^2)，r_m 为单位长度轴突膜电阻(单位是Ω·cm)。

圆柱段的膜电容 C_m 为

$$C_m = \frac{\varepsilon_m \pi d \Delta x}{l} = \hat{C}_m \pi d \Delta x = c_m \Delta x \tag{1-11}$$

式中，ε_m 为膜的介电常数，$\hat{C}_m$ 为单位面积的膜电容(单位是 μF/cm^2)，c_m 为单位长度轴突膜电容(单位是 μF/cm)。

如图 1-3(b)的下图所示，设胞外空间的电位 V_e=0，膜内电位(即跨膜电位差)为 V_i，x 为轴突的轴向距离，x 处的跨膜电流为 $i_m(x,t)$，则有

$$V_i(x+\Delta x,t) - V_i(x,t) = r_i \Delta x \cdot i_i(x+\Delta x,t) \tag{1-12}$$

重排此式，可得

$$i_i(x+\Delta x,t) = \frac{1}{r_i} \cdot \frac{V_i(x+\Delta x,t) - V_i(x,t)}{\Delta x} \tag{1-13}$$

另外，由节点电流守恒定律可得

$$i_m(x,t) = \frac{i_i(x+\Delta x,t) - i_i(x,t)}{\Delta x} \tag{1-14}$$

而跨膜电流是流经膜电阻和膜电容的电流之和，即

$$i_m(x,t)\Delta x = \frac{V_i(x,t)}{r_m/\Delta x} + c_m \Delta x \frac{\partial V_i(x,t)}{\partial t} \tag{1-15}$$

约去各项中的 Δx，此式变为

$$i_m(x,t) = \frac{V_i(x,t)}{r_m} + c_m \frac{\partial V_i(x,t)}{\partial t} \tag{1-16}$$

将式(1-13)和式(1-14)代入式(1-16)，并使 $\Delta x \to 0$，得偏微分方程

$$\frac{r_m}{r_i}\frac{\partial^2 V_i(x,t)}{\partial x^2} = V_i(x,t) + r_m c_m \frac{\partial V_i(x,t)}{\partial t} \tag{1-17}$$

这就是线性电缆方程(linear cable equation)。此方程在下列两种特殊情况下可以求得解析解。一种情况是沿轴突的膜电压达到稳态，不再随时间变化。例如，如图 1-3(a)所示，假设在 $x=0$ 处施加恒定强度的阶跃电流，并保持不变，那么，等到稳态期，轴突各处的膜电压不随时间变化，式(1-17)电缆方程右边的第二项为 0，方程变成如下二阶常微分方程

$$\frac{r_m}{r_i}\frac{d^2 V_i(x)}{dx^2} = V_i(x) \tag{1-18}$$

给定边界条件：$x=0$ 处，$V_i(x)=\Delta V_0$；$x \to \infty$ 处，$V_i(x)=0$。求解式(1-18)，得

$$V_i(x) = \Delta V_0 e^{-|x|/\lambda} \tag{1-19}$$

其中，λ 为

$$\lambda = \sqrt{\frac{r_m}{r_i}} = \sqrt{\frac{\hat{R}_m}{\rho_i} \cdot \frac{d}{4}} \tag{1-20}$$

λ 被称为空间常数。如图 1-3(a)下图所示，λ 表示膜电压沿着轴突的轴向，随 x 衰减为约 37%ΔV_0 处的距离。可见，空间常数 λ 与轴突直径 d 的平方根成正比。设单位面积的膜电阻 $\hat{R}_m = 20000\Omega \cdot cm^2$，轴浆电阻率 $\rho_i = 200\Omega \cdot cm$，则直径 $d = 4\mu m$ 的轴突的空间常数 λ 为 1mm(Koch, 1999)。若其他参数保持不变，轴突直径变为 $1\mu m$，则 λ 变为 0.5mm。λ 是描述膜电位在空间传播的重要参数，空间距离常被表示为 λ 的倍数，即表示为除以 λ 后得到的无量纲数值。

式(1-17)电缆方程的另一种可以求解析解的情况是，假设整条轴突内不存在电压差。例如，在轴突内插入一根裸露的金属丝导体，就可以获得这种轴突膜电位被空间钳制的效果，使得轴突膜各处的电位都相同，也就是轴浆内各处等电位。此时式(1-17)的左边项为 0，变成如下一阶常微分方程：

$$r_m c_m \frac{dV_i(t)}{dt} = -V_i(t) \tag{1-21}$$

给定初始条件：$t=0$ 时，$V_i(t)=V_0$。可得解

$$V_i(t)=V_0 e^{-\frac{t}{\tau}} \tag{1-22}$$

其中，τ 为时间常数

$$\tau = r_m c_m = \hat{R}_m \hat{C}_m \tag{1-23}$$

它与前面图 1-1(b)所示的球形细胞体的细胞膜时间常数一致。

可以将时间变量除以 τ，转换成无量纲数值，表示成 τ 的倍数。图 1-2 的横坐标"脉宽 T"就是无量纲的时间常数倍数。

将式(1-20)和式(1-23)代入式(1-17)，线性电缆方程变为

$$\lambda^2 \frac{\partial^2 V_i(x,t)}{\partial x^2} = V_i(x,t) + \tau \frac{\partial V_i(x,t)}{\partial t} \tag{1-24}$$

使用无量纲的空间距离 $X = x/\lambda$ 和时间 $T = t/\tau$，可得

$$\frac{\partial^2 V_i(X,T)}{\partial X^2} = V_i(X,T) + \frac{\partial V_i(X,T)}{\partial T} \tag{1-25}$$

若外加电流随时间和空间变化，则方程变为

$$\frac{\partial^2 V_i(X,T)}{\partial X^2} = V_i(X,T) + \frac{\partial V_i(X,T)}{\partial T} + \frac{I_m(X,T)}{\lambda \tau} \tag{1-26}$$

式中，$I_m(X,T) = \lambda \tau I_m(x,t)$，是空间和时间坐标分别以空间常数 λ 和时间常数 τ 归一化之后的外加电流强度波形，$I_m(x,t)$ 则是空间和时间为原始坐标的实际电流强度波形（Koch，1999）。

以上所述是细胞膜在未产生动作电位的阈下状态下的基本电特性，它可以用简化的恒定参数 RC 等效电路来模拟，被称为细胞膜的被动电特性。其中，时间常数描述膜电位随时间变化的快慢，由膜电阻和膜电容决定；而空间常数则是描述膜电位随空间距离的衰减，主要由膜电阻和膜内浆液电阻决定。虽然用电缆方程可以描述轴突上电位的被动扩散，但是，轴突纤维与电力电缆和通信电缆等由金属导体和绝缘层构成的电线之间存在本质的区别。那就是，除了被动电特性(passive electrical characteristics)之外，轴突还具有主动电特性(active electrical characteristics)。轴突的细胞膜上存在离子通道，一旦细胞膜受到阈上刺激而产生动作电位，离子通道的变化及其引起的膜电位变化就需要用 1.3 节介绍的时变参数等效电路来描述，这些变化特性被称为主动电特性。在讲述主动电特性之前，下面先介绍细胞膜的静息电位和动作电位，以及它们的产生机制。

1.2.2 细胞膜的静息电位和动作电位

1. 静息电位

细胞膜内外两侧之间存在电位差,即跨膜电位。在未受刺激的静息状态下,胞内电位比胞外低数十毫伏,此时的跨膜电位称为静息电位。不同类型的细胞,静息电位的大小有所不同,脑神经元的静息电位为–70mV 左右,而视网膜上的视觉感受细胞(视杆细胞和视锥细胞等)的静息电位却只有–40mV 左右。

细胞膜静息电位的形成,主要是由于膜的内外液中离子浓度不同引起(表1-1)。例如,细胞内钾离子浓度(约 100mmol/L)远高于细胞外(约 5mmol/L),两者相差约 20 倍。而细胞外钠离子浓度(约 150mmol/L)则高于细胞内(约 15mmol/L),两者相差约 10 倍。并且,细胞膜对于离子的通透具有选择性。静息状态下,膜的钾离子(K^+)通道的通透性远大于其他离子通道。在细胞内外浓度差形成的化学势作用下,K^+携带着正电荷,从胞内移至胞外,使得膜外侧的正电荷多于负电荷,而膜内侧是负电荷多于正电荷。异性电荷互相吸引,膜内侧多余的负电荷隔着细胞膜,吸引膜外侧的 K^+聚集,造成膜内侧与外侧之间的电位差。这种外正内负的电动势对于 K^+的作用力与浓度差造成的化学势的作用力方向相反。当这两种相反的作用力达到平衡时,进出细胞膜的 K^+数量相等,K^+的净流量为零。假如仅存在 K^+,那么,此时膜两侧形成的电位差就是 K^+的平衡电位。

表1-1 细胞内外几种主要离子的浓度差别及其产生的平衡电位(Bear et al., 2004)

离子	胞外浓度/(mmol/L)	胞内浓度/(mmol/L)	浓度之比(外:内)	平衡电位/mV(37℃时)
钾离子(K^+)	5	100	1:20	–80
钠离子(Na^+)	150	15	10:1	62
钙离子(Ca^{2+})	2	0.0002	10000:1	123
氯离子(Cl^-)	150	13	11.5:1	–65

某种离子由于膜内外的浓度差引起的跨膜平衡电位 E_{ion} 可以用如下能斯特(Nernst)方程计算,即

$$E_{ion} = \frac{RT}{Z_{ion}F} \ln \frac{[ion]_o}{[ion]_i} = 2.303 \frac{RT}{Z_{ion}F} \lg \frac{[ion]_o}{[ion]_i} \tag{1-27}$$

式中,R 是摩尔气体常数 8.314J/(mol·K);T 是绝对温度;F 是法拉第常数 9.6485×10^4C/mol;Z_{ion} 是离子所带电荷数;$[ion]_o$ 是细胞外离子浓度;$[ion]_i$ 是细胞内离子浓度。平衡电位 E_{ion} 的单位为伏特(V)。

根据能斯特方程,可以求得 37℃时 K^+的平衡电位为 E_K= –80mV。而实验中

记录到的神经元静息电位要稍高，约为-70mV 左右。这是因为，静息状态下，除了 K⁺通道具有较大的通透性之外，细胞膜对于钠离子(Na⁺)和氯离子(Cl⁻)等也具有少量的通透。对于多种离子同时通透所产生的总平衡电位，需要用如下的戈德曼方程(Goldman equation)来计算，也称为 GHK 方程(Goldman-Hodgkin-Katz equation)，即

$$E_{\text{ion}} = 2.303 \frac{RT}{F} \lg \frac{P_K[K^+]_o + P_{Na}[Na^+]_o + P_{Cl}[Cl^-]_i}{P_K[K^+]_i + P_{Na}[Na^+]_i + P_{Cl}[Cl^-]_o} \tag{1-28}$$

式中，P_K、P_{Na} 和 P_{Cl} 分别为 K⁺、Na⁺和 Cl⁻的通透系数；$[K^+]_o$、$[Na^+]_o$ 和 $[Cl^-]_o$ 分别是三种离子的细胞外浓度；$[K^+]_i$、$[Na^+]_i$ 和 $[Cl^-]_i$ 分别是各离子细胞内浓度。

在静息状态下，K⁺、Na⁺和 Cl⁻的通透系数之比为 $P_K:P_{Na}:P_{Cl} = 1:0.02:0.45$。利用表 1-1 的数据，可求得 37℃时膜的总平衡电位为 $E_{\text{ion}}=-67\text{mV}$。离子通道的通透系数之比不同，静息电位就不同。神经元的静息电位通常为-70mV 左右。若 $P_K:P_{Na}$减小，则静息电位会升高；反之，则降低，趋于-80mV 的 K⁺平衡电位。

在动作电位产生期间，Na⁺和 K⁺等离子通道的开放和关闭发生动态变化，这三种离子的通透系数之比也随之变化。例如，在动作电位的峰值期间，Na⁺通道的开放使得 $P_K:P_{Na}:P_{Cl}=1:20:0.45$，此时计算得到 37℃时膜的总平衡电位约为 50mV，接近 Na⁺的平衡电位。

无论在静息状态还是在动作电位产生期间，离子通道的通透都会使得 K⁺、Na⁺等离子顺着细胞内外的浓度梯度流动。长此以往，浓度差别岂不消失殆尽？实际不会！因为细胞膜上还存在钠钾泵，它们对于保持细胞内外离子浓度差和维持静息电位起着重要的作用。钠钾泵是嵌于细胞膜上的一种整合蛋白，它消耗源于三磷酸腺苷(ATP)的能量，逆着浓度梯度转运 K⁺和 Na⁺。每次将细胞内 3 个 Na⁺运输至细胞外，同时将细胞外 2 个 K⁺交换至细胞内。钠钾泵蛋白的分子量约为 2.75×10^5 道尔顿(Dalton, 单位符号 Da①)，分子大小约为 6×8nm。在神经细胞膜上，钠钾泵的分布密度一般为 100~200 个/μm²，单个细胞的膜上有近 100 万个钠钾泵。每个泵的最快运输速度约为每秒 200 个 Na⁺和 130 个 K⁺。

总之，细胞内外存在离子浓度差，静息状态时细胞膜上只有 K⁺通道具有较大的通透性，导致 K⁺外流，在膜两侧建立平衡电位，再有钠钾泵的耗能维护，这就是细胞膜静息电位形成的主要机制。由此可见，细胞膜静息电位的产生过程中，K⁺起着非常重要的作用，静息电位接近于 K⁺的平衡电位。如果细胞外 K⁺浓度升高，那么，静息电位就会减小。静息电位是维持细胞活性的基础，也是产生生物电的基础。其大幅度的改变，会严重影响细胞的正常功能，甚至会造成致命的危

---

① 1Da=1.66×10⁻²⁷kg；1g≈6×10²³Da。

害。要确保细胞膜具有较为恒定的跨膜静息电位,就需要保持细胞外 K^+ 浓度的恒定。在脑内,星形胶质细胞形成了有效的 K^+ 缓冲系统。它们可以迅速吸收局部区域的高浓度 K^+,传送、扩散并释放至远处。一旦细胞外的 K^+ 出现不均匀的空间分布,这种胶质细胞组成的缓冲系统就会快速调整 K^+ 的分布,以保护神经细胞(Bear et al., 2004)。

2. 细胞膜的动作电位

神经元接收兴奋性突触输入或者受到外加刺激的激励时,一旦细胞膜产生的去极化达到阈值,就会产生动作电位。其过程是:去极化引起电压门控的 Na^+ 通道开放,细胞外高浓度的 Na^+ 流入胞内,进一步加速膜的去极化,开放更多的 Na^+ 通道。这种再生式的正反馈使得胞内电位迅速上升,从负电位翻转成为正电位,出现超射(超过零电位),从而构成陡峭的动作电位上升相,也就是去极化相(depolarizing phase)。Na^+ 通道开放的持续时间很短,它们会随即进入失活状态,使得 Na^+ 内流迅速减小。与此同时,膜的去极化会激活 K^+ 通道,产生 K^+ 外流,构成动作电位的下降相,即复极化相(repolarizing phase),直到膜电位接近 K^+ 的平衡电位,恢复至静息电位。神经元细胞膜的复极化相还会达到低于静息电位的水平,形成超极化相(hyperpolarizing phase),然后再逐渐上升,最终回到静息电位水平(图1-4)。细胞膜复极化后,Na^+ 通道从失活状态回到关闭状态。Na^+ 通道具有关闭、开放和失活三种状态。其中,失活时,由于膜电位处于去极化,通道仍然敞开,只是通道蛋白构象的变化使得通道口被堵,Na^+ 无法进入通道。膜电位复极化后,Na^+ 通道的失活才能被解除,重新回到关闭状态。

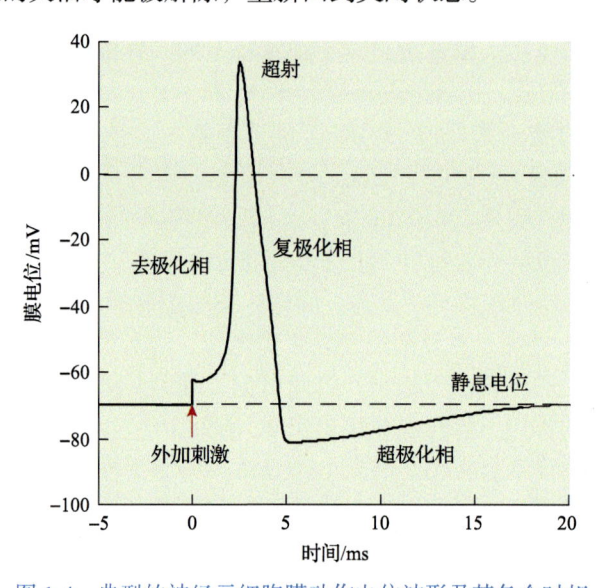

图 1-4 典型的神经元细胞膜动作电位波形及其各个时相

通常，动作电位具备"全或无"特性。刺激强度太小时，是阈下刺激，不会诱发动作电位。一旦刺激超过阈值，则诱发的动作电位的波形和幅值与刺激强度无关，细胞膜再生式地自动达到一定的电位峰值，然后再恢复至静息电位。强度较大的持续阈上刺激只能增加动作电位的发生频率，不会显著改变其波形和幅值。不过，在某些特殊情况下，动作电位波形也会改变。此外，不同类型神经元的动作电位波形有所不同，神经元胞体和轴突不同部位的动作电位波形也存在差别(Bean，2007)。

细胞膜产生动作电位的过程中，还存在绝对不应期和相对不应期。这是因为在动作电位的后期，Na^+通道进入失活状态时不允许Na^+进入细胞内，无论使用多大强度的外部刺激，也不能诱发新的动作电位，这个时期称为绝对不应期。紧跟绝对不应期之后，随着膜电位的复极化，Na^+通道逐渐从失活状态进入关闭状态。此时，如果施加强度足够大的刺激，可以诱发动作电位，但所需刺激强度要远大于正常值，这段时期称为相对不应期。

上述有关动作电位的描述是定性的。霍奇金和赫胥黎两位科学家建立了著名的 HH 模型(以两人名字的首字母命名)，用于定量描述动作电位的产生过程，介绍如下。

1.3 细胞膜离子通道的理论模型

在 20 世纪 50 年代，远早于人类明确细胞膜离子通道的物理和化学结构之前，英国科学家霍奇金和赫胥黎就建立了描述K^+和Na^+通道电特性的数学模型。当时，他们在枪乌贼巨型轴突实验中，应用电压钳技术，测量不同膜电位下流经离子通道的膜电流，研究动作电位产生过程中细胞膜离子通道的电导变化，建立了经典的 HH 数学模型，完成了电生理学发展史上具有里程碑意义的工作，并于 1963 年获得了诺贝尔奖。他们的工作主要包括两部分：获取枪乌贼轴突的电压钳实验数据和建立数学方程。

1.3.1 利用电压钳技术的枪乌贼轴突实验

在动作电位发生期间(持续时间约为 1ms 左右)，细胞膜上电压门控的Na^+和K^+通道会快速经历开放状态的变化(即电导变化)，Na^+、K^+等离子的流动导致膜电位迅速变化。这种膜电位的剧烈变化总是伴随着膜电容的充放电电流，使得其间测得的跨膜电流(简称膜电流)包含两部分：一是离子通道电流，二是膜电容充电/放电的电流。两种电流混合在一起，无法测得纯粹的离子通道电流。

如图 1-5 所示的具有时变参数的等效电路可以描述动作电位期间细胞膜的电特性，即主动电特性。相比于描述阈下刺激期间细胞膜被动电特性的恒定参数 RC

等效电路(图 1-1(a)),图 1-5 的模型增加了描述 Na$^+$、K$^+$通道的可变电导以及各种离子的平衡电位。据此电路模型可知,流经细胞膜的总电流 I_m 为

$$I_\mathrm{m} = C_\mathrm{m}\frac{\mathrm{d}V_\mathrm{m}}{\mathrm{d}t} + I_\mathrm{Na} + I_\mathrm{K} + I_\mathrm{L} \tag{1-29}$$

式中,V_m 和 I_Na、I_K 和 I_L 分别为膜电位以及 Na$^+$、K$^+$和其他离子通道的电流,C_m 为膜电容。

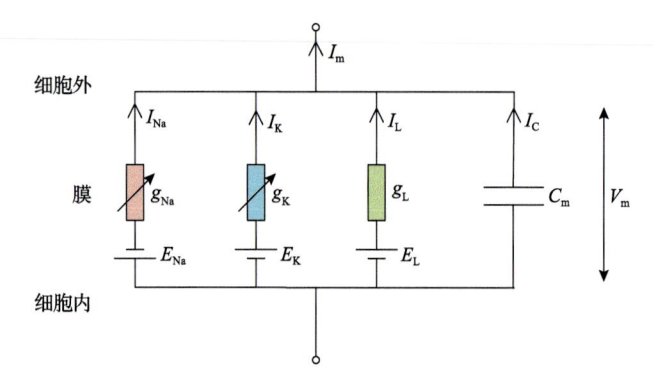

图 1-5 描述神经元细胞膜主动电特性的简化等效电路模型

图中 V_m 和 I_m 分别为膜电位和膜电流,I_Na、I_K 和 I_L 分别为 Na$^+$、K$^+$和其他离子通道的电流,C_m 为膜电容,I_C 为电容电流,g_Na、g_K 和 g_L 分别为 Na$^+$电导、K$^+$电导和漏电导,E_Na、E_K 和 E_L 分别为 Na$^+$、K$^+$和其他离子通道的平衡电位。

利用电压钳技术,将膜电位钳制于某个水平保持不变,那么 $\frac{\mathrm{d}V_\mathrm{m}}{\mathrm{d}t}=0$。这样,就可以消除电容电流 $C_\mathrm{m}\frac{\mathrm{d}V_\mathrm{m}}{\mathrm{d}t}$,将离子通道电流分离出来。此时,$I_\mathrm{m} = I_\mathrm{Na} + I_\mathrm{K} + I_\mathrm{L}$。将各种离子通道看作纯电阻性的,那么,$I_\mathrm{Na} = g_\mathrm{Na}(V_\mathrm{m} - E_\mathrm{Na})$,$I_\mathrm{K} = g_\mathrm{K}(V_\mathrm{m} - E_\mathrm{K})$,$I_\mathrm{L} = g_\mathrm{L}(V_\mathrm{m} - E_\mathrm{L})$。这样,只要进行电压钳实验,测得膜电位钳制于各种不同 V_m 数值时的 I_Na 和 I_K,就可以求得 Na$^+$和 K$^+$通道的电导 g_Na 和 g_K。这些电导随时间 t 和膜电位 V_m 变化,是这两个变量的函数。其他参数,如离子平衡电位 E_Na、E_K 和 E_L、膜电容 C_m 和漏电导 g_L 等变化不大,可看作常数。只要获得电导 g_Na 和 g_K 随 t 和 V_m 变化的实验测量数据,就可以建立数学方程,来描述细胞膜动作电位的产生过程。于是,两人找到枪乌贼的巨型轴突做实验,以获取所需的 g_Na 和 g_K 数据。

他们在枪乌贼神经轴突上进行的电压钳实验如图 1-6 所示,其中包括电压的膜内空间钳位和跨膜钳位。将裸露的细金属丝插入枪乌贼的直径约 1mm 的巨型轴突,使得整个轴突内的电位保持等同,以实现空间钳位。跨膜电压的钳位利用如下反馈电路实现:将一根细玻璃管拉制的微电极的尖端刺入轴突膜内,与另一根置于膜外的电极一起检测膜电位。测得的膜电位 V_m 经过高增益的运算放大器放大

之后，与预设的钳制电压(即信号发生器产生的阶跃电压)一起，输入至反馈放大器进行比较。若两者之间存在差别，那么，产生的反馈放大器的输出就会向轴突膜内注入正向或者负向电流，迫使 V_m 接近并保持于钳制电压的水平。测量反馈放大器的输出电流，就得到跨膜电流 I_m。这样，在空间钳位和跨膜钳位的状态下，将整个轴突膜内的电位分别钳制于人为设定的各个不同的电压值。根据式(1-29)和图 1-5 可知，膜电位保持恒定时，流经膜电容的电流 I_C 为零，测得的膜电流 I_m 就是流经细胞膜离子通道的电流。

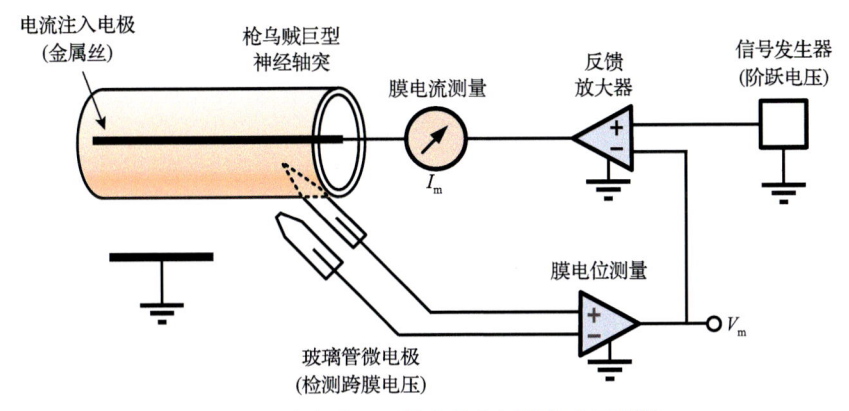

图 1-6　枪乌贼巨型轴突的电压钳实验示意图

设由内向外的跨膜电流方向为正。如图 1-7 所示，强度较小的阈下阶跃电压作用下，在起始引起瞬间的电容电流 I_C 之后，膜电流就保持于一个恒定的数值，此电流就是漏电流 I_L(图 1-7(a))。而强度较大的阈上去极化阶跃电压引起的膜电流变化则包括电容电流 I_C 以及紧随其后的快速的由外向内的 Na^+ 电流 I_{Na}，然后反转为由内向外的 K^+ 电流 I_K(图 1-7(b))。实验中，如果使用 K^+ 通道阻断剂，如四乙胺(tetraethyl ammonium，TEA)，或者使用 Na^+ 通道阻断剂，如河豚毒素(tetrotoxin，TTX)。仅保留两种离子流之一，就可以分别将去极化电压引起的 Na^+、K^+ 通道的电流分离出来。然而，在霍奇金和赫胥黎两位科学家做实验的那个时代，离子通道的本质未知，更不用说这些离子通道阻断剂。他们采用了巧妙的方法，

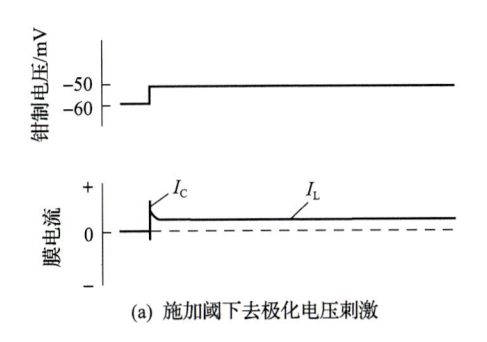

(a) 施加阈下去极化电压刺激

(b) 施加阈上去极化电压刺激

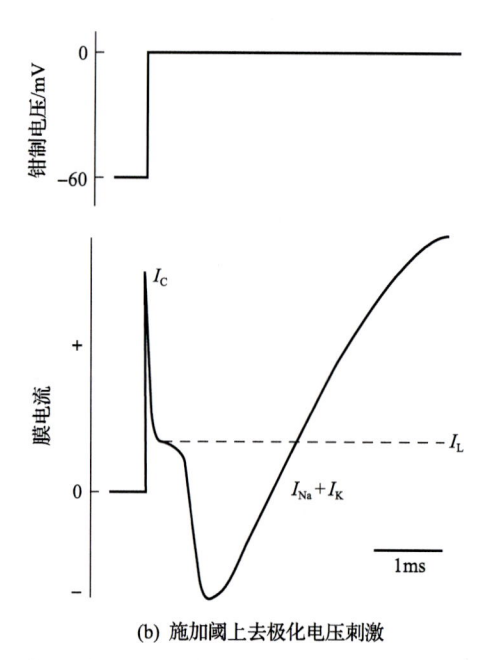

图 1-7 阈下和阈上去极化电压作用下的膜电流变化(Kandel et al., 2021)

将孵育轴突的细胞外溶液中的 Na⁺ 去除，这样，测得的膜电流就只含有 I_K 和 I_L。然后，将含有 Na⁺ 的正常溶液孵育下测得的膜电流与此电流相减，就得到 I_{Na}(Hodgkin et al., 1952b)。

1.3.2 离子通道模型的建立

1. 钾离子通道电导方程的建立

实验测得 I_K 之后，根据所施加的膜电位钳制电压，就可以利用算式 $g_K = \dfrac{I_K}{V_m - E_K}$，求得 K⁺ 通道电导 g_K 的实验数据。图 1-8 所示就是几种去极化电位水平下(图中左侧数值所示)的 g_K 变化曲线。注：所示去极化电位是膜电位与静息电位之差，用 V 表示。每次将膜电位钳制于某个去极化水平时，可以获得 g_K 随时间 t 变化的实验测量数据，就是图中圆圈表示的数据点。两位科学家的原始实验结果中包含的去极化水平的数量要更多。图中的连续曲线是利用 HH 数学模型计算所得，可见，理论计算值与实验数据吻合得很好。

那么，理论模型的数学方程是如何建立的呢？两位科学家采用的方法是寻找实验数据的拟合曲线。他们假设 K⁺ 通道的电导方程是

$$g_K = \bar{g}_K n^4 \tag{1-30}$$

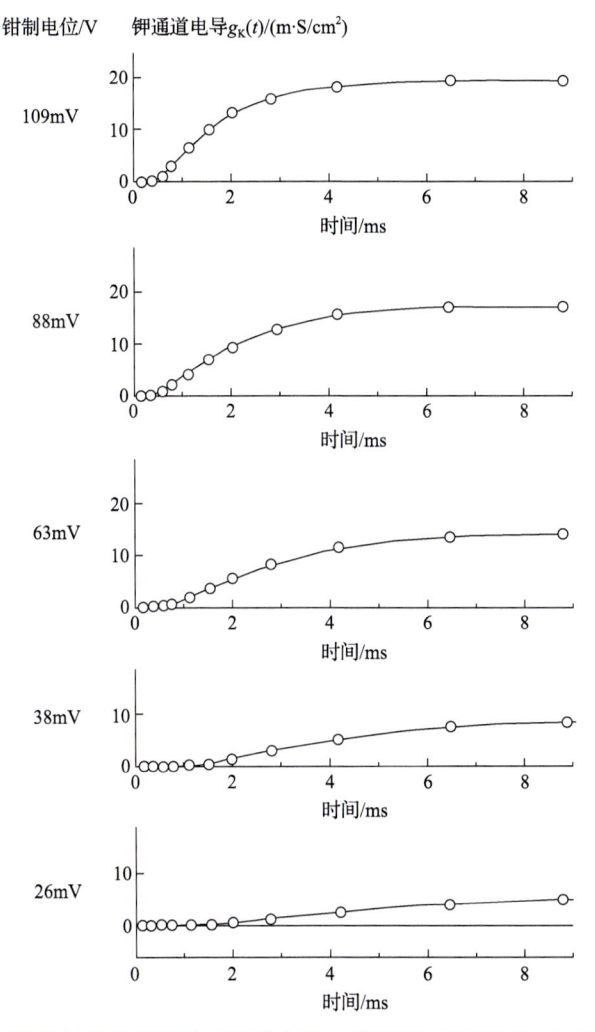

图 1-8　不同的细胞膜去极化水平下 K⁺通道电导 g_K 随时间 t 的变化(Hodgkin et al.，1952b)

并设

$$\frac{dn}{dt} = \alpha_n(1-n) - \beta_n n \tag{1-31}$$

式中，$\bar{g}_K$ 为常数，是 K⁺通道电导的最大值；n 为通道开放的概率，也称为门控因子，取值为 $0 \leqslant n \leqslant 1$。式(1-30)表示 g_K 与 n 的 4 次方成正比。式(1-31)中的 α_n 和 β_n 是膜电位的函数，分别表示不同膜电位下 n 在通道的开放和关闭两个状态之间转变的速率常数，即

$$(开放)n \underset{\alpha_n}{\overset{\beta_n}{\rightleftharpoons}} 1-n(关闭)$$

因此，式(1-31)是描述 n 随时间和膜电位而变化的一阶动力学方程。在细胞膜的静息状态下，去极化电位 $V=0$，静息值 $n=n_0=\dfrac{\alpha_{n_0}}{\alpha_{n_0}+\beta_{n_0}}$。用 $t=0$ 时的 $n=n_0$ 作为边界条件，求解式(1-31)，可得

$$n = n_\infty - (n_\infty - n_0)\mathrm{e}^{-t/\tau_n} \tag{1-32}$$

其中，稳态值 n_∞ 和时间常数 τ_n 为

$$n_\infty = \frac{\alpha_n}{\alpha_n + \beta_n} \tag{1-33}$$

$$\tau_n = \frac{1}{\alpha_n + \beta_n} \tag{1-34}$$

下面根据实验数据确定 α_n 和 β_n 随膜电位变化的函数。由式(1-30)可得

$$n = \left[\frac{g_K}{\bar{g}_K}\right]^{1/4} \tag{1-35}$$

代入式(1-32)，得到

$$g_K = \left\{(g_{K\infty})^{1/4} - \left[(g_{K\infty})^{1/4} - (g_{K0})^{1/4}\right]\mathrm{e}^{-t/\tau_n}\right\}^4 \tag{1-36}$$

这里，g_{K0} 是 $t=0$ 时的电导值，$g_{K\infty}$ 是足够长时间后电导的稳态值。从图1-8所示的各个不同去极化水平下得到的实验数据，可以获得 g_{K0} 和 $g_{K\infty}$ 的数值以及 $\bar{g}_K$ 数值。再人工选择合适的 τ_n 值，使得式(1-36)计算得到的曲线与实验数据具有最佳拟合。利用下列3个算式，求得如图1-9中圆圈所示的不同去极化水平下 n_∞、α_n 和 β_n 的数值，即

$$n_\infty = \left[\frac{g_{K\infty}}{\bar{g}_K}\right]^{1/4} \tag{1-37}$$

$$\alpha_n = \frac{n_\infty}{\tau_n} \tag{1-38}$$

$$\beta_n = (1 - n_\infty)/\tau_n \tag{1-39}$$

根据求得的一系列 α_n 和 β_n 值，再用数学拟合方法得到两者的计算方程为

$$\alpha_n = \frac{0.01(10-V)}{e^{\frac{10-V}{10}} - 1} \tag{1-40}$$

$$\beta_n = 0.125 e^{\frac{-V}{80}} \tag{1-41}$$

式中，V 是去极化电位，即膜电位与静息电位之差。图 1-9 中的光滑曲线就是利用式(1-33)、式(1-34)、式(1-40)和式(1-41)计算得到，它们是随去极化电位 V 变化的 K$^+$ 通道电导模型的参数 n_∞、τ_n、α_n 和 β_n 的值。

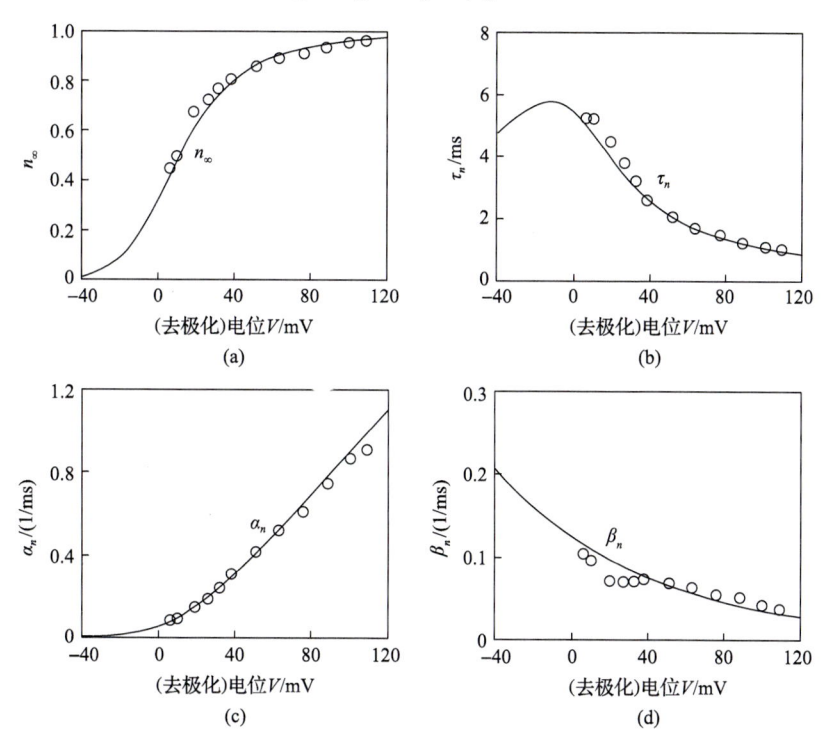

图 1-9 钾离子通道模型的参数随膜电位的变化(Nelson et al.，1994)
各子图的横坐标 V 是静息电位基础上的去极化电位，正值表示去极化，负值表示超极化。
图中圆圈表示实验数值，光滑曲线表示数学模型计算得到的理论值。

那么，K$^+$ 通道电导方程 $g_K = \bar{g}_K n^4$ 中为什么要用 n 的 4 次方呢？实际上，霍奇金和赫胥黎当时尝试了多种次方的拟合。随着次方的增加，数学模型计算得到的理论值与实验数值之间的拟合效果越来越好。不过，使用 4 次方时的拟合结果已足够好。如果采用 5 次或 6 次等更高次方的拟合，计算量大大增加，没有必要。

总之，描述 K$^+$ 离子通道的数学模型包括 4 个方程：式(1-30)、式(1-31)、式(1-40)和式(1-41)。

2. 钠离子通道电导方程的建立

Na$^+$通道电导数学模型的确定方法与上述 K$^+$通道相似。首先在实验中测量细胞膜多种去极化水平下 Na$^+$通道的电流 I_{Na}。然后，根据施加的钳制电压，利用算式 $g_{Na} = \dfrac{I_{Na}}{V_m - E_{Na}}$，计算得到 Na$^+$通道电导 g_{Na} 的实验数据，如图 1-10 中圆圈所示。

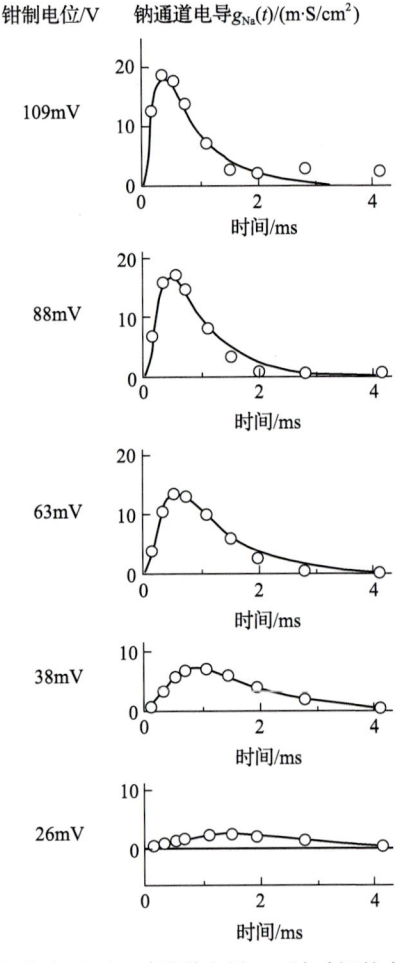

图 1-10　不同的细胞膜去极化水平下 Na$^+$通道电导 g_{Na} 随时间的变化(Hodgkin et al., 1952b)
图中左侧数值表示钳制的去极化电压值。圆圈表示实验测量数据，光滑曲线是数学模型的计算结果。

前述 K$^+$通道只有两种状态，要么是关闭状态(概率为 1−n)，要么是开放状态(概率为 n)。而 Na$^+$通道具有开放、失活和关闭三种状态，比 K$^+$通道多了一种失活状态。细胞膜去极化可以使电压门控 Na^+ 通道开放,也就是被激活(activation),这与 K^+ 通道相似。但是,与 K^+ 通道不同的是,Na^+ 通道开放之后短时间内就会自动进入失活状态(inactivation),不再响应外界刺激。直到膜电位复极化之后,失活的 Na^+ 通道才会摆脱失活状态,进入关闭状态,此时才可以重新被激活。为了描述 Na^+ 通道的激活和失活两种机制,在 Na^+ 通道电导方程中用了两个变量 m 和 h 门控因子,即

$$g_{Na} = \bar{g}_{Na} m^3 h \tag{1-42}$$

并设

$$\frac{dm}{dt} = \alpha_m(1-m) - \beta_m m \tag{1-43}$$

$$\frac{dh}{dt} = \alpha_h(1-h) - \beta_h h \tag{1-44}$$

式中,$\bar{g}_{Na}$ 为常数,是 Na^+ 通道电导的最大值。

两位科学家提出式(1-42)是基于如下设想:假设 Na^+ 通道的激活由 3 个独立的激活粒子 M 以及 1 个失活粒子 H 决定,只有当这些粒子同时处于膜上特定的位置时,Na^+ 通道才开放,其开放的概率为 m^3h。其中,m 表示激活粒子 M 处于开放位置的概率($0 \leq m \leq 1$),h 为失活粒子 H 处于开放位置的概率($0 \leq h \leq 1$),则 $1-m$ 和 $1-h$ 分别为两种粒子处于关闭位置的概率。与 K^+ 通道相似,设 α_m、β_m 和 α_h、β_h 分别表示两种门控因子在关闭和开放两个状态之间转换的速率常数,即

$$(开放)m \underset{\alpha_m}{\overset{\beta_m}{\rightleftharpoons}} 1-m(关闭)$$

$$(开放)h \underset{\alpha_h}{\overset{\beta_h}{\rightleftharpoons}} 1-h(关闭)$$

由于 Na^+ 通道是电压门控离子通道,这些速率常数都是膜电位的函数。式(1-43)和式(1-44)就是描述通道开放率 m 和 h 随时间和膜电位变化的一阶动力学方程。这两个方程满足边界条件 $t=0$ 时,$m=m_0$,$h=h_0$ 的解为

$$m = m_\infty - (m_\infty - m_0)e^{-t/\tau_m} \tag{1-45}$$

$$h = h_\infty - (h_\infty - h_0)e^{-t/\tau_h} \tag{1-46}$$

其中

$$m_\infty = \frac{\alpha_m}{\alpha_m + \beta_m}, \quad \tau_m = \frac{1}{\alpha_m + \beta_m} \tag{1-47}$$

$$h_\infty = \frac{\alpha_h}{\alpha_h + \beta_h}, \quad \tau_h = \frac{1}{\alpha_h + \beta_h} \tag{1-48}$$

与 K$^+$ 通道相似，这里需要确定 α_m、β_m 和 α_h、β_h 随膜电位变化的函数。因为静息状态下 Na$^+$ 通道的电导很小，去极化较大时，与 m_∞ 相比，m_0 可以忽略不计。并且，去极化较大时 Na$^+$ 通道可以看作接近于完全失活，与 h_0 相比，h_∞ 也可以忽略不计。这样，将式(1-45)和式(1-46)代入式(1-42)可得

$$g_{Na} = g'_{Na}(1 - e^{-t/\tau_m})^3 e^{-t/\tau_h} \tag{1-49}$$

式中，$g'_{Na} = \bar{g}_{Na} m_\infty^3 h_0$。人工选择合适的 τ_m 和 τ_h 的数值，计算 g_{Na} 曲线，拟合各不同去极化水平下测得的实验数据(图 1-10)。然后，根据如下算式，求得不同去极化水平下各 α 和 β 值，即

$$\alpha_m = \frac{m_\infty}{\tau_m}, \quad \beta_m = (1 - m_\infty)/\tau_m \tag{1-50}$$

$$\alpha_h = \frac{h_\infty}{\tau_h}, \quad \beta_h = (1 - h_\infty)/\tau_h \tag{1-51}$$

使用求得的一系列 α 和 β 值，再用数学拟合方法得到模型方程为

$$\alpha_m = \frac{0.1(25 - V)}{e^{\frac{25-V}{10}} - 1} \tag{1-52}$$

$$\beta_m = 4e^{\frac{-V}{18}} \tag{1-53}$$

$$\alpha_h = 0.07 e^{\frac{-V}{20}} \tag{1-54}$$

$$\beta_h = \frac{1}{e^{\frac{30-V}{10}} + 1} \tag{1-55}$$

以上方程式(1-52)~式(1-55)与式(1-42)~式(1-44)一起组成描述 Na$^+$ 通道的数学模型。

3. HH 数学模型的总方程

至此，描述细胞膜不同去极化水平下 K^+ 和 Na^+ 通道电导变化的方程和参数都已确定，完整的 HH 数学模型包括如下方程：

$$I_\mathrm{m} = C_\mathrm{m}\frac{\mathrm{d}V}{\mathrm{d}t} + \bar{g}_\mathrm{K} n^4(V-V_\mathrm{K}) + \bar{g}_\mathrm{Na} m^3 h(V-V_\mathrm{Na}) + \bar{g}_\mathrm{L}(V-V_\mathrm{L}) \qquad (1\text{-}56)$$

$$\frac{\mathrm{d}n}{\mathrm{d}t} = \alpha_n(1-n) - \beta_n n$$

$$\frac{\mathrm{d}m}{\mathrm{d}t} = \alpha_m(1-m) - \beta_m m$$

$$\frac{\mathrm{d}h}{\mathrm{d}t} = \alpha_h(1-h) - \beta_h h$$

$$\alpha_n = \frac{0.01(10-V)}{\mathrm{e}^{\frac{10-V}{10}} - 1}$$

$$\beta_n = 0.125\mathrm{e}^{\frac{-V}{80}}$$

$$\alpha_m = \frac{0.1(25-V)}{\mathrm{e}^{\frac{25-V}{10}} - 1}$$

$$\beta_m = 4\mathrm{e}^{\frac{-V}{18}}$$

$$\alpha_h = 0.07\mathrm{e}^{\frac{-V}{20}}$$

$$\beta_h = \frac{1}{\mathrm{e}^{\frac{30-V}{10}} + 1}$$

式中，V 是静息电位之上的去极化电位，相应地，V_Na、V_K 和 V_L 分别表示 Na^+、K^+ 和其他离子的平衡电位与静息电位之差，它们的单位为 mV。膜电流单位为 μA/cm^2，电导单位为 m·S/cm^2，电容单位为 μF/cm^2，时间单位为 ms，各 α 和 β 值的单位为 1/ms。此外，各 α 和 β 的值还受温度的影响，以上方程均在温度为 6.3℃下导出，在其他温度 T 下 α 和 β 的值需要乘以因子 $\varphi = 3^{\frac{T-6.3}{10}}$。

1.3.3 离子通道模型的仿真示例

HH 数学模型没有解析解，只能求数值解。编写计算机程序，如附录所示的 MATLAB 程序，可以求解 HH 模型的方程组，进行简单的仿真研究。

运行附录的 MATLAB 脚本"constants_factors.m"，可以得到 3 对 α 和 β 随膜电位变化的曲线（图 1-11(a) 和 (b)），以及 Na^+、K^+ 通道门控因子的时间常数和稳态值随膜电位的变化曲线（图 1-11(c) 和 (d)）。图 1-11 中横坐标是膜电位与静息电位之差，正值表示去极化，负值表示超极化。为了兼顾 β_n 和 β_h 的显示，图 1-11(b) 中的 β_m 被截顶。此外，曲线上的缺口是相应计算方程式中分母为 0 导致。

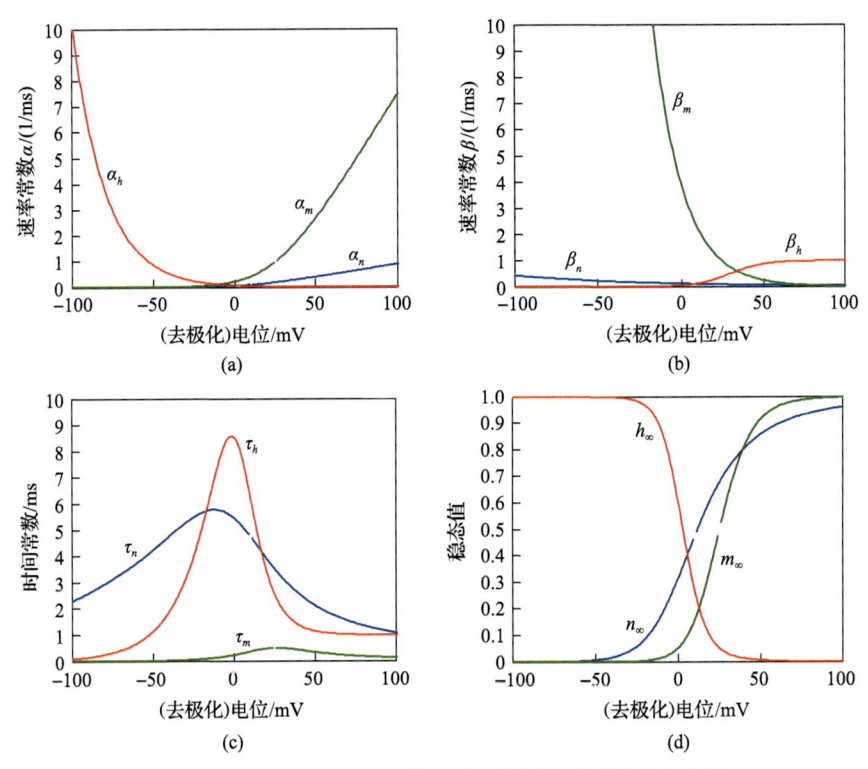

图 1-11 HH 模型仿真的 Na^+、K^+ 通道门控因子的速率常数、时间常数和稳态值随膜电位的变化

由图 1-11 可见，Na^+ 通道激活因子 m 的时间常数 τ_m 最小，比失活因子 h 的时间常数 τ_h 和 K^+ 通道激活因子 n 的时间常数 τ_n 都要小得多（图 1-11(c)），这意味着 Na^+ 通道的开放非常迅速。而且，随着膜电位去极化程度的增加，两种通道的激活因子 m_∞ 和 n_∞ 均单调增加（图 1-11(d)）；但是 m_∞ 的增速要比 n_∞ 快，m_∞ 曲线的上升更陡峭，这表明在较小的去极化变化范围内，Na^+ 通道就会被激活。不过，随着膜

电位去极化的增加，Na$^+$通道的失活因子 h_∞ 减小，会减弱 Na$^+$ 通道的开放。过度去极化时，由于 h_∞ 变小，导致 Na$^+$ 通道失活，会产生去极化阻滞(depolarization block)，使得细胞膜无法产生动作电位。例如，向胞内施加持续的正相阶跃电流的刺激，可以产生持续的去极化，可能导致去极化阻滞。如果膜电位向超极化方向变化(例如施加负相阶跃电流刺激)，Na$^+$通道的激活因子 m_∞ 变小(图 1-11(d))，会产生超极化阻滞(hyperpolarization block)，这是由于 Na$^+$ 通道深度关闭所致，与 Na$^+$ 通道失活导致的去极化阻滞不同(Bhunia et al., 2015)。

假设轴突内不存在轴向电流，就像图 1-6 所示的空间钳位状态。在这种情况下，如果没有外加电流，跨膜的净电流总是为 0。换言之，式(1-56)中的 I_m 可看作外加的刺激电流。利用附录中的 MATLAB 程序，分别施加不同强度和不同方向的阶跃(或方波)刺激电流 I_m，可得如图 1-12 所示的仿真结果。图中所示曲线均为附录 MATLAB 脚本 "HH_simulation.m" 运行的输出。通过设定该脚本调用的 "hodgkin_huxley_equations.m" 函数中的 Iapp 变量，以改变刺激电流 I_m 的波形和幅值。设定 Iapp 的方法详见附录代码中的注释。设 $t=0$ 是刺激开始施加的时刻。图中所示曲线包括电流刺激诱发的膜电位变化(左图)和 Na$^+$、K$^+$ 通道门控因子 n、

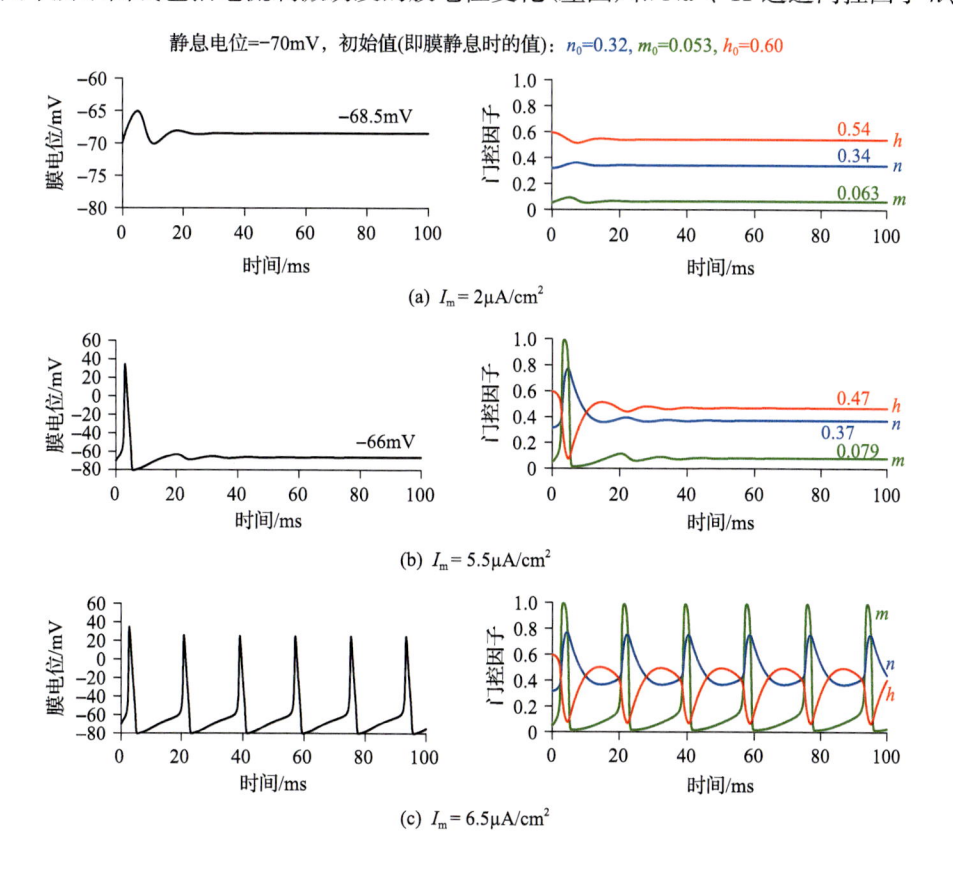

静息电位=-70mV，初始值(即膜静息时的值)：n_0=0.32, m_0=0.053, h_0=0.60

(a) $I_m = 2\mu A/cm^2$

(b) $I_m = 5.5\mu A/cm^2$

(c) $I_m = 6.5\mu A/cm^2$

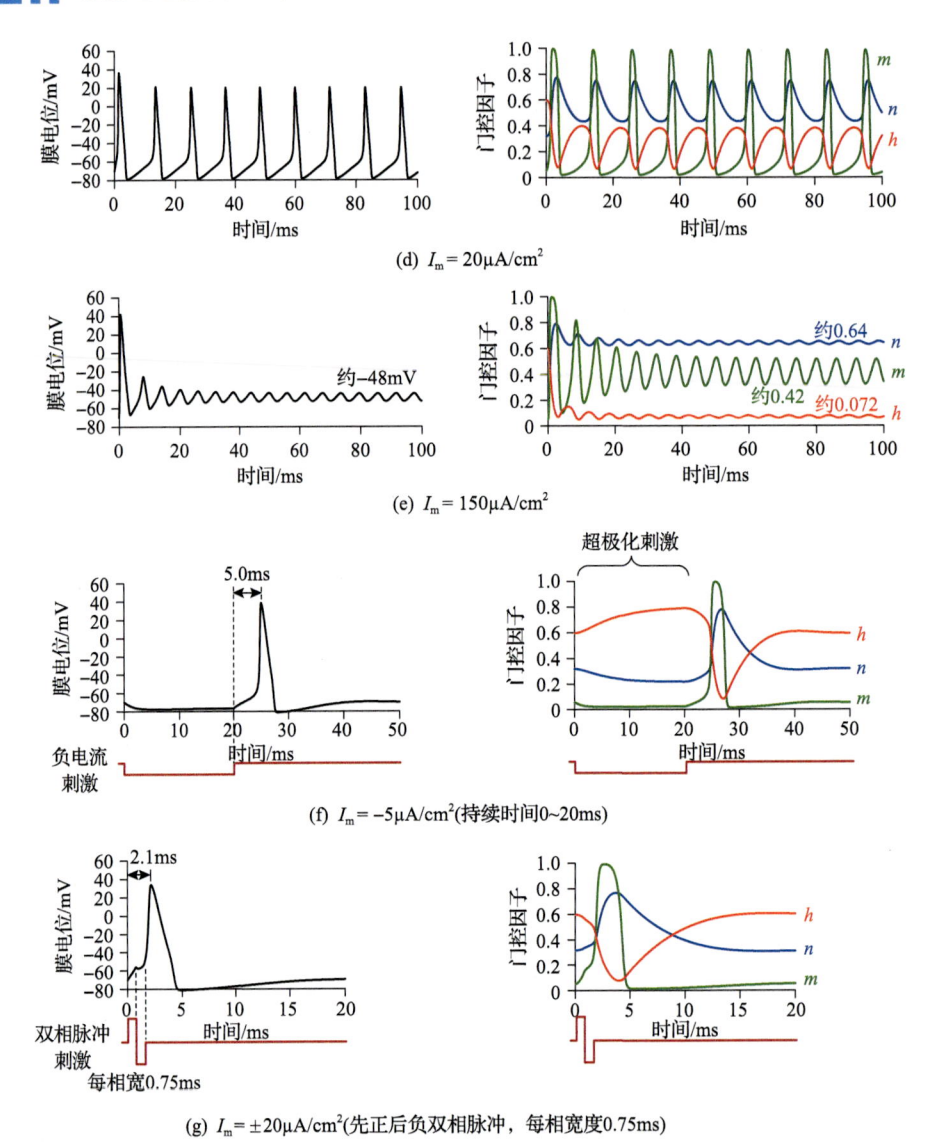

图 1-12 施加不同强度和不同方向的刺激电流 I_m 时诱发的动作电位和门控因子的变化

m 和 h 的变化（右图）。根据图 1-11 所示的两种离子通道的特性，可以解释图中所示各种 I_m 诱发膜电位变化的过程。

膜的静息电位设为 -70mV。图 1-12（a）～（e）所示是 $t=0$ 时刻开始施加持续的正相阶跃电流，即由内向外的电流。当电流强度很小，为 $I_m=2\mu\text{A/cm}^2$ 时（图 1-12（a）），初期仅诱发膜电位在 -70mV 到 -65mV 范围内小幅振荡，之后膜电位稳定于约 -68.5mV，保持约 1.5mV 的去极化，没有诱发动作电位。两种离子通道的门控因子变化也很微小，稳定时，Na^+ 通道的激活因子 m 从初始值 0.053 稍升高至 0.063，

其失活因子 h 则从初始值 0.60 降至 0.54；K^+ 通道的激活因子 n 从初始值 0.32 稍升至 0.34。这些变化遵从图 1-11(d) 所示规律，它们使得两种通道的电导都略微增加，但 Na^+ 流没能胜过 K^+ 流，进出细胞膜的这两种离子流在新的膜电位下形成平衡。

增加正相刺激电流的强度，当 I_m=5.5μA/cm^2 时 (图 1-12(b))，初期能够诱发一个动作电位。但随后，刺激电流只能导致膜电位小幅地持续去极化，最终稳定于–66mV。这种去极化使得 Na^+ 通道的失活因子 h 稍减小。稳定时，虽然两种通道的电导都有所增加，但 Na^+ 流仍然不能胜过 K^+ 流，不能持续诱发动作电位。继续加大电流强度至 I_m=6.5μA/cm^2 时 (图 1-12(c))，Na^+ 通道的激活因子 m 就能够周期性地达到接近 1.0 的高峰，使得 Na^+ 通道电导急剧增加，Na^+ 流远胜过 K^+ 流，从而周期性地诱发动作电位。刺激电流再增至 I_m=20μA/cm^2 时 (图 1-12(d))，动作电位发生的频率升高。但是，刺激电流过大，当 I_m=150μA/cm^2 时 (图 1-12(e))，又不能连续诱发动作电位。这是因为，首个动作电位发生之后，膜电位不能回到足够的复极化水平，Na^+ 通道的失活因子 h 只能处于很低的水平，Na^+ 通道失活严重，不能再次产生动作电位，膜电位仅在–48mV 附近小幅振荡。这个约 22mV 的去极化电位使得 h 保持于低水平，也使得 Na^+ 和 K^+ 通道的激活因子 m 和 n 显著大于刺激前静息时的数值 (图 1-11(d))。

将刺激电流的方向改为由外向内，就会引起膜的超极化。虽然不是去极化，然而，如果这种负相的超极化刺激具有足够的强度，且持续足够长的时间；那么，如图 1-12(f) 左图所示，在刺激撤除时也会诱发一个动作电位。这是因为，细胞膜静息状态下 Na^+ 通道处于部分失活状态 (h_0=0.60<1)。超极化虽然使得 Na^+ 通道激活因子 m 减小，但同时使得失活因子 h 增加 (图 1-12(f) 右图)，减少了 Na^+ 通道的失活。一旦超极化刺激撤除，膜电位上升时，由于 m 变化的时间常数远小于 h 的 (图 1-11(c))，当 m 快速增加时，h 仍较大，这使得 Na^+ 通道电导 ($\propto m^3h$) 快速增加。同时，超极化刺激期间下降的 K^+ 通道激活因子 n 的恢复速度也较慢，K^+ 通道电导 ($\propto n^4$) 的增加速度远小于 Na^+ 通道电导的。于是，Na^+ 流的快速增加导致动作电位的产生。这就是所谓的"阳极断电兴奋"(anodic break excitation) (Durand, 2000)，又称"反弹兴奋"(rebound excitation)。这种兴奋诱发的动作电位潜伏期较长，如图 1-12(f) 左图所示，动作电位峰值与负相刺激方波结束时刻 (即 20ms 时) 之间的时差有 5.0ms。而图 1-12(b)～(e) 所示首个动作电位的峰值与正相刺激起始时刻 (即 t=0) 之间的时差仅为 3.0ms、2.7ms、1.5ms 和 0.6ms。正相刺激电流越大，潜伏期越短。

如图 1-12(g) 所示，如果施加一个先正后负的双相电流脉冲，只要正脉冲的强度和持续时间足够，紧随其后的负脉冲并不能抵消正脉冲的作用而阻止动作电位的产生。即便负脉冲的出现时间 (图中示例为 t=0.75～1.5ms) 早于动作电位时间 (峰值时间为 t=2.1ms)，动作电位仍然产生。但是，双相脉冲激活所需的刺激强度要大于单相正脉冲。注：这里所述是胞内刺激，并且，如图 1-1(b)和图 1-3(a)所示，定义由内向外的刺激电流为正相。因此正相电流使细胞膜去极化，负相电流使细胞膜超极化。这与本书后面主要介绍的胞外刺激不同。胞外刺激是负脉冲使细胞膜去极化。详见 1.4.1 节。此外，图 1-12(g)的横坐标时间尺度被放大，与其他子图不同。

由这些仿真结果可知，动作电位是由细胞膜去极化产生。但是，细胞膜的去极化并不总是有利于动作电位的产生，有些情况下甚至可以阻止动作电位的产生。如果轴突的细胞膜持续保持某个去极化水平，即便是阈下水平的去极化，由于 Na^+ 通道失活增加（图 1-11(d)所示 h 的变化），会造成动作电位的诱发阈值增高。如果持续保持过高的去极化水平，就无法产生动作电位（图 1-12(e)）。反之，细胞膜超极化反而会减少 Na^+ 通道失活，降低动作电位产生的阈值，一旦撤除超极化，在膜电位回到静息电位的过程中，就可能产生动作电位（图 1-12(f)）。

利用附录的 MATLAB 程序求解 HH 模型的方程组，可以方便地进行图 1-12 所示的简单仿真，其中仿真参数设置如下：膜电容 C_m=1μF/cm^2，K^+ 通道最大电导 $\bar{g}_K$=36mS/cm^2，Na^+ 通道最大电导 $\bar{g}_{Na}$=120mS/cm^2，漏电流电导 $\bar{g}_L$=0.3mS/cm^2，K^+ 平衡电位 V_K=−12mV，Na^+ 平衡电位 V_{Na}=115mV，氯离子（Cl$^-$）等其他离子形成的漏电流为 0 时的平衡电位 V_L=10.6mV，静息电位为−70mV。方程中的电位 V、V_K、V_{Na}、V_L 等都是相应电位与静息电位之差，图 1-12 左列所示膜电位是（V–70mV）的值。门控因子的初始值（即静息时的值）为：n_0=0.3177，m_0=0.0529，h_0=0.5961。

利用 HH 模型进行仿真研究，可以探究和了解神经元在各种激励驱动下的响应。由于细胞膜离子通道变化的非线性特性，许多神经元响应难以直观推测和判断，数学模型的计算仿真可以呈现这些复杂的响应并揭示其中的可能机制，具有重要的应用价值和意义。除了 HH 模型之外，已出现许多其他数学模型，可用于仿真各种神经元和神经网络的活动。有些模型是为了简化仿真计算。HH 模型的计算量比较大，尤其是对于包含大量神经元的复杂神经网络，计算量很大。但是，HH 模型是最经典的、不可替代的，它是其他数学模型的基础。当然，该模型是基于枪乌贼巨型轴突建立的。对于不同种类的神经元细胞膜、不同组成结构的细胞膜，离子通道都有所不同，而且 Na^+ 和 K^+ 通道也存在各种亚型，具有不同特性；因此，相应的数学模型参数也各不相同。此外，除了 Na^+ 和 K^+ 通道之外，还可能包含其他离子通道，如钙离子（Ca^{2+}）通道等。在各种不同应用中，需根据实际仿真对象改变模型的参数和方程的组成，才能获得更符合实际生理情况的仿真结果。

有关 HH 模型的原始文献是霍奇金和赫胥黎两位科学家于 1952 年连续发表于英国《生理学杂志》（*Journal of Physiology*）的 5 篇论文（Hodgkin et al., 1952a；1952b；1952c；1952d；1952e）。这些开创性工作使他们荣获诺贝尔奖。该期刊每隔 10 年会发表纪念两位科学家的文章，缅怀他们励志的人生经历（Schwiening，

2012），讲述有关细胞膜离子通道的发展历程(Catterall，2012；Catacuzzeno et al.，2022)。而介绍和应用 HH 模型的文献和书籍则不计其数，也包含便于初学者了解该模型的教学类文献(Hopper et al.，2022)。

1.4 神经电刺激

神经元可以响应外界的各种刺激而产生动作电位。除了电刺激以外，热、机械作用力和磁场变化等刺激都可以激活神经元，使神经元的细胞膜产生去极化，达到触发动作电位再生机制所需的阈值，从而诱发动作电位。不过，人工刺激神经组织的最常用方法是施加电刺激。电刺激技术不仅用于电生理学的基础研究，例如，研究动作电位的产生机理，研究突触的兴奋和抑制机制，以及测定神经轴突纤维的传导速度，了解和认识神经系统的投射通路及其结构和功能等。它还被广泛用于临床疾病的诊断和治疗，例如，诊断神经—肌肉接头的信号传递障碍，治疗感觉功能缺失和运动麻痹，控制疼痛和癫痫发作，调控脑神经系统的其他病症等。在科研中，既可以采用细胞内电刺激(图 1-1(b)和图 1-3(a))，也可以采用细胞外电刺激。而临床应用中需要同时激活大量神经元才能获得所需效果，只能采用细胞外电刺激。本书下篇讲述的大鼠在体电刺激研究就是采用胞外刺激的方式。此外，电刺激还有电压型和电流型以及单极和双极等不同刺激方式，而电刺激的安全性是科研和临床应用中必须满足的前提条件。这些方面的相关内容介绍如下。

1.4.1 胞内刺激与胞外刺激

施加电刺激兴奋神经元时，有胞内和胞外两种刺激方式。图 1-6 所示的枪乌贼轴突实验和图 1-12 所示的 HH 模型仿真都是胞内刺激。如果将置于胞内的刺激电极作为阳极，输送由内向外的正相电流，就可以去极化细胞膜，诱发动作电位。当然，利用反弹兴奋，输入负相电流时也可以诱发动作电位(图 1-12(f))。但是，负相电流需要保持足够长时间，激活效率很低，通常不用于胞内刺激。对于胞内刺激，每根电极只能作用于一个细胞，难以实现同时激活大量神经元的操作。而且，即便对于单细胞的胞内刺激操作，也难以长时间维持。对于微小的神经元，迄今为止，胞内操作只能使用细玻璃管拉制的微电极来实现，玻璃微电极无法长时间保持工作状态，对于在体的神经电刺激，更难以实现胞内刺激。因此，神经元的胞内电刺激通常用于科学实验研究，不用于临床；而且多用于离体神经组织(如脑切片)或者培养的离散神经细胞等，较少用于完整动物的在体实验。

电极置于细胞外的电刺激可以同时激活位于电极周围的大量神经元，临床上使用的深部脑刺激(deep brain stimulation，DBS)、迷走神经刺激(vagus nerve stimulation，VNS)、脊髓刺激(spinal cord stimulation，SCS)、电子耳蜗(cochlear implant，CI)和视觉假体等都属于胞外电刺激。与胞内刺激相反，胞外刺激时，工作电极作为阴极，输送负相电流时激活效率较高。如图1-13(a)所示，胞外刺激兴奋神经元轴突时，若将输送刺激电流的电极的裸露尖端视作点源(point source)，那么，负脉冲刺激在位于点源正下方附近的轴突膜上产生由内向外的电流，导致膜去极化。当刺激强度足以使去极化达到兴奋阈值时，就会诱发动作电位。而其两侧轴突膜上流经的电流方向是由外向内，导致膜超极化。如果诱发的动作电位可以克服两侧的超极化，那么就可以沿轴突向两个方向传导出去。向轴突末梢的传导称为顺向传导(与正常生理传导方向一致)，向胞体的传导称为逆向传导。负脉冲在细胞膜上产生的去极化和超极化的幅度大小与刺激点源与膜之间的距离相关。距离越近，诱导的膜电位变化越大。图1-13(b)所示是经过刺激点源中心的横截面剖视图，用于表示与点源不同距离区域内轴突的不同响应。在最接近点源的"I区"，当负脉冲强度足够大时，轴突膜上诱导的两侧超极化很强，可以阻止去极化诱发的动作电位的外传，导致超极化阻滞(Durand，2000；van de Steene et al.，2020)。随着距离的增加，在"II区"(可激活区)，两侧超极化减弱，动作电位可以成功向外传导。位于距离更远的"III区"的轴突，由于负脉冲诱导的去极化不

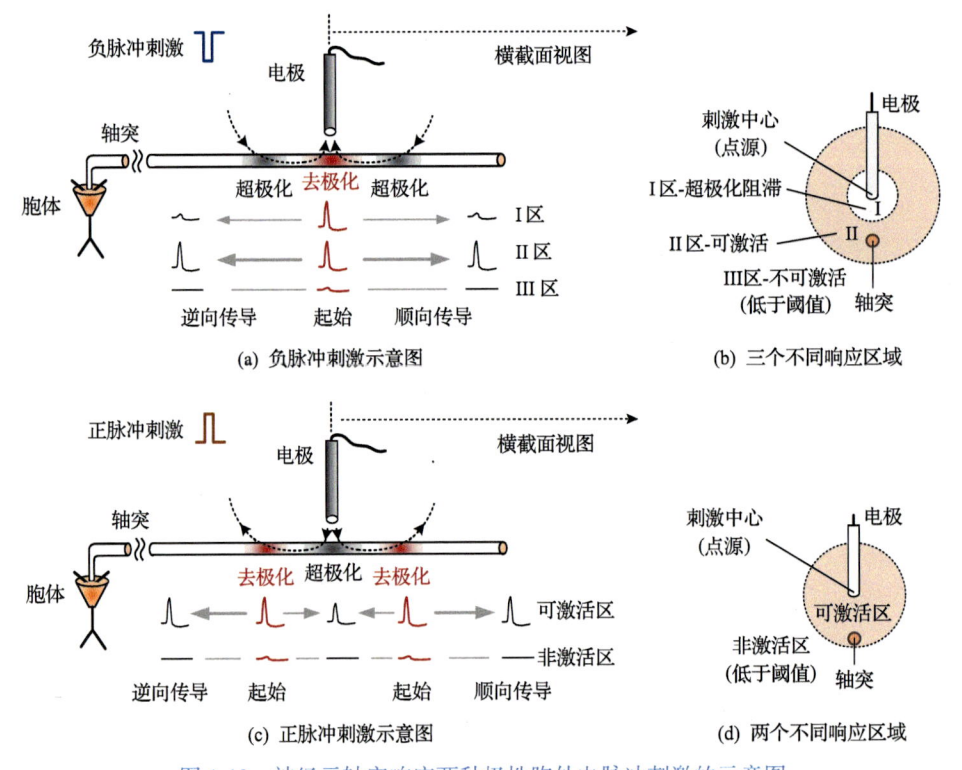

图 1-13 神经元轴突响应两种极性胞外电脉冲刺激的示意图

能达到膜的激活阈值，无法产生动作电位。可见，对于相同特性的轴突而言，距离刺激点源过近或过远，轴突上都无法诱发可传导出去的有效兴奋，有效兴奋只能在距离电极的某个合适区域的轴突上产生。而同样距离下，不同类型轴突也会产生不同的响应。

如果刺激强度足够大，在胞外施加正脉冲刺激也可以激活轴突。如图 1-13(c) 所示，虽然正脉冲在位于刺激正下方附近的轴突膜上产生的是超极化，但在电流回路作用下，两侧产生的是去极化，从而可以诱发动作电位并传导出去。而且，在兴奋外传的途径上不存在超极化障碍。因此，刺激点附近区域为可激活区，而距离较远处正脉冲产生的去极化不足以达到动作电位阈值，就无法诱发动作电位（图 1-13(d)）。在脉冲强度相同的情况下，正脉冲可激活区域的半径远小于负脉冲。因此，胞外电刺激中，通常负脉冲的效率要比正脉冲高得多。不过，在某些特殊情况下，如连续的高频脉冲刺激作用下，轴突膜的状态会发生变化，此时正、负脉冲的激活效率也会发生改变，详见本书下篇的第 7 章。

对于胞外脉冲刺激，需要根据刺激对象所具有的时值（图 1-2）正确选择刺激脉冲的宽度。例如，100μs 左右的窄脉冲可以有效激活脑神经元的轴突纤维，特别是有髓神经纤维，但却无法激活时值长达数毫秒的平滑肌组织（Horch et al.，2004）。而且，神经元的轴突、树突和胞体等不同组成结构的电学特性不同。轴突膜的时值最小，最易于被窄脉冲激活（Ranck 1975；Nowak et al.，1998；Buzsáki，2006；Brocker et al.，2013a）。树突上含有众多突触，用于接受兴奋性和抑制性突触的输入，产生突触后电位。通常认为树突上没有（或含少量）能够产生动作电位的电压门控 Na^+ 通道，树突上的电位主要以被动式的电紧张扩布的形式扩散，此扩布电位随距离衰减（图 1-3(a)）。而胞体和轴突的细胞膜上富含电压门控 Na^+ 通道，Na^+ 通道的再生式反应可以产生"全或无"式的动作电位，并无衰减地沿轴突传导出去。与胞体相比，时值较小的轴突对于神经电刺激中常用的窄脉冲更敏感，因此，在脑组织内施加窄脉冲刺激时，通常先在轴突上诱发动作电位，再沿轴突向两个方向传导出去（图 1-13）。对于有髓鞘的轴突，由于髓鞘的多层细胞膜增加了膜电阻，减小了膜电容，而且轴突膜的空间常数通常可达 2 个郎飞氏结的节间长度，所以，动作电位可以在无髓鞘包裹的郎飞氏结处跳跃式传导，极大地加快了传导速度。

对于轴突纤维，在外周神经的胞外电刺激中早就发现，粗轴突纤维用较小的电流就可以兴奋；相反，细轴突纤维则需要较大的电流才能兴奋（Gilbert et al.，2023）。这是因为粗轴突的轴浆电阻较小，轴突内的轴向电流与轴突直径的平方成正比。此外，如前所述，轴突直径越大，其空间常数越大。而且，在有髓鞘轴突纤维中，纤维越粗，其节间长度越长，空间常数就更大，更有利于兴奋的传导。由此可见，利用分级的不同强度刺激，可以选择性激活粗细不同的轴突纤维。低强度可兴奋粗纤维，随着刺激强度的增大，较细的纤维可以被逐渐募集进来。不过，轴突纤维是否能够被激活，还与其他因素有关，如轴突与刺激电极之间的距离，轴突走向与刺激电流流动方向之间的相对关系等。

本书后面主要介绍的大鼠在体实验均采用胞外电刺激，除特殊说明之外，下面所述内容均针对胞外电刺激。

1.4.2 电压型刺激和电流型刺激

施加胞外电刺激时，可以采用电压型或者电流型的刺激波形。例如，对于脉冲波（即窄方波），如果脉冲期间保持电压恒定，就是电压型刺激；如果保持电流恒定，就是电流型刺激。电刺激对于可兴奋组织作用的强弱，主要取决于流经组织的电流大小。对于脑神经组织而言，神经元对于刺激的响应取决于流经细胞膜的电流大小，也就是单位时间内注入电荷的多少（Montgomery，2014）。

施加电刺激时，电流回路中除了产生电信号的刺激器之外，还包含电极、电极与生物组织之间形成的界面以及生物组织等。如果采用电压型刺激，虽然刺激器输出的电压保持恒定不变，但是，刺激回路中任何部分的阻抗若发生变化，都会导致流经刺激对象（如神经元）的电流发生变化。特别是，长时间或者长期实施刺激的过程中，电极的极化、电极周围的炎症反应、胶质增生或者其他改变都会导致阻抗变化，使得神经元接受到的刺激强度发生变化（Lempka et al.，2010；Cheung et al.，2013），进而导致刺激效果的改变。如果采用电流型刺激，电刺激器会根据回路中的阻抗变化自动调节输出，始终保持输出电流处于事先所设定的值，就可以保持神经元接受的刺激强度基本不变。除非刺激的电路回路中发生异常变化，使得刺激器的输出无法达到预设的恒流值。

如果刺激回路的阻抗变化不大，也常用电压型刺激。为了监测刺激期间电路回路的阻抗是否发生改变，可以在刺激回路中的刺激电极旁串联一个电阻（如10kΩ的电阻），检测串联电阻上的电压降的变化，以监视刺激回路中的电流和阻抗的变化（Kim et al.，2012）。

在动物实验中，通常采用电流型刺激，以避免刺激回路的阻抗变化对于实验结果的影响。在临床应用中，一方面由于电流型刺激器较复杂，不利于植入式刺激器的制造；另一方面恒压刺激比恒流刺激安全，恒流刺激可能由于出现阻抗意外而向人体施加过高的电压。因此，早期的植入式临床神经电刺激产品通常采用电压型刺激，之后逐渐出现兼具两种刺激模式可供选择的产品，而最新的产品也有仅提供电流型刺激的（Kern et al.，2020；Gilbert et al.，2023）。理论上，在术后适应期等阻抗尚未稳定的阶段，使用电流型刺激应该有助于提高刺激效率。不过，实际应用结果如何，还有待于更多临床应用实践的论证。

1.4.3 单极与双极刺激

按照阴阳两个电极的放置方式不同，胞外刺激可以分成单极和双极两种刺激方式。单极刺激是将一个电极置于刺激目标区，作为工作电极；而另一个电极则远离目标区，仅用于完成电流的回流，与刺激作用无关，被称为无关电极（常为接地电极）。图 1-13 所示就是一种理想的单极刺激，即点源刺激。要使细胞膜的去极化达到兴奋阈值，单位面积膜上通过的电流（即电流密度）必须达到一定的强度。在外加电流强度相同的情况下，电极触点的面积越大，流经的电流密度就越小，作用于电极周围细胞膜上的电流密度也较小。因此，神经电刺激中，工作电极的裸露尖端（又称触点(contact)）的面积通常很小，可以产生足够强度的电流密度。而且，工作电极通常输送负相电压或电流，使其周围的细胞膜产生去极化。当然，工作电极的粗细和触点面积的大小等结构尺寸的设计，还需要考虑植入时的组织损伤和所需激活区域的形状和大小等因素。无关电极的面积要大得多，以免引起周围细胞膜过大的去极化。单极刺激的作用随距离的增加而快速衰减，可以视为工作电极附近的局部刺激。但由于刺激电流会经过非目标区域，这种刺激可能会兴奋这些区域的细胞而引起副作用。不过，单极刺激作用范围较大也是它的一个优势，易于作用到刺激目标而获得疗效。单极刺激很常见。深部脑刺激使用的电极上包含多个触点，如果选择其中之一作为工作电极，而将埋藏于锁骨下的电刺激器的外壳作为无关电极，就可以构成单极刺激模式（王兆祥等，2021）。单极刺激也常用于非侵入式的皮肤表面电极，用于激活浅表神经和肌肉组织。

双极刺激是将两个电极都置于目标区或其附近，两电极触点均较小，且相距很近。例如，相距仅 0.5mm 左右的两根细导线的裸露尖端，或者同芯双极电极的两个裸露端等，都可以构成双极刺激。有时两个电极触点之间也可相距数毫米。两个电极中哪个作为工作电极，取决于电极的植入位置、连接的刺激器输出端极性、触点面积的相对大小等因素。通常，距离目标区较近、连接刺激器负极且触点面积较小的电极作为工作电极，有利于提高刺激效率。双极刺激可以将刺激的作用局限于目标区及其附近，其效率通常比单极刺激要高。而且，如果在刺激的同时需要进行神经电信号记录，双极刺激所产生的刺激伪迹的影响较小（详见 4.5 节）。双极刺激的不利因素之一是，如果阴极与阳极相距很近，它们各自的去极化和超极化作用可能会相互影响，降低刺激效率。

1.4.4 电刺激的安全性

电刺激生物组织的安全性包括两个方面：受刺激的组织不被损伤，刺激电极本身不被腐蚀和损坏。临床应用中，作为植入体使用的电极和施加的电刺激都必须满足这两方面的安全要求。而且要根据使用期限，能够确保长期安全。动物实验中，也要保证安全性。因为组织损伤和/或电极腐蚀都可能影响实验结果，要尽可能避免。有些金属电极的材料本身在体外测试时不会被电解液腐蚀，但是，植入机体之后，在长时间施加持续电刺激的过程中，仍然可能引起神经组织损伤和电极损坏(Merrill et al.，2005)。

临床应用的神经电刺激通常采用金属电极。一旦金属电极被植入体内，其表面就会与体液之间形成一个界面。体液，也称细胞外液(extracellular fluid，ECF)，实质是一种电解质溶液，富含 Na^+、K^+、Cl^-、Ca^{2+} 等多种离子。在金属电极及其连接的刺激器电路中，电子是电荷的载体，电流的流动由电子实现。而在体液中，电荷由各种离子携带，电流的流动由离子实现。这样，在电极-电解质界面上就会发生电荷由电子到离子的转换。这种转换的机制有两种：非法拉第反应和法拉第反应(Merrill et al.，2005；Gilbert et al.，2023)。其中，非法拉第反应是一种电容性的机制，是可逆的。它并不会将电极中的电子真正转移到体液(电解质)中的离子上，而是在界面上形成双电层，利用电极侧聚集的电子吸引体液侧带正电荷的离子，就像电容器充电。而法拉第反应则是电极电子参与电化学反应后，将电荷转移到体液的离子之中形成反应物的过程。如果在反应物尚未脱离电极周围区域之前，电极就输送极性相反的电荷(也就是电流方向反转)，使得反应物通过逆反应复原；那么，即便发生了法拉第反应，也是可逆的。但如果电化学反应所产生的反应物扩散出去，无法复原，电极就会被逐渐腐蚀，电极周围的组织也会受损。发生于阳极的电化学反应是氧化反应，发生于阴极的是还原反应。例如，水可以被还原成氢气和氢氧根，或者被氧化成氧气和氢离子。因此，电刺激造成组织和电极受损时可能会在电极周围的组织中产生气泡。如果在实验中观察到刺激电极周围产生气泡，就可能发生了损伤，要及时检查。

胞外电刺激中，用负脉冲激活神经组织的效率最高，但持续的重复负脉冲刺激会造成局部区域的电荷累积，从而在神经组织中发生不可逆的电化学反应，造成损伤。因此，临床上使用的电刺激通常是先负后正的电荷平衡的双相脉冲。负脉冲输入的负电荷可以快速被随后的正脉冲输入的正电荷中和，避免发生不可逆反应。而且，一旦负脉冲刺激使得细胞膜去极化，Na^+ 通道的活动开启之后，紧随其后的正脉冲就不能阻止其再生式的自动响应；因此，正脉冲不会完全抵消负脉冲的作用，动作电位仍然可以诱发(参见图 1-12(g)，不过，此图所示是胞内电刺激，施加的是先正后负的双相脉冲)。但是，正脉冲可能减弱负脉冲的作用。为了减小这种影响，可以将正脉冲稍延迟，或者减小正脉冲的幅值同时增加其宽度，也可以将正脉冲平衡相设计成其他波形(Merrill et al.，2005)。

此外，将电极电流限制于法拉第反应的阈值以下，确保电刺激仅产生非法拉第反应，也可以保证电刺激的安全。根据前人的研究结果，如果电极输送的电荷密度足够小，其产生的氧化-还原反应就可以忽略不计。此电荷密度极限值的范围是每个脉冲 15～65μC/cm² (Shannon，1992)。此数值仅为参考值，电荷密度的极限值会受到电极材料、形状和大小以及电刺激波形等诸多因素的影响(Shannon，1992；Cogan et al.，2016)。

恒流脉冲刺激时，每个脉冲输送的电荷 Q 等于脉冲电流 $I(t)$ 的积分，也就是电流 I 与脉宽 PW 的乘积，即

$$Q = \int I(t)\mathrm{d}t = I \cdot \mathrm{PW} \tag{1-57}$$

电荷密度 D 是电极表面单位面积上输送的电荷，它等于电荷 Q 除以电极的表面积 A，即

$$D = \frac{Q}{A} \tag{1-58}$$

Shannon(1992)提出，如下计算的 k 值也可以作为电极电流极限的依据，即

$$k = \lg D + \lg Q \tag{1-59}$$

式中，电荷密度 D 的单位是 μC/cm²/脉冲相，电荷 Q 的单位是 μC/脉冲相。当 k 值不超过 1.5 或 2.0 时，被认为是安全刺激，否则可能造成组织损伤(Shannon，1992；Cogan et al.，2016；Gilbert et al.，2023)。当然，这仅作为参考，并非绝对定论。

1.5 本章小结

细胞膜的电特性可以用电阻和电容组成的等效电路来模拟。不产生动作电位时的阈下变化过程中，膜电阻和膜电容的数值可视作固定不变，此时膜电位随时间的变化可以用时间常数来描述。基强度是诱发动作电位所需施加的最小电流强度，时值则是 2 倍于基强度的电流诱发动作电位时所需持续的最短时间(即刺激脉冲的脉宽)。阈下膜电位变化在空间上的扩布可以用空间常数和电缆方程来描述。

细胞内外各种离子的浓度差、细胞膜对于各种离子的不同通透性以及通透性的变化是静息电位和动作电位产生的基础。细胞膜产生动作电位时的阈上响应过程中，电压门控 Na⁺ 和 K⁺ 通道的电导随时间和膜电位发生非线性变化，可以用 HH 数学模型来描述。该模型由微分方程和非线性代数方程组成，需要用数值方法求解。利用计算机程序可以求解该模型的方程组，用于仿真动作电位波形、离子通道的电导和各个门控因子等参数的变化，还可以进行神经电刺激等各种仿真研究。HH 模型是神经元及其网络模拟仿真的基础，具有广泛的应用。

神经电刺激有胞内和胞外两种刺激方式。临床应用和在体实验研究中通常采

用胞外刺激，并且，通常采用电流型或电压型的脉冲波。脉冲宽度的选择取决于刺激对象。神经元的各个组成结构中，轴突细胞膜的时值最小，最易于被窄脉冲激活。根据需要，胞外刺激还可以选择单极或双极刺激方式。此外，电刺激应用中需注意安全，要避免所施加刺激的电流密度过大而造成组织损伤和电极腐蚀。

第 2 章　神经回路和电刺激诱发电位

2.1　神经系统概述

2.1.1　神经系统和神经元

哺乳动物的神经系统可分为中枢神经系统(central nervous system，CNS)和外周神经系统(peripheral nervous system，PNS)两大部分。其中，CNS 包括脑和脊髓，PNS 包括脑神经、脊神经和内脏神经。神经系统主要包含神经元和神经胶质细胞两大类细胞。神经元具有接收输入信号、产生和传导动作电位信号的功能，是神经系统结构和功能的基本单元；而神经胶质细胞常被看作神经系统的辅助成分，对神经元具有支持、保护、修复和营养等作用，还具有形成髓鞘、传递代谢物质等功能。

如图 2-1 所示，神经元由胞体、树突和轴突构成。胞体(soma)具有信号整合功能，也是神经元的代谢和营养中心。其大小不一，形态各异，由细胞膜、细胞核和细胞质组成。细胞质内除了含有普通的细胞器之外，还含有神经元的特殊结构，如尼氏体和神经原纤维等。每个神经元具有一个或多个树突(dendrite)，它们通常较短，反复分支，逐渐变细，形如树枝状。树突具有接收外部信号并将其传导给细胞体的功能。通常每个神经元只有一个轴突(axon)，长短差别很大，短的仅数微米，长的可达 1m 以上。轴突的功能是传导动作电位，并通过轴突末梢的突触，将信号传递给其他神经元或效应器。轴突全长的粗细比较均匀。胞体发出轴突的部位称为轴丘(axon hillock)；轴突起始部分通常略微粗大，且没有髓鞘包裹，称为轴突始段(axon initial segment，AIS)；轴突的末端分成许多分支，每个

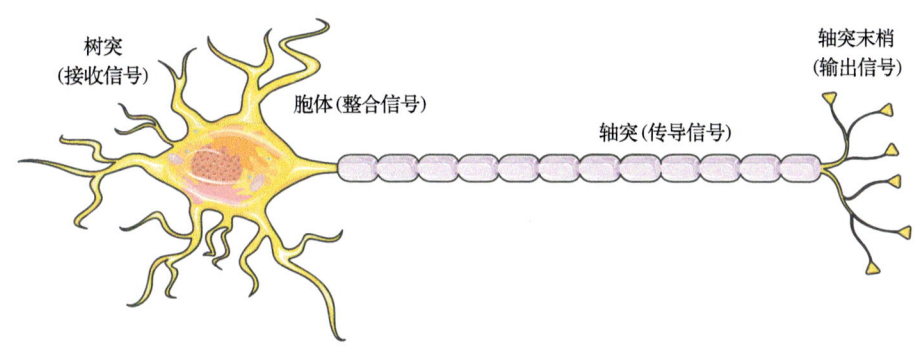

图 2-1　神经元的组成结构及其功能示意图

分支末梢有膨大部分与其他神经元或肌细胞连接，形成突触(synapse)。轴突外包有髓鞘的称为有髓鞘神经纤维(myelinated nerve fiber)，反之，称为无髓鞘神经纤维(unmyelinated nerve fiber)。

不同种类的神经元在形态和功能上存在较大的差别。根据突起数量的不同，神经元可分为假单极神经元，双极神经元和多极神经元。假单极神经元位于脑神经节和脊神经节内，其胞体只发出一个突起，并在距离胞体不远处呈"T"形分为两支，一个分支伸向外周，至皮肤、运动器或内脏等的感受器，称为周围突；另一分支则进入脑或脊髓，称为中枢突。根据传导神经冲动的方向，周围突相当于树突，接收信号；中枢突则相当于轴突，输出信号。双极神经元一般存在于视网膜、鼻腔黏膜嗅部和前庭蜗器神经节内，从胞体两端各发出一个突起，其中一个是树突，连接感受器；另一个是轴突。多极神经元则有多个树突和一个轴突，主要位于脑和脊髓内，也有部分存在于内脏神经节内，是人体中数量最多的一种神经元。

2.1.2 神经元之间的突触连接和突触电位

神经系统的神经元之间，或者神经元与效应器细胞之间，都通过突触完成神经信号的传递。突触可分为化学突触(chemical synapse)和电突触(electrical synapse)两大类。前者通过神经递质传递信号，需要经过电信号到化学信号，再到电信号的转换过程；后者则直接依靠局部电流传递信号。按照连接的部位不同，突触可以分为轴突-树突型、轴突-胞体型和轴突-轴突型等多种连接。

电突触又称缝隙连接(gap junction)，由蛋白质通道构成，这些通道就像"铆钉"一样，直接将两个细胞上的紧靠在一起的两片细胞膜连通。这些通道允许带电小离子和小分子物质通过。电突触无突触前膜和后膜之分，是双向传递，传递速度快，几乎无延时。电突触的功能尚未明确，它们可能具有促进神经元同步活动的功能。

神经系统的信号传递功能主要由化学突触(简称突触)完成。典型的突触由前膜、间隙和后膜三部分组成，前膜和后膜比神经元其他部位的细胞膜稍厚，约 7.5nm，突触间隙宽约 20~40nm。突触前膜内侧含有大量的突触小泡(synaptic vesicle)，小泡内含有神经递质。当突触前神经元的神经冲动传至突触前膜时，前膜发生去极化。若去极化达到一定水平，前膜上的电压门控钙离子(Ca^{2+})通道会开放，细胞外 Ca^{2+} 流入突触前膜内，导致前膜轴浆内的 Ca^{2+} 浓度迅速升高，促使突触小泡与前膜融合并向胞外释放神经递质。递质的释放量与膜内 Ca^{2+} 浓度呈正相关。释放的递质进入突触间隙后，扩散至突触后膜，与后膜上的特异性受体结合，开放特定的离子通道，使后膜产生突触电位。

突触电位分为两种：去极化的兴奋性突触后电位(excitatory postsynaptic

potential，EPSP)和超极化的抑制性突触后电位(inhibitory postsynaptic potential，IPSP)。它们分别由配体门控 Na^+、Cl^-和 K^+等通道的开放产生，取决于神经递质的种类和相应的受体通道。在中枢神经系统中，兴奋性氨基酸类神经递质主要有谷氨酸和门冬氨酸等，氨基酸受体有 AMPA(α-amino-3-hydroxyl-5-methyl-4-isoxazoleproprionic acid)、KA(kainic acid)和 NMDA(N-methyl-D-aspartate)三种类型。AMPA 和 KA 受体合称为非 NMDA 受体，它们对谷氨酸的反应较快，受体激活时主要对 Na^+和 K^+的通透性增加。而 NMDA 受体对谷氨酸的反应较慢，激活时对 Na^+、K^+和 Ca^{2+}都通透。与单纯的配体门控非 NMDA 受体不同，NMDA 受体具有配体门控和电压门控双重特性。受体上不仅含有谷氨酸的结合位点，还有镁离子(Mg^{2+})的结合位点，并且 Mg^{2+}阻塞通道是电压依赖性的。在有谷氨酸结合的情况下，还需要细胞膜去极化达到一定水平之后，使得 Mg^{2+}从阻塞部位移开，NMDA 受体的通道才能开放。这就是 NMDA 受体对谷氨酸的反应较慢的原因。谷氨酸的大多数靶神经元上，通常同时存在 NMDA 和 AMPA 受体。这使得 AMPA 受体快反应引起的膜去极化可以作用于 NMDA 受体，导致其通道的随后开放。

中枢神经系统中的抑制性氨基酸类神经递质主要有γ-氨基丁酸(γ-aminobutyric acid，GABA)和甘氨酸(glycine，Gly)。广泛存在于中枢神经系统中的 GABA 受体有 $GABA_A$ 和 $GABA_B$ 两种类型。$GABA_A$ 属于促离子型受体，耦联 Cl^-通道，激活时增加 Cl^-内流。而 $GABA_B$ 属于促代谢型受体，突触后膜上的 $GABA_B$ 受体激活后，通过 G 蛋白耦合，抑制腺苷酸环化酶，激活 K^+通道，增加 K^+外流。Cl^-内流和 K^+外流都会引起突触后膜超极化，从而产生抑制性突触后电位。脑神经组织的局部神经网络中普遍存在着抑制性突触，它们在控制神经元的兴奋性、调节神经元信息整合和动作电位发放、调节突触可塑性、提高神经元活动的同步性等方面都具有重要作用(Cobb et al.，1995；Maccaferri et al.，2002；Staff et al.，2003)。

突触传递具有可塑性，它是指突触的反复激活可以引起长时间保持的突触传递效率的改变。例如：突触的长时程增强(long-term potentiation，LTP)和长时程抑制(long-term depression，LTD)就是典型的突触可塑性。它们被认为是大脑学习和记忆等高级功能实现的生物学基础，其产生机制简介如下。

(1)长时程增强。LTP 是突触前神经元受到短促的高频脉冲串的刺激之后，在突触后神经元上形成的、能够长时间保持的 EPSP 增强效应。例如：施加 100Hz 的高频脉冲 50～100 个，就可以在海马角 1 区(cornu ammonis field 1 of the hippocampal formation，CA1)的突触后神经元上诱发 LTP，并且可以持续数天或者数月。其机制是重复高频脉冲刺激作用下，突触后膜上 EPSP 增强，配体和电压双重门控的 NMDA 受体通道开放增加，Ca^{2+}流入增加，使得突触后膜内的 Ca^{2+}浓度升高。Ca^{2+}激活 Ca^{2+}-CaM 依赖的蛋白激酶 II，进而使 AMPA 受体耦联通道发生蛋白磷酸化，增加通道的电导；同时，也会导致更多 AMPA 受体结合到突触后膜上，使 AMPA 受体密度增加。这样，在突触前兴奋所产生的递质释放量相同的情况下，递质结合突触后膜 AMPA 受体的概率提高，产生的 EPSP 就增大，从而形成 LTP。

(2) 长时程抑制。LTD 是指较低频率的重复脉冲刺激引起的突触传递效率的长时程降低。例如：在海马 CA1 区的突触前传入神经纤维 Schaffer 侧支上，施加数分钟的 1~5Hz 低频脉冲刺激之后，就可以诱发 LTD。其产生机制如下：低频脉冲刺激诱发少量 NMDA 受体通道的开放，仅使得突触后膜内的 Ca^{2+} 浓度少量增加，Ca^{2+}-CaM 依赖的蛋白激酶 II 在这种状态下发生去磷酸化 (而不是磷酸化)，进而使受到该酶调制的 AMPA 受体也去磷酸化，导致突触后膜上 AMPA 受体密度降低。因此，产生的 EPSP 就减小。

由此可见，LTP 和 LTD 的产生机制都与突触后膜 NMDA 受体通道、Ca^{2+} 内流量以及突触后膜上 AMPA 受体效率的变化有关。

2.1.3 神经元的信息整合机制

1. 突触电位整合的基本机制

每个神经元的树突通常分布有大量突触，其数目可达成千上万，有兴奋性的也有抑制性的，既产生 EPSP 也产生 IPSP。当这些电位在时间和空间上的整合使得膜的去极化达到阈值，就会诱发动作电位。神经元上动作电位首先始于轴突始段，因为此处膜上电压门控 Na^+ 通道的分布密度较高，而且轴突直径小，其细胞膜去极化时膜电容充电所需的电量较少 (Stuart et al., 1997)。动作电位产生后，沿轴突传至轴突末梢，完成信号传导。决定突触后神经元是否能够产生动作电位的因素有许多，主要取决于突触后膜 EPSP 的大小、EPSP 在空间和时间上的整合，以及胞体附近抑制性突触的活动等因素 (Bear et al., 2004)。

首先，EPSP 越大，越有利于诱发动作电位。每个突触的突触后膜上有数十至数千个递质门控通道，它们是否被激活，取决于前膜的神经递质释放量。这个释放量与到达突触前膜的动作电位大小和频率有关，即与进入突触前膜的 Ca^{2+} 流量有关。突触前膜释放的每个突触小泡包含相同数目的递质分子，因此，突触后膜 EPSP 的大小呈现量子化的变化，而不是连续变化。其次，神经元上大量突触的 EPSP 会在空间和时间上进行整合，整合的电位越大，越有利于诱发动作电位。这种整合的结果取决于树突的电特性。树突上突触部位注入的电流向外扩散时不断衰减，随着与突触距离的增加，EPSP 引起的去极化电位衰减；这种衰减与树突内阻抗和树突膜阻抗有关，其中树突内阻抗与树突直径和胞浆的电特性有关。这与 1.2.1 节用电缆方程描述的轴突上电位的被动扩散相似。最后，神经元胞体附近的抑制性突触可以产生旁路效应。许多抑制性突触为轴突-胞体类型，也就是位于胞体附近。如果在树突 EPSP 发生时期，邻近胞体的抑制性突触也处于激活状态；那么，由于胞体附近 Cl⁻ 离子通道的开放，树突 EPSP 扩散过来的电流就会被旁路，从而大大减小它们对于胞体和轴突始段去极化电压的贡献。

此外，要使突触后神经元产生动作电位，通常不是寥寥几个兴奋性突触的 EPSP 整合就可以达到的。单个 EPSP 通常只能产生 1mV 左右的去极化幅值，而诱发动作电位的阈值约为 20~30mV。即便不考虑 IPSP 的抵消效应，至少也需要 20~50 个几乎同时发生的 EPSP，才能触发突触后神经元产生动作电位。

不过，以上所述是较为传统的观点，认为神经元的信号传导是单向的，树突上的突触接收输入信号，触发胞体(或轴突始段)产生动作电位，再沿着轴突传向末梢的突触。并且，树突和轴突被看作仅具有信号传导功能，树突传入信号，而轴突则传出信号。胞体则具有类似阈值函数的整合计算功能，它能够将树突上传入的所有信号进行整合。然而，许多研究表明，树突也具有整合功能，神经元存在分级信息整合机制；而且动作电位还可以从胞体反向传导至树突。简介如下。

2. 神经元的分级信息整合机制

随着多电极膜片钳记录以及双光子显微成像等技术的发展，微小树突上的精细结构和功能逐渐被揭示出来。许多研究表明，在接收众多突触的输入信号时，树突本身就具有许多线性和非线性的信号处理功能，包括整合信号、放大和缩减信号，以及检测同步输入信号等功能(London et al., 2005; Sidiropoulou et al., 2006)。

神经元树突的分支上存在着许多棘状的小突起，被称为树突棘(dendritic spine)，突触主要分布于树突棘上。在大脑皮质的锥体神经元和小脑皮质的蒲肯野细胞的树突上，树突棘数量最多，并且结构分明。这些神经元的树突棘多达成千上万个，它们不仅大大增加了神经元接收外界传入信号的表面积；而且，更重要的是树突棘具有类似于神经元胞体的信息整合功能(Spruston, 2008)。

树突棘上分布着密度较高的电压门控 Na^+、Ca^{2+} 和 NMDA 受体等通道，具有主动电特性。就像能够产生再生式动作电位的胞体和轴突上的通道一样，树突棘上这些通道电导的变化可以给突触输入信号加上不同的增益，也就是，可以非线性地整合不同输入信号，这其中的主要机制是较强的输入信号能够诱发树突产生局部锋电位(spike)。由于电压门控离子通道的参与，这种锋电位是再生式的，具有明确的电位波形，并且输入信号要达到一定的阈值才能诱发。不过，这种锋电位的传导能力很有限，仅限于各个细小的树突分支，具有独立性和局部性。它们可以激活邻近的树突棘，从而放大输入信号。如图 2-2 左图所示，当树突棘上同时接收到密集的同步输入信号时，它的类似于阈值函数的非线性整合运算就会增强局部范围内的树突信号。反之，如果树突棘接收到的突触输入比较稀疏，在树突棘细胞膜阻抗(包括电阻和电容)构成的局部滤波效应作用下(Yuste et al., 2004),特别是树突棘具有的狭窄颈部结构,对输入信号产生衰减,会削弱这些信号的作用。可见,树突上众多的树突棘可以看作独立的运算亚单元(Poirazi et al., 2003),它们首先利用阈值函数的特性整合各自的突触输入,获得各自的输出;然后,这些亚单元的输出再在树突主干和胞体上进行整合和阈值运算,进而获得整个神经元的最终输出。这样,神经元就拥有两级整合机制(图2-2右图)。

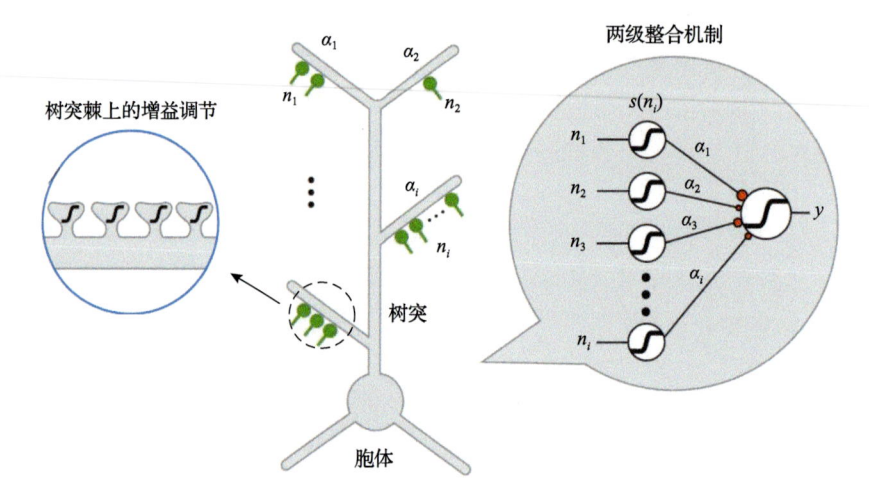

图2-2 锥体神经元的两级整合机制示意图(Sidiropoulou et al., 2006)
左右两侧图中的"S"形符号表示类似于阈值函数的运算。

对于如图2-3(a)所示的具有庞大茂盛的顶树突的锥体神经元,Häusser等(2003)还提出了神经元信息处理的三级整合模型:第一级代表顶树突远端末梢上树突棘的整合;第二级代表顶树突近端细分支的作用;第三级是胞体将前两级的输出进行整合。这种三级结构模型的重要依据是,实验数据表明在顶树突的主分叉处存在可以产生二级锋电位的区域。这样,一方面顶树突远端上的"树枝"就可以看作本身拥有锋电位产生机制的独立突触整合区域(即第一级结构),当其膜电位超过阈值时,就会诱发Ca^{2+}电流主导的树突锋电位,使树突产生较大的去极化电位,从而能够对胞体膜电位产生较大的贡献。另一方面,顶树突近端上存在所谓的"耦合带"(coupling zone),此区域树突分支上的输入信号可以调节轴突锋电位与远端树突锋电位之间的相互作用,从而形成第二级结构。如图2-3(b)所示,红色表示距离胞体较远的远端树突分支,蓝色表示距离胞体较近的近端树突分支,它们各自的阈值运算的整合输出(y_1和y_2)在胞体处相乘,获得最后的整合输出y。这种神经元的三级整合模型对于揭示大脑皮质和海马区的锥体神经元等细胞的顶树突的作用具有重要意义。这些神经元的顶树突很长,许多突触的输入由于距离胞体太远,在细胞膜被动电特性的衰减作用下,如果没有任何补偿机制,很难解释这些远距离顶树突上的输入信号如何能够影响胞体部位的膜电位。假如远端树突上的突触输入没有什么生理作用，那么，经过漫长的进化，它们可能早已不存在。

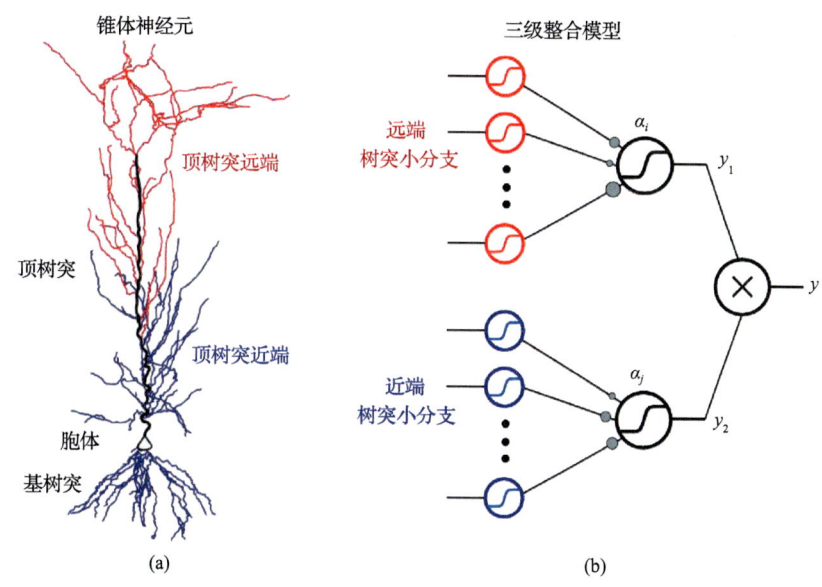

图 2-3　锥体神经元及其三级整合模型(Häusser et al., 2003)

由此可见，树突上各突触的传入信号并不一定都能够直接影响细胞产生动作电位，在到达胞体的最终整合之前，它们都要经过筛选，有些被淘汰，有些却被增强。树突的信息整合特性与许多复杂的因素相关，包括树突的形态结构、突触输入信号的时间和空间信息、兴奋性和抑制性输入之间的相互作用、树突上的电压门控通道及其分布等。

上述神经元多级模型仅描述了神经信号的单方向传导，即传统的沿树突－胞体－轴突的传导。许多研究成果已表明，动作电位还可以从胞体反向传导至树突(Stuart et al., 1997)。这意味着神经元自身的信息处理并非"开环"式的，也存在反馈机制。这种机制对于树突的功能和突触可塑性等具有重要作用(London et al., 2005)。例如，反向传导的动作电位可以激活树突上的慢速电压门控离子通道，这些通道产生的电流反过来又会影响轴突始段动作电位起始区域的电位，从而再次诱发其产生动作电位。通过这种胞体附近与树突之间的相互作用，神经元就容易产生爆发式的连续动作电位发放，也就是所谓的"Burst"，从而增强神经信息传输的可靠性。Burst 是海马区锥体神经元等主神经元的特征性放电模式(Koch, 1999; Buzsáki, 2006)。

总之，神经元自身内部就存在复杂的信息处理和整合机制，包括树突棘和树突主分叉处细胞膜电压门控主动电特性形成的阈值处理、胞体动作电位反向传导等机制；因此，神经元可以看作由许多更小的信息整合单元组成。另外，神经元之间通过突触连接形成神经网络（又称神经回路），构成更上一层次的信息整合结构。下面以海马脑区为例，介绍神经回路水平上的神经信息整合以及神经元群体的响应。

2.2 大鼠海马体的结构和兴奋性连接通路

海马体是大脑边缘系统的重要组成部分，因其形状与海洋动物海马相似而得名。其神经回路的信息处理过程，被认为与脑的学习和记忆等高级功能以及情绪和睡眠等行为密切相关。海马体对于记忆的形成具有重要作用，但它不是永久记忆的存储场所。海马体受损的人难以形成新的记忆，但老记忆仍然可以保留。在20世纪50年代，癫痫患者亨利·莫莱森(Henry Molaison)接受海马体切除手术之后，成为顺行性遗忘症患者。此著名案例和其他许多类似的案例，佐证了海马体对于学习记忆的重要性。而且，在20世纪70年代，Bliss等(1973a，1973b)最早在海马脑区发现了突触传递的长时程增强(LTP)现象，表明突触具有长时程可塑性。这种可塑性可能是海马体实现学习记忆功能的生物学基础。海马体中发现的位置细胞(place cell)也表明海马是产生空间认知和记忆的关键脑区(O'Keefe et al.，1971)。海马体也是癫痫、阿尔茨海默病等疾病的常见病灶脑区。此外，海马脑区具有清晰的分层解剖结构和较为明确的神经连接回路。这些特点使得海马体在许多神经科学相关研究领域，包括神经生理学、心理学、病理学、神经工程和计算神经生物学等领域都备受关注，成为重要的研究对象。

2.2.1 海马体的结构和主要兴奋性通路

海马体具有独特的解剖结构，而且，各种哺乳动物海马体的神经元及其纤维通路的连接都基本相似(Andersen et al.，2007)。图2-4(a)显示了大鼠海马体在脑内所处的解剖位置，它卧于侧脑室颞角底，是大脑半球内侧面的一部分。海马体沿其长轴弯曲成半月形，先从前往后外侧弯曲，再向前内侧弯曲。左右两大脑半球内的海马体弯曲成一对羊角样的形状。左右海马体的前方由穿过胼胝体下方的腹侧海马联合(ventral hippocampal commissure，VHC)的轴突纤维相连。其外侧面构成侧脑室的内侧壁，下内侧面包绕脑干。其后缘由齿状回组成，经下托与内嗅区相连。

海马脑区中的主神经细胞排列紧密有序，形成了清晰的神经回路结构。图2-4(b)所示是大鼠脑图谱中旁开为2.4mm的矢状切面图(Paxinos et al.，2007)，其中神经元胞体经染色后呈现蓝紫色，海马区的深色线条就是神经元胞体的位置。此线条的颜色特别深，就是因为此处胞体排列比其他部位要密集得多。而且，

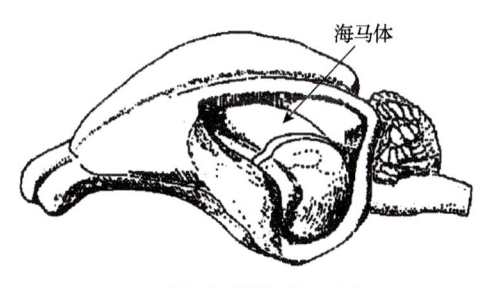

(a) 大鼠海马体的解剖位置示意图

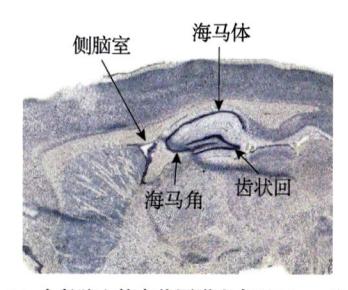

(b) 大鼠脑立体定位图谱中旁开2.4mm的矢状切面图(Paxinos et al., 2007)

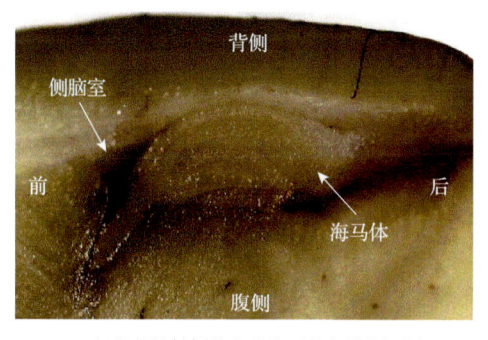

(c) 相机直接拍摄的大鼠海马体矢状剖面图

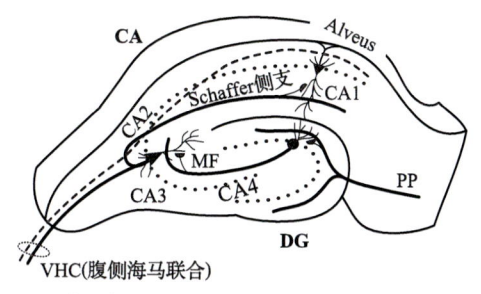

(d) 海马角CA和齿状回DG的神经通路示意图

图 2-4　大鼠海马体的解剖位置、矢状剖面图和主要神经回路

深色和浅色层次很分明，体现了海马区清晰的分层结构。这种分层的纹路在未经染色的脑切面上裸眼就可以辨别。图 2-4(c)所示是使用配有微距镜头(EF 100mm f/2.8 USM)的佳能相机(型号为 EOS 6D)直接拍摄的大鼠脑矢状切面上的海马体。图中所示是将整个脑经过多聚甲醛浸泡之后，未经其他处理，在旁开约 2.7mm 处切开后拍摄，图中央相对独立的海马体及其纹路清晰可见。

图 2-4(d)所示是海马体的结构和主要兴奋性神经通路连接示意图。海马体由海马角(cornu ammonis，CA)和齿状回(dentate gyrus，DG)两个基本部分组成。海马角根据其内部发育程度和纤维形成的差异分为 4 个区，依次命名为 CA1、CA2、CA3 和 CA4 区，构成"C"形。锥体神经元(也称锥体神经细胞)是海马角的主神经元。齿状回弯曲构成"V"形，嵌入海马角的"C"形之内，因此，齿状回大部分被海马角包绕。齿状回的主神经元是颗粒细胞。海马体主要包含三级兴奋性突触连接：由内嗅皮层神经元轴突构成的前穿质纤维(perforant path，PP)是海马体的传入纤维，它与齿状回颗粒细胞的树突形成突触连接；然后，齿状回颗粒细胞的轴突，形成苔状纤维(mossy fiber，MF)，连接到 CA3 区锥体神经元的树突并形成突触连接；再后，CA3 区锥体神经元轴突形成的 Schaffer 侧支与 CA1 区锥体神经元的树突形成突触连接。CA1 区锥体神经元的轴突是有髓鞘轴突，它们形成海马白质(Alveus)，又称海马槽，是海马体的传出纤维。Alveus 轴突纤维形成一片

薄层，覆盖于海马体背侧表面，使得海马表面呈现亮白色。若将其上方的大脑皮质揭除，很容易识别暴露出来的海马体。本书3.3节将介绍暴露海马的在体实验方法。

除了同侧的兴奋性神经通路连接之外，如图2-4(d)左下角所示，啮齿动物的CA3区锥体神经元的轴突分支还通过腹侧海马联合(VHC)，连接至对侧大脑海马区的神经元。此外，海马体各区域中还广泛分布着抑制性的GABA能中间神经元，它们的轴突较短，仅与周围小范围内的主神经元和其他中间神经元形成抑制性突触连接，释放GABA神经递质，产生局部抑制作用。虽然它们的数量远比主神经元(即海马角的锥体神经元和齿状回的颗粒细胞)的数量要少得多，仅占神经元总量的10%左右(Andersen et al., 2007)。但是，中间神经元的种类很多，形态、化学特性和功能各异(Klausberger et al., 2008; Kepecs et al., 2014; Pelkey et al., 2017)。而且，每个中间神经元的轴突末梢与许多其他神经元相连，形成抑制性突触连接。其中，连接于神经元胞体和轴突始段的抑制性突触可以有效地调控动作电位的产生，而连接于树突的抑制性突触则可以影响树突上突触电位的整合，或者将兴奋性输入旁路。利用电脉冲刺激可以测试中间神经元构成的局部抑制回路的作用，详见下面的介绍。

2.2.2 海马区电脉冲刺激诱发的电位及其特点

大鼠海马体主神经元的胞体层排列紧密，仅包含3～5层胞体，紧密地排列于一片薄层之内(Richardson et al., 1987; Andersen et al., 2007)。它们的树突也按照特定的方向有序排列，构成清晰的层状结构。因此，神经元群体同步活动时就会在各个层次上形成独特的电位波形(Richardson et al., 1987; Kloosterman et al., 2001; Vreugdenhil et al., 2005)。如图2-5(a)的上图所示，以海马角的CA1区为例，从背侧到腹侧(图中从上至下)的分层依次为：多形细胞层(stratum oriens, so)、锥体细胞层(pyramidal cell layer, pcl)、辐射层(stratum radiatum, sr)和分子层(stratum moleculare, sm)。其中，so包含锥体神经元的基树突，厚约300μm。基树突犹如树丛，分支较多，无明显的主干和支干之分。pcl包含胞体(本书简称胞体层)。而sr和sm包含顶树突，厚约600μm。顶树突很长，有主干和支干之分，延伸范围较大。锥体神经元的胞体呈三角锥形，锥形的尖端生长着顶树突，锥形的底部生长着基树突。轴突生长于基树突一侧，轴突上行后形成Alveus。CA1区锥体神经元的胞体平均直径约为15μm，比CA3区的要小。CA3区锥体神经元胞体的最大直径可达30μm左右(Andersen et al., 2007)。CA1区下方经过海马裂(hippocampal fissure, hf)，进入齿状回(图2-5(a)的下图)。齿状回也分成分子层(molecular layer, ml)、颗粒细胞层(granule cell layer, gcl)和多形细胞层(polymorphic layer, pl)。颗粒细胞的胞体呈圆形或椭圆形，其树突主要位于分子层。

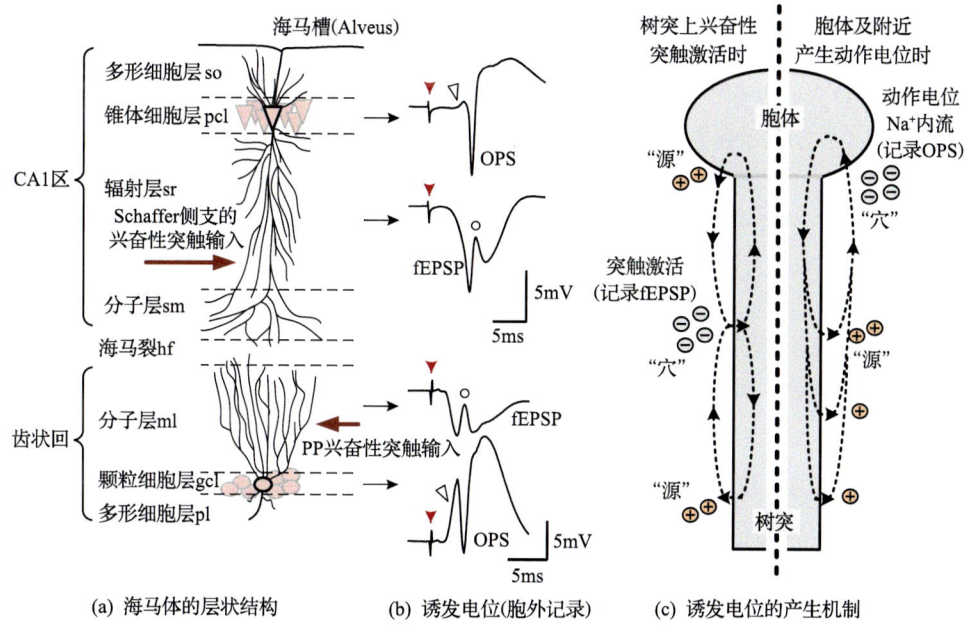

第 2 章　神经回路和电刺激诱发电位

(a) 海马体的层状结构　(b) 诱发电位(胞外记录)　(c) 诱发电位的产生机制

图 2-5　海马区的分层结构和各分层上的诱发电位及其产生机制

CA1 区的输入通路 Schaffer 侧支位于 sr 层(图 2-5(a)上图和图 2-4(d))，在 Schaffer 侧支的轴突上施加一个刺激脉冲，可以兴奋一束轴突。如图 2-5(a)上图的红色箭头所示，这些轴突上诱发的动作电位会一起传向 CA1 区锥体神经元的顶树突。然后，经过突触传递，诱发位于刺激下游的一群 CA1 锥体神经元同步产生动作电位。同样，在 DG 的输入通路 PP 上(图 2-5(a)下图和图 2-4(d))，施加一个刺激脉冲，PP 轴突上诱发的动作电位也可以激活 DG 的 ml 层树突上的突触，经突触传递后，诱发一群 DG 的颗粒细胞同步产生动作电位(图 2-5(a)下图的红色箭头所示)。

如图 2-5(b)所示，在胞外空间可以记录到这些神经元群体激活时所产生的独特的局部场电位波形。在接受兴奋性输入的树突部位，记录的是突触所产生的兴奋性突触后场电位(field excitatory postsynaptic potential，fEPSP)，其主体为负相波。在胞体处记录的是动作电位形成的群峰电位(population spike，PS)，也呈现为负相波。由突触的兴奋性输入诱发的 PS 被称为顺向诱发群峰电位(orthodromically-evoked population spike，OPS)(Kloosterman et al.，2001)。fEPSP 的幅值或斜率可以反映突触传递的强弱。OPS 的幅值大小与发放动作电位的神经元数量以及放电的同步性密切相关，可以反映放电神经元数量的多少(Theoret et al.，1984)。

图 2-5(c)的中央用粗虚线分开，左、右两图分别表示树突上兴奋性突触激活时和胞体处产生动作电位时的离子流向示意图。其中带"+""−"的小圆分别表示

胞外空间积累的正、负电荷，形成"电流源"和"电流穴"，可以解释 fEPSP 和 OPS 的形成。树突处 fEPSP 负相波的形成是由于突触后膜受体的离子通道开放后，带正电荷的离子内流，使得膜外剩余负电荷，从而形成负相波。同时，由于电流回路的作用(图 2-5(c)中带箭头虚线所示)，此 fEPSP 在胞体外呈现为正相波(图 2-5(b)的小三角所示)。同理，胞体处 OPS 负相波的形成是由于动作电位产生时带正电荷的 Na^+ 内流，使得膜外剩余负电荷。在电流回路的作用下，OPS 在树突处记录的 fEPSP 负相波上叠加了一个正相小尖峰(图 2-5(b)的小圆圈所示)。

由此可见，海马区主神经元致密有序排列所形成的清晰层状结构，为神经电信号的记录提供了独特的辨识标志。这些标志性的诱发波可用于衡量神经元及其网络的活动状态，也有助于判断电生理实验中电极放置位置的正确性，详见 3.2 节。

2.3　大鼠海马 CA1 区的局部抑制性回路及其作用

海马脑区的主神经元，包括 CA 区的锥体神经元和齿状回的颗粒细胞，它们承担着信息整合和信息传输功能。每个主神经元除了与投射通路上的上游和下游的主神经元之间存在连接之外，还与周围许多其他神经元之间连接成局部神经回路。其中包含与中间神经元构成的局部抑制回路，形成复杂的调控机制，维护和平衡主神经元的兴奋状态(Sik et al.，1994；Mori et al.，2004；Andersen et al.，2007；Kullmann，2011；Pelkey et al.，2017)。

2.3.1　海马 CA1 区锥体神经元顺向激活时抑制回路的作用

图 2-6(a)所示是海马 CA1 区的局部抑制回路的示意图。其中，粉色三角形表示锥体神经元，蓝色椭圆形表示抑制性的中间神经元(interneuron，IN)。上游 CA3 区锥体神经元通过 Schaffer 侧支的轴突分支，同时与 CA1 区锥体神经元和中间神经元(IN1 和 IN2)形成兴奋性突触连接。CA1 锥体神经元的轴突分支也与中间神经元(IN2 和 IN3)形成兴奋性突触连接，而这两个中间神经元又反过来与锥体神经元形成抑制性突触连接。这样，就形成了两种抑制机制：前馈抑制(feedforward inhibition)和反馈抑制(feedback inhibition)，图中分别用带箭头的灰色实线和灰色虚线表示。

CA1 区锥体神经元在响应来自 Schaffer 侧支的顺向兴奋输入时，会同时受到这两种抑制作用。其中，前馈抑制是：CA3 的锥体神经元发出动作电位，沿 Schaffer 侧支输入至 CA1 区，在激活 CA1 区锥体神经元的同时，也通过兴奋性突触激活某些中间神经元(IN_1 和 IN_2)，而这些中间神经元与 CA1 锥体神经元存在抑制性突触连接，由此产生前馈抑制作用。可见，从 Schaffer 侧支到前馈抑制的激活，共需经过 2 个突触的传递。反馈抑制是：CA1 区锥体神经元产生动作电位之后，其

第 2 章 神经回路和电刺激诱发电位

(a) CA1区前馈和反馈抑制回路

(b) Schaffe侧支上双脉冲刺激的诱发电位

(c) 两次脉冲刺激诱发的中间神经元放电

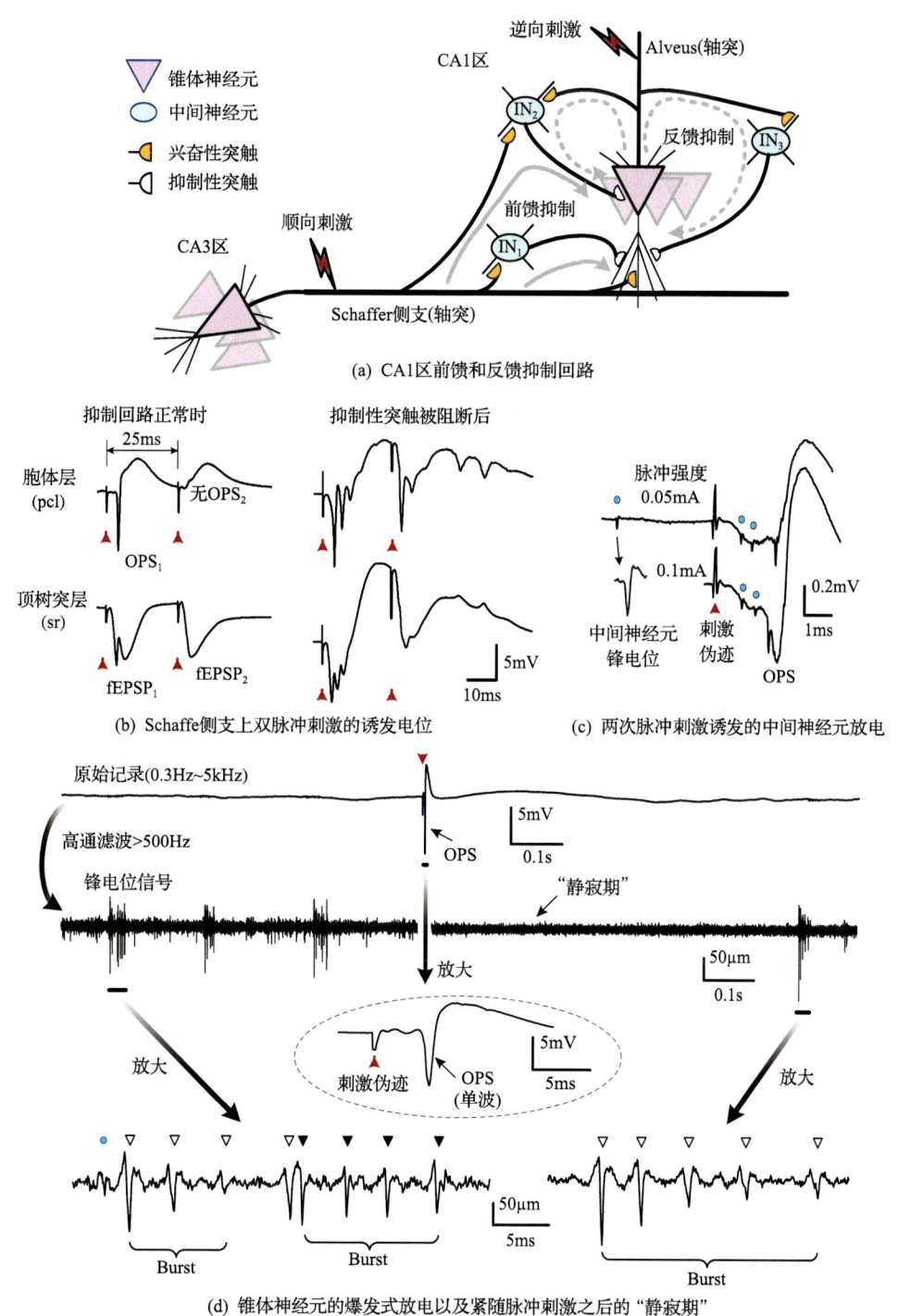

(d) 锥体神经元的爆发式放电以及紧随脉冲刺激之后的"静寂期"

图 2-6　海马 CA1 区的局部抑制性神经回路及其作用

图(b)～(d)中的红色小箭头指示截短的刺激伪迹。

输出激活某些中间神经元（IN_2 和 IN_3），而这些中间神经元反过来又在锥体神经元上产生抑制性突触的作用。可见，从 Schaffer 侧支的兴奋输入到反馈抑制的激活，共需经过 3 个突触的传递。这两种抑制机制中，前馈抑制主要作用于锥体神经元的树突部位，而反馈抑制主要作用于胞体附近（Lipski，1981）。而且，同一个中间神经元可以同时参与两种抑制回路（图 2-6(a) 的 IN_2）。

Schaffer 侧支的轴突末梢激活 CA1 区的主神经元——锥体神经元时，仅需经过 1 个突触的传递，因此，在抑制性作用起效之前，兴奋性输入已激活了主神经元，中间神经元的抑制作用岂不成了"马后炮"？如果在主神经元的细胞内记录突触后电位，那么，首先记录到的是兴奋性突触后电位 EPSP，数毫秒之后，才迅速反转为超极化的抑制性突触后电位 IPSP（Mori et al.，2004）。确实，抑制作用紧随兴奋性输入之后，被抑制的是后续将来临的兴奋输入。在 Schaffer 侧支上施加双脉冲刺激（paired-pulse stimulation，PPS），可以检测抑制回路的作用（Feng et al.，2011）。

如图 2-6(b) 左图所示，施加间隔为 25ms 的 2 个阈上强度的电脉冲刺激，在 CA1 区胞体层，第一个脉冲可以诱发出大幅值的 OPS_1。但是，由于抑制回路的作用，紧随其后的第二个同样的脉冲几乎不能诱发 OPS_2。然而，在顶树突层，2 个脉冲都能够诱发兴奋性突触后电位，产生 $fEPSP_1$ 和 $fEPSP_2$。CA1 区的快速抑制性突触后电位是由 $GABA_A$ 受体介导（Leung et al.，2008；Pelkey et al.，2017）。如果施加这种抑制性突触的阻断剂，例如 $GABA_A$ 受体的阻断剂印防己毒素（Picrotoxin，PTX），以削弱抑制回路的作用。那么，如图 2-6(b) 右图所示，PPS 的两个刺激就都能够诱发出大幅值的 OPS 波，而且可以诱发多个波的连续发放。多波体现了锥体神经元本身具有的爆发式放电（Burst）特征。而抑制回路正常的状态下（图 2-6(b) 左图），OPS_1 诱发波仅呈现为单波，这意味着 Burst 的后续放电已被抑制。

如图 2-6(c) 所示，由于中间神经元的激活阈值比较低（Csicsvari et al.，1998；Buzsáki，2006），Schaffer 侧支上施加电脉冲刺激时，中间神经元可以先于锥体神经元被激活。图中显示了按照刺激伪迹（红色小箭头所示）对齐的 2 次强度不同的脉冲刺激，蓝色圆点指示某个中间神经元的动作电位发放（胞外记录中称为锋电位，详见 4.1 节）。可见，较小强度（0.05mA 和 0.1mA）的脉冲刺激都激活了此中间神经元，紧随脉冲之后至少连续放电 2 次（后续放电可能被锥体神经元放电形成的 OPS 波掩盖而难以识别）。如果被激活的中间神经元参与前馈抑制，那么，通过其轴突末梢的抑制性突触，很快就可以抑制锥体神经元的放电。如图 2-6(d) 所示，在施加刺激脉冲之前和之后，从锋电位信号中可见，锥体神经元自发放电表现为数个动作电位的连续放电，即 Burst 放电，其中所含锋电位仅相隔数毫秒（下方放大图中两种三角形分别指示 2 个锥体神经元的放电）。其间施加单个脉冲诱发的 OPS 仅为单波,且紧随 OPS 之后存在无锥体神经元放电的"静寂期",这就是抑制回路作用的结果。特别是前馈抑制,紧随刺激的兴奋性激励之后立即就会产生(Pouille et al.,2001)。

海马 CA1 区输入通路 Schaffer 侧支上的刺激,可以在锥体神经元上诱导兴奋和抑制两种相互拮抗的作用(图 2-6(a))。抑制回路的作用在施加脉冲之后数毫秒之内就会形成,且可以持续数百毫秒。不过,在采用双脉冲测试时,诱发的 OPS_1 和 OPS_2 会随着脉冲强度和双脉冲间隔(inter-pulse-interval,IPI)的不同而产生复杂的变化,并不总是 OPS_2 变小或消失。如图 2-7(a)所示,设双脉冲的 IPI 保持 50ms 不变,改变脉冲强度。注:如无特殊说明,本书中采用的电刺激脉冲的宽度均为 100μs。当脉冲在 Schaffer 侧支轴突上诱导不同强度的兴奋时,诱发的突触后神经元放电的数量也不同,在一定变化范围内,可以利用 OPS 幅值的大小来表征放电数量(Theoret et al.,1984)。若脉冲强度较小(如 0.05mA),第一个脉冲几乎不能诱发 OPS_1,或者只能诱发很小的 OPS_1。(图中的红色小箭头指示截短的刺激伪迹。)这表明,经过突触传递后输入的兴奋对于多数 CA1 锥体神经元而言是阈下刺激,没有诱发其产生动作电位。但同样强度的第二个脉冲的刺激却诱发了幅值明显增大的 OPS_2,表现为双脉冲增强(paired-pulse facilitation,PPF)。

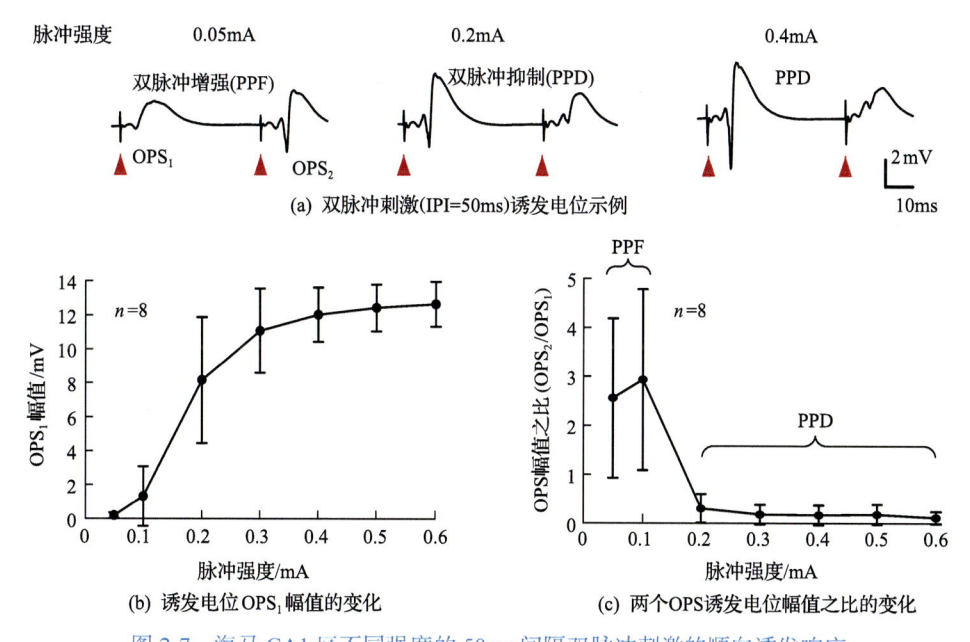

图 2-7 海马 CA1 区不同强度的 50ms 间隔双脉冲刺激的顺向诱发响应

强度较小的双脉冲刺激时,在 IPI<100ms 时,OPS 通常会呈现 PPF。这是因为,刺激强度较小时,第一个脉冲仅激活了输入通路上少量的轴突,由此传出的兴奋在突触处诱发的神经递质释放量较少,使得突触后 EPSP 无法达到兴奋阈值。

紧随其后的第二个脉冲可以补充神经递质的释放量，从而增强 EPSP(Neher et al.，2008；Debanne et al.，1996；Regehr，2012)。而且，前后 2 个 EPSP 会叠加整合，从而达到兴奋阈值，诱发较多锥体神经元放电，产生 OPS_2。那么，在这种情况下，抑制回路是否被激活了呢？由于中间神经元的兴奋阈值比主神经元要低得多，无法激活锥体神经元的小强度脉冲还是可能激活中间神经元，但激活数量不会太多，产生的抑制作用较小。而且，第一个小强度脉冲没能激活锥体神经元(无 OPS_1)，这意味着反馈抑制回路不能激活，激活的只能是前馈抑制回路。因此，当第二个脉冲来临时，EPSP 增加引起的兴奋增强可以胜过抑制作用，由此呈现出兴奋性增强，而不是降低。

随着脉冲强度的提高(如 0.2mA 及以上)，第一个脉冲就可以诱发较大的 OPS_1，且当刺激强度>0.4mA 后，OPS_1 的幅值趋于饱和，增幅减小(图 2-7(b))。随着 OPS_1 幅值逐渐增大，OPS_2 却减小，使得两者的幅值之比 OPS_2/OPS_1 小于 1，呈现出双脉冲抑制(paired-pulse depression，PPD)。大幅值 OPS_1 意味着首个脉冲诱发了大量锥体神经元同步产生动作电位，它们会激活反馈抑制回路的中间神经元(图 2-6(a))，由此在锥体神经元上产生较强的反馈抑制，这种抑制与前馈抑制"携手"。当第二个脉冲来临时，锥体神经元上受到的抑制作用胜过兴奋作用，因此，无法诱发 OPS_2(图 2-7(c))。

如果施加的脉冲不止 2 个，那么，在继续施加后续的脉冲时，抑制回路的作用是否可以持续抑制主神经元，使其不再放电呢？并非如此！后续刺激又会诱导其他机制，产生更复杂的过程。例如，高频率的连续激活，甚至会使得中间神经元的 GABA 能抑制性突触由抑制性转变成兴奋性，在主神经元上产生的不是抑制作用，而是变成兴奋作用。主神经元的响应也会改变，详见 5.3 节。

此外，OPS_1 幅值随脉冲强度的变化呈现"S"形(图 2-7(b))，反映了突触传递的阈值效应和神经元群体响应的饱和效应。突触后兴奋电位的整合需要达到神经元的放电阈值，才能诱发动作电位(Spruston，2008)。阈值附近的刺激强度变化会引起神经元群体放电数量的较大变化，因此，0.1~0.3mA 刺激强度区域的 OPS_1 幅值变化较快。Schaffer 侧支上的刺激强度越大，兴奋的区域就越大，刺激能够激活的轴突越多。不过，当下游投射区的突触后神经元所接收的兴奋性输入足以诱发其产生动作电位之后，继续增大刺激强度，对于动作电位的产生就没有大影响了。而且，顺向诱发时，通过轴突分支及其末梢的广泛分布，每根轴突可以控制许多突触后神经元，激活效率较高(López-Aguado et al.，2002)，很快就会使得诱发的 OPS_1 进入饱和区，从而形成"S"形的输入-输出关系曲线(Wierenga et al.，2003)。

2.3.2 锥体神经元逆向激活时抑制回路的作用

前面所述是将刺激脉冲施加于 Schaffer 侧支，经过突触传递激活下游 CA1 区神经元，对于 CA1 锥体神经元而言，这是顺向激活。如果将刺激脉冲施加于 CA1 区的输出纤维 Alveus，即 CA1 锥体神经元自身的轴突，引起的兴奋逆向传向胞体并使其产生动作电位，这是逆向激活，可以逆向诱发群峰电位(antidromically-evoked population spike，APS)。同时，轴突上的兴奋也会通过轴突分叉和末梢的突触传递，激活反馈回路的中间神经元，进而对于锥体神经元产生抑制(图 2-6(a))。那么，逆向激活的过程中是否也会产生双脉冲抑制(PPD)？

如图 2-8(a)所示，设双脉冲的 IPI 为 50ms 不变。脉冲强度改变时，刺激在 Alveus 上激活的轴突数量不同，逆向传导后诱发的锥体神经元胞体放电数量也不同，可利用 APS 幅值大小来表征放电数量(图 2-8(b))。随着脉冲强度的逐渐增加，双刺激的 2 个脉冲诱发的 APS 都逐渐增大，幅值无明显差别。两个 APS 的平均幅值之比(APS_2/APS_1)稍大于 1，没有双脉冲抑制现象(图 2-8(c))，与图 2-7 所示顺向双脉冲刺激的结果不同。但是，这并不意味着局部抑制回路没有起作用。如图 2-9 所示，施加 PTX 阻断 $GABA_A$ 能的抑制性突触后，两个脉冲诱发的 APS 波均呈现为多波，而不是单个负向波，这与图 2-6(b)右图所示相似。多波的出现是因为锥体神经元具有爆发式 Burst 放电特性，一旦放电，就会连续产生多个动作电位。而抑制回路正常时，顺向和逆向脉冲刺激至多只能诱发单波的 OPS 或 APS，

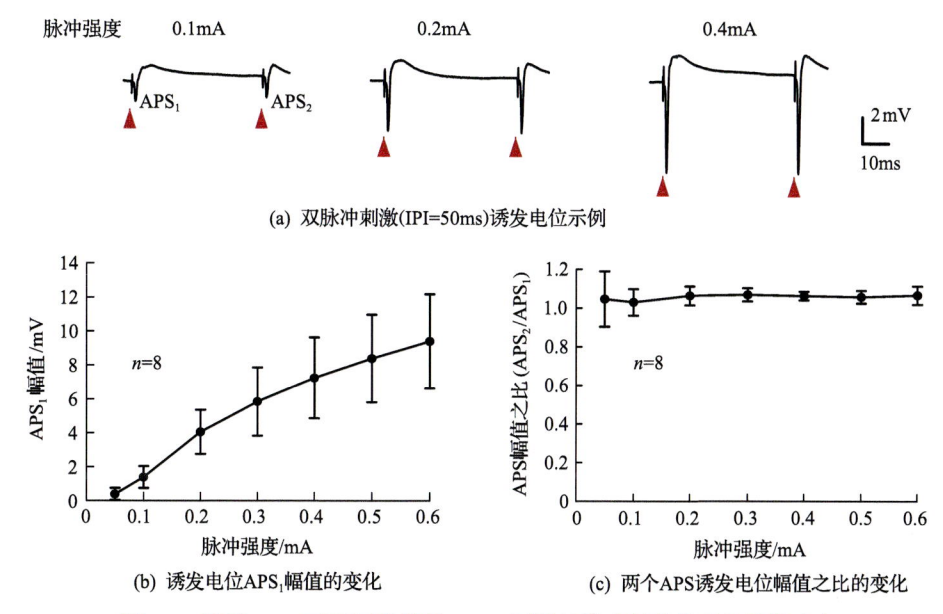

(a) 双脉冲刺激(IPI=50ms)诱发电位示例

(b) 诱发电位APS_1幅值的变化

(c) 两个APS诱发电位幅值之比的变化

图 2-8 海马 CA1 区不同强度的 50ms 间隔双脉冲刺激的逆向诱发响应

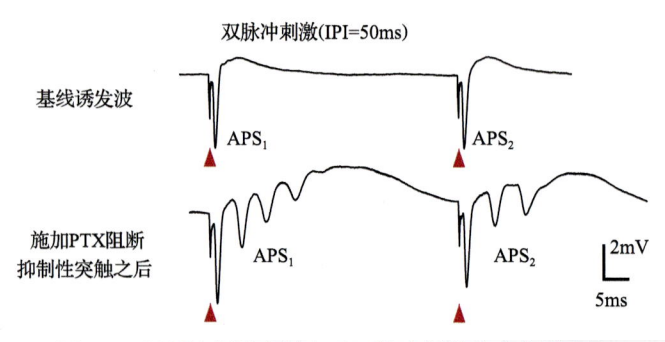

图 2-9 阻断抑制性突触之后双脉冲刺激的逆向诱发波

因为 Burst 中的后续动作电位会被前馈和/或反馈抑制压制。

Alveus 上的刺激所产生的兴奋在逆向诱发胞体产生动作电位的途径中,不涉及突触整合,也就不受抑制性突触的影响(Lipski,1981);因此,正常状态下,逆向双脉冲刺激的第二个脉冲仍然可以诱发大幅值单波 APS。而锥体神经元 Burst 中的后续动作电位发放与树突部位的兴奋活动及其整合相关(见 2.1.3 节),因而被抑制。此外,与图 2-7(b)不同,图 2-8(b)所示的输入-输出曲线没有明显的"S"形,也就是没有呈现明显的阈值效应,也没有出现明显的饱和。随着刺激强度的增加,APS_1 的幅值持续增加,这表明,刺激诱发的神经元数量持续增加。这是因为,每根轴突上的兴奋逆向传导后只能激活其自身的胞体,不同于顺向兴奋时每根轴突通过末梢分支激活多个神经元(López-Aguado et al.,2002)。在图 2-8(b)所示的 0.05~0.6mA 的刺激强度变化范围内,轴突的激活区域持续增加。当然,如果继续增加脉冲强度,就会出现饱和(Zheng et al.,2022)。

2.3.3 利用顺向和逆向的配对脉冲刺激分析前馈和反馈两种抑制成分

在海马 CA1 区的 Schaffer 侧支施加顺向刺激时,一旦诱发下游的锥体神经元产生动作电位,出现 OPS 之后,就意味着激活了前馈和反馈两种抑制回路(图 2-6(a)),诱导的抑制作用就包含了两种成分。而在 Alveus 上施加刺激,轴突上诱导的兴奋仅激活反馈抑制回路中的中间神经元,主要产生反馈抑制。这样,利用顺向与逆向组合的双脉冲刺激,可以分析前馈和反馈两种抑制成分(封洲燕等,2011),以回答如下 2 个问题:这两种抑制在调控 CA1 锥体神经元的放电中各自作用强度的变化时程如何?这些突触抑制作用的时程与动作电位不应期之间的关系如何?

如图 2-10 所示,将两个脉冲之间的 IPI 在 0~400ms 范围变化,分别施加先逆向后顺向的双脉冲(记为 AO)和顺向双脉冲(记为 OO)的刺激,考察第二个脉冲诱发的 OPS_2 的抑制程度。AO 刺激中的 OPS_2 仅受到反馈抑制的作用,计算比值 $OPS_R=OPS_2/OPS_1$,它可以反映反馈抑制单成分的强度。注:其中 OPS_1 是未受抑制的单脉冲刺激诱发的 OPS,作为对照(图 2-10(a))。而 OO 刺激中的 OPS_2 同时受到前馈和反馈抑制的作用，比值 $OPS_R = OPS_2/OPS_1$ 可以反映两种抑制共同作用的强度（OPS_1 是第一个脉冲的诱发波）。OPS_R 的值越小，抑制作用越强。（$1-OPS_R$）就是被抑制的部分。在一定条件下，OO 双刺激与 AO 双刺激的抑制部分相减，就可以估计前馈抑制作用的强度。

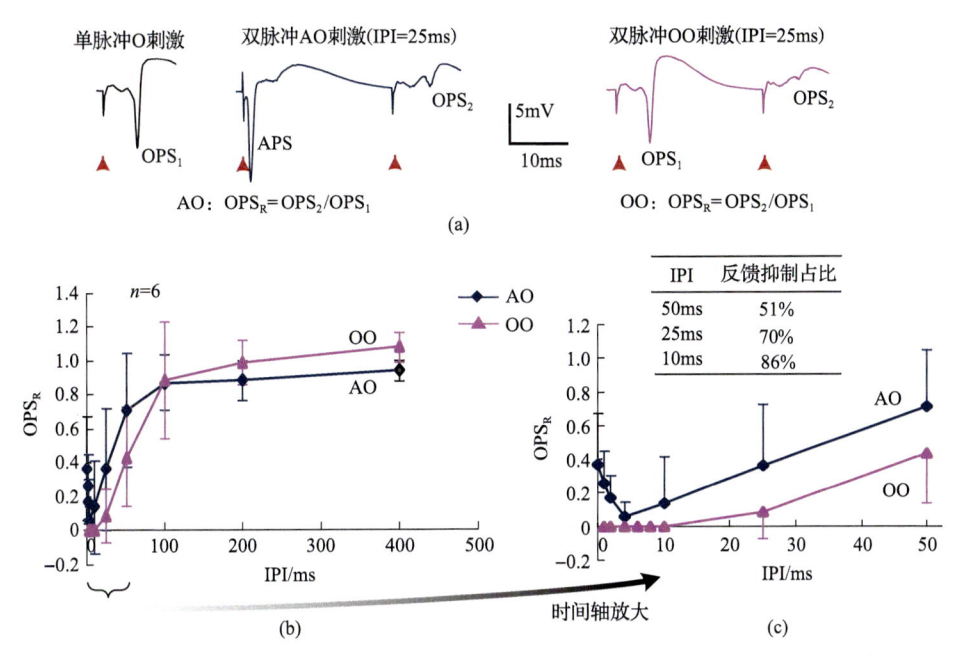

图 2-10　脉冲间隔（IPI）为 0～400ms 时 OO 和 AO 双刺激的诱发波幅值之比（封洲燕等，2011）

由图 2-10(b) 中所示 OO 和 AO 两种刺激作用下的 OPS_R 统计结果（$n=6$）可见，当 IPI<100ms 时，两种 OPS_R 的均值都小于 1，表现出明显的双刺激抑制。当 IPI=50ms 时，OO 的 $OPS_R=0.43$，被抑制掉的是 $1-0.43=0.57$，说明前馈和反馈两种抑制的作用压制了一半左右的 OPS 幅值。而 AO 的 $OPS_R=0.71$，被抑制掉的是 $1-0.71=0.29$。说明此时两种抑制作用的大小比例相当，即 $0.29≈0.57/2$。但是，当 IPI 缩短时，反馈抑制所占比例增大（图 2-10(c)）。当 IPI=25ms 时，反馈抑制的比例达到 70%。IPI<10ms 时，OO 的 OPS_R 保持为 0，几乎不能诱发 OPS_2；而 AO 的 OPS_R 在 IPI=4ms 时出现低谷，再缩短 IPI 后却又回升，直至 IPI=0 时（即 AO 的顺向和逆向刺激同时施加时）达到 $OPS_R=0.36$，这反映了突触传导引起的抑制作用的延迟。注：当两个刺激同时施加时，顺向诱发需要经过突触传递而增加延时，逆向诱发没有突触延时，因此，两个脉冲的诱发波的发生时刻不同（图 2-11）。此外，IPI=10ms 时，由于 OO 的 OPS_R 为 0，无法确定是否存在过度抑制，估算的反馈抑制占比 86% 可能欠准确。

图 2-10(b) 所示 OPS_R 曲线采用双脉冲的时间间隔 IPI 作为横坐标（即自变量），

而不是将前后两个诱发波之间的时间间隔(inter-spike-interval，ISI)作为自变量。在 OO 双刺激情况下，由于 2 个刺激的激活途径相同，IPI 就可以反映两个诱发波之间的时间间隔，也就是 IPI 与 ISI 基本一致。但是，在 AO 双刺激情况下，A 刺激无须经过突触传递，而且不同大鼠实验中两个刺激的诱发路径长度也存在差别，使得诱发波的潜伏期存在差异。逆向刺激诱发的 APS 的潜伏期通常在 1～2ms，而顺向刺激诱发的 OPS 潜伏期的变化范围却有 4～9ms(图 2-11(a)和(b))。当 IPI 较大时，顺向和逆向诱发波潜伏期之间的差别可以忽略不计。但是，在分析抑制回路的短时程作用效应时，即 IPI 很小时，就必须考虑两者潜伏期之间的差别。

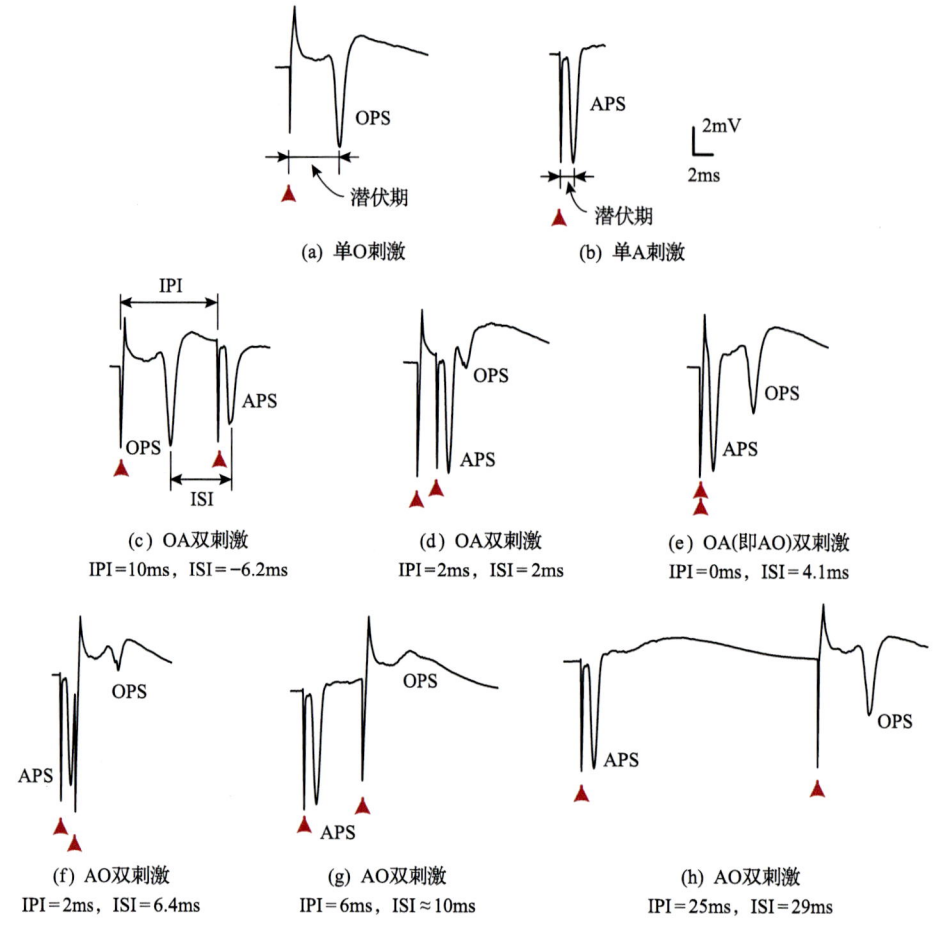

图 2-11　海马 CA1 区短 IPI 的 OA 和 AO 双脉冲刺激的诱发波示例(封洲燕等，2011)

如图 2-11(c)所示，将 APS 与 OPS 两个诱发波负峰之间的时间差记为 ISI。并且，设 APS 在前时的 ISI 为正；反之，OPS 在前时的 ISI 为负。由于 AO 双刺激时反馈抑制由 APS 引起，ISI 可以更好地反映反馈抑制的短时程作用。为了考察 ISI 逐渐趋于 0 时反馈抑制的变化，除了 AO 双刺激以外，也利用 IPI 较小的顺向在前逆向在后的 OA 双刺激(图 2-11(c)～(e))。如图 2-11(d) 和 (e) 所示，当 IPI 很小时，OA 双刺激诱发的 APS 会出现于 OPS 之前。

将顺向和逆向的单脉冲诱发波作为基线对照(图 2-11(a) 和 (b))，图 2-11(c)～(h) 显示了 APS 和 OPS 随两者之间的 ISI 而变化的过程。O 先于 A 的 OA 双刺激 IPI=10ms 时，OPS 先诱发，并对后续 APS 具有抑制作用(图 2-11(c))。当 IPI=2ms 时，虽然 O 刺激仍然先于 A 刺激，但 APS 却先诱发，并且对紧随其后的 OPS 产生较强的抑制(图 2-11(d))。由于此时的 ISI=2ms，APS 产生的不应期也是 OPS 被抑制的原因之一。随着 IPI 减小至 0(图 2-11(e))，APS 与 OPS 之间的 ISI 增大，OPS 幅值也明显增大，这与 OPS 逐渐脱离 APS 的不应期有关。当 ISI 进一步增大(为 AO 双刺激)时，OPS 的幅值却又减小(图 2-11(f) 和 (g))。而且，当 ISI≈10ms 时，OPS 几乎完全被抑制，显示了 APS 所产生的反馈抑制的强大作用(图 2-11(g))。ISI 继续增大之后，OPS 的幅值才逐渐恢复(图 2-11(h))。可见，在不应期减弱与反馈抑制开始起作用之间，存在一段 OPS 抑制减弱的时期。

图 2-12 所示是 6 只大鼠实验中短 ISI 时(APS 先于 OPS)的 OPS_R 变化曲线，即双刺激诱发的 OPS 与单刺激基线诱发波的幅值之比。虽然存在个体差异，但这些数据都呈现出 ISI<3ms 时的不应期抑制效应和 7ms<ISI<17ms 时的反馈抑制的强作用期。

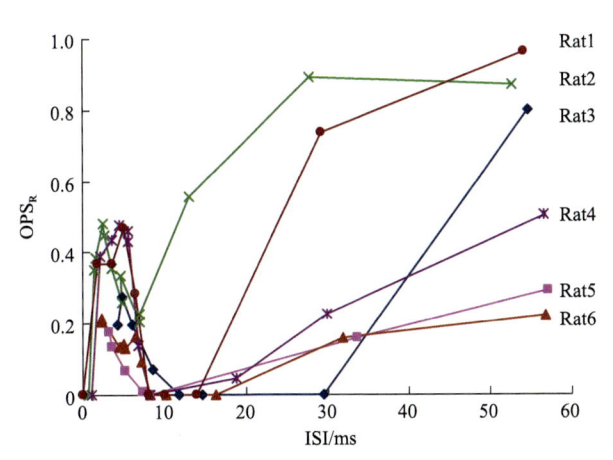

图 2-12 海马 CA1 区短 ISI 时 APS 对于 OPS 的抑制作用(封洲燕等，2011)

上述实验结果表明：前馈抑制和反馈抑制的共同作用在 50ms 时间内比较强，并且在 10ms 以内几乎可以完全抑制动作电位的发放；在 10～50ms 时期，随着时间的缩短，反馈抑制作用的比例增大；但是，在 3～7ms 时间段却存在明显的反馈抑制减弱，表明反馈抑制的作用期与动作电位不应期之间不能充分衔接。此时，前馈抑制的补充起了重要的作用。其中可能机制是：Schaffer 侧支上的刺激顺向激活下游 CA1 区神经元时，前馈抑制的诱发仅需经过 2 个突触的传递，造成的延时约为 3ms(Pouille et al.,2001)；而同时诱发的 OPS 也需要经过 1 个突触的传递。因此，在 OPS_1 之后的 2ms 左右前馈抑制就会开始发生作用，从而使得前馈抑制与不应期之间具有较充分的交叠。而且，如果顺向刺激直接兴奋了 Schaffer 侧支附近的中间神经元，在 CA1 区锥体神经元上快速产生单突触传递的前馈抑制作用，那么，抑制性突触电位的产生就更快，在时间上甚至可以与同一刺激诱发的兴奋性突触电位相互交叠(Papatheodoropoulos et al.,1998)。前馈抑制的这种快速有力的作用对于提高神经元放电的同步性，以及提高 CA1 锥体神经元的放电阈值，抑制异常的痫样发作等都具有重要意义。

2.3.4 海马 CA3 区双脉冲刺激的响应

大鼠海马 CA3 区的主神经元(即锥体神经元)的轴突形成 2 个主要分支。如图 2-13(a)粗实线所示，其中一个分支是 Schaffer 侧支，投射于同侧的 CA1 区。如图中蓝色和绿色虚线所示，另一个分支是联合纤维(commissural fiber，CF)，它向对侧脑半球的海马 CA3 区延伸，投射于对侧 CA3 区和 CA1 区锥体神经元，与它们的树突形成突触连接。此外，同侧 CA3 区锥体神经元之间也存在兴奋性的突触连接。可见，大鼠海马 CA3 区锥体神经元的投射范围很广，不仅支配同侧海马的 CA3 至 CA1 区，还支配对侧海马的 CA3 至 CA1 区。两侧 CA3 区向对侧延伸的联合纤维在大鼠左右半脑的海马组织腹侧之间形成互相交织的纤维传导束，被称为腹侧海马联合(VHC)。注：这种联合纤维的投射在灵长类动物脑内几乎不存在(Andersen et al.,2007)。

如图 2-13(b)和(c)所示，在 VHC 上施加电脉冲刺激，在 CA3 区记录的诱发电位包含 2 种成分，一是经过突触传递的顺向诱发的群峰电位 OPS，也就是，激活对侧传过来的传入纤维轴突所诱发的突触后 CA3 神经元的放电；二是逆向诱发的群峰电位 APS，也就是，激活同侧 CA3 神经元自身轴突(即传出纤维)，再沿轴突逆向传导至胞体产生的放电。这样，单个脉冲刺激可以同时诱发 APS 和 OPS 两个波(图 2-13(d))。由于 APS 的诱发不经过突触传递，它的潜伏期比 OPS 要短，先出现。如图 2-13(e)左图所示，随着脉冲强度的增加(0.1～0.35mA)，激活的 CA3 区神经元数量增加，两个诱发波的幅值也逐渐增加。不过，由于神经元产生动作电位之后存在不应期，不能短时间内连续放电；因此，先出现的 APS 对于紧随其后的 OPS 会有抑制作用。随着刺激强度的增加，当 APS 幅值足够大时，OPS 的幅值不再增加，反而会减小。

此外，两侧海马 CA3 区神经元的轴突在 VHC 纤维束中的分布并不均匀；因此，在刺激强度保持不变的情况下，微调刺激电极的位置，可以改变两个诱发波的大小比例。由于每次实验的个体差异，这种变化使得 10 次大鼠实验的诱发波幅

第 2 章 神经回路和电刺激诱发电位

(a) 大鼠双侧海马之间通过VHC连接

(b) VHC的刺激电极和CA3区的记录电极

(c) 神经回路示意图

(d) 不同强度脉冲刺激的诱发波示例

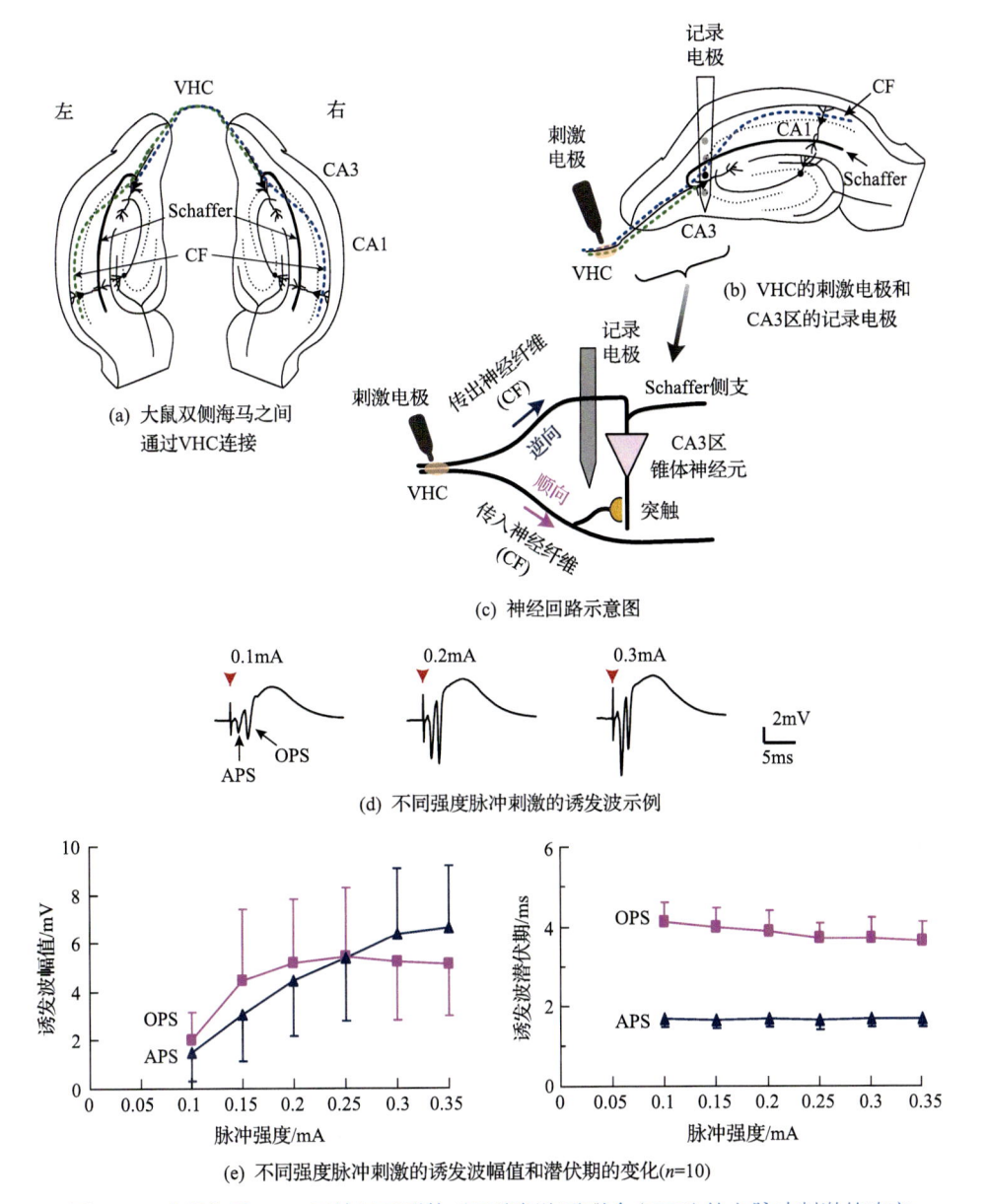

(e) 不同强度脉冲刺激的诱发波幅值和潜伏期的变化($n=10$)

图 2-13　大鼠海马 CA3 区神经元群体对于腹侧海马联合（VHC）的电脉冲刺激的响应

值的变异较大，图 2-13(e) 左图的误差线（即一个标准差的值）较大。例如，脉冲强度为 0.25mA 时，诱发的 APS 幅值为 (5.4 ± 2.5)mV，OPS 幅值为 (5.4 ± 2.8)mV（$n=10$）。两种诱发波潜伏期的变异则较小（图 2-13(e) 右图）。在 0.1～0.35mA 的脉冲强度变化范围内，APS 的潜伏期均值始终约为 1.7ms，标准差仅为 0.2ms 左右。而 OPS 的潜伏期则随着脉冲强度的增加有所减小，由 (4.1 ± 0.51)ms 减小至 $(3.6\pm$

0.50）ms（$n=10$）。

与前面所述的大鼠海马 CA1 区类似，CA3 区也存在 GABA 能的局部抑制回路。在 VHC 上施加双脉冲刺激时，其诱发波也可以反映这种抑制作用。图 2-14(a) 所示是 IPI 在 10～400ms 范围内变化时双脉冲刺激的诱发波示例，脉冲强度均为 0.35mA。设两个脉冲诱发的逆向和顺向波分别为 APS_1、OPS_1 和 APS_2、OPS_2。此图中，按照第一个脉冲对齐（较大的首个红色箭头指示），将不同 IPI 的 6 次双脉冲刺激的响应叠合在一起。可见，第一个脉冲都诱发了较大的 APS_1 和 OPS_1，且 6 次刺激诱发的幅值相似。但是，随后在 10ms、25ms、50ms、100ms、200ms 和 400ms 这 6 个不同 IPI 的第二个脉冲的诱发波变化较大。当 IPI=10ms 时，OPS_2 消失，且 APS_2 减小，体现了较强的抑制回路的作用，阻止了 OPS_2 的诱发。直到 IPI 延长至大于 50ms 时，OPS_2 才出现，之后逐渐增大。而 IPI 大于 25ms 之后，APS_2 就不再小于 APS_1。

(a) 不同间隔(IPI)的双脉冲刺激诱发波示例

(b) 双脉冲刺激诱发的APS和OPS各自的幅值之比随IPI的变化($n=9$)

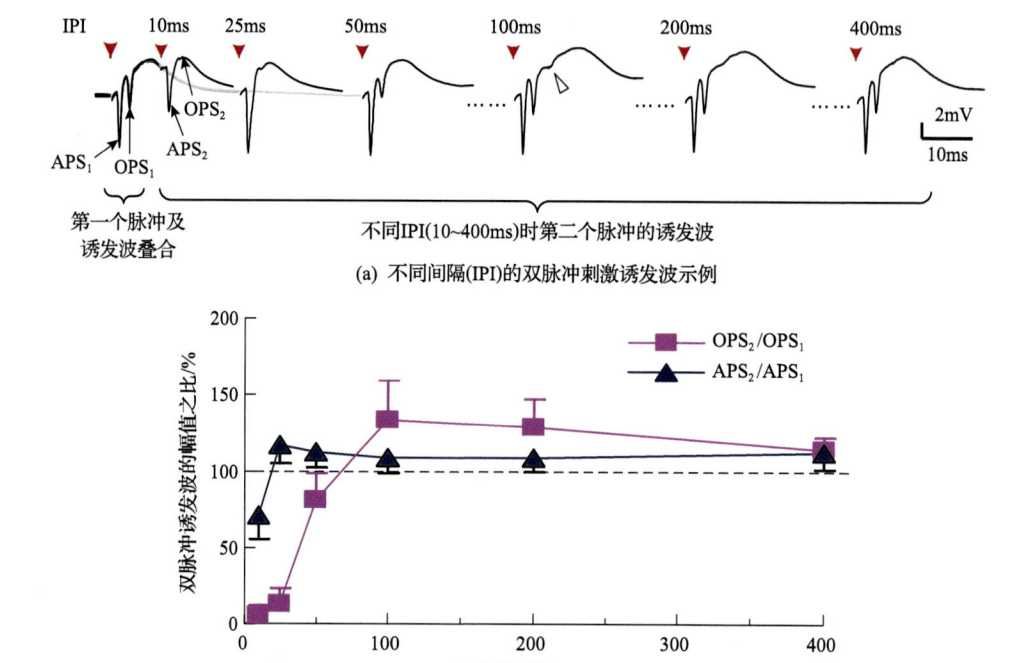

图 2-14 大鼠海马 CA3 区神经元群体对于 VHC 上施加的不同间隔的双脉冲刺激的响应

图 2-14(b) 所示是 9 次大鼠实验的 0.35mA 双脉冲刺激中顺向和逆向诱发波各自的幅值之比统计数据。可见，对于 OPS，当 IPI 较小（10～50ms）时，存在明显的双脉冲抑制（PPD），即 OPS_2 小于 OPS_1。当 IPI 为 100 和 200ms 时却存在双脉冲增强（PPF），即 OPS_2 大于 OPS_1，甚至 OPS_2 可能包含多波（图 2-14(a) 中 IPI=

100ms 诱发波上的空心三角所示）。当 IPI 为 400ms 时，先后 2 个脉冲诱发的 OPS 幅值趋于相同。

对于 APS，只有当 IPI 很小（10ms）时，APS_2 的幅值才比 APS_1 小。此时，第一个脉冲诱发的 APS_1 和 OPS_1 连续两次动作电位发放结束之后，在短短约 5ms 左右又迎来第二个脉冲，膜电位还未从不应期完全恢复，致使 APS_2 幅值减小。当 IPI 为 25ms 时，APS_2 幅值略大于 APS_1。IPI 继续增大后，先后 2 个脉冲诱发的 APS 幅值趋于相同。

除了与 IPI 相关之外，双脉冲刺激诱发波的变化还与脉冲强度相关。如图 2-15（a）所示，当刺激强度较小时（如 0.1mA），IPI=25ms 时，OPS 表现为 PPD，OPS_2 小于 OPS_1；而 IPI=50ms 时，OPS 却表现为 PPF，OPS_2 大于 OPS_1。将脉冲强度增至 0.25mA 时，两种 IPI 的双脉冲刺激诱发的 OPS 均表现为 PPD。统计数据（图 2-15（b），$n=12$）表明：双脉冲的强度在 0.1~0.35mA 范围内变化时，当 IPI 为较小的 25ms 时（左图），OPS 都表现为 PPD。并且，抑制程度随着脉冲强度的增加而增大，脉冲强度为 0.2mA 以上时，OPS_2 的平均幅值仅为 OPS_1 的 10%左右。当 IPI 为 50ms 时（右图），脉冲强度为 0.1mA 时，OPS_2 约为 OPS_1 的 140%，表现为 PPF。脉冲强度增至 0.2mA 及以上时，OPS_2 约为 OPS_1 的 80%，转变为 PPD。此外，在这两种 IPI 和此脉冲强度变化范围内，APS 始终表现为 PPF，APS_2 约为 APS_1 的 120%。

(a) 两种强度双脉冲刺激的诱发波示例

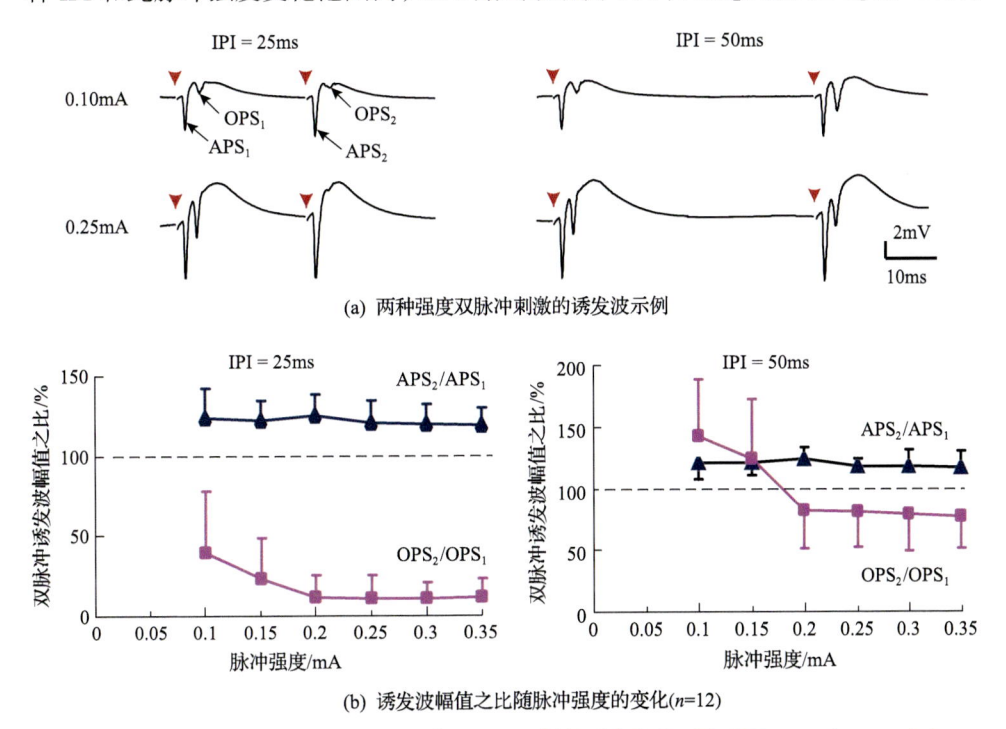

(b) 诱发波幅值之比随脉冲强度的变化（$n=12$）

图 2-15　大鼠海马 CA3 区神经元群体随 VHC 刺激强度变化而产生的 PPD 和 PPF 响应

双刺激中第二个脉冲诱发的 OPS_2 的 PPD 主要由刺激本身诱导的前馈抑制和 OPS_1 产生的反馈抑制的双重作用引起。而 PPF 则由神经递质增加和两次 EPSP 叠合产生，此外，CA3 锥体神经元相互之间的兴奋性连接也可能有贡献。由于存在 PPD 和 PPF 这两种相反效应，在不同的刺激条件下，神经元群体的响应存在较为复杂的变化。如果在实验中要利用双脉冲刺激的诱发波来判断神经元及其局部回路的状态，就必须注意相应的条件。例如，利用 PPD 来判断抑制回路的作用时，除了 IPI 一致之外，还要在 OPS_1 的大小相似的前提条件下，才能比较 OPS_2 被抑制的情况。否则，即便 IPI 和脉冲强度都一样，神经元的兴奋性较弱时，由于诱发的 OPS_1 较小，诱导的抑制作用较弱，OPS_2 降幅就较小，甚至不降反升（因 PPF 占优势）。此时，如果判断为抑制回路的作用受损，就可能导致错误。

此外，VHC 上单脉冲刺激在 CA3 区诱发的波包含两个波峰，如 APS_1 和 OPS_1，两者的潜伏期相差约 2ms，它们看起来似乎像 CA1 区在抑制回路受损时诱发的多波放电（图 2-6(b) 和图 2-9 下图）。为了验证 CA3 区诱发的两个波确实分别由两种轴突激活而产生的逆向和顺向诱发波，下面利用钙离子螯合剂（EGTA）降低海马组织液中的钙离子浓度（$[Ca^{2+}]_o$），来阻断突触传递，以消除顺向激活，来检验诱发波的性质。实验方法详见 3.3 节。

图 2-16 所示为某次实验的 100min 记录。在 VHC 上每隔 5min 施加一次 0.35mA 的双脉冲测试刺激（IPI=25ms）。如图 2-16(a) 所示，在使用含 2mmol/L Ca^{2+} 的正常人工脑脊液时，也就是基线记录的 30min 期间，双脉冲的首个刺激诱发的 APS_1 和 OPS_1 的幅值均约为 6mV。当使用的脑脊液换成不含 Ca^{2+}，而含 EGTA 时（持续 40min），其间 APS_1 的幅值增加，而 OPS_1 的幅值却逐渐减小。之后，再重新将脑脊液换回含 Ca^{2+} 的正常溶液时，OPS_1 逐渐恢复，APS_1 也恢复至基线水平。在整个记录过程中，双脉冲刺激诱发的 APS_1 和 APS_2 始终保持较大的幅值，且两个幅值之比的变化不显著（图 2-16(b)）。

在使用 EGTA 的后 20min，即图 2-16 所示时间坐标的 50~70min，顺向诱发的 OPS_1 的平均幅值明显降为基线时的 $(5.9\pm4.1)\%$（$n=6$），表明大部分突触传递被低钙溶液阻断。而逆向诱发的 APS_1 的平均幅值为基线时的 $(109\pm16)\%$（$n=6$），无显著变化。此外，IPI 为 25ms 的双脉冲刺激诱发的 APS_2 与 APS_1 的平均幅值之比从基线时的 $(129\pm7.4)\%$ 下降为 $(103\pm5.1)\%$（$n=6$）。

此实验结果证实了 VHC 上的脉冲刺激诱发的 2 个波的不同性质。综合考察诱发波的潜伏期长短以及双脉冲刺激诱导的 PPD 和 PPF 等特性，可以判断海马 CA3 区诱发波是由不同轴突的顺向和逆向激活产生的。利用这些诱发波的特征及其幅值等参数的变化，可以判断神经元及其局部回路的状态。

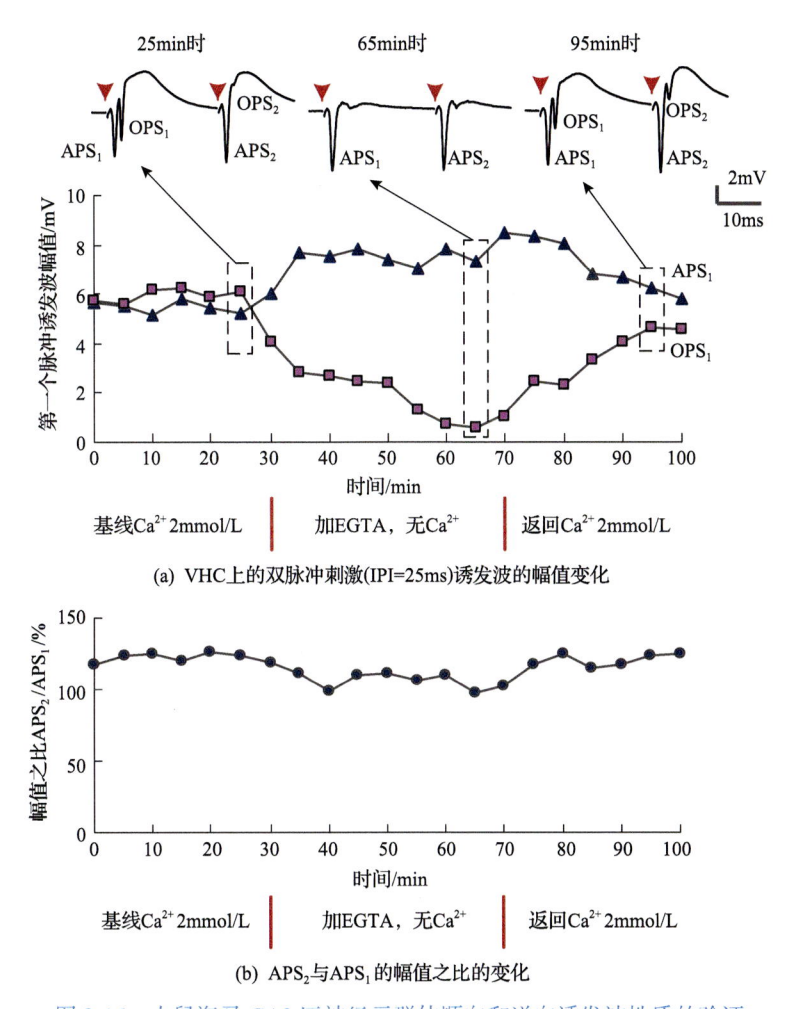

图 2-16　大鼠海马 CA3 区神经元群体顺向和逆向诱发波性质的验证

2.4　本 章 小 结

神经元是神经系统结构和功能的基本单元，它主要由胞体、树突和轴突构成。神经元接收树突上突触的输入，并通过复杂的整合机制产生输出信号。一旦整合结果超过兴奋阈值，就产生动作电位（即神经冲动），并沿轴突传导出去。神经元之间除了兴奋性的投射连接之外，还连接成局部神经回路。其中，抑制性局部神经回路对于维持神经元的兴奋平衡具有重要作用。

本书所述动物实验采用的材料是大鼠海马体。海马脑区的主神经细胞排列紧密有序，形成了清晰的神经回路结构，可以在细胞外记录到幅值较大的电脉冲诱发的群峰电位（PS）和兴奋性突触后场电位（fEPSP），便于研究神经元及其回路的状态，也可用于研究电刺激的调控作用等。为了给后续讲述做铺垫，本章介绍了大鼠海马体的结构和神经回路，包括兴奋性连接通路和局部抑制性回路。特别是，解释了大鼠海马体中电脉冲诱发电位的各种波形、含义和形成机制，包括突触前输入纤维上施加电脉冲诱发的顺向诱发波，以及锥体神经元自身轴突上施加电脉冲诱发的逆向诱发波。还介绍了利用双脉冲刺激考察海马CA1区前馈和反馈两种抑制回路作用的研究结果，以及刺激腹侧海马联合考察CA3区锥体神经元响应的实验结果。

第 3 章　在体大鼠脑神经电生理实验方法和器材

本章将介绍大鼠脑神经电生理急性实验的方法，讲解定位仪、记录仪器和电刺激器等的使用方法和注意事项。其中包括许多我们实验室长期积累的实践经验，虽然不是唯一可行的方法，但可供从事相关实验的科研人员特别是初学者参考和借鉴。

3.1　大鼠实验手术

我们的实验主要采用斯泼累格·多雷(Sprague Dawley)雄性成年大鼠。这种大鼠毛色雪白，成年体重为 250g 以上。其性情略为凶猛，抓取时要戴上手套，做好防护，以免被大鼠抓伤或咬伤。手术前，用 2ml 注射器，腹腔注射乌拉坦(氨基甲酸乙酯)麻醉，剂量约为 1.25g/kg。这种麻醉剂起效较快，注射后，大鼠很快就会进入麻醉状态。待大鼠倒下，就立即将其固定于大鼠专用的脑立体定位仪。

3.1.1　大鼠脑立体定位仪及其使用

图 3-1(a)所示是本实验室使用的美国 Stoelting 公司生产的标准双操作臂大鼠脑立体定位仪(stereotaxic apparatus)，其主体包括操作臂、基座和底板等部件。放置定位仪的操作台或实验桌的周围最好留有足够空间，便于操作者从多方位入手操作。固定大鼠头部时，要先卸掉定位仪的操作臂。利用 U 形基座上的左右 2 根耳杆，以及大鼠适配器上的门齿板和压鼻杆固定鼠头。初学者通常需要经过反复练习，才能熟练并正确地完成鼠头固定。先固定两耳，再固定嘴部。本实验室的常用操作方法如下。

(1)固定两耳。将两根耳杆先放入 U 形基座两端的耳杆槽内，左耳杆不固定，可以自由滑动。右耳杆固定，定位于标尺刻度 5mm。也就是，将右耳杆上的刻度 "5" 对准基座上的刻度 "0"，并拧紧固定螺丝。然后，站在定位仪左侧，将大鼠放在定位仪底板上。轻持大鼠头部，将其右耳道对准已固定的右耳杆尖端，慢慢推入，将耳道套到耳杆上。耳杆有两种，其锥形尖端的角度分别为 18°和 45°。若实验中无须确保耳膜完好，可以采用较尖锐的 18°耳杆，易于进入耳道，并插入颅骨上的小孔之中(图 3-1(b))。这种耳杆的固定较为牢固。而且在固定时常可以听到轻微的耳膜破裂声 "噗"，便于判断耳杆尖端位置的正确性。右耳杆插入之后，左手握住大鼠头部，确保鼠头右侧不移动，以免已插入的右耳杆脱位。腾出右手，

(a) 双操作臂大鼠脑立体定位仪

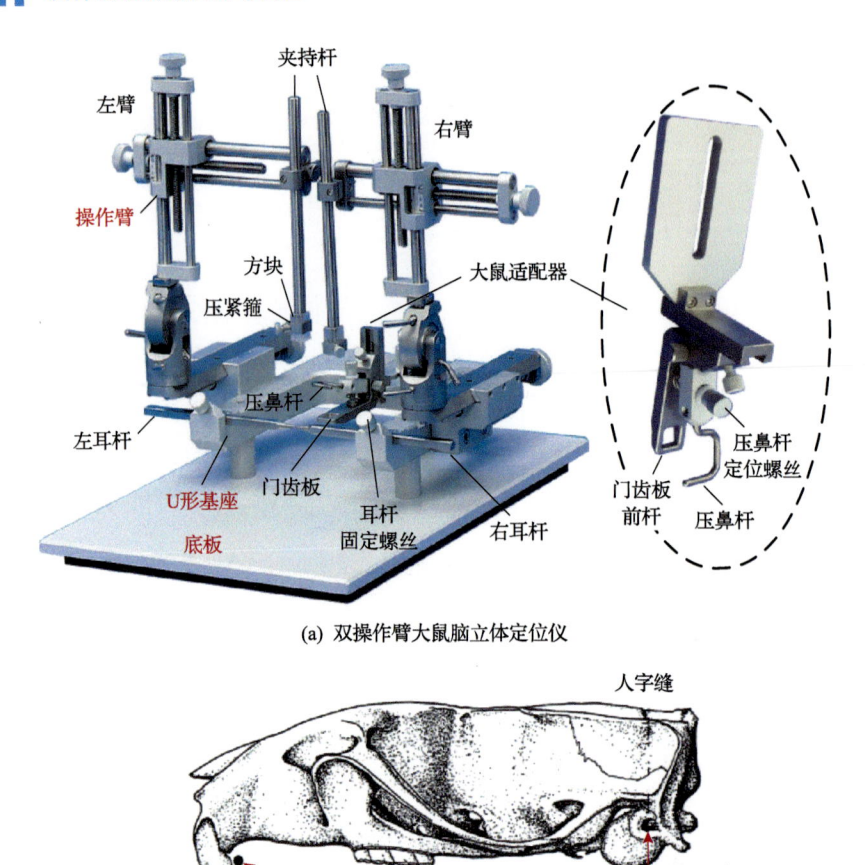

(b) 大鼠颅骨

图 3-1 双操作臂标准大鼠脑立体定位仪和大鼠颅骨

将左耳杆推向左耳。同时上下前后小幅移动鼠头左侧，使左耳杆对准左耳道，慢慢推入左耳杆，直至耳杆尖端插入至颅骨左侧的小孔为止。将左耳杆的固定螺丝拧紧，就可以放开鼠头。此时，两耳杆的位置读数都应在 5～6mm。为了将鼠头居中，可以微调耳杆位置，使两读数相同。微调时，站在定位仪后侧，用两手分别抵住两耳杆的末端，以免调节时耳道内的耳杆尖端脱位。稍松开两耳杆的固定螺丝，将夹持着鼠头的两耳杆同时小幅平移，直至两边的读数相同为止，再拧紧固定螺丝。最后检查确认耳杆固定位置的正确性：提起鼠尾，观察鼠头是否可以轻松地以耳杆为轴转动。再用手指捏住大鼠背侧头骨左右轻微施力，以确认头部固定牢靠。

(2) 固定嘴部。定位仪 U 形基座的前端安装有大鼠适配器，若换成小鼠适配器，可进行小鼠实验。拧松适配器上压鼻杆的定位螺丝，使压鼻杆上抬，将门齿板移至大鼠嘴边。用镊子撑开鼠嘴，将其上门齿钩住门齿板的前杆，使门齿根部紧靠杆的上缘。轻微地向前拉动适配器，使大鼠头部达到自然伸展的位置之后，固定适配器的位置。再下移压鼻杆，压住大鼠鼻端。最后将鼠舌拨至下颌侧，以确保其呼吸道畅通。完成这些固定后，大鼠头部就不能动了。用纸尿片包裹鼠身，以便在实验过程中保持体温。也可以用恒温水袋保温。

3.1.2 手术方法

在定位仪上固定好大鼠之后，就可以进行开颅手术。首先用电动剃刀剃除头部和鼻部待手术部位的毛发，用酒精棉擦拭干净。注：我们将信号记录所需的接地电极和参考电极安装于鼻部，故需要鼻部手术。如图 3-2 所示，用手术刀沿中线切开鼻端皮肤，轻轻刮除鼻骨表面的结缔组织，用生理盐水将鼻骨表面擦拭干净。用小电钻在鼻骨中缝两侧分别各钻一个小孔，在两孔上分别拧上不锈钢螺钉，用于固定连接放大器参考端和接地端的参考电极和接地电极。不锈钢螺钉直径约 1mm，长约 2mm。此两电极也可以置于颅骨后部(Schjetnan et al.，2011)，只要远离记录位置即可。

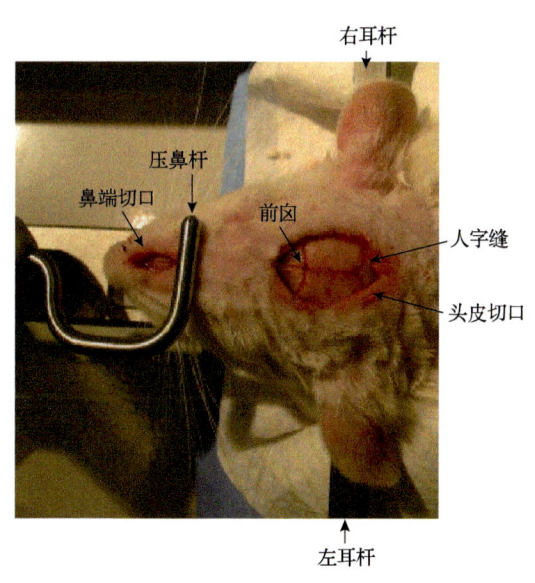

图 3-2 大鼠手术时鼻端切口和头皮切口

然后开颅。用手术刀沿头皮中线切开头顶皮肤约 1.5～2cm(图 3-2)，剪断皮下的结缔组织，切口自动张开，露出颅骨。将其表面轻刮干净。如果暴露的颅骨上有出血点，用止血钳烧灼止血。用生理盐水将颅骨表面擦洗干净。待表面干燥后，确定前囟位置，并用黑色水笔标记。再根据电极植入位置画出颅骨上开窗的框线。我们做单侧海马 CA1 区电刺激和记录实验时，通常在左侧颅骨上开出大小约 8×5mm 的窗。开窗时，用小电钻沿框线均匀打磨，并随时用生理盐水冲掉钻出的粉末。直到被磨薄的框线下隐约透出暗红色的脑膜，再改用刻刀轻刻。几乎刻穿框线处的颅骨后，用咬骨钳撬开框线内侧的颅骨小块的一角，即可将框线内的整块颅骨揭除。然后，仔细检查，并用咬骨钳剔除开窗边缘的碎骨，将边缘修理光滑，以免实验期间碎骨刺穿脑膜下的血管，导致持续出血，同时避免电极推入时因触及粗糙的边缘而受损。

3.1.3 操作臂和电极的放置

我们采用的大鼠脑立体定位仪（图 3-1(a)），自身可安装左右两个操作臂。此外，还可以在其周围放置其他独立的微操作器，如美国 WPI（World Precision Instruments）公司生产的微操作器等（图 3-3），用于固定更多电极或者其他器件。实验中若需同时使用多根电极，先将各个操作臂安放到位，再依次将电极固定到操作臂上。为了能够顺利地将各电极从颅骨表面的小开窗处插入，推入至脑内目标位点，需要将其中某些操作臂上的夹持杆调节成适当的倾斜角。我们在实验中，通常将微电极阵列的记录电极垂直入脑，其他各刺激电极则调节成一定的倾斜角。各个电极从颅骨开窗的脑膜上的入点位置，要根据目标位点和电极倾斜角来计算（详见 3.2.1 节）。

我们常用的刺激电极是 FHC 公司的同芯双极电极（详见 3.3.2 节），比较坚硬、不易损坏，可以先放置于操作臂上，操作如下。先冲洗或者用酒精消毒片轻轻擦拭电极表面，去除表面可能沉积的灰尘。操作臂上夹持杆的头部有一个附带压紧箍的小方块（图 3-1(a)），方块的 3 个侧面上都有 1mm 间距的刻槽。将刺激电极杆嵌入刻槽内，再用硬质压紧箍固定。固定好之后，将刺激电极尾部的两根导线接至电刺激器的输出端（详见 3.4.4 节）。

记录电极使用的是 NeuroNexus 公司的微电极阵列（详见 3.3.1 节），很纤细、脆弱，容易被折损，通常最后放置到操作臂上。先用去离子水冲洗电极阵列表面。放置时，要保护好电极，不能使电极尖端触碰到周围任何物件，否则很容易被折断。用于急性记录的 NeuroNexus 电极，其尾部的连接器前面有一小段长约 2cm 宽约 3mm 的杆部，将此杆部紧贴操作臂夹持杆头部的小方块，用压紧箍就可以将电极固定于小方块上。固定好之后，将连接前置放大器的接线板嵌入阵列电极尾部的连接器即可。

此外，在固定每个电极时，要仔细检查并微调电极的杆身，确保杆身与夹持杆保持平行。如果两者不平行，存在角度，电极推进时，就不是完全沿电极杆的轴向进入，而是以某个角度"横"着推进，电极就会"切"伤脑组织。

对于强度不够，无法自行刺穿硬脑膜的电极，例如，脆弱的 NeuroNexus 阵列微电极，它的厚度仅 15μm，由一层薄膜构成，不能刺穿脑膜。在电极推入脑内之前，要先将入点处的脑膜挑破。可以利用注射针头尖端锋利的斜切面挑破脑膜。操作时，要尽可能将电极上提，以免不小心触碰到电极而使其受损。如果在血管附近挑膜，有时难免会挑破膜下的血管，要及时止血。破膜的口子很小，裸眼不容易看清楚。可以试探着缓慢地从脑膜表面推进电极，同时仔细观察入点处的变化。如果入点的膜没有被挑破，那么，当电极尖端压住膜表面时，就会压出一个裸眼可见的微小凹陷，表明电极没有进入膜下，就需要重新挑膜。裸眼下可以完成这些操作，如果借助放大镜就更容易。

完成破膜，并把各电极的尖端都置于脑表面之后，就可以罩上屏蔽罩，开启信号记录。之后，在电极推进的过程中，实时观察所记录到的神经电信号的变化，判断电极在脑内到达的位置(参见 3.2.3 节)。

我们使用的 FHC 刺激电极比较坚硬，可以自行刺破硬脑膜。如果用电极直接刺破脑膜，在此过程中，可以看到电极尖端顶住的脑表面明显下凹，会压迫脑膜下的脑组织。因此，还是先使用针头挑破脑膜为好。破膜口越细小越好，只要细小的电极能够进入即可。否则，如果后续实验的持续时间较长，脑组织就会从脑膜破口处逐渐鼓出来。此外，待手术完成后，后续实验期间要在整个头皮开窗处注入生理盐水或者人工脑脊液，覆盖住暴露的脑膜和颅骨表面，以保持湿润。切开的头皮在颅骨上自然形成一圈"堤坝"(图 3-2)，可以容纳一层液体。即使液面稍高于"堤坝"，由于头皮组织所含油脂的作用，液面形成张力，溶液也不会外溢。长时间实验记录的过程中，可以按需补充溶液，避免暴露的脑膜和颅骨表面因水分蒸发而造成干结。

3.1.4 麻醉和安乐死

本书所述的急性大鼠在体实验是在氨基甲酸乙酯(Urethane)麻醉下进行。此麻醉剂又称乌拉坦，是一种乙酰胆碱酯酶抑制剂。它是大鼠等小动物神经生理学实验中常用的一种麻醉剂，其作用温和且持久。在正常麻醉剂量下，除了可能稍许升高动作电位的发放阈值，减小神经元放电频率之外，它对神经元的活动没有严重影响。对于谷氨酸介导的兴奋性突触和 GABA 介导的抑制性突触的传递几乎没有影响，对于身体触摸等感觉刺激响应的抑制也很小(Sceniak et al., 2006；吴丹等，2007；Shirasaka et al., 1995)。而且，这种麻醉剂几乎不影响呼吸通气，麻醉实验期间不需要实施人工辅助通气。

实验结束之后，如需实施安乐死，可以采取向大鼠心脏注射高浓度氯化钾溶液的方法(Cartner et al., 2007)，快速且简便。细胞外液钾离子浓度的大幅升高，会引起心脏骤停而导致死亡。

3.2　实验注意事项和经验

3.2.1　电极在脑表面入针点的定位坐标计算

通常以鼠头颅骨上的前囟作为三维空间坐标系（XYZ）的原点，来计算各电极在脑表面入针点相对于前囟的坐标值。计算时需要依据的参数有：大鼠脑立体定位图谱查到的目标脑区的坐标数据（Paxinos et al., 2007），也就是电极尖端需要到达的目标位点，以及电极（或操作臂夹持杆）的倾斜角。计算得到入针点与前囟之间的前后距离和旁开距离，通常以毫米为单位。同时计算电极进入脑组织后的推进距离。根据这三个数据，确定操作臂或者微操上 X、Y 和 Z 三个轴需要移动的距离。

如图 3-3(a) 所示，当电极从上至下垂直推进时，也就是电极夹持杆的倾斜角为零时，入针点在脑表面的坐标数据比较容易确定。只要在脑图谱中查出目标位点与前囟之间的距离（设为 X 坐标，前囟后为负值）以及旁开距离（设为 Y 坐标）。但是，如果电极（夹持杆）存在倾斜角，如图 3-3(b) 所示，置于鼠头前方的外加微操作器的夹持杆与垂直方向之间存在一个倾斜角。那么，微操 X 轴移动的距离与其所夹持的电极的尖端在颅骨表面前后方向移动的距离是不同的，两者分别是一个直角三角形的直角边和斜边，见图 3-3(b) 的"X 轴移动距离"和"前囟后移动距离"。此时，X 轴移动距离的计算方法如下：根据倾角和大鼠脑立体定位图谱中的目标位点，先获得前囟到颅骨表面入针点的前后距离，然后，按照图 3-3(b) 所示直角三角形，利用三角函数计算 X 轴需要移动的距离。不要将 X 轴的移动距离误认为等同于前囟到入针点之间的前后距离，这会导致电极定位的误差。图 3-3(b) 仅以 X 轴方向的倾角作为示例，如果其他方向（如 Y 轴）存在倾角，那么，计算方法相似。此外，还要注意所定义的入针点是在颅骨表面，还是在脑（即硬脑膜）表面，根据需要考虑颅骨厚度的影响。由于前囟位于颅骨表面，如果入针点是在揭除了颅骨的脑表面，那么，计算入针后的推进深度时，需要减去颅骨表面入针点与脑表面入针点之间的差距。

放置多个电极或其他植入器件时，通常按照从后往前的顺序，逐个将电极定位到入针位点。每个电极的定位操作如下：先将电极尖端对准前囟标记点（要注意，电极尖端不能触碰到颅骨，以免损坏电极）。读取电极操作臂上三个方向的坐标。然后将电极适当上提，以免移动时触碰到颅骨或其他电极。再调节操作臂上三个轴的坐标位置，将电极尖端移到脑表面的入针点。

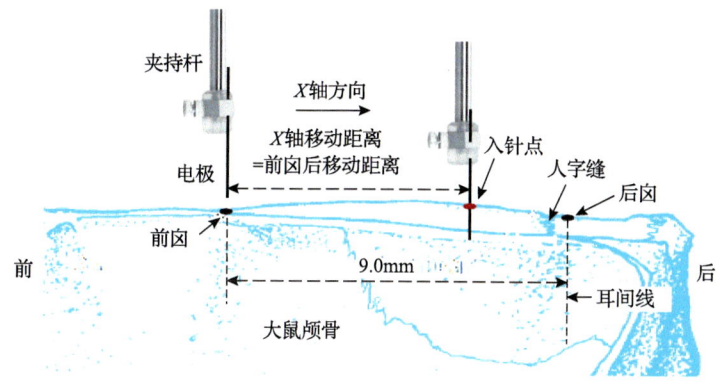

(a) 夹持杆垂直时(电极垂直入脑)

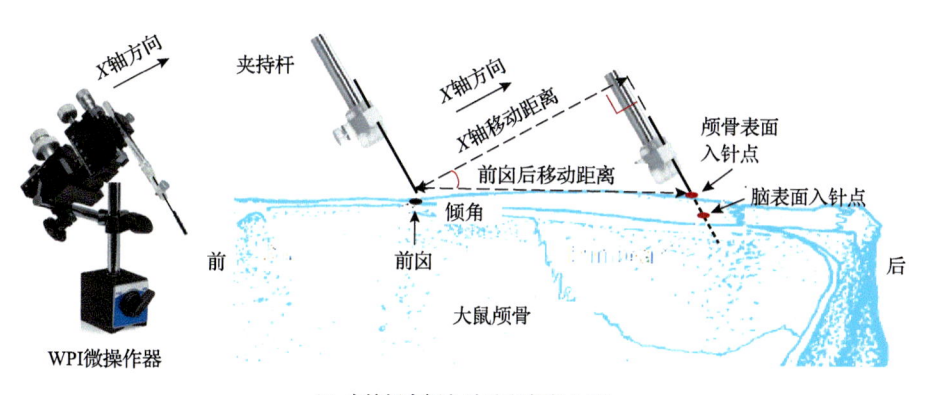

(b) 夹持杆有倾角时(电极倾斜入脑)

图 3-3　电极入针点的定位坐标的计算方法

要获得精确的定位，还需注意一些细节。例如，需要将大鼠颅骨上的前囟和后囟调整到同一个水平面上。此外，虽然成年大鼠头颅大小的变化不会太大，但是仍然存在个体差异，而且与体重相关。根据实际头颅大小，需要对前囟与后囟之间的距离进行校正，以使定位更准确。大鼠脑立体定位图谱中提供的标准前后囟间距为 9.0mm（图 3-3(a)）。如果实验大鼠的前后囟间距与此数值相差较大，定位时就要将所需达到的前后方向的坐标数值乘一个校正系数（即实际前后囟间距与 9.0mm 的比值）。有关定位的其他注意事项请参阅大鼠脑立体图谱的相关书籍，如 *The Rat Brain in Stereotaxic Coordinates*（Paxinos et al.，2007），此书已连续出版多个版本。

3.2.2　手动和电动微操作器的使用

图 3-1 所示的大鼠脑立体定位仪是一种基础款，其操作臂在三个方向上的移动都是用旋钮手动调节，精度较低，为 0.1mm。虽然这种手动调节可以满足脑内场电位和单元锋电位（unit spike，US）等信号记录的基本需求，但是，转动旋钮时

可能引起操作臂和电极的轻微颤动。电极在脑内的颤动容易损伤紧贴电极周围的神经元，不利于记录高质量的神经元锋电位信号，只能记录到距离电极较远的神经元的锋电位，其幅值较小，信噪比不高。特别是，如果操作臂的活动欠灵敏，转动所需用力较大时，电极颤动会加剧。因此，手动调节时要尽可能平稳，以免颤动操作臂。注：锋电位是细胞外记录的单个神经元的动作电位信号（见4.1节）。

国内生产大鼠脑立体定位仪的深圳市瑞沃德生命科技有限公司，曾经提供一款手动微调器，由螺旋测微仪的螺杆改造而成，可以方便地安装于定位仪手动操作臂的夹持杆部位。这样，原配操作臂的旋钮作为粗调，用于将电极降至脑表面入针点。测微仪螺杆作为细调，用于入脑后的推进。虽然仍然是手动调节旋钮，但是，所需用力要小得多。测微仪螺杆本身还分为粗调和微调两挡，精度提高许多，可以大大改善锋电位信号的记录质量。熟练的操作者可以轻微施力转动螺杆旋钮，以减小操作臂和电极的颤动。不过，电极推进的距离需要观察测微仪螺杆上的刻度来读取，不如具有数字显示的电动微调器或操作臂方便。

使用质量可靠的电动微调器，可以减少电极推进时对于脑组织的损伤。目前国内瑞沃德和美国 Stoelting 等公司生产的定位仪都提供电动操作臂。此外，也可以配备其他电动微调器。图 3-4 所示是我们实验室曾经配置的芬兰 Sensapex 公司生产的电动单轴显微操作器，它包括微操作器和控制器两部分（图 3-4(a) 和 (b)）。步进精度可达 10nm，总行程达 20mm。控制器的操作很方便，推进深度、速度等都有数字显示于控制器面板上。通过 USB 接口，将控制器与计算机相连，还可以利用配套的软件来控制操作器。将微操作器安装在定位仪的夹持杆上（图 3-4(c)），使用时，定位仪原配操作臂的调节旋钮作为粗调，将电极尖端定位于脑表面，随后的入脑推进就可以利用 Sensapex 微操电动控制，平稳匀速地推进电极。这样，推进电极时避免了人手直接接触操作臂。电动推进的施力方向一致且均匀，可以

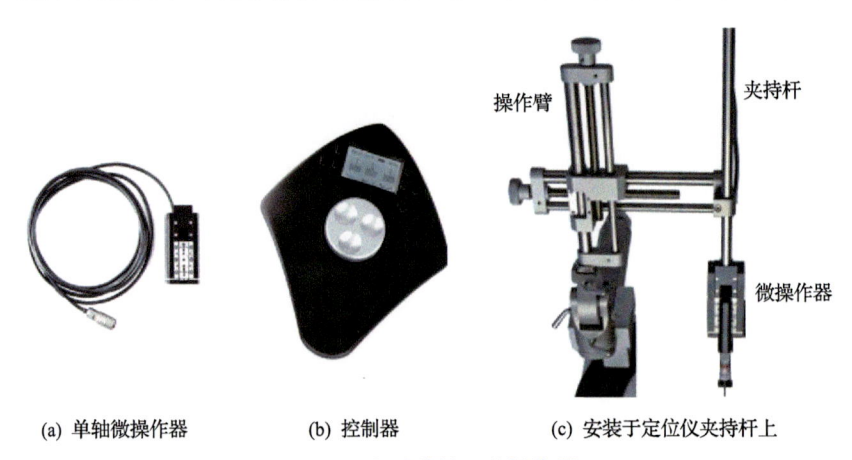

(a) 单轴微操作器　　　　(b) 控制器　　　　(c) 安装于定位仪夹持杆上

图 3-4　电动单轴显微操作器

减小电极的颤动。将 NeuroNexus 阵列微电极安装在这种电动微操上,在脑组织中将电极上下多次重复移动,每当到达同样位点时,都可以记录到来自邻近区域同一群神经元的锋电位,表明电极的移动对于神经元的损伤很小。

使用电动微操作器时,其微电机线圈中的电流可能产生高频噪声,干扰锋电位记录。微操作器上配有接地柱,将其接地后,可以消除噪声。有时电极推进时,也就是微电机工作时会产生噪声,一旦停止推进,噪声也就消失。

3.2.3 电极定位准确性的判定和实验后的简易检查方法

本书所述的实验对象是大鼠海马脑区,此脑区具有独特的分层结构,有助于实验中正确诱发和记录神经电信号。在离体海马脑片实验中,可以在显微镜下直接观察海马分层的纹路,据此来确定各电极放置位置的正确性。对于完整脑内在体的海马区记录和刺激,就无法在实验中直接观察到记录和刺激的位点。如果在实验结束后通过脑切片染色的组织学分析,事后才能确定电极位置是否正确;那么,就会影响实验的成功率和效率。如果在实验期间根据实时记录的信号,就能够判断记录和刺激位点的正确性;就可以大大提高实验效率。根据微电极阵列上记录的神经元锋电位以及诱发电位的独特波形,利用下述方法,可以在实验过程中实时判断记录和刺激位置的正确性。

1. 根据直线排列的微电极阵列上记录的锋电位来判断记录电极的位置

以图 3-5 所示为例,记录电极采用 NeuroNexus 公司的 16 通道直线排列的阵列微电极,电极型号为 A1x16-5mm-25-177。电极杆长是 5mm,触点间距是 25μm,

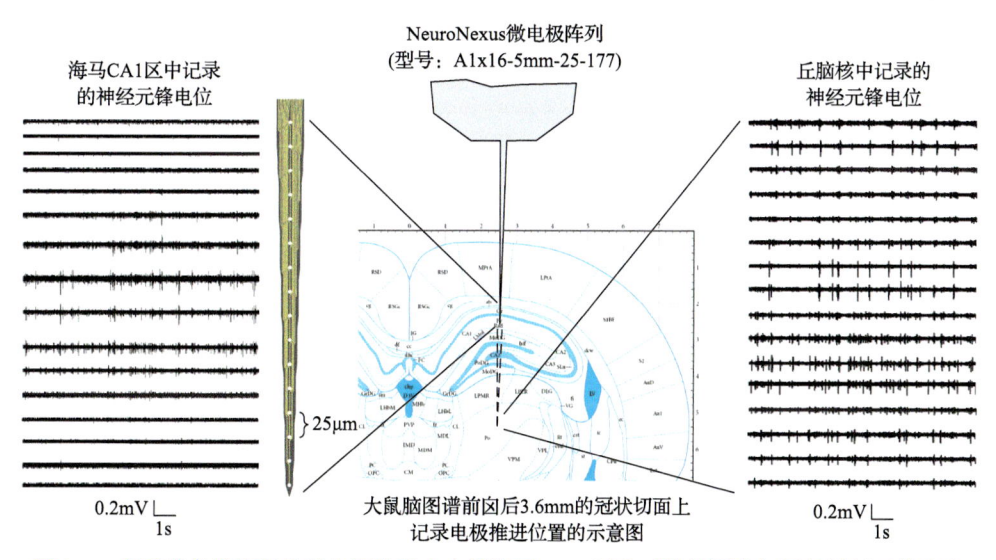

图 3-5 多通道直线排列的微电极阵列在大鼠海马 CA1 区和丘脑核团中记录的神经元锋电位

16 个触点占据电极尖端不到 400μm 的范围(详见 3.4.1 节)。将电极自上而下地垂直推入大鼠脑内,入脑的位置是前囟后 3.6mm,旁开 2.6mm。实时监测电极逐渐进入脑内的过程中各通道记录信号的变化,观察 500Hz~5kHz 频率范围的锋电位信号(参见 4.1 节),可用于辅助判断记录电极的位置。

  当电极穿过大脑皮层,垂直插入至海马 CA1 区时(距离脑表面约 2mm 深),由于 CA1 区的锥体神经元的胞体紧密排列于一薄层之内,胞体层之上为基树突,之下为顶树突。因此,如图 3-5 的左图所示,位于胞体层的记录触点(通道 6~11)可以记录到较多的锋电位(图中呈现为长短不一的小竖条),而其他触点很少记录到锋电位。注:并非只有位于胞体层才能记录到锋电位。除了胞体层之外,CA1 区的其他层也分布着中间神经元,但它们的密度小得多。由于这些区域神经元密度很小,不是每次插入电极时都能记录到,图 3-5 左图中其他层就没有记录到明显的锋电位。中间神经元虽然数量仅占神经元总量 1/10 左右(Andersen et al., 2007),但在 CA1 区的各个分层几乎都存在,分布范围较广泛(Klausberger et al., 2008;Pelkey et al., 2017)。而且,中间神经元的放电频率远高于锥体神经元。一旦记录到中间神经元,其锋电位就比较密集。在基树突和顶树突这些没有锥体神经元胞体的分层中,记录到的往往是发放密集的中间神经元的锋电位,而且是来自同一个中间神经元,锋电位的幅值较整齐。

  如图 3-5 中图所示,继续推入微电极,随着电极依次穿越 CA1 区、DG 区、CA3 区的各个分层,电极各通道上交替呈现锋电位不断出现又消失的过程。当电极穿过整个海马体,到达距离脑表面约 5mm 的丘脑核团时,由于核团内广泛分布着神经元胞体,因此,在总跨度为 375μm 的 16 通道记录信号中都能够记录到锋电位(图 3-5 右图)。当电极刚进入脑膜下的大脑皮层时,也会出现这种 16 通道都记录到锋电位的场景。不过,如果在插入电极之前的挑破硬脑膜操作过程中伤及大脑皮层的细胞,电极推进过程中,在皮层记录到的锋电位就会减少或者记录不到。

  NeuroNexus 的阵列微电极很薄,厚度只有 15μm,对于脑组织的损伤很小。如果操作得当,反复进出脑组织数次,也可以记录到同一群神经元的放电(Csicsvari et al., 2003)。当记录触点紧靠神经元胞体时,记录到的锋电位的幅值可达数百微伏,而通常记录信号所含高频噪声的幅值小于 20μV,因此可以获得高信噪比的锋电位记录。此外,记录电极逐渐推进时,紧邻电极附近的神经元会受到机械作用力的刺激,神经元的放电频率会增加,产生密集的锋电位。随着微电极缓慢推进,记录到的这种大而密的锋电位会从一个记录通道"迁移"至下一个记录通道,呈现逐行移动的过程。这表明电极没有损伤这些紧邻电极表面的神经元。不过,如果电极表面不光滑,比较粗糙,就会对神经元产生较大的拉扯力,造成损伤。或者微电极在推进过程中存在颤动,就容易"杀伤"紧邻的神经元。

例如，手动旋转电极操作臂的旋钮来推进电极时，由于手的作用力难以把控，容易产生颤动。在这种情况下，记录到的大幅值锋电位，在记录通道之间"迁移"时会逐渐消失不见。当然，锋电位的消失也可能不是由于神经元受损，而是因为记录触点与神经元胞体之间的距离增大所致，还可能由于神经元进入间歇性静寂状态等其他原因。

阵列微电极可以重复使用，但使用次数多了之后，由于表面沉积污垢，不再光滑，其记录触点无法紧贴神经元，记录的锋电位信号质量就会下降，难以记录到信噪比高的大幅值锋电位。

2. 根据诱发电位在海马区各分层上的独特波形来判断各电极的位置

利用海马区独特的分层结构，除了上述根据自发的锋电位判断记录电极到达的位置以外，还可以根据电脉冲诱发的逆向和顺向诱发电位的波形，实时地在线确定刺激和记录电极所处位置的正确性(Kloosterman et al., 2001; Csicsvari et al., 2003)。仍然以海马CA1区记录为例，记录电极还是采用图3-5所示的微电极阵列。如图3-6(a)所示，同时在CA1区的Schaffer侧支和Alveus上分别施加电脉冲刺激。在传入神经纤维Schaffer侧支上的刺激诱导的兴奋可以传导至轴突末梢，经过突触传递，顺向激活突触后的CA1区锥体神经元。Alveus上施加刺激诱导的轴突兴奋传向自身胞体后，可以逆向激活CA1区锥体神经元。这样，利用同一根记录电极可以记录顺向和逆向诱发电位。

如图3-6(b)所示，在间距为25μm的16通道阵列记录电极上，自发锋电位较为集中的第6~11通道位于CA1区胞体层。此时，如果在Schaffer侧支上施加一个阈上电脉冲刺激(如0.3mA)，可以同时激活CA1区锥体神经元顶树突上的大量突触，诱发fEPSP。如图3-6(c)所示，在各通道记录的顺向诱发电位上，位于CA1区顶树突层的记录通道(第14~16通道)，可以检测到明显的fEPSP。位于胞体层的记录通道(第6~10通道)则可以检测到胞体产生动作电位而形成的顺向群峰电位(OPS)，图中OPS的潜伏期约为5.5ms(即刺激脉冲与OPS负峰之间的时间差)。OPS出现的通道位置进一步证实了CA1区胞体层的位置。

如果在Alveus上施加一个阈上电脉冲刺激(如0.3mA)，也可以诱发锥体神经元胞体产生动作电位。如图3-6(d)所示，在胞体层记录到逆向诱发群峰电位(APS)。它由神经元自身轴突上传来的兴奋诱发，无突触参与，因此，APS的潜伏期较短，图中所示仅约为1.5ms。远比OPS的潜伏期短得多。为了更清晰地显示诱发波，图中各通道记录的诱发波采用黑色和灰色相间的显示，并且，顺向和逆向诱发波采用不同的时间尺度。

由此可见，神经元群体同步兴奋过程中形成的离子流(图2-5)，在CA1区各分层的胞外空间会形成独特的诱发电位波形。依据这些诱发波，在实验过程中就

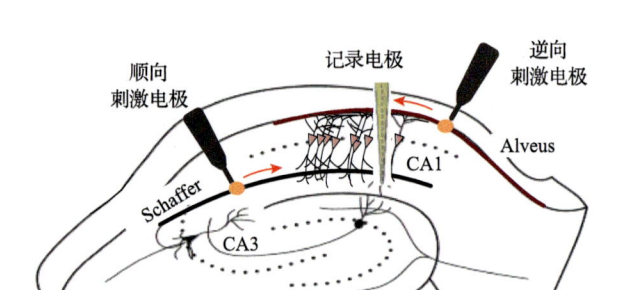

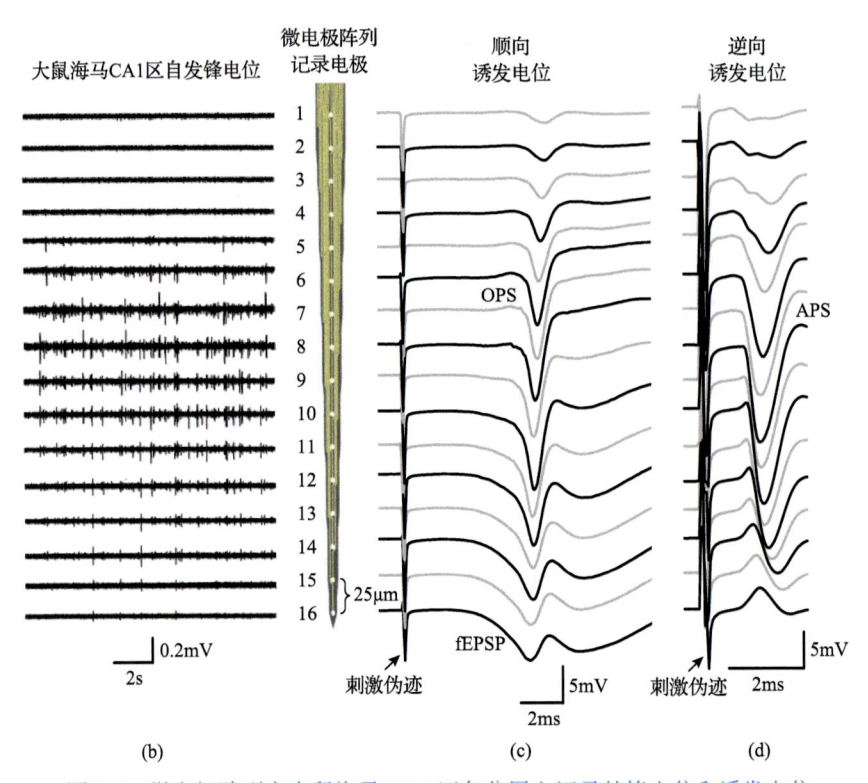

图 3-6　微电极阵列在大鼠海马 CA1 区各分层上记录的锋电位和诱发电位

可以实时确定记录和刺激电极位置的正确性。注：诱发电位的幅值大小（即刺激所激活的神经元数量多少）会随着刺激脉冲的强度大小而改变（图 2-7 和图 2-8），但诱发波的基本形状保持不变。在同样的脉冲强度下，如果记录电极和/或刺激电极的位置不正确，记录到的诱发电位波形就会改变或者幅值减小，需要适当调整电极，以达到正确位置。

在开始实验时，通常先插入阵列式记录电极。在逐渐推入电极时，根据垂直进入的深度，以及锋电位在各通道上出现的状况和先后顺序，判断电极是否已进入海马 CA1 区。对于分布跨度合适的阵列电极（图 3-6(b)），这种判断几乎不会出错。后续插入刺激电极时，仅当刺激作用到记录区域的神经元时，才能够记录到大幅值诱发波。在刺激电极推入的过程中，随时施加测试脉冲，可以跟踪刺激电极的位置，判断位置正确与否。我们采用双极刺激电极（详见 3.3.2 节），其刺激的作用范围较小，可以将激活区域局限于所需的目标位点。不过，当记录区域已随记录电极的定位而确定之后，激活区域越小，对于刺激电极定位的精确度要求就越高。而且，对于顺向和逆向这两种不同的刺激诱发，情况有所不同。

对于顺向诱发，当刺激作用于 Schaffer 侧支中所含的投射于记录区域的那些轴突时，就能够记录到足够大的 fEPSP 和 OPS 等诱发波。由于每根轴突末梢存在许多分支，各分支的突触合起来可以覆盖较为广泛的投射区域，因此，Schaffer 侧支上的顺向刺激可以激活下游 CA1 区较大范围内的神经元。这意味着，顺向刺激电极放置位点与记录电极位点之间的对应要求不那么高（López-Aguado et al.，2002）。此外，由上至下，从海马背侧插入时，顺向刺激电极需要经过 Alveus、基树突层（即 so）和胞体层（即 pcl），才能到达 Schaffer 侧支所在的顶树突层（即 sr）（图 2-5(a)）。当刺激电极位于 so 时，施加的脉冲会激活 so 所含的轴突纤维——对侧海马 CA3 区锥体神经元传来的联合纤维 CF（图 2-13(a) 和(b)），也可以在 CA1 区胞体层诱发 OPS。此时，不要误以为刺激电极已到达 Schaffer 侧支。可以根据 so 和 sr 处记录的 fEPSP 的正、负取向，判断刺激电极的位置。当刺激作用于 so 的 CF 纤维时，位于 so 的通道上记录到的 fEPSP 是负波。由于电流回路的作用，位于 sr 的记录通道上可以记录到正向 fEPSP。当刺激电极推进到 sr 时，再施加脉冲，诱发的 fEPSP 在 sr 为负波，而在 so 则变成正波（Richardson et al.，1987）。通过观察 sr 处诱发的 fEPSP 由正波翻转成为负波的过程，可以辅助判断刺激电极从 so 到达 sr 的过程。而且，sr 的锥体神经元顶树突的纵向分布区域较大，在多个记录通道上能够同时记录到 fEPSP（图 3-6(c)）。

对于逆向诱发，当刺激电极从大脑皮层向下，推进至海马背侧表面时，首先到达的就是刺激目标 Alveus。而且，每根轴突逆向激活的锥体神经元胞体只有一个，不像顺向激活的轴突末梢具有扩布效应。因此，逆向刺激激活的范围较小，逆向刺激电极放置位点与记录位点之间的对应要求较高（López-Aguado et al.，2002）。

此外，刺激电极也可以用于记录神经电信号。就像图 3-5 所示，在脑组织内推进刺激电极的过程中，通过监测电极尖端记录到的神经元锋电位，也可以辅助确定刺激电极所到达的位置。

实验结束后，取脑进行切片染色，还可以进一步观察电极的针道轨迹，验证电极位置的正确性。我们还用过如下简单的检查电极定位的方法：实验结束之后，在撤除电极之前记下微操作器和/或操作臂上各电极的坐标位置数据。然后，将电极都提出大鼠脑部，再小心地将大鼠撤离定位仪。之后，恢复各电极原来在脑中的位置，就可以查看电极之间的相对位置，辅助检查电极定位的正确性。特别是对于初学者，这种方法可以辅助分析实验过程中记录的诱发电位和自发电位的情况。

图 3-7(a) 所示是某次实验中拍摄的侧面照，可见大鼠左侧颅脑上方露出的记录电极 (recording electrode，RE) 以及两根刺激电极：顺向刺激电极 (orthodromic stimulation electrode，OSE) 和逆向刺激电极 (antidromic stimulation electrode，ASE)。其中，记录电极垂直插入海马 CA1 区。OSE 从前向后，与垂直线约成 30°角插入，定位于 Schaffer 侧支。ASE 从左向右与垂直线成 20°角插入，定位于 Alveus。图 3-7(b) 是实验结束后撤除大鼠，再将电极复位之后，从后面拍摄的照片。图 3-7(c) 是侧面拍摄的照片，下方画上了海马区的示意图。注：照片上的画面受到拍摄角度的影响，不能完全精确地呈现实景。不过，结合顺向和逆向刺激的诱发电位波形(图 3-7(d))，可以辅助判断电极定位的正确性。如图 3-7(d) 所示，根据记录电极阵列上间隔 50μm 的 8 个通道的记录信号可知，中间的记录点位于 CA1 区的胞体层，在顺向、逆向诱发波中这些通道都记录到群峰电位；而上方和下方记录点则分别接近于基树突和顶树突，顶树突部位记录到的 fEPSP 幅值较大。此外，可能由于 ASE 的位置稍偏下，或者与记录位点之间对应不够准确，其诱发的 APS 幅值偏小；而 OSE 位于 CA1 区的顶树突层，较准确地刺激到 Schaffer 侧支，且与记录位点之间对应较准确，因此，诱发出较大的 OPS 波。两根刺激电极的外径为 250μm，尖端约 200μm 长的一段直径约为 75μm(详见 3.3.2 节)，图 3-7(b) 和 (c) 所示照片中依稀可见两刺激电极尖端的大致结构。不过，RE 阵列尖端记录位点所处的部位仅约 30μm 宽，照片上显示不完整。RE 的厚度仅有 15μm，图 3-7(b) 所示的照片较好地聚焦于 RE，呈现为一条细线。

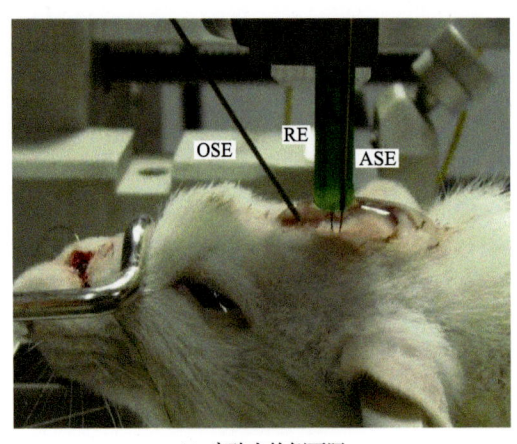

(a) 实验中的侧面照　　　　　　(b) 从后向前照

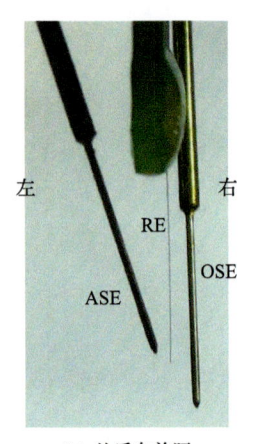

(c) 侧面照　　　　　　　　　(d) 两种诱发电位

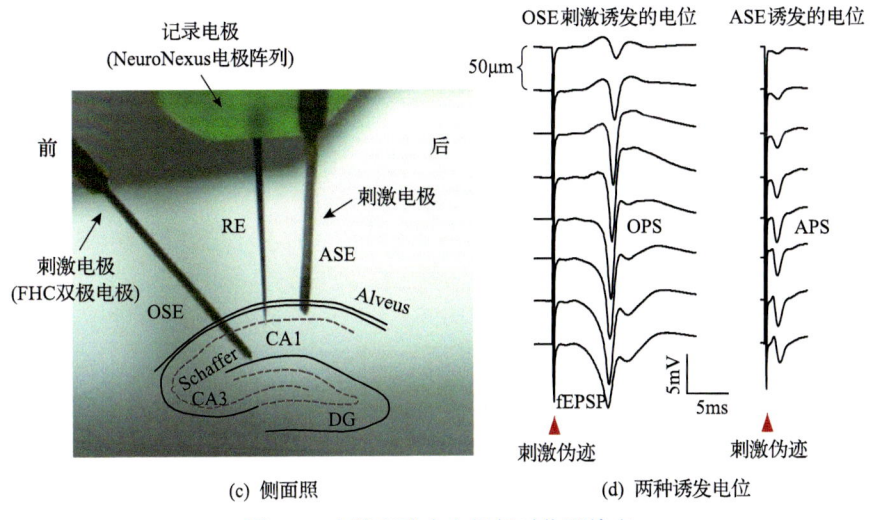

图 3-7　大鼠实验中电极相对位置检查

3.3　暴露海马的在体实验方法及其应用

海马组织的特殊结构使其成为脑神经科学研究的重要材料，常用于研究神经元的兴奋过程、外加电刺激对于神经元及其回路的作用、神经突触的信息传递机制以及神经系统的药物作用机制等。常用的实验方法有在体(in-vivo)和离体(in-vitro)两种。在体海马实验的最大优势是具有完好无损的生理系统，但是其用药方法受限。主要有静脉注射等全身用药方法，药物作用范围广泛，会引起复杂的用药反应。或者采用微量局部注射的用药方法，通过药物的局部扩散产生作用。这些在体用药难以被迅速清除，以考察用药后的复原过程。如果研究中需要去除海马组织中的某种化学成分，就更难以实现。海马的离体实验则有利于实现用药和化学物质清除等操作。常用的方法是，将动物取脑，迅速剥离其中的海马体，将其切成薄片，孵育在人工脑脊液的灌流液中，并通以氧气，可以存活数小时(van Hoeymissen et al., 2020)。根据海马组织神经回路的连接特点(Andersen et al., 2000)，按照一定方向切下的脑片，在能够孵育存活的厚度范围之内，可以保存足够的神经连接不受损，以满足某些实验的要求。而且，脑片有利于在简化环境中专注于进行较深入的机制研究。但是，离体脑片中神经元的响应不一定与在体完整脑内神经元的响应一致。许多离体实验观察到的现象需要在体实验进一步验证，才能具备临床借鉴的意义。我们曾经采用一种折中的方法，于在体实验中暴露海马背侧，以克服在体实验用药的某些限制，并利用此方法验证了在体海马的低钙痫样活动。

早在 1982 年，国际著名学术期刊 *Science* 和 *Nature* 上分别刊登了科学家们观察到的一种奇特现象(Jefferys et al., 1982; Taylor et al., 1982): 在大鼠离体海马脑片上, 使用低钙人工脑脊液(Ca^{2+}浓度为 0.2~0.5mmol/L), 阻断化学突触传递之后, 海马 CA1 区反而会出现自发性的大幅值的同步放电痫样棘波。这种痫样活动可以周期性反复出现, 并且持续数小时, 其中单次放电可以持续数十秒, 是一种同步性很高的神经元群体的放电, 被称为低钙痫样活动。通常认为突触传递是神经元群体产生同步活动的基础, 因此, 该发现引发了许多有关神经元同步活动的非化学突触介导机制的研究。不过, 有一段时期此类研究一直局限于离体孵育的脑片(Jefferys, 1995; Dudek et al., 1998; Su et al., 2001), 迟迟没有在完整海马中验证低钙痫样活动, 因为, 在体环境中难以将胞外溶液中的 Ca^{2+} 去除。

正常脑组织生理环境中细胞外 Ca^{2+} 浓度($[Ca^{2+}]_o$)为 2mmol/L, 而胞内仅有 0.0002mmol/L(表 1-1)。化学突触的传递过程中, Ca^{2+}起着关键作用。当突触前神经元的放电传至轴突末梢的突触前膜时, 前膜产生去极化, 膜上的电压门控 Ca^{2+} 离子通道开放, 胞外 Ca^{2+} 流入突触前膜内, 使得前膜轴浆内的 Ca^{2+} 浓度迅速升高, 才能促使突触小泡与前膜融合, 从而释放神经递质。神经递质与后膜上的特异性受体相结合, 才能产生突触后电位(参见 2.1 节)。因此, $[Ca^{2+}]_o$ 必须保持足够的水平, 才能实现化学突触的传递。而低钙痫样活动则是一种无化学突触介导的神经元同步放电。

2003 年, 我们采用了一种特殊的在体实验方法, 首次观察到了大鼠在体海马的低钙痫样活动(Feng et al., 2003)。实验中首先需要解决的问题是如何降低在体海马组织中的$[Ca^{2+}]_o$, 形成低钙环境, 我们采取了如下两个措施。①暴露海马表面: 打开左侧部分脑颅骨之后, 将覆盖在海马组织上面的一部分大脑皮层揭去(可以吸除或者挖除), 露出位于侧脑室下的海马背侧表面。由于存在侧脑室的隔离, 大脑皮层很容易揭除。操作时只要不触碰到海马, 不会伤及海马。海马背侧覆盖着亮白色的 Alveus 纤维, 容易识别。揭除大脑皮层后, 在海马上方自然形成的凹坑内注入人工脑脊液(artificial cerebral spinal fluid, ACSF)作为孵育液。根据需要, 在其中加入药物, 就可以直接作用于海马。②使用 Ca^{2+} 螯合剂 EGTA。在实验中, 即使表面覆盖液采用无 Ca^{2+} 的人工脑脊液, 也不能使浸没于液体之下的海马组织中的$[Ca^{2+}]_o$浓度降低至阻断突触传递并诱发痫样活动的水平。因此, 我们在无钙人工脑脊液中再加入 EGTA, 它渗入海马组织, 与 Ca^{2+}结合, 可以有效降低其中的$[Ca^{2+}]_o$。

如图 3-8(a)所示, 在暴露的海马 CA1 区放置记录电极 RE, 并在 Schaffer 侧支上放置 OSE, 在 Alveus 上放置 ASE。如图 3-8(b)①所示, 海马表面覆盖正常 ACSF 时, 场电位正常, 单脉冲刺激可以诱发大幅值 OPS 和 APS, 表明突触传递和神经元的兴奋状态均正常。换成无 Ca^{2+}并加入 EGTA 的 ACSF 之后, 场电位的幅值逐渐增加, 并逐渐出现痫样棘波(即自发 PS)且幅值逐渐增大(图 3-8(b)②~

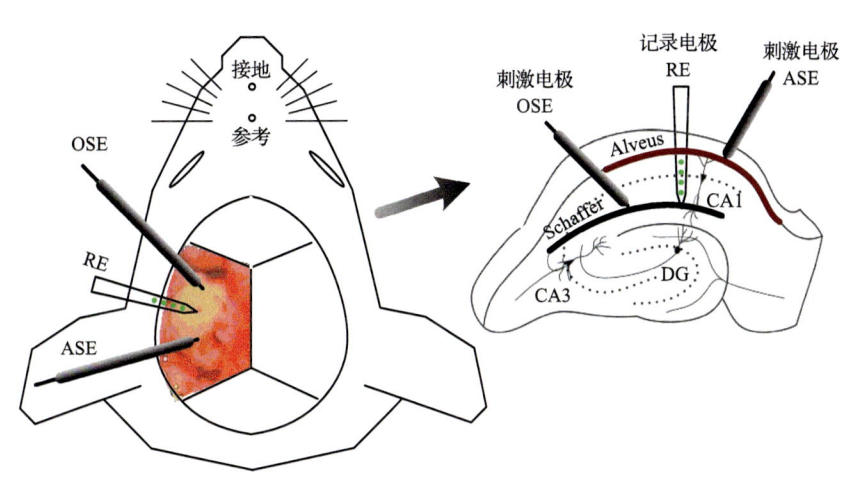

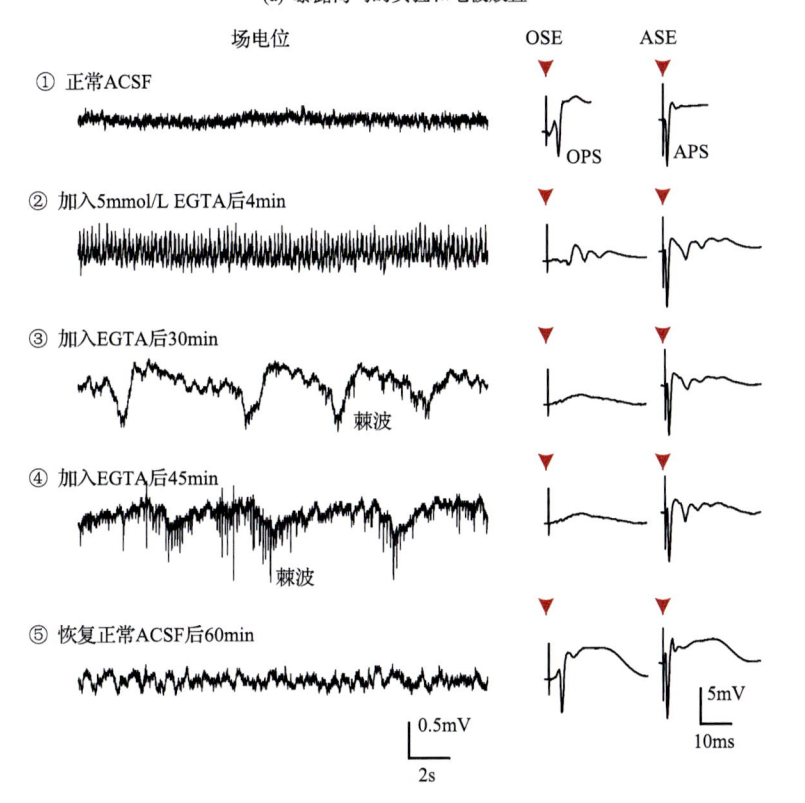

第3章 在体大鼠脑神经电生理实验方法和器材

(a) 暴露海马的实验和电极放置

(b) 施加EGTA的过程中记录的自发场电位以及OSE和ASE诱发的OPS和APS
(红色小箭头指示刺激伪迹)

图3-8 暴露海马的在体实验中突触传递的阻断和低钙痫样的诱发(Feng et al., 2003)

④)。此时，诱发波中的 OPS 逐渐变小且出现多波，之后消失，表明突触传递被阻断。但 APS 的幅值一直没有明显变化，却呈现多波。表明[Ca^{2+}]$_o$的降低不仅阻断了突触传递，也增加了神经元的兴奋性。覆盖液换回正常 ACSF 后（图 3-8(b)⑤），场电位和诱发波均逐渐恢复。

如图 3-9 所示，利用微电极阵列上相距 200μm 的记录通道，可以记录 CA1 区各分层上的自发场电位和诱发电位的变化。在暴露的海马体表面施加含 EGTA 的无钙 ACSF 几分钟之后，就会在 CA1 区记录到一种可持续数分钟的长时间痫样放电（图 3-9(a)），出现了离体脑片实验中常见的低钙痫样放电波形，即在胞体层表现为负向的电位偏移上叠加负向的棘波串（图 3-9(b)）。用 EGTA 降低 Ca^{2+} 浓度使得大部分突触传递被阻断后，将 ACSF 中 K^+ 浓度从 7.5mmol/L 升高至 15mmol/L 时，低钙痫样放电的形式可以由周期性慢波，转变成频率约为 4Hz 的持续性双棘波放电（图 3-10）。这种连续双棘波放电可以持续 1h 以上，是一种独特的痫样放电模型。此外，我们还利用这种暴露海马的在体实验研究了低钙痫样放电在同侧以及向对侧脑区的传播（Feng et al., 2005a；2005b）。

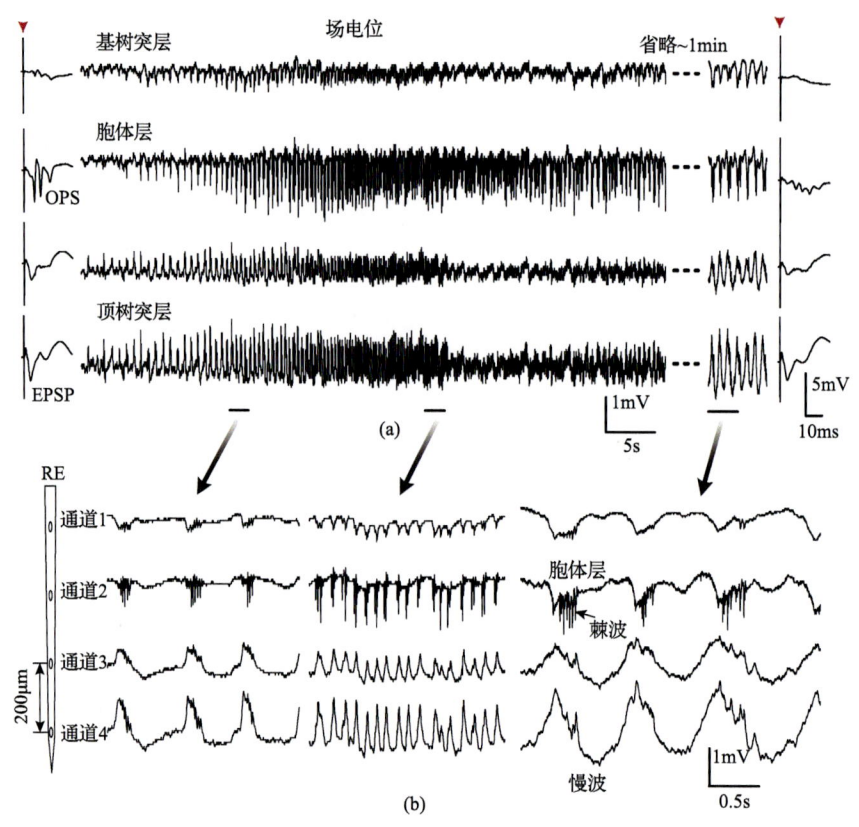

图 3-9　低钙溶液在海马 CA1 区诱导的痫样活动（Feng et al., 2003）
图(a)左右两旁的插图分别是痫样放电之前和之后的顺向诱发电位，图(b)左边是记录电极示意图。

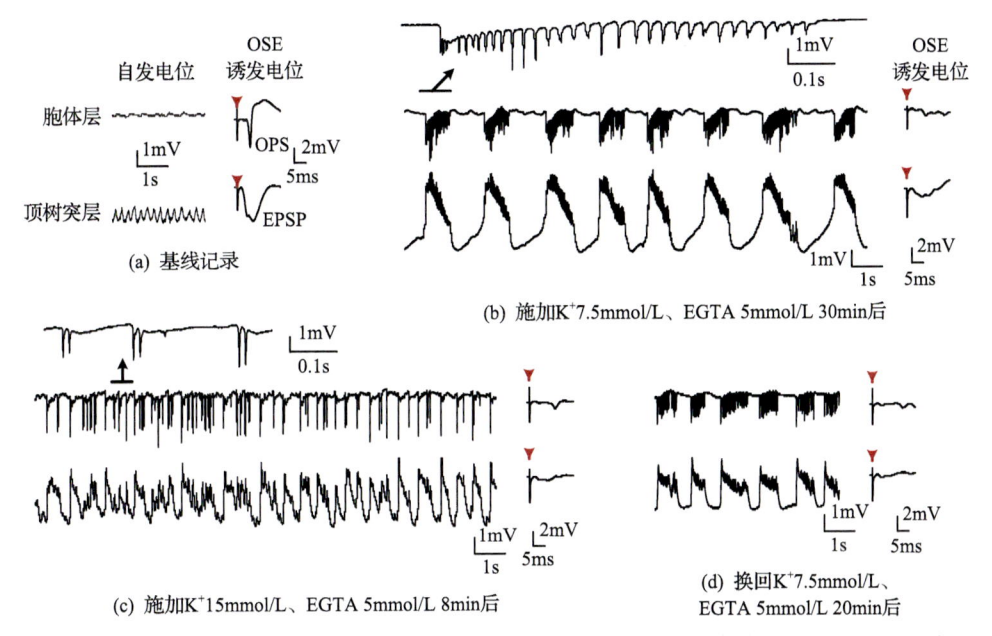

图 3-10　在暴露的海马上施加含高 K^+ 的 ACSF 产生的痫样放电的变化(Feng et al., 2006)

与图(a)所示的基线记录不同，图(b)、(c)和(d)右侧显示的顺向诱发电位中 OPS 几乎消失，表明突触传递被阻断。

进行这种实验时，海马体表面的孵育液可以采用离体脑片实验那样的灌流法(Khazipov et al., 2003)。不过，我们在实验中，每隔几分钟，简单地定时更新孵育液，也就是吸除脑表面溶液后随即加注新溶液。这样，也可以维持所需养分和药物浓度，对于信号记录也无明显干扰。而且，因保留了供血系统，这种实验无须外加供氧，可以持续数小时的实验。可见，这种在体实验的孵育要求远比离体脑片实验要低，是一种易于操作的实验方法，可以改善海马等深部脑组织的用药环境，得以实现快速用药和清除。而且，暴露海马后可以直接看到电极放置的位置，与取出整个海马的实验相似(Khalilov et al., 1997)。

3.4　微电极及其应用

3.4.1　记录电极

我们主要采用 NeuroNexus 公司生产的阵列微电极用于记录大鼠脑内神经电信号。这种电极采用微电子技术制造，属于薄膜电极(thin-film microelectrode)。为了增强导电性能和生物相容性，电极的测量触点表面镀有铱或金，而其余的导电线路上则覆盖绝缘层。标准的硅基片电极的厚度仅为 15μm，植入时对脑组织的损伤很小。不过，这种薄膜电极非常脆弱，很容易被折断，入脑部分的长度有限，如仅为 3mm 或 5mm。稍长的(如 10mm)电极的厚度增至 50μm，可以到达较深的脑区。

电极输出的连接口有两种(图 3-11(a))，分别适用于急性和慢性实验。急性实验通常指动物在麻醉状态下的短时间记录。若使用过程中维护得当，电极可以在多次实验中反复使用，依然可以获得高质量的记录信号。慢性实验通常利用牙科水泥将植入动物脑内的电极固定于颅骨上，进行数天或数月的长期记录，实验结束后电极就被破坏，通常不能重复使用。

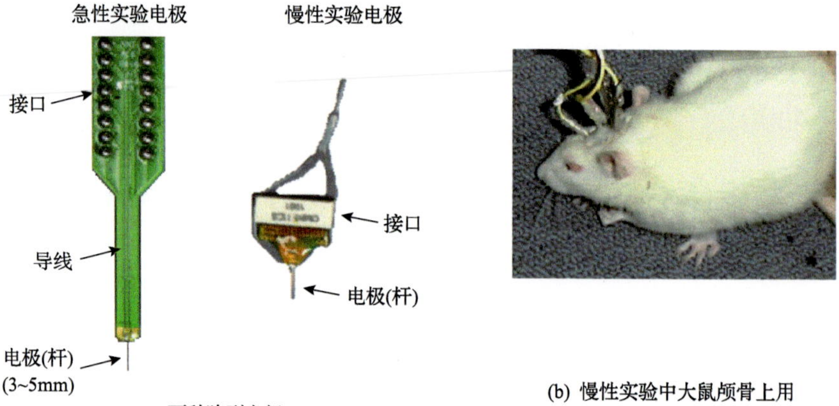

(a) 两种阵列电极

(b) 慢性实验中大鼠颅骨上用牙科水泥固定金属丝电极

图 3-11　NeuroNexus 阵列电极和牙科水泥固定金属丝电极

NeuroNexus 电极阵列上测量点的排列方式多种多样。如图 3-12(a)所示，最基本的排列结构是在同一根记录杆上等间距直线排列一系列测量触点，被称为线性阵列。另外，如图 3-12(b)所示，为了模仿传统金属丝制作的四极电极(tetrode)，便于锋电位分类(参见 4.1.4 节)，测量点被排列成菱形。还有在单根记录杆上多列交错排列测量点，使得单根记录杆就可以实现二维阵列(图 3-12(c))。除了常规的排列模式之外，厂商还可以根据用户的需求，设计各种特殊的排列模式(图 3-12(d))。其中，排列于电极杆边缘上的测量触点，能够更紧靠神经元，记录信号的信噪比更高。

阵列电极的规格多种多样。电极杆的数目、测量触点的数目和触点面积、触点间距、触点分布结构等都有许多种。只有单列测量点的电极称为一维阵列，包含数根记录杆的电极称为二维阵列，数个二维电极排列组装还可以形成三维阵列。测量点数目(又称通道数)有 16、32、64、128 等。基础款的电极在同一根记录杆上测量点数目有 4~16 个(单列)、也有 64 个(多列)，测量点之间的间距 25~200μm 不等，记录杆之间的间距 125~500μm。测量触点的面积有上百至上千平方微米的不同规格。根据用户的要求，还可以定制特殊规格的电极。

除了位于电极最尖端的测量点之外，其他排列于电极杆表面的测量点所接触的细胞，都经历了电极杆行进的作用，可能遭受损伤。特别是早期产品的电极基

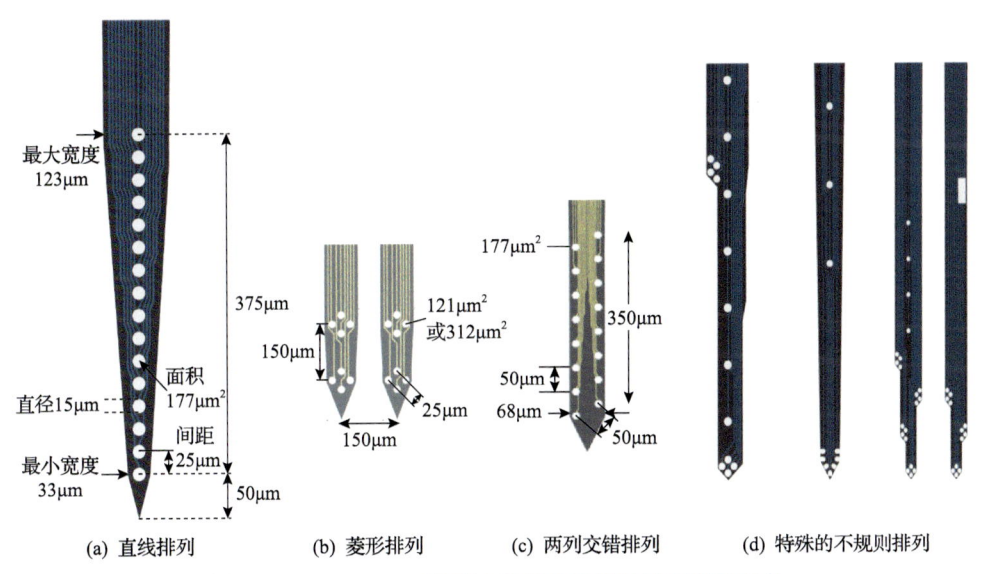

图 3-12 NeuroNexus 阵列电极的各种测量触点排列方式

底和镀层比较厚且较粗糙，紧靠电极表面的细胞成活率较低，难以记录到信噪比高的单细胞动作电位(即锋电位)，多用于记录场电位信号。随着制造工艺水平的不断提高，如今这类电极阵列已能够很好地记录单元锋电位信号。我们实验中记录到的大鼠海马区神经元锋电位的最大幅值可达 1mV 以上。测量点面积较小时，紧贴测量点的神经元胞体只能有一两个，记录信号中幅值较大的锋电位也就只有一两类，锋电位的检测和分类就很容易完成(Buzsáki, 2004; Blanche et al., 2005)。而测量点面积较大时，靠近测量点的神经元数目较多，这些神经元的锋电位相互交叠，难以识别。因此，测量点面积较大的电极适用于记录场电位，而面积较小的电极记录锋电位效果较好。选择面积适中的电极则可以兼顾锋电位和场电位的记录。例如，我们常用的测量点面积为 $177\mu m^2$ 的型号为 A1x16-Poly2-5mm-50s-177(简称 Poly2)的电极(图 3-12(c))，就可以兼顾两种信号的记录，并且有利于锋电位分类。而另一种型号为 A4x4-4mm-200-200-1250 的 4 杆电极的测量点面积为 $1250\mu m^2$，记录时单个通道上会同时采集到许多重叠的神经元锋电位，不利于识别和分类。(注：NeuroNexus 电极型号的最后一个数值是测量点的面积。)不过，测量点面积的减小会增大电极阻抗，从而引起较大的随机噪声(Bretschneider et al., 2008)。NeuroNexus 采用沉积氧化铱薄膜的表面修饰，进行电极表面活化处理，可以减小电极阻抗。

植入式阵列微电极中，除了上述美国 Michigan 大学开发的 NeuroNexus 电极之外，还有一类美国犹他大学开发的针形微电极阵列(Needle electrode array)，被称为 Utah 电极(Campbell et al., 1991)。这种电极由硅基底上形成的多根细针构成，例如，4×4mm 面积上共有 100 根电极针，电极针之间相隔 400μm。电极针尖端之外的其余部分绝缘，而尖端处有铂金镀层，用于采集电信号。电极针的强度较高，不易折断。2006 年 Utah 电极首次用于人脑，实现了"思维控制机器"的脑机接口(Hochberg et al.，2006)，开创了阵列微电极用于人类的先例。但是，受限于电极针的长度，这种电极多用于记录脑浅表部位的电信号，也用于外周神经电刺激(Branner et al.，2001)。触点面积较大的 NeuroNexus 电极也可以用作刺激电极。而且可以在同一个阵列电极上，选择某些触点作为刺激，另一些作为记录，甚至将同一个触点在不同时期切换用于刺激和记录。

上述阵列式微电极作为一种植入式的细胞外电信号检测器件，可以同时采集大量神经元的电信号，包括单细胞的动作电位(锋电位)、局部场电位以及刺激诱发的神经元群体的响应电位等，是一种较理想的神经电生理检测器件(Buzsáki，2004；Blanche et al.，2005；封洲燕等，2009；Erofeev et al.，2022)。对于深入研究脑神经元及其网络的工作机制，开发新型神经修复技术，发展脑机接口技术等都具有重大价值。

3.4.2 刺激电极和电刺激的安全性

我们实验室主要采用美国 FHC 公司的同芯双极电极作为刺激电极，用于定点刺激大鼠海马脑区的神经组织。常用的电极型号是图 3-13(a)所示的"CBCSG75"，其电极尖端是三段套叠结构(图 3-13(b))。不锈钢管外极的直径为 250μm，内极为铂铱合金制作(Pt/Ir)，直径为 75μm。电极尖端的内极、外极和中间绝缘段的长度均为 100μm。电极总长度为 75mm。

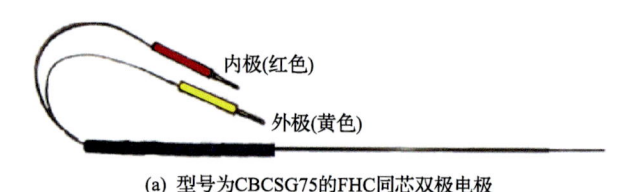

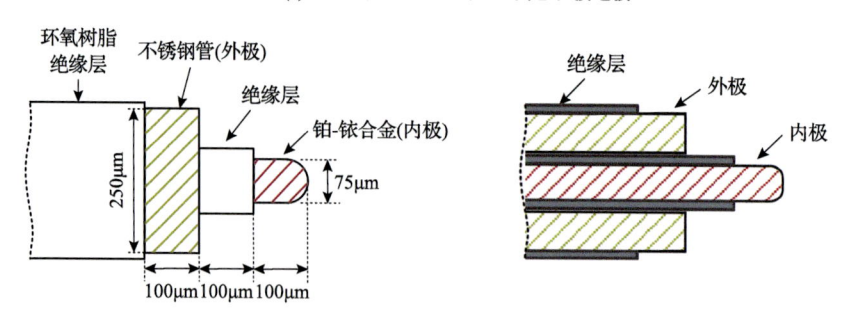

(a) 型号为CBCSG75的FHC同芯双极电极

(b) 电极尖端的结构及其剖面示意图

图 3-13　型号为 CBCSG75 的 FHC 同芯双极电极

使用这种双极电极施加电刺激，并采用带隔离器的刺激器(3.5.4 节将介绍的几款刺激器的输出端都具有电气隔离)，刺激电流从电极的内极流出，经过约 100μm 的距离，就流入外极，所产生的电场作用区域主要限于电极尖端附近的微小区域。这样，既可以精确地刺激脑组织的微细结构，也可以减小刺激电流对于近旁神经电信号记录的干扰，避免强大的刺激信号或者长时间持续刺激导致放大器饱和。而且，由于其外极的表面积远大于内极的表面积，约为内极的 3 倍。因此，内极周围的电场强度远大于外极周围，施加电刺激时，通常可将内极视为工作极，而外极作为刺激电路的回流极。

利用刺激电极向神经组织施加电刺激时，需要进行安全性评估(参见 1.4.4 节"电刺激的安全性")。特别是长时间持续施加电刺激，存在组织损伤等安全隐患。电刺激的安全性与许多因素相关，其中一个重要因素是：如果刺激电流引起法拉第反应，就可能导致电极周围组织受损和电极腐蚀。因此，即便在动物实验中，也最好将刺激电流限制于法拉第反应的阈值之下，以确保获得正确的实验结果。对于电流脉冲刺激，根据每个脉冲输送的电荷量和电极触点的表面积，计算如下 k 值。当 k 小于 1.5～2.0 时，可以认为是安全刺激(Shannon 1992；Cogan et al.，2016；Gilbert et al.，2023)。

$$k = \lg D + \lg Q$$

式中，电荷 Q 的单位是 μC/脉冲相，它等于脉冲电流与脉宽的乘积；电荷密度 D 的单位是 μC/cm^2/脉冲相，它等于电荷 Q 除以电极表面积。图 3-13 所示 CBCSG75 型号电极的内极的表面积为 0.00028cm^2。如果施加脉宽 100μs 强度 0.3mA 的电流脉冲，k=0.47，远小于 k 值的安全下限 1.5。保持脉宽不变，当脉冲强度增加至 1.6mA 时，k=2.0(为安全上限)。对于我们在大鼠实验中常用的脉宽 100μs 强度不超过 0.5mA 的刺激，即便使用单相脉冲，这种电极施加的电刺激也是安全的。况且，我们通常采用电荷平衡的双相脉冲，更保障了刺激的安全性。注：如无特殊说明，本书所采用的电刺激脉冲均为先负后正的双相电流型脉冲，每相脉宽为 100μs。

如果电极触点的表面积减小，例如，图 3-14 所示是另一种 FHC 同芯双极电极，型号为 CBBRC75。它的内极表面积仅为 0.0000049cm^2。对于脉宽 100μs 强度 0.3mA 的电流脉冲，k=2.26，高于安全上限值 2.0。我们曾经使用这种小触点电极，在大鼠海马区持续施加 200Hz 的高频脉冲刺激 1min，以考查刺激是否会造成神经元损伤(Yuan et al.，2021b)。

图 3-15(a)所示是大鼠海马 CA1 区顺向和逆向刺激电极(即 OSE 和 ASE)以及记录电极 RE 放置的示意图。两根刺激电极都是图 3-14 所示的 CBBRC75 电极，其中，OSE 用于在 Schaffer 侧支上施加顺向高频刺激(orthodromic high-frequency stimulation，O-HFS）。为了测试 O-HFS 期间下游 CA1 区锥体神经元的状态，在这些神经元的轴突（即 Alveus）上放置 ASE，施加单个双相脉冲的逆向测试刺激（antidromic test stimulation，ATS），它可以逆向激活神经元胞体。在 O-HFS 期间，每隔 5s 施加一个 ATS。所用的电流脉冲的脉宽均为 100μs，强度为 0.3mA。

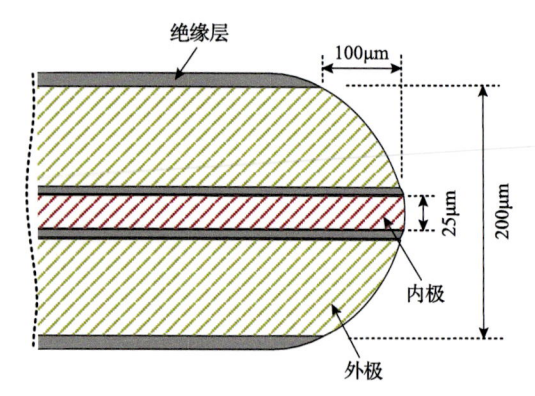

图 3-14　型号为 CBBRC75 的 FHC 同芯双极电极结构和尺寸示意图

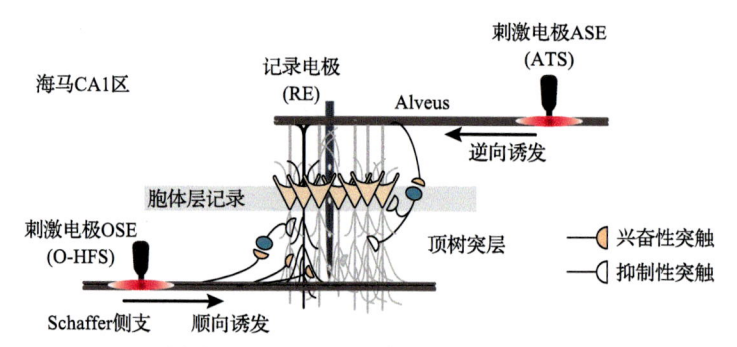

(a) 大鼠海马CA1区放置2根刺激电极和1根阵列记录电极

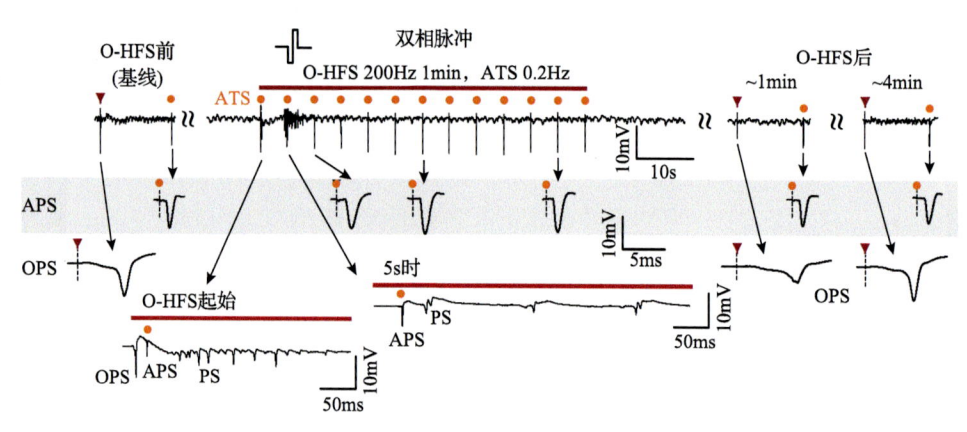

(b) 双相脉冲O-HFS期间胞体层记录信号

(c) 单相负脉冲O-HFS期间胞体层记录信号

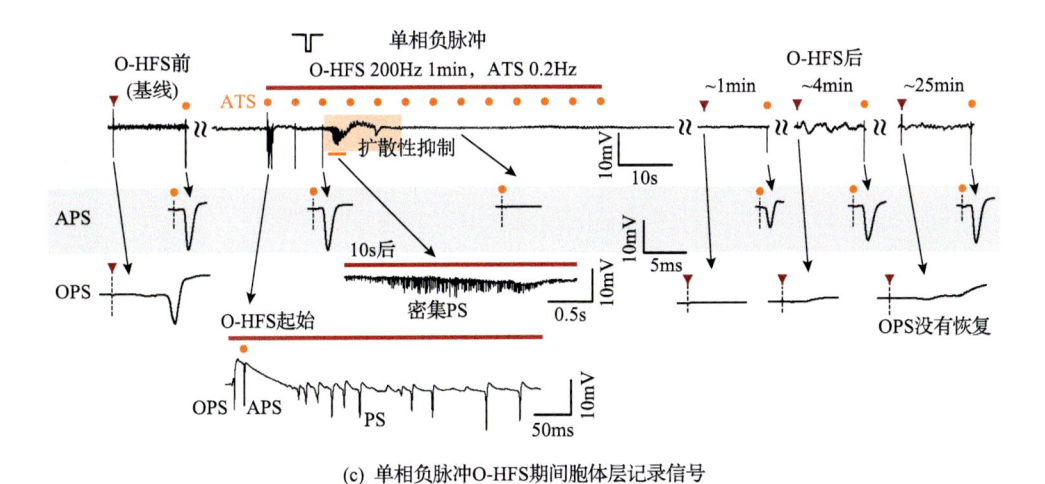

图 3-15　表面积较小的 CBBRC75 型电极上施加高频刺激诱导的扩散性抑制
图(b)和(c)中，红色横杠表示 O-HFS 期间，红色小三角指示 OSE 施加的单个顺向测试脉冲，
橙色小圆点指示 ASE 施加的单个逆向测试脉冲 ATS。

如图 3-15(b)上行所示，在 Schaffer 侧支上施加的 O-HFS 为先负后正的双相脉冲刺激，频率为 200Hz，持续时长为 1min。左下"O-HFS 起始"的放大图可见：首个脉冲诱发的 OPS 与刺激前基线记录时相似，之后由于抑制回路的作用(参见 2.3 节)，OPS 消失，但 20ms 时在 Alveus 上施加 ATS(放大图中橙色小圆点指示)，仍然可以诱发 APS。再后，由于抑制回路的作用减弱，出现群峰电位 PS。O-HFS 约 5s 时施加 ATS 时(图 3-15(b)中部放大图)，诱发 APS 的同时也出现其他 PS(注：由于某些 PS 与 O-HFS 的脉冲之间不存在固定的潜伏期，因此，除了 O-HFS 首个脉冲诱发的 OPS 之外，O-HFS 其他群峰电位姑且称为 PS 或棘波)。由于高频刺激会诱导轴突阻滞(参见第 5 章)，O-HFS 的脉冲在后期不再诱发 PS，但是每隔 5s 施加的 ATS 一直能够诱发 APS(图 3-15(b)带阴影行所示)。O-HFS 结束后，单个顺向刺激脉冲(红色小三角指示)诱发的 OPS 能够逐渐恢复。这表明，即便 k 值超出安全限值，电荷平衡的双相脉冲的持续高频刺激不会产生不可逆的神经组织损伤。

然而，如图 3-15(c)上行所示，换成单相负脉冲的 O-HFS 刺激，其他刺激参数保持不变。下方"O-HFS 起始"的放大图可见，诱发的神经元活动与双相脉冲刺激时相似。但是，10s 之后却出现了"扩散性抑制"(spreading depression，SD)，表现为密集的 PS 发放之后场电位中出现一种缓慢传播的波(Herreras et al.，1994；Bragin et al.，1997a，1997b；Herreras et al.，2020)。O-HFS 期间出现 SD 后，ATS 不再诱发 APS，直到 O-HFS 结束数分钟后，APS 逐渐恢复(图 3-15(c)带阴影行所示)。但是顺向刺激诱发的 OPS 没有恢复。这表明，刺激电极表面积过小，输送的电荷密度过高，使得 k 值超出安全限值时，单相脉冲的持续高频刺激会引起

Schaffer 侧支的轴突等组织受损，无法再响应刺激的诱发。

海马区是一个比较容易产生 SD 的脑区，SD 的特点之一是传播比较缓慢。图 3-16(a) 所示是与图 3-15(c) 相似的另一次实验中胞体层和顶树突层的记录信号，两个记录点之间相距 150μm。可见 SD 波从顶树突层缓慢传播至胞体层的过程。除了电刺激诱导之外，许多其他因素也可以导致 SD 的产生，如胞外 K^+ 浓度升高或者强烈的痫样放电也可以诱导 SD。如图 3-16(b) 所示，是使用微量注射器向大鼠脑内海马区注入高浓度氯化钾溶液诱导的 SD。胞体层和顶树突层记录点之间相距仍然是 150μm。SD 波之前也出现密集的神经元放电，从两个分层上记录的 SD 波谷点之间的时间差上，可见其传播缓慢。

(a) 单相负脉冲高频刺激诱导的SD

(b) 海马区局部注射高浓度氯化钾溶液诱导的SD

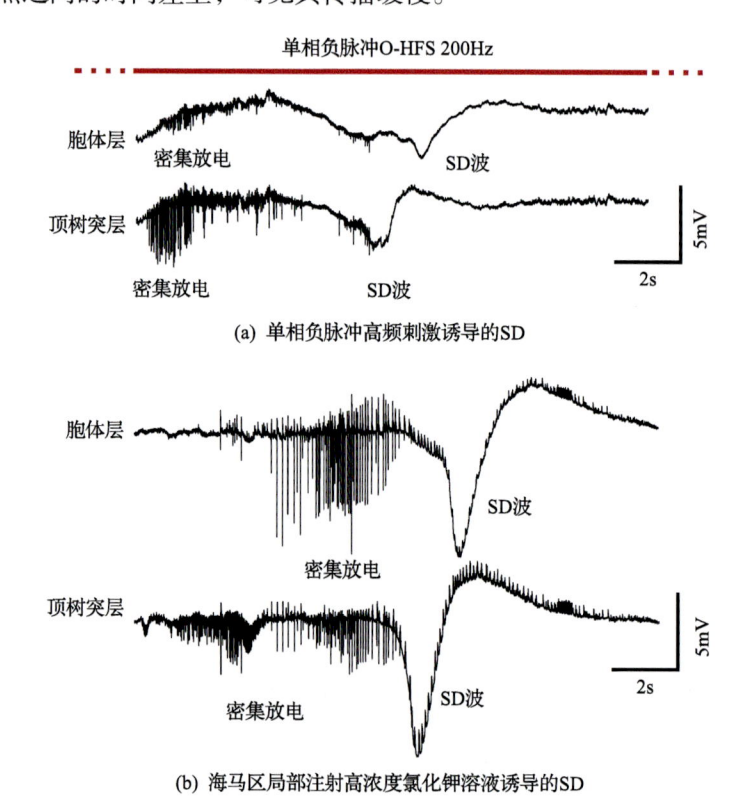

图 3-16 在体大鼠海马 CA1 区诱发的扩散性抑制 SD 波在顶树突层与胞体层之间的缓慢传播

扩散性抑制 SD 是大量神经元去极化引起的一种场电位变化，早年由 Aristides Leao 首先在脑电图中发现(Leao, 1944; Bures, 1999)，表现为癫痫发作之后的一段脑电图抑制期。它也与偏头痛、缺血性脑损伤和脑血管病等疾病有关(Lauritzen, 1994; Gorji, 2001; Kunkler et al., 2003; Parsons, 2004)。SD 的主要特征之一是伴随细胞外多种离子(如 K^+、Ca^{2+}、Na^+、Cl^- 等)的浓度大幅度变化，细胞内外正常离子浓度梯度遭受破坏，神经元发生恶性肿胀等形态改变(Kraig et al., 1978; Krnjević et al., 1980; Somjen et al., 1985; Martins-Ferreira et al., 2000; Oka et al., 2022)。

虽然脑损伤会诱发 SD，然而 SD 的出现并不一定意味着神经组织受损，SD 之后神经元的活动可以恢复正常，如胞外高钾诱发的 SD 等。但是，图 3-15 所示的小电极高频刺激诱发 SD 之后，神经元活动难以恢复，这表明 SD 可能由刺激电流密度过高造成的神经组织损伤引起。海马区的 SD 经常伴随着前期剧烈、密集的痫样放电(图 3-15(c)和图 3-16)。即便可逆的 SD，出现之后，有时也需要数十分钟才能恢复。SD 的出现可以作为组织损伤的预警。此外，紧随 SD 慢波之后，会出现一段神经元活动消失的"静寂期"，场电位记录信号变得很平坦(图 3-15(c))，锋电位也都消失。如果实验期间突然出现类似的"静寂期"，而大鼠并没有死亡。这时，在检查实验信号记录环节是否出现问题之前，可以先回放记录信号，查看神经电信号消失之前是否出现过 SD。如果存在 SD，那么，等待一段时间之后，场电位和锋电位又会重新出现。

此外，SD 的实际波形包含大幅度的直流偏移。我们实验中记录信号的放大器采用交流耦合输入，直流和 0.3Hz 以下的信号被滤除，因此，SD 波呈现为负相之后跟随一个正相的交变波形(图 3-16)，这与前人的报道一致(Bragin et al., 1997b)。

3.5 实验装置

我们使用的大鼠在体神经电生理实验的装置如图 3-17 所示，可以分成神经电信号放大采集系统、电刺激系统和大鼠脑定位三大部分(上、中、下图)。其中，信号放大采集系统由 16 通道放大器和 PowerLab 数据记录仪组成。电刺激系统由多通道可编程刺激器、刺激隔离器和控制系统组成。大鼠和脑定位装置包括置于铜网屏蔽罩内的立体定位仪、大鼠、植入脑内的电极和前置放大器等。实验时，植入大鼠脑内的 NeuroNexus 阵列电极采集的电信号，经过放在屏蔽罩内大鼠身旁的前置放大器放大之后(下图)，再经过多通道放大器进一步放大，然后由数据记录仪完成模数转换和采样，存入计算机硬盘(上图)。需要施加电刺激时，多通道刺激器在其软件控制下，输出电脉冲序列(中图)。各通道刺激信号经过独立的隔离器之后，接入植入大鼠脑内的刺激电极。注：电刺激系统还可以输出任意波形的刺激信号，详见 3.5.5 节。此外，图 3-17 中显示了 3 台计算机，分别用于运行不同软件，实际使用时，可以多种软件共用一台计算机。下面详细介绍各种实验仪器和器件以及使用注意事项。

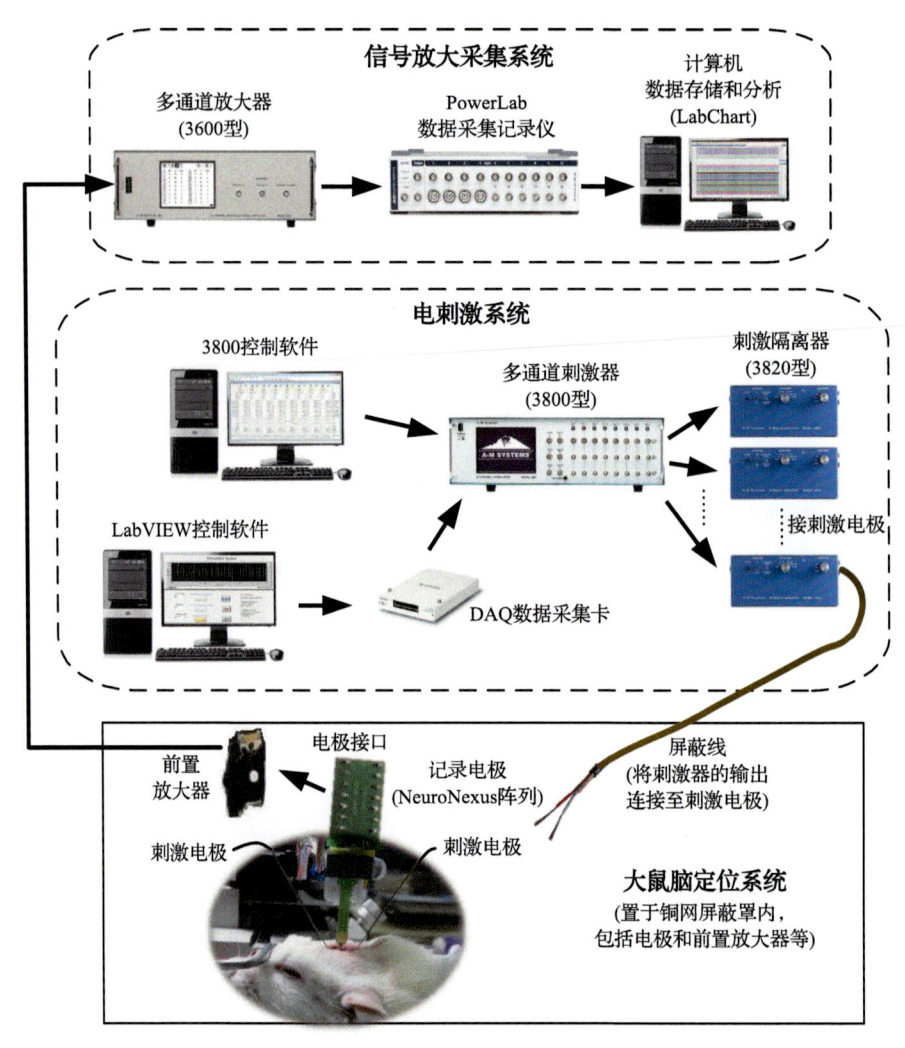

图 3-17　大鼠在体神经电生理实验装置
包括信号放大采集系统（上）、电刺激系统（中）和大鼠脑定位系统（下）。

3.5.1　放大器和记录仪

　　神经电信号很微弱，需要先放大，再进行模数转换，将信号转换成数字信号，采样并保存于计算机，用于实时分析或者后续离线分析。本实验室使用通用的放大器和信号采集仪。放大器是美国 A-M Systems 公司生产的带前置放大器（headstage）的 3600 型 16 通道细胞外放大器（16-channel extracellular amplifier）。信号采集仪是澳大利亚 ADInstruments 公司生产的 PL3516 型 PowerLab 数据记录仪。将 NeuroNexus 的 16 通道阵列微电极采集的电信号，通过前置放大器后，接入 3600 型放大器，放大倍数通常设置为 100 倍。再接入 PowerLab 记录仪，进一步放大并完成模数转换，例如，以 20kHz 的采样频率将模拟信号转换为数字信号。由于 PowerLab 具有放大功能，因此，在记录亚毫伏级甚至更微弱的神经电信号时，3600 放大器只需设为 100 倍放大就足够了。

图 3-18(a)所示是 3600 型放大器，它是一款可用于微伏级电信号放大的低噪声、高增益放大器，它可配备图 3-18(b)所示的两种前置放大器。一种是只能用于信号记录的微型前置放大器(见图右下角的小方形器件)。另一种是具有记录和刺激两种功能的体积稍大的前置放大器(见图中的大三角形器件)。使用记录和刺激两用的前置放大器时，只要事先连好接线，并在放大器面板上做好设置，就可以使指定通道在记录与刺激之间切换，利用电极上同一个触点来完成记录信号和输送刺激两种功能。当通道切换至刺激电路时，电极就与记录电路断开，而与事先连接好的外加刺激信号相连。这样，刺激信号就不会进入记录电路，可以避免记录电路受到大幅度刺激信号的冲击而产生饱和或者损坏。

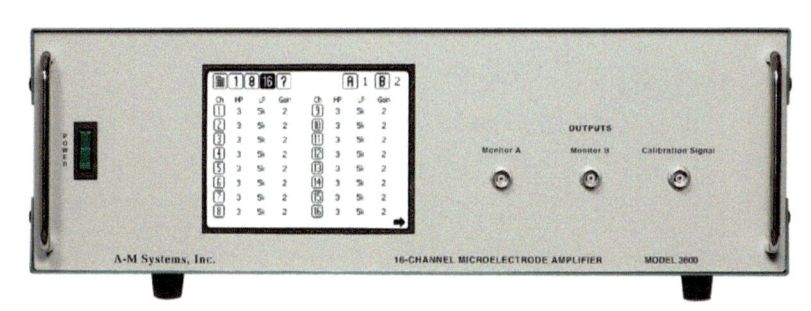

(a) 3600型放大器

(b) 两款前置放大器配件

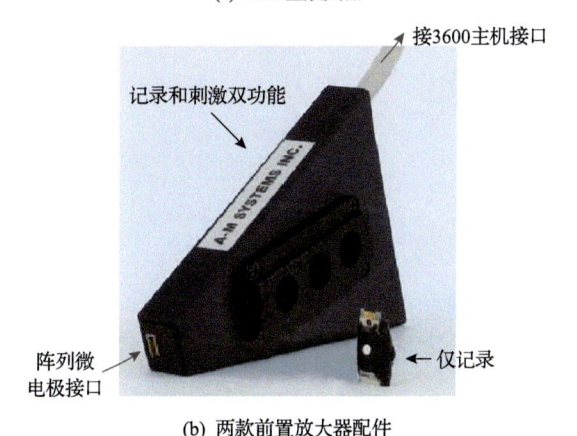

图 3-18　3600 型放大器及其两款前置放大器配件

3600 型放大器的前面板上有触摸屏(图 3-18(a))，可方便地设置各通道的参数，包括高通和低通截止频率、放大倍数、陷波器选择和记录模式选择等。A-M Systems 公司还有一款 1700 型四通道放大器，其性能和功能与 3600 型放大器相似，只是通道数较少,且控制面板由旋钮和开关组成,不是触摸屏。如果所需放大的信号通道较少,也可以选用 1700 型放大器。

3.5.2 放大器的使用和注意事项

1. 接地和屏蔽

电生理实验系统的电子设备通常需要采用独立的接地线,不能与照明线路、冰箱等其他设备共用接地线。而且,需要采取适当的屏蔽措施。此外,实验桌上铺一块铜板有助于增强屏蔽效果。我们的实验桌台面宽 60cm、长 150cm。上面铺有 2mm 厚的铜板,并将铜板接地(即与实验系统的接地线相连)。实验桌除了一个短边方向之外,其余三边的周围都留有足够的空间,便于操作者从不同方位入手开展实验。实验桌的一半叠放有放大器和刺激器等设备,另一半放置大鼠脑立体定位仪等。实验记录时,将放置定位仪的一半罩上屏蔽罩,屏蔽罩下边缘四周的 L 型铝条与桌面上铺的铜板相接触,屏蔽罩自然拥有良好的接地。注意:屏蔽罩必须接地,否则无屏蔽作用。桌面上铺铜板还有一个好处是,操作人员可以随时通过触摸铜板,将身上可能带有的静电释放掉,以免操作时将静电传给动物和实验仪器。特别是在寒冷干燥的冬天,人体上和衣服上很容易带静电。

我们使用的屏蔽罩是自制的,用 L 型铝条做框架,呈梯形立方体,上部比下部稍窄,以增强稳定性。除了底面为空之外,其余各面都铺上铜网。其中,一个侧面的铜网做成可以向上揭开的帘子,便于实验操作。通常,即便帘子不放下,也就是屏蔽罩的一个面无铜网覆盖,也可以获得信噪比很好的细胞外神经电信号的记录,不会受到外界噪声的严重干扰。屏蔽罩内的空间足以进行简单的实验操作。不过,实施较复杂的操作时,如开颅、更换电极等操作时,去掉屏蔽罩更便于进行。这是这种可卸式屏蔽罩的一个优势。

2. 放大器的饱和

使用放大器时,要注意放大器的各项技术指标,如:3600 型放大器的最大输入电压只有 1~2V(与图 3-18(b)所示的前置放大器相关)。正常的电生理信号记录不会超出此范围。如果输入信号的幅值过大,超过放大器的线性放大区,那么,仪器中的运算放大器就会产生饱和。此外,如果放大器的增益(即放大倍数)设置不当,大幅值的记录信号会被截顶。

外界引入的噪声或者施加的电刺激信号也会使放大器产生饱和。将电刺激施加于正在用放大器记录信号的脑组织时,如果刺激器没有良好的电气隔离,大幅值电刺激信号就会窜入放大电路,引起放大器饱和。而且,严重的饱和故障在诱发源撤除之后仍然会延续,使得放大器在数分钟至数十分钟,甚至更长的时间内都不能正常记录信号,影响实验的顺利进行。更强大的电压输入,如强静电干扰,会彻底击坏放大器。因此，在实验操作时要特别注意防静电，以免人体带入的静电高压损坏放大器。特别是在寒冷干燥的冬季，手和衣服上容易产生静电，其高压可达上千伏（当然持续时间很短，瞬间即逝）。戴上接地手环，加湿室内空气，可以减少静电干扰。在手动调节电极操作器等器件时，可以将另一只手按住接地铜板，将身上的静电放掉。更安全的方法是，每当实施人工操作时，关闭放大器的输入。例如，3600型放大器的触摸屏的菜单设置中，每个通道都有"开"和"关"选择项。选择关（即"OFF"）模式，就可以切断记录通道的输入。1700型放大器有"记录"和"刺激"两种工作模式，将开关置于"刺激"模式，就切断了放大电路的输入。这样，在操作实验动物或者调整电极等器件时，就不存在损坏放大器的风险了。不过，有时需要在操作的同时观察记录信号的变化，不能切断放大电路；那么，就需要做好适当的防护，避免人体带入干扰。此外，接地线和/或参考线连接有误，或者连线不可靠，如连线断裂、接触不良等，也会引起放大器的饱和。

一旦出现放大器饱和的现象，即记录信号变成直线（零线），或者记录信号的幅值显著变小，就要立即切断输入信号，或者关掉放大器的电源开关。检查各个连接线是否正确、可靠，并排除静电干扰等因素之后，等候一段时间，再重新打开放大器。通常饱和状态就会解除，放大器恢复正常工作。还要注意，放大器一旦出现较严重的饱和故障，恢复期间可能出现不稳定的低频高幅漂移，不要将此记录信号误认为脑组织的场电位信号。

3. 利用校正信号检测实验装置的连接

为了检验新建立的或者调整过的放大系统及其设置是否可行，或者为了排除使用过程中出现的故障，经常需要在放大系统的输入端连接确定的已知信号，用于考察系统是否可以正常运行。放大器允许的输入范围很小，不能随意接入信号，以免引起放大器饱和甚至损坏。3600型放大器的前面板的右侧有一个校正信号输出端"Calibration Signal"（图3-18(a)），提供幅值可调的1.0kHz的正弦波，幅值有1mV、10mV、100mV和1000mV四挡可选。利用此校正信号测试放大电路比较安全。例如，图3-17所示实验装置的信号采集部分完成连接之后，在无实际电极采集信号的情况下，可以将此校正信号依次接入电极连接器的各个插孔，在PowerLab记录仪的LabChart软件显示界面上（参见3.5.3节），观察记录信号的频率和幅值，就可以检测各个通道从电极连接器、信号放大到采样记录端是否正常且满足实验要求。

4. 噪声干扰

由于神经电信号的幅值很小，属于微弱电信号，测量时很容易受到各种噪声的干扰,如 50Hz 工频干扰、电气设备的上电和断电等开关动作引起的脉冲干扰等。通常利用差动放大的方式,即记录测量点与参考点之间的电位差,可以消除接地回路上的共模噪声,以减小干扰。

此外,做好接地和屏蔽,是消除噪声干扰的关键。实验系统要使用独立的接地线。对于屏蔽,除了大鼠及其相连的定位仪和微操作器等需要置于屏蔽罩内之外,连接导线也需适当使用屏蔽。例如,刺激器输出端与插入大鼠脑内的刺激电极之间的连接导线要用屏蔽电缆线制作,而且,要将电缆线的屏蔽层接地,才能避免将外界噪声引入大鼠脑内而干扰记录信号。如下所述是我们在大鼠脑神经电信号记录过程中曾经遇到过的几种干扰信号的示例。

1) 工频干扰

含工频干扰的信号很容易识别。如图 3-19 所示,若记录信号变粗(左上图),就要检查是否受到工频干扰。将时间轴放大后,可见叠加于信号之上的正弦波(左下图)。估测其频率,若是 50Hz(北美等地区是 60Hz),很可能就是工频干扰。

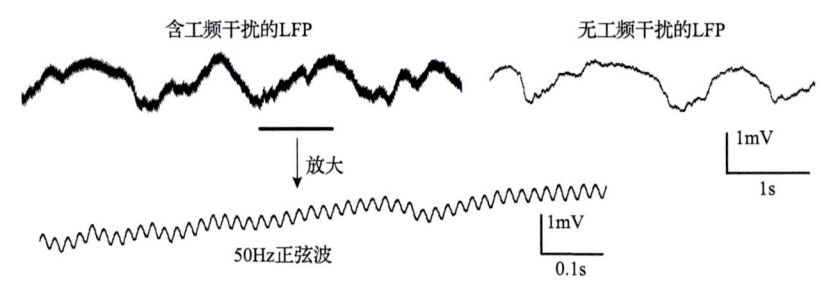

图 3-19 大鼠海马区局部场电位记录信号上的工频干扰

许多放大器提供陷波滤波器,如上述 3600 型和 1700 型多通道放大器,都有"Notch Filter"陷波功能,可用于去除 50Hz 工频干扰。但是,如果干扰的频率范围与信号频率有重叠,那么,滤除干扰的同时就会损失信号成分。此外,任何实际滤波器的特性都不是理想的。50Hz 陷波滤波器会衰减 50Hz 前后频率范围内的信号,造成信号损失。特别是对于某些神经电信号,如脑电图(electroencephalogram,EEG)和局部场电位(local field potential,LFP)等,50Hz 前后频率范围内的信号通常不能忽略,因此,要谨慎使用工频陷波滤波器。而神经元单细胞动作电位(即锋电位)的频带范围通常远高于 50Hz,在 300Hz 以上,采用高通滤波就可以完全消除工频干扰。通常,做好接地和屏蔽,抑制工频干扰并不是难事,不需要采用陷波滤波。

2) 开关和旋钮的操作引起的干扰

电气设备的上电和断电等开关操作,或者刺激器等的旋钮切换操作,都可能产生高频噪声,这种噪声在 500Hz~5kHz 的高频记录信号中,看起来很像锋电位。如图 3-20 所示,噪声一个个单独出现,貌似锋电位。仅凭单通道的记录信号,这种噪声较难判别。结合多通道记录，这种噪声就容易识别。图中通道 1 和 2 位于大鼠右脑的海马 CA3 区，两个测量点的间距仅为 25μm，可以同时记录到来自同一个神经元的锋电位。而通道 3 是位于左脑海马 CA3 区的记录信号，此通道上不可能出现通道 1 和 2 所测到的神经元发放的锋电位。但是，高频噪声却在三个通道上同时出现。因此，如果同时出现于相距较远的测量点上的尖峰电位就可能是噪声。

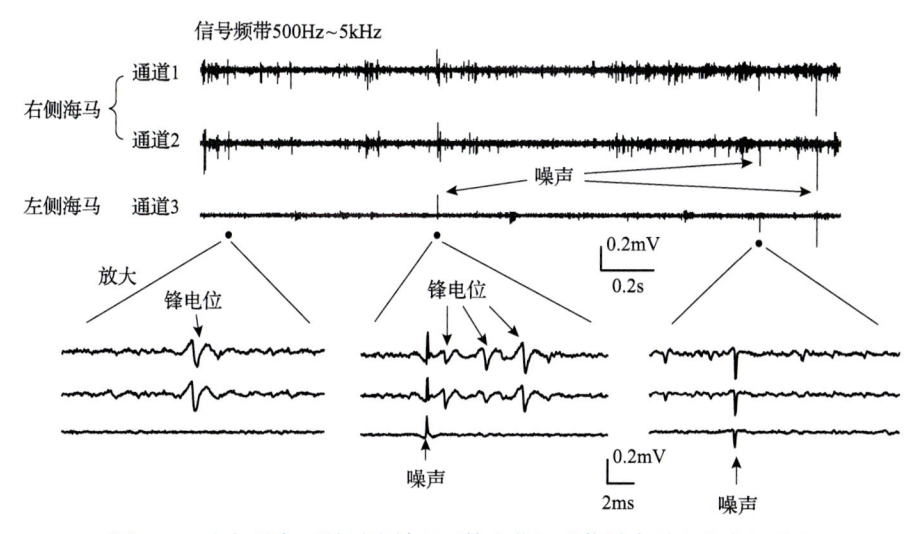

图 3-20 电气设备开关时在神经元锋电位记录信号中引入的高频噪声

3) 手机噪声

如今是手机不离身的时代，许多人可能有过这样的经历，怀揣着手机走上讲台演讲，结果麦克风里不时传出"嗡嗡"的噪声。拿走手机，噪声就消失了。在神经电生理实验记录中，要注意识别放大器可能拾取的手机噪声。做好防范，使用手机时尽可能远离实验台。特别是，手机拨号和开始振铃时所产生的干扰比较严重，如果手机放在近旁，就可能在记录信号中产生不可忽略的噪声。

例如，图 3-21 所示是手机振铃在大鼠海马 CA1 区神经电信号记录中引入的噪声。在频带为 0.3Hz～5kHz 的原始记录信号中，噪声区域的放大图上可见噪声表现为脉冲波，脉宽约 0.7ms，频率为 200Hz 左右。在截止频率为 500Hz 的高通滤波信号中，这种噪声粗看起来像神经元的锋电位。将时间轴放大之后，可见两者之间的区别明显，不要误将这种噪声当作锋电位。

没有来电和振铃，也没有接听电话时，开着的手机如果靠近实验台，也可能会产生噪声。因此，应尽可能将手机放在远离实验台的地方，不要揣在衣袋里。此外，图 3-21 所示是 2010 年左右记录的信号。随着手机技术的发展和更新换代，手机所产生的噪声也会变化。

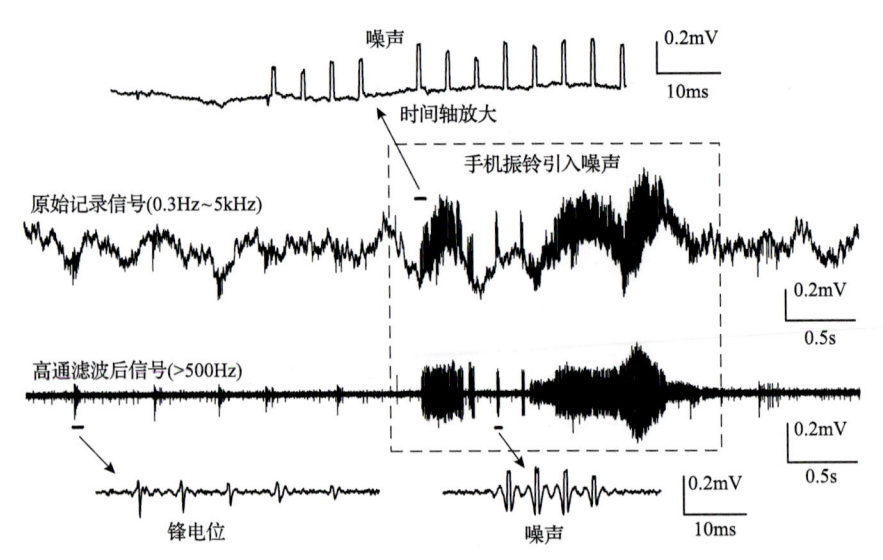

图 3-21　手机振铃在大鼠海马 CA1 区神经电信号记录中引入的噪声

4）大鼠头面部活动引起的干扰

大鼠在体急性实验中记录海马区神经电信号时，头部固定于脑立体定位仪上。当大鼠嘴部颤动或者疑似磕牙活动时，引起的微小振动也会产生干扰，电极所记录的信号中会出现如图 3-22 的上图所示的高频簇状干扰。由于此干扰的频率范围与神经元锋电位的频带范围相似，它们会干扰 500Hz～5kHz 频带的锋电位信号记录。将信号在时间上放大之后，可见这种簇状干扰呈现为连续振荡波（图 3-22 左下图），并在相邻记录通道上具有相似的波形和幅度。而锋电位则是一个个独立的波形，且在各记录通道上的大小变化很明显（图 3-22 右下图）。发现疑似此类噪声

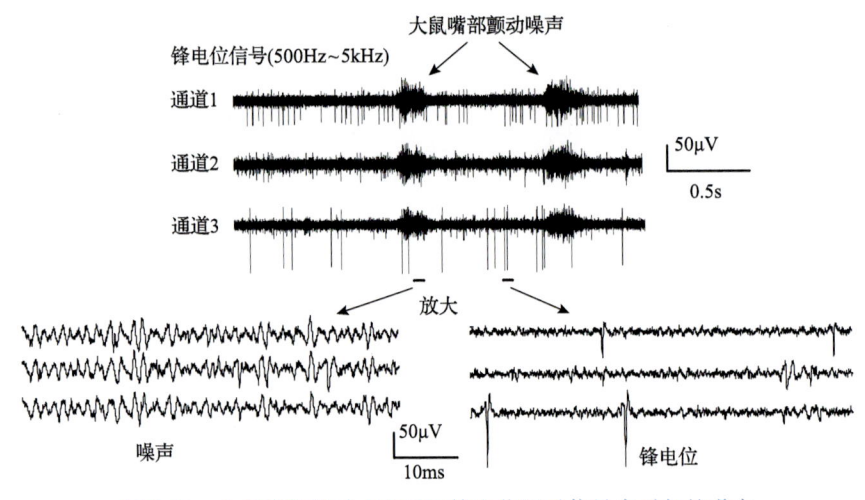

图 3-22　大鼠嘴部活动在海马区锋电位记录信号中引起的噪声

时，观察大鼠嘴部的行为，可以判定和识别噪声。

实验中注意一些细节，可以尽可能减小或者避免大鼠头面部活动对于锋电位记录的影响。例如，开颅过程中用电钻或者刻刀等用力操作之后，会使耳杆与耳道末端颅骨小孔之间的嵌合产生松动，或者使大鼠适配器上的压鼻杆和门齿杆固定嘴鼻部位产生松动。因此，在开颅手术完成之后，放置电极之前，要再仔细检查并加固耳杆、压鼻杆和门齿杆等部位的固定。在随后的实验信号采集过程中，就可以有效地减小或消除大鼠头面部活动引起的"簇状"噪声。实验过程中随着麻醉作用的减退，如果大鼠身体发生强度较大的活动，且发生频率较高，那么就需要适当补充麻醉剂，等到大鼠重新安静，"静止不动"时，噪声就不再出现。可见，这种噪声信号的出现通常也可以作为判断麻醉深度的一个依据。此外，在非麻醉状态的慢性实验中，电极被牙科水泥固定于颅骨之上。在清醒大鼠自由活动过程中记录信号时（图 3-11（b）），如果大鼠咀嚼食物或者发生抓挠头面部等动作，也会在记录信号中产生类似图 3-22 所示的噪声，要注意识别。

5）多通道记录的串扰

多通道电信号记录时，信号传输线上的故障可能会导致"串扰"。例如，使用阵列微电极记录大鼠海马 CA1 区锋电位信号时，我们曾经遇到过图 3-23 所示的信号串扰现象。

当时使用的是一种由 4 根记录杆组成的用于急性实验的 NeuroNexus 微电极，每个记录杆上直线排列 4 个测量点。测量点面积较大，为 $1250\mu m^2$。如图 3-23（a）所示，第一根记录杆上的测量点由上至下依次编号为通道 1~通道 4。四根记录杆之间的间距以及同一根杆上测量点之间的间距都是 $200\mu m$。如此大的间距，使得不同测量点无法同时记录到来自同一个神经元的锋电位（Buzsáki，2004）。但是，在记录信号中，第一根记录杆上通道 1 所记录到的锋电位信号却总是与通道 3 的相似，只是幅值较小而已（图 3-23（a）下方放大图）。而这两个通道所对应测量点之间相隔 $400\mu m$ 之远。根据海马 CA1 区的顺向和逆向诱发电位（参见 3.2.3 节），可以判断通道 3 位于胞体层，因而记录到周围较多神经元的锋电位。据此，位于其上方 $400\mu m$ 之处的通道 1 很可能已超出 CA1 区，通道 1 的锋电位信号来自何处？而且，位于两通道之间的通道 2 的锋电位信号却与这两通道的不同。同一个神经元产生的锋电位怎么会绕过较近的测量点，到达更远的测量点？

记录通道的编号是我们自己根据电极杆上测量点的空间排布来定义的，它与 NeuroNexus 电极尾部 PCB 板引脚的编号不同。实验结束之后，我们仔细查看该电极的状况。根据厂家提供的连线图（site map）可知，通道 1 和通道 3 分别连接至电极尾部 16 针连接器的相邻引脚 1 和引脚 2（图 3-23（b）左上图红色数字所示）。而且，发现电极的 PCB 板走线有损坏。通道 1 的测量点至引脚 1 的连线在距离引脚焊盘不远处断开（图 3-23（b）左上图箭头所指处）。也就是，引脚 1 的导线是悬空

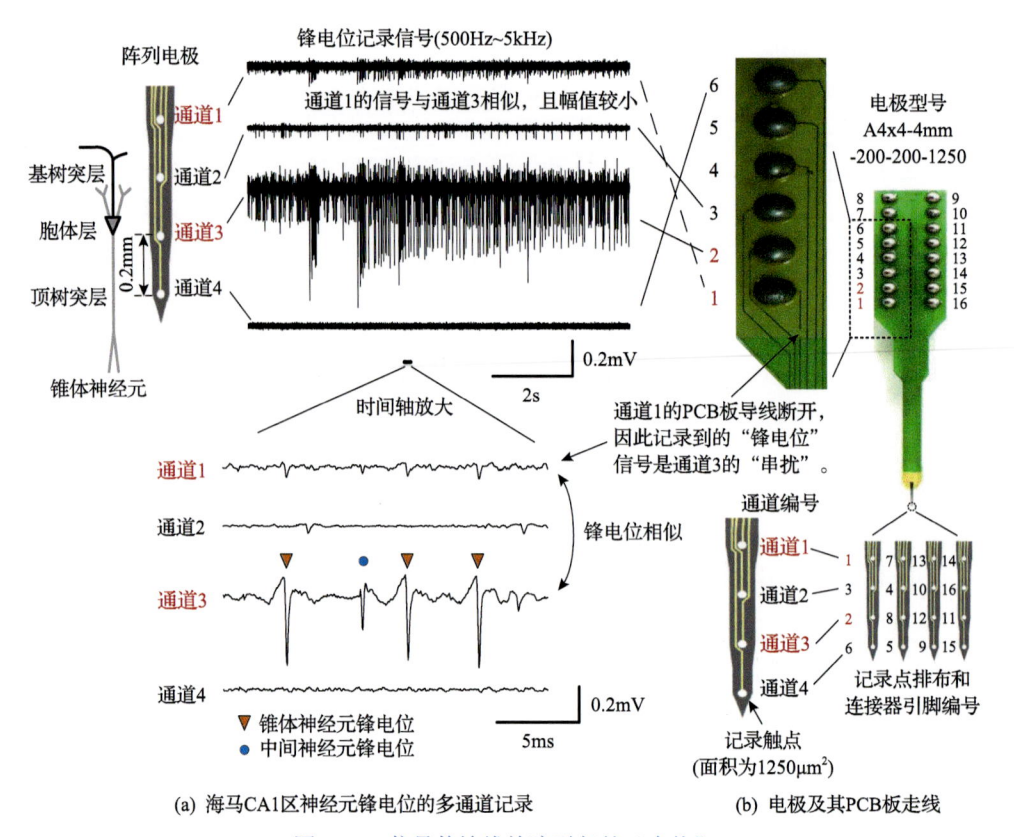

图 3-23 信号传输线故障引起的"串扰"

的。其引脚焊盘及其连接至放大器的悬空导线就像天线，通过电磁耦合，会拾取其紧邻的引脚 2 焊盘及导线上传输的信号，形成一种串扰信号。因此使得通道 1 与通道 3 的记录信号相似。需要说明的是，图中所示电极的连线断开不是厂家产品的问题，是使用中反复多次粘贴胶带用于固定所致。发现此问题之后，我们在实验中就不再将胶带直接粘贴于电极的 PCB 板上。

串扰由电磁耦合引起，因此，只有频率较高的交变信号才会产生串扰。信号变化得越快，产生的串扰也就越大。直流信号不会产生串扰。神经元锋电位信号频率较高，变化较快，图 3-23(a) 所示的锋电位是 500Hz～5kHz 频带范围的信号，因此，会产生较大的串扰。此外，海马 CA1 区顺向和逆向诱发的群峰电位的频率也较高，也会产生较大的串扰。

故障通道的串扰信号看起来与正常信号相似，较难识别。实验中要避免将串扰信号误认为是神经电信号。串扰信号的一个特点是，其幅值大小与原信号之间具有较稳定的比例关系。此外，将阵列微电极缓慢推入脑内的过程中，仔细观察所记录的锋电位信号(或其他信号)是否按照通道的空间排列顺序依次迁移，可以辅助判断各通道的记录是否正常。例如，图 3-23(a) 上图所示，包含 4 个通道的记录杆逐渐进入海马 CA1 区时，通道 4 最先经过胞体层，会记录到锋电位，然后是通道 3、通道 2 和通道 1。于是，锋电位信号应该按照此顺序依次出现于各通道。但是，由于通道 1 的故障，当锋电位出现于通道 3 时，通道 1 上也同时出现。当电极下进至通道 1 位于胞体层时，反而记录不到锋电位，因为此时提供串扰源的通道 3 已远离胞体层。要注意，上述例子表明，信号串扰有时会发生于看似"毫不相干"的相隔遥远的信号通道，而不是相邻记录通道，这是因为信号导线的走线排列顺序通常与电极上测量点的排列顺序不同。

以上仅为本书作者在实验过程中亲历的几种噪声干扰示例。实验记录信号中的噪声多种多样，而且随时可能出现，与实验操作、放大器设备和屏蔽措施等多种因素相关。实验装置建立之后，做些简单的测试，可以了解和认识各种噪声，有利于正确记录电生理信号。

3.5.3 PowerLab 记录仪及其软件 LabChart 的使用和注意事项

神经电信号放大之后，需要经过模数转换，存入计算机硬盘，再进行后续的数据分析处理。如图 3-17 所示，我们采用 ADInstruments 公司的 PL3516 型 PowerLab 记录仪完成信号采样，其硬件包括 CPU 微处理器、内存、专用模拟信号放大器以及模数转换器(analog to digital converter，ADC)，并通过 USB 接口将数据传送给计算机主机。

如图 3-24(a)所示，这种记录仪包含 16 个信号放大通道，每个通道都有独立的可编程放大器，可通过所配备的软件 LabChart 分别控制它们的增益(即放大倍数)、滤波频带、输入的耦合方式(AC 或 DC)、采样频率以及处理模式等。此外，PowerLab 自动将空闲通道的输入放大器接地。每当变动增益时，也将放大器接地，并测量直流偏置。这样，软件就可以自动校正直流漂移和偏置。它还包含 2 个 16 位数模转换器(digital to analog converter，DAC)，在软件控制下，可以通过面板上的 Output-1 和 Output-2 端口输出各种电压波形的模拟信号，可用于触发(或启动)刺激器等其他仪器设备。并且，还含有 8 位数字输入和 8 位数字输出接口。

如图 3-24(b)所示，PowerLab 配备的软件 LabChart 具有强大的数据显示和分析功能，用户操作界面很友好、直观易用。这里基于 LabChart Pro 8 版本介绍其功能和特点。它包括核心软件、模块软件和扩展软件等部分。其中，核心软件提供多通道信号的记录、显示和分析功能，通道数可达 32 路。模块软件(Modules)包括波峰分析(Peak Analysis)、锋电位直方图(Spike Histogram)、心电图 ECG 分析、血压分析和视频捕捉等。它们专用于某些特殊应用的数据采集和分析，可以单独购买。扩展软件(Extension)包括 MATLAB、二进制编码等不同格式的数据导出程序等。

LabChart 软件还有一个优势是，在没有连接 PowerLab 硬件系统的计算机上，

脑神经电刺激机制与调控

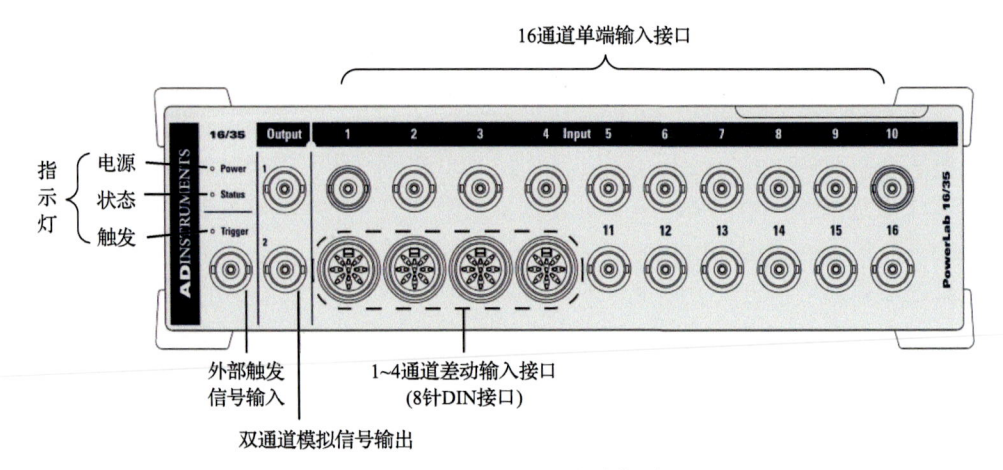

(a) PL3516型PowerLab记录仪的前面板

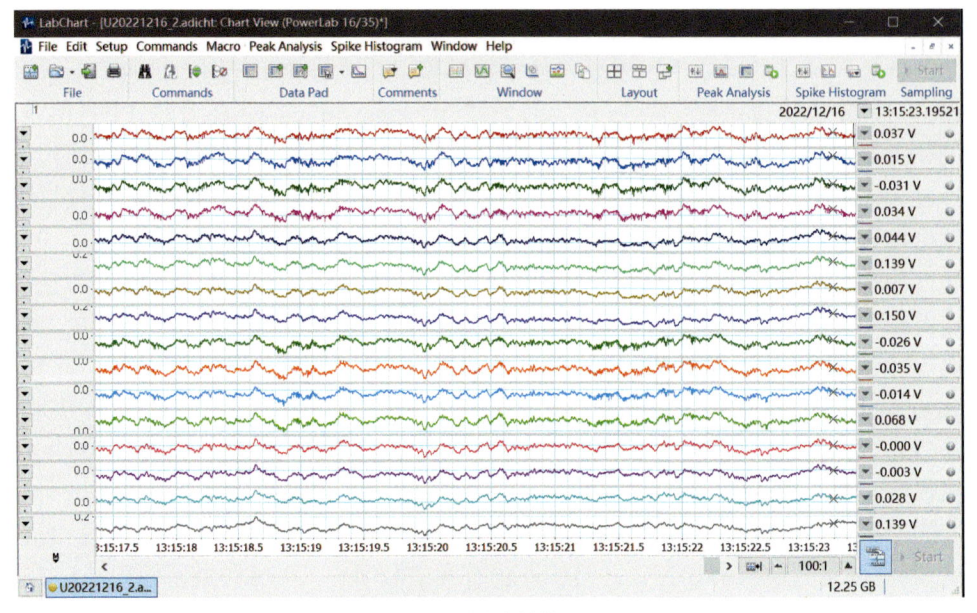

(b) PowerLab的配套软件LabChart

图 3-24　PowerLab 的 PL3516 型记录仪前面板和配套软件 LabChart

它都可以独立安装运行，有利于实验记录数据的离线分析和处理。而且，该软件的"帮助"（Help）菜单的内容很全面，不仅介绍软件的操作方法，还深入浅出地解释各种信号处理的方法及原理，具有教学价值。下面介绍 PowerLab 及其软件 LabChart 使用的一些注意事项。

1. PowerLab 的量程范围和记录模式

PowerLab 记录仪各通道的放大器增益由软件编程控制，最高增益可达 2000

倍，有些信号的测量无须外加前级放大器，直接用 PowerLab 一台仪器就可以完成信号放大和采样。要注意的是，其增益不是用放大倍数表示的，而是用输入信号的幅值范围（即量程）来表示。其模拟信号输入的满量程范围从 ±2mV 到 ±10V，共分 12 挡。选择不同的量程挡，就相当于设置不同的放大倍数。

  PowerLab 模数转换器（ADC）的分辨率（即采样精度）是 16 位。根据不同挡的满量程电压，可以估计 ADC 每个量化级的精度。如果用 16 位二进制数的最大值约为 64000 来估计，各量程范围下的 ADC 精度和误差如表 3-1 所示，其中 "LSB" 是最低有效位（least significant bit），即二进制的最末位数。这种用量程表示放大倍数的方式，便于充分利用 ADC 的分辨率。而且，在 LabChart 的记录通道显示界面上，超出量程范围的区域用阴影表示，用户能够一目了然地看到记录信号的放大设置是否合适。图 3-25 所示是量程设为 ±2V 时记录的大鼠海马区施加 0.4mA 的 200Hz 双相脉冲刺激序列时的显示信号截屏，左右两个窗口显示的时间尺度不同。右窗显示信号的时长约为 1.2s，左窗是其中的约 6.5ms 的小段信号的时间轴放大。可见刺激脉冲被截顶，超出 ±2V 的阴影区域无信号显示。由于记录电极采集的信号在接入 PowerLab 记录仪之前，已被放大 100 倍；因此，对于电极采集的实际信号而言，量程范围为 ±20mV。此记录中，我们关心的是刺激期间的神经响应信号，刺激脉冲只是一种伪迹，属于无用信号，不在乎其截顶损失。采用此量程范围是合适的。相反，如果扩大量程，完整记录刺激脉冲伪迹，反而会损失神经信号的精度。不过，如果因量程太小损失了有用信号，就需要及时调整量程范围。

表 3-1　PowerLab 记录仪在不同量程下的 ADC 精度（分辨率）和误差

量程范围	ADC 精度	误差
±10V	312.5μV	1LSB
±5V	156.25μV	1LSB
±2V	62.5μV	1.5LSB
±1V	31.25μV	1LSB
±0.5V	15.625μV	1LSB
±0.2V	6.25μV	1.5LSB
±0.1V	3.125μV	1.5LSB
±50mV	1.56μV	2LSB
±20mV	625nV	2.4μV
±10mV	312.5nV	2.4μV
±5mV	156.25nV	2.2μV
±2mV	62.5nV	2.2μV

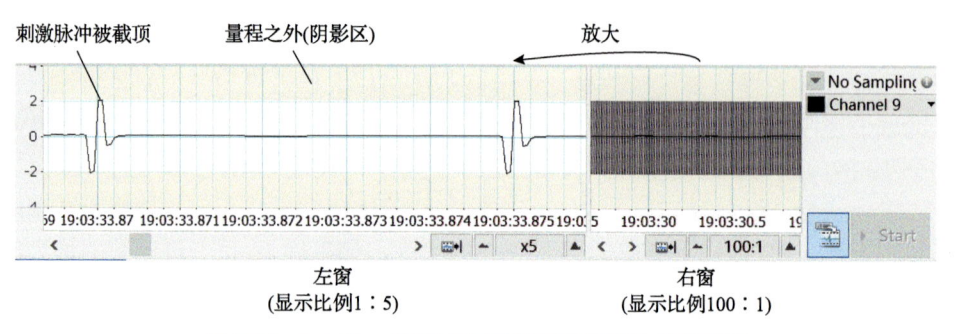

刺激脉冲被截顶　　量程之外(阴影区)　　　　　放大

左窗
(显示比例1∶5)

右窗
(显示比例100∶1)

图 3-25　LabChart 界面上显示的记录通道的量程范围

　　为了保证记录信号不出现饱和而截顶，不丢失信号，将量程范围尽可能调大，宽松一些是否可行？实际并非如此。量程范围越大，意味着 ADC 的分辨率就越低，精度越差（表 3-1）。因为，PowerLab 将模拟信号转化成数字信号时，其幅值只能取有限个量化级的数值。精度为 16 位的 ADC 只能把满量程的数值范围分成 2^{16}（即 65536）个量化级。LabChart 将 65536 级中处于中间的 64000 级作为标称满量程，而把高、低两个极端的量化级作为满量程之外的量值。这样，如果量程选定为±10V，那么，它能够分辨出来的最小电压值就是 0.3125mV。如果量程选定为±10mV，那么，最小可分辨电压值就是 0.3125μV（表 3-1），分辨率提高 1000 倍。

　　例如，同时记录脑神经电信号中的局部场电位 LFP 和神经元单细胞的锋电位时，正常生理状态下，LFP 的电压范围约为±1mV。麻醉状态下的慢波幅值可能会更大一些，不过，通常不超过±2mV。如果前级放大器的倍数设置为 100 倍，那么，PowerLab 的输入信号范围在±0.2V 之内。将其量程范围设为±0.2V，得到的 ADC 分辨率就是 6.25μV（表 3-1）。即使对于小幅值锋电位，如实际幅值仅约为 50μV 的锋电位，经过前级 100 倍放大之后为 5mV，其波形也能够占有 5mV/6.25μV=800 个量化级，采样精度已足够高。再比如，如果要同时记录幅值较大的海马区脉冲刺激诱发的群峰电位 PS，PS 的实际幅值可超过 10mV，经过前级 100 倍放大之后，PowerLab 的量程范围就要设为±2V。这样，如果记录信号中同时包含幅值约为 50μV 的锋电位，它就只占有 80 个 ADC 量化级，精度降低，不过仍然可以接受。

　　如图 3-26(a)所示，在 LabChart 的显示界面中点击右键，在出现的下拉菜单里选择"Use Step Interpolation"，就可以清楚地看到阶梯状的量化采样值。而常规显示选择"Use Linear Interpolation"模式，是经过线性插值处理后显示的光滑曲线（图 3-26(b)）。注：下拉菜单里显示的选项名称是可切换的另一种模式，与当前使用的显示模式相反。此外，图中显示的是逆向刺激的脉冲伪迹和诱发的 APS 波。

(a) 阶梯状曲线　　　　　　　　　　　　　(b) 光滑曲线

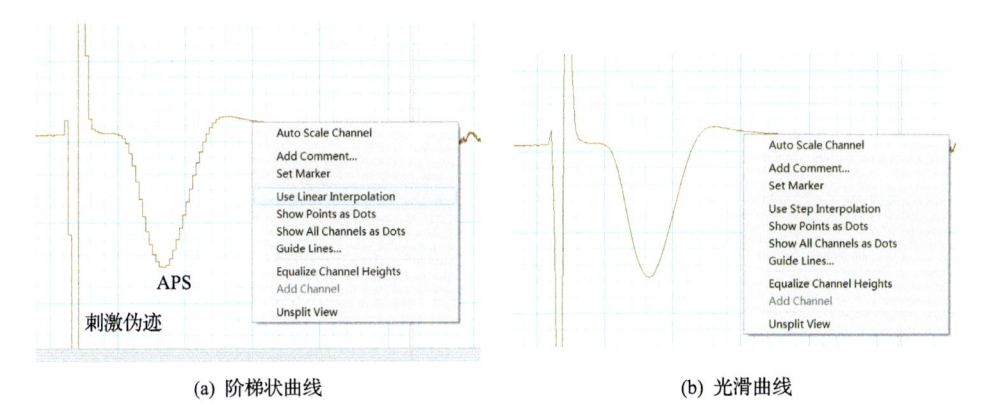

图 3-26　LabChart 的两种不同曲线显示模式

由此可见，要适当选择 PowerLab 量程范围，过大或过小都不行。如果需记录的信号曲线太接近阴影区，并出现截顶现象，就应该调大量程；反之，如果信号曲线总是远离阴影区，信号仅占据了整个量程范围的一小部分，那么，就应该调小量程，以防损失模数转换的精度。总之，要在确保感兴趣信号不被截顶的情况下，尽可能选择较小的量程范围，以提高采样数据的量化分辨率。

PowerLab 输入信号的最大幅值不能超过 ±15V，输入阻抗约为 1MΩ（即 $10^6 \Omega$），100pF。对于使用微电极的电生理记录，即便对于阻抗较小的细胞外记录的金属丝电极，通常电极阻抗也超过 1MΩ，因此，不能直接将微电极采集的信号接入 PowerLab，需要经过具有足够高输入阻抗的放大器进行前级放大之后，才可以接入 PowerLab 进行信号采集。例如，前面介绍的 A-M systems 公司的 3600 型多通道放大器的输入阻抗约为 $10^{12}\Omega$，50pF，可用于微电极所采集电信号的放大。

PowerLab 记录仪的放大器参数都可通过其配备的 LabChart 软件来设置。其中，低通滤波在 1Hz～25kHz 分成数挡。还可以选择直流（DC）和交流（AC）耦合输入模式，AC 耦合的低频截止频率是 0.15Hz。满量程 ±10V 输入挡的放大器的高频响应，即频响的 –3dB 频率达到 25kHz。实际上，每个通道的信号输入端都接有 25kHz 的低通滤波器。在差动输入模式下，100Hz 时的共模抑制比（CMRR）达到 100dB。输入串扰（Input crosstalk）为 75dB。满量程 ±10V 输入时的输入噪声的均方根值（root mean square，RMS）小于 350μV。PowerLab 的 ADC 最高采样率与记录通道数相关，1～2 个通道时可达 400kHz。随着记录通道数的增加，最高采样率依次递减，9～16 个通道时为每通道 20kHz。

PowerLab 的前面板上提供了 2 个模拟输出通道，即 Output-1 和 Output-2（图 3-24(a)），可作为两个独立的相对于地的单端输出通道，也可以两端一起作为差动输出。其数模转换器（DAC）的分辨率是 16 位。最大输出电流是 ±50mA，输出阻抗约为 0.5Ω。输出电压范围分为 6 挡：±10V、±5V、±2V、±1V、±0.5V

和±0.2V，可以通过 LabChart 软件设置和选择。与 ADC 一样，可以计算各挡输出电压下 DAC 的量化精度。这 2 个模拟通道输出的电压波形由 LabChart 软件中的刺激器控制，可以设置为正相、负相、差动和独立输出等不同模式。缺省设置是 Output-1 为正相输出，Output-2 为负相输出。两个输出端之间的差动输出就是单个通道各自输出幅值的 2 倍。这两个输出可用于触发记录。

PowerLab 具有连续记录和触发记录 2 种记录模式。我们通常采用连续记录，将实验过程中的信号全程记录下来，以备事后选用。不过，利用外部信号触发的记录模式也很有用。触发输入端"trigger"在 PowerLab 的前面板上（图 3-24(a)），是 TTL 电平输入。触发阈值为：上升沿触发是+1.3V，下降沿触发是+1.1V。迟滞为 0.3V，输入阻抗为 50kΩ。最大输入电压不能超过±12V，触发信号持续时间（即宽度）不能小于 5μs。一旦触发信号越过阈值，前面板上的外部触发指示灯就会变成黄色。如果实验时只需记录某些诱发电位，可以采用这种触发记录模式，无须长时间连续记录，以节省存储空间。例如，将 PowerLab 的刺激输出（即 Output-1 或 Output-2），或者其他刺激器输出的刺激脉冲信号连接到 trigger 端，作为触发信号，并在 LabChart 的"Stimulator Dialog"窗中设置好参数，就可以方便地实现触发记录的模式。

2. LabChart 可以同时进行实时信号采集和分析

PowerLab 配备的 LabChart 软件的显示、计算和分析功能都很强。不仅可以离线进行各种分析，还可以在采样和记录过程中，在线完成信号分析。例如，将显示窗一分为二（图 3-25），当右窗正在进行实时记录时，在左窗中任意缩放显示已经记录下来的信号段，进行测量、分析、对比，可以快速判断和分析记录信号中的信息。在离线分析时，也可以左右分窗显示，便于进行不同时间段信号之间的比较。再如，图 3-27 所示是大鼠海马 CA1 区记录信号时的截屏，当上方的 16 个通道正在实时记录宽频带（0.3Hz～5kHz）信号时，下方的 16 个通道设置为上方各原始记录通道的高通滤波，截止频率为 500Hz。这样，就可以同时实时观察低频场电位信号（上方 16 个通道）和相应通道记录的锋电位信号（下方 16 个通道）。

LabChart 的显示功能很强，纵坐标和横坐标都可以随意缩放。每个通道的颜色、网格等都可以设置和选择。采样记录过程中，还可以添加注释，标记实验操作等信息。可以保存记录参数和方式，以便之后照样使用。

3. LabChart 记录数据的转换和降采样功能

LabChart 软件保存的记录数据文档的扩展名为"adicht"。打开数据文档后，可以利用"File|Export..."菜单，方便地将记录数据转存为文本格式"txt"或者 MATLAB 的"mat"等其他数据格式的文档。

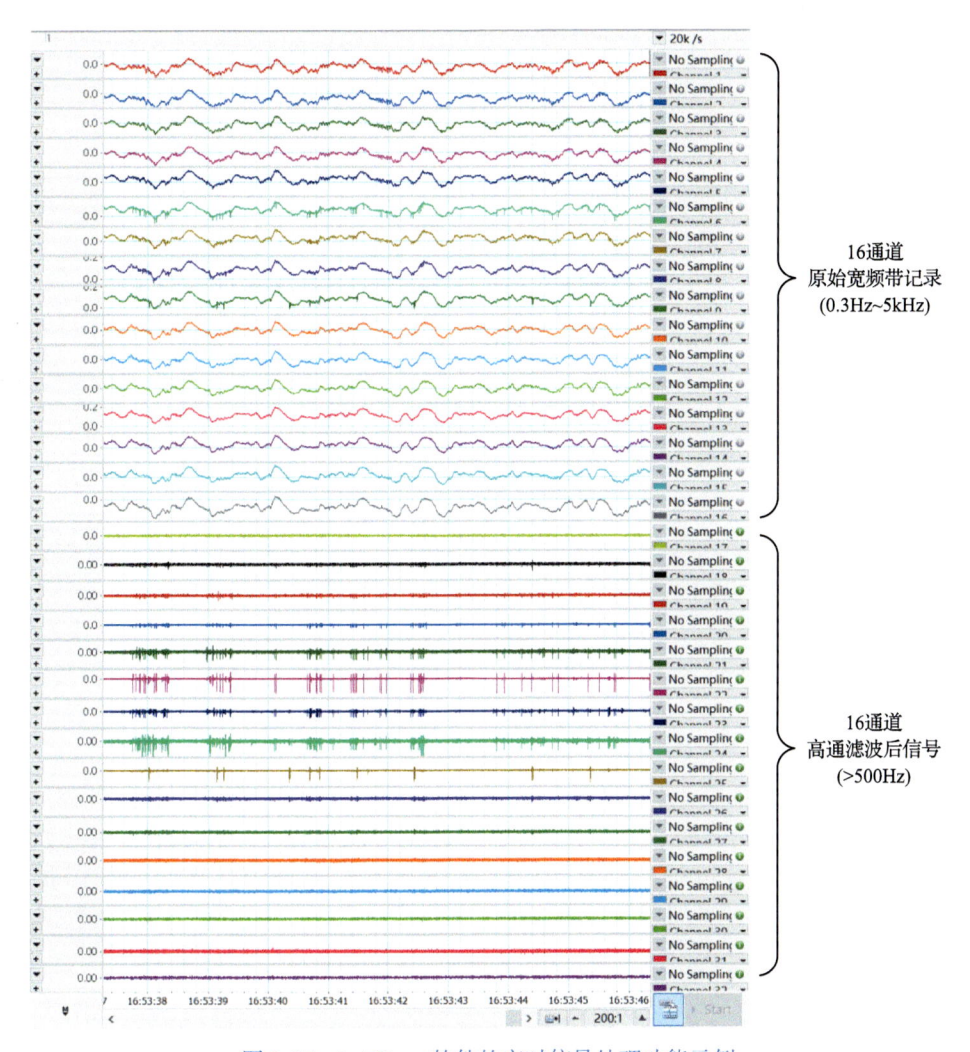

图 3-27　LabChart 软件的实时信号处理功能示例

虽然 LabChart 数据的小数点之后的位数可以任意设定，但是，小数位数越多并不是数据的精度越高。对于电压数值应根据 ADC 的量化分辨率来决定所需的小数位数，而对于时间数值则要根据采样率来决定小数位数。

此外，LabChart 具有降采样功能，可以降低信号的采样率。例如，利用"File|Export…"菜单功能，将信号输出为文本文档时，就可以在"Export as Text"弹窗的"Down sample by"栏设置降采样倍数。假设 m 为降采样倍数。LabChart 并不是简单地将存储的信号每隔 m 个数据点保留（即输出）一个数据点，而是将 m 个数据点求平均值之后，再作为一个输出数据点。将多个数据点求平均值是一种低通滤波处理，也常被称为平滑处理。由采样定理可知，采样率必须达到信号所

含最高频率的 2 倍(即奈奎斯特频率)以上，采样后得到的数字信号才能完整地保留原信号的信息。LabChart 这种降采样处理，首先对原信号进行低通滤波，将其最高频率限制于奈奎斯特频率之内，以满足采样定理的要求。

4. LabChart 的两种显示界面和其他功能

LabChart 包含"Chart"和"Scope"两种显示模式，在其 Window 菜单中可以选择切换。其中，"Chart"是模拟多通道纸带式绘图仪的显示，而"Scope"则是模拟存储式示波器的显示。早年的生理学实验中，通常用示波器实时观察生理信号，同时用绘图仪、磁带机等将信号记录并存储下来。因此，LabChart 的开发者借鉴当时的实验场景，设计了 Chart 和 Scope 两种模式，并在软件的不断更新升级中，始终保留这两种模式。不过，绘图仪和磁带机等老式设备记录的是连续的模拟信号，而 PowerLab 系统存储的是经过模数转换的数字信号，在幅值和时间上都经过了离散的量化处理，不再是"真实"的原始模拟信号。

我们实验室常用的功能都属于 Chart 模式。Scope 模式在分段显示和信号叠加等功能上具有其优势，可以方便地实现信号的叠加平均处理。例如，计算 100 次电脉冲刺激的诱发波的平均波时，借助"Peak Analysis"识别脉冲刺激的伪迹，Scope 可以自动以伪迹为基准，对齐 100 个诱发波，求出其平均波。并将各个诱发波和平均波同时直观地显示出来，且可以将计算结果输出为文本文档。

LabChart 主菜单上的波峰分析(Peak Analysis)和锋电位直方图(Spike Histogram)也是常用功能。其中，"Peak Analysis"可以通过设置幅值或斜率等阈值，自动识别棘波等特征信号，并计算棘波的幅值、半高宽和面积等指标。我们分析 APS、OPS 等诱发电位波形时，常用这些计算功能。"Spike Histogram"可以自动识别锋电位，并做出直方图(详见第 4 章)。LabChart 的频谱分析(Spectrum)窗的功能也很强，它应用周期图法估计所选信号的频谱，详见 4.3 节。此外，LabChart 的"Data Pad"很有用，可计算各种时间和幅值数据。具有编程基础的用户，还可以利用 LabChart 的宏功能，设计并实现更复杂的数据自动检测和分析处理，详见其 Help 中的相关讲解。总之，上述仅介绍了 LabChart 的基本功能，它还有许多信号处理和分析功能，可以满足广泛的需求。

3.5.4 电刺激器

我们实验室常用的电刺激器是美国 A-M Systems 公司的系列产品，包括 2100、2200、2300 和 3800 等型号。其中，2100 型刺激器是单通道的带电气隔离的脉冲刺激器。它只能输出脉冲波，可以是单相、双相、电压型或者电流型脉冲。可以手动启动或者由电信号触发启动其输出。它还有门控输入端口(Gate)，可用于调控输出。如图 3-28 所示的前面板上，除了最右侧的电源开关之外，分成 3 个区。

其中，左边的"START"区可设置触发方式。中间的"TIMING"区可设置 4 个参数：延时(Delay)、脉冲序列的时长(Burst width)、脉宽(Duration，0.5μs～999s)和脉冲周期(Period)。刺激器的时钟精度为 10MHz。右边的"OUTPUT"区是电气隔离输出，可设置输出信号，包括：单相、双相选择，电压型、电流型及其强度挡选择，脉冲幅值调节等。将该区右下角 2 个香蕉插孔输出的脉冲信号连接至刺激电极，就可以实施电刺激。

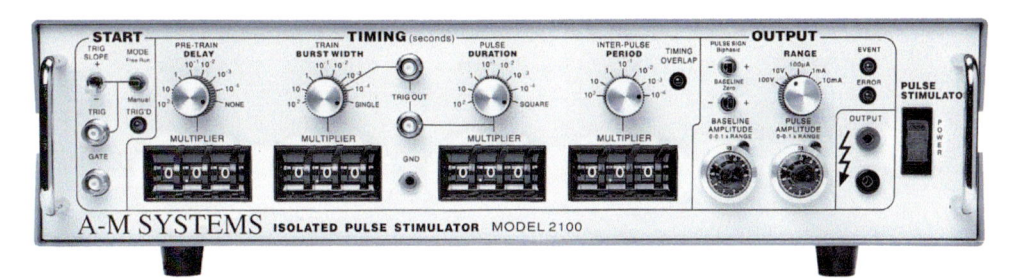

图 3-28　2100 型刺激器的前面板

图 3-29 所示是 2300 型刺激器，它是一款单通道的脉冲隔离器，相当于图 3-28 所示 2100 型刺激器右侧的输出部分。它可实现脉冲信号输出的电气隔离，内置的可充电电池用于驱动隔离后的脉冲输出。其前面板左上角的旋钮包含电源开关和电池充电开关。电池充电时不能输出刺激信号。前面板上还可以选择电压或电流型脉冲(各分 3 个强度挡)，与下方的微调相结合，可以设置脉冲幅值。但不能设置时间参数。输出脉冲的时序和极性等的调控需通过左下角的 D 型 9 针控制接口(Control)，由外界输入信号调控。最简单的控制方式是，在 D 型接口中的"On/Off"引脚上接入一个 TTL 电压脉冲信号，就可以开、关刺激器的输出。输出接口为右下角的香蕉插孔。由此可见，2300 型刺激器无时序控制功能，它只能按照外界输入信号给定的脉冲时序，以其面板上设定的强度，输出电压型或者电流型脉冲序列。

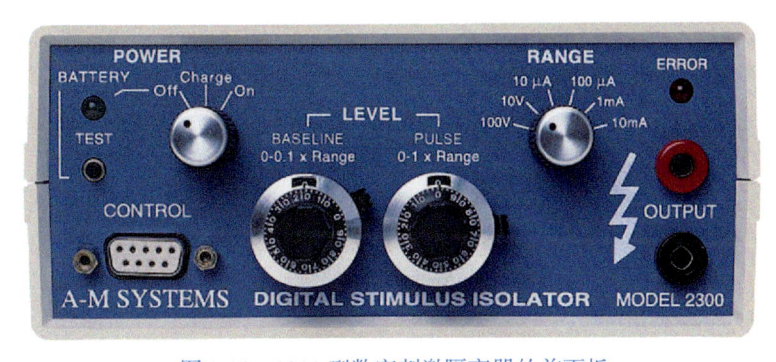

图 3-29　2300 型数字刺激隔离器的前面板

图 3-30 所示是 2200 型刺激器，其外观和大小与 2300 型相似。不过，它是一款模拟型的刺激隔离器，在其带宽范围内可以跟随控制信号输出任意波形的电刺激信号。而上述 2100 型和 2300 型则是脉冲型（又称数字型）刺激器，只能输出脉冲波。2200 型的前面板上可以选择电压或电流型输出，并选择输出波形的幅值范围。其控制接口也是一个 D 型 9 针接口（Control），利用其中的门控端（Gate）可以"开"或"关"控制信号接口（Signal in）接入的信号。面板左上角的电源开关旋钮和右下角的输出接口都与 2300 型相同。

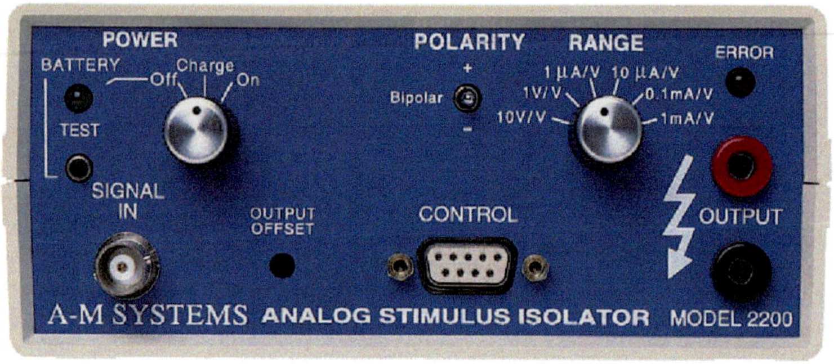

图 3-30　2200 型模拟刺激隔离器的前面板

图 3-31（a）所示是 3800 型 8 通道可编程刺激器。其各个通道的输出与图 3-31（b）所示的配件（3820 刺激隔离器）连接之后，可以产生电压型或者电流型的脉冲序列，隔离器由可充电电池供电。3800 型刺激器是一款多功能的数字型刺激器。通过 USB 接口，将刺激器与计算机相连接，可以利用厂家提供的控制软件，方便地编程设置 8 个通道的输出（图 3-31（c））。该控制软件给刺激信号的设计提供了很大的灵活性，使得刺激器不仅可以输出单相和/或双相脉冲、变幅值脉冲、变间隔脉冲，还可以产生多达 8 个编程通道各种组合形成的脉冲序列，最终集中于某个输出端输出。许多具有特定规律的电脉冲序列都可以由 3800 型刺激器直接产生。

实验中，在施加电刺激时往往同时需要记录神经电信号。为了避免刺激信号干扰记录，刺激器的输出电路与记录电路之间需要电气隔离，不能共用接地。上述刺激器都具有隔离功能。例如，2100 型刺激器的输出电路与脉冲时序控制电路之间具有电气隔离。3800 型多通道刺激器则专门配有 3820 隔离器。这些隔离电路都由可充电电池供电。同样，2200 型和 2300 型刺激器在使用前也需充电，使用时由电池供电。电池供电的刺激器输出电流自成独立的电路回路，可以减少对于记录电路的影响。不过，此类 A-M systems 刺激器的电池一旦电量不足，常会产生失控的刺激波形输出，因此，在使用过程中，要确保电池电量充足。

神经电信号非常微弱，通常需经过放大器放大千倍以上，才能进行采样和记录。微弱信号放大器的输入端能够接收的信号量程范围很小，如果超出此范围，

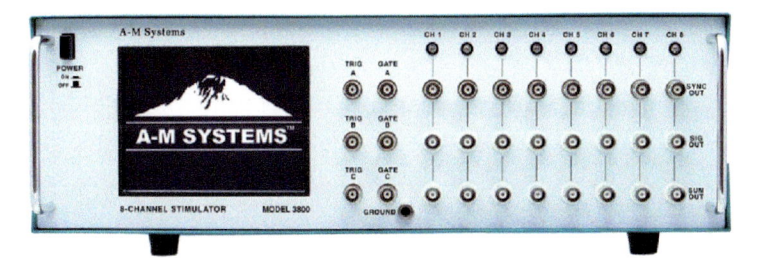

第 3 章　在体大鼠脑神经电生理实验方法和器材

(a) 3800型8通道可编程刺激器的前面板

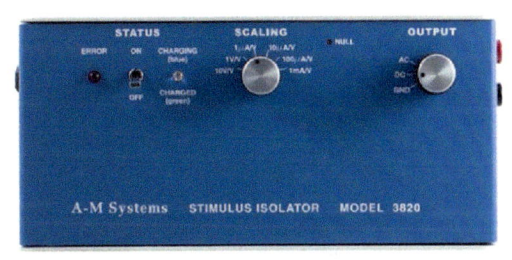

(b) 3820隔离器配件

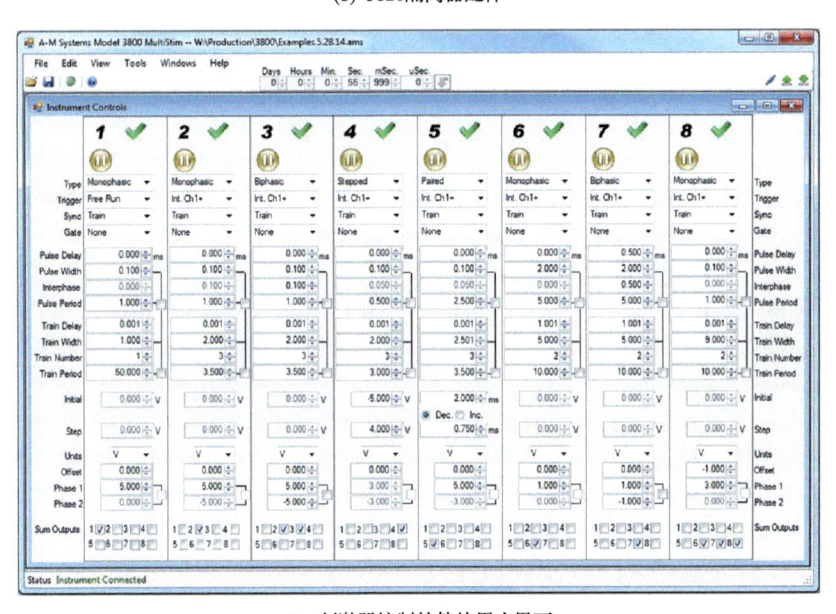

(c) 刺激器控制软件的用户界面

图 3-31　3800 型 8 通道可编程刺激器

就会引起放大器饱和，甚至损坏放大器。实施细胞外电刺激时，外加刺激的强度/幅度远远大于神经电信号，也远超信号放大器的输入范围。因此，需要采用隔离器，尽可能避免对于神经电信号记录的干扰。不过，即便采用隔离器大大削减电刺激的干扰强度，如果记录位点距离刺激点很近（如我们实验中通常在 1～2mm 距离），那么，刺激信号难免会被记录电极拾取，被称为刺激伪迹。而且，所记录的刺激伪迹的幅值常会大于神经电信号，在提取和分析神经信号（如神经元锋电位）时，需要先消除刺激伪迹，详见 4.5 节的介绍。

市场上提供的现成刺激器产品通常只能产生具有恒定参数的或者规则变化参数的刺激波形。上述 3800 型多通道刺激器通过组合各通道的输出，虽然能够产生较多的刺激模式，但是，它无法产生脉冲间隔随机变化等更复杂的刺激信号。而且，该刺激器是一款数字型刺激器，不能输出幅值（即强度）连续变化的脉冲序列，也无法输出正弦波等其他波形的刺激信号。此外，现成的通用型电刺激器也无法实现闭环式刺激模式。为了解决这些问题，我们利用 NI 数据采集卡，开发 LabVIEW 控制软件，扩展了现成电刺激器的功能，可以输出复杂的数字型电脉冲刺激序列和模拟型任意波形的刺激信号，也可以根据实时记录的神经电信号的变化来实现闭环式电刺激（Cai et al.，2018；杨刚生等，2021；封洲燕等，2012a；胡振华等，2015）。简介如下。

3.5.5 利用 LabVIEW 控制的电刺激系统

LabVIEW 是美国国家仪器公司（National Instruments，NI）的基于图形化编程的软件开发环境，与 NI 的数据采集（data acquisition，DAQ）卡配套，可以开发虚拟仪器，实现数据采集和仪器控制等功能。如图 3-32 所示，我们自行设计的刺激系统的硬件包括：个人计算机、多功能数据采集卡（USB-6251，National Instruments Inc.，美国）和 2200 型刺激器。

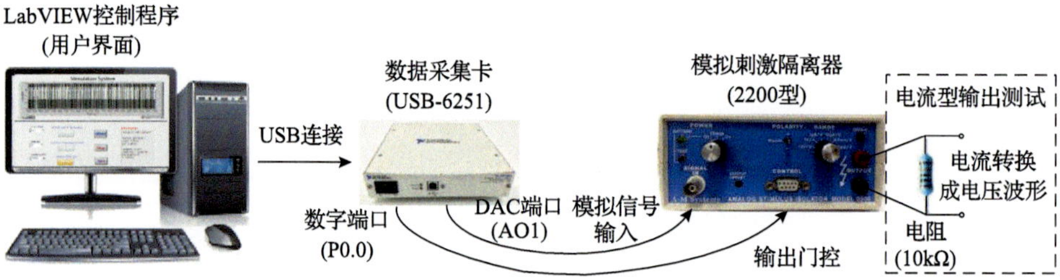

图 3-32 时变参数电刺激系统的构建

其工作原理是：在 LabVIEW 程序的控制下，利用 USB-6251 数据卡的数模转换器（DAC），将所需刺激波形的数字信号转换成模拟信号，接入 2200 型刺激器的信号输入端，其输出即为所需的模拟型刺激波形。LabVIEW 程序中调用 NI-DAQmx 函数，来操作数据卡的 DAC 端口。在 NI-DAQmx 函数中，通道选择为"Dev1/ao1"（即数据卡上编号为 AO1 的 DAC 端口），将其设置为单通道模拟电压输出模式，并选择"采样时钟"以及"有限采样"模式，将采样率的默认值设为 20kHz。此外，LabVIEW 程序利用数据卡的数字输出端口之一（P0.0）输出 TTL 电平的方波信号，连接于刺激器的门控端（9 针 D 型接口的"Gate"引脚），作为

"输出门控",用于开、关其输出。2200 型刺激器具备电气隔离功能,且是模拟型刺激器,可以跟随输入端的模拟信号,以电流或电压模式输出模拟刺激信号。还可选择不同的放大倍数(即幅值挡),缩放输出的刺激信号。如果采用电流型输出,在测试输出波形时,如图 3-32 右侧所示,可以在刺激器输出端连接一个电阻,将电流转换成电压。

所需刺激波形的离散数字信号可以由 LabVIEW 产生(杨刚生等,2021)。以图 3-33 所示编码方法为例。假设需产生具有相间延时的双相脉冲序列(图 3-33(a)),设分辨率(即采样率)为20kHz,则可产生的最小脉宽为 0.05ms,满足常用神经电刺激脉宽大于 0.06ms 的需求(Merrill et al.,2005)。利用 LabVIEW 的"基于持续时间的信号发生器"子函数分别生成正相和负相脉冲的数组片段,数组各单元的数值正比于脉冲幅值(取决于选定的刺激器输出挡位),并在 2 个片段之间填充"0"(即零电位),构成相间延时,形成双相脉冲的编码数组。重复此双相脉冲数组,并按照所需的脉冲间隔,补足数组中"0"元素的个数,即获得整个刺激序列(图 3-33(b))。利用这种数组方式可以实现各种脉冲间隔(IPI)实时变化的刺激序列,示例如下。

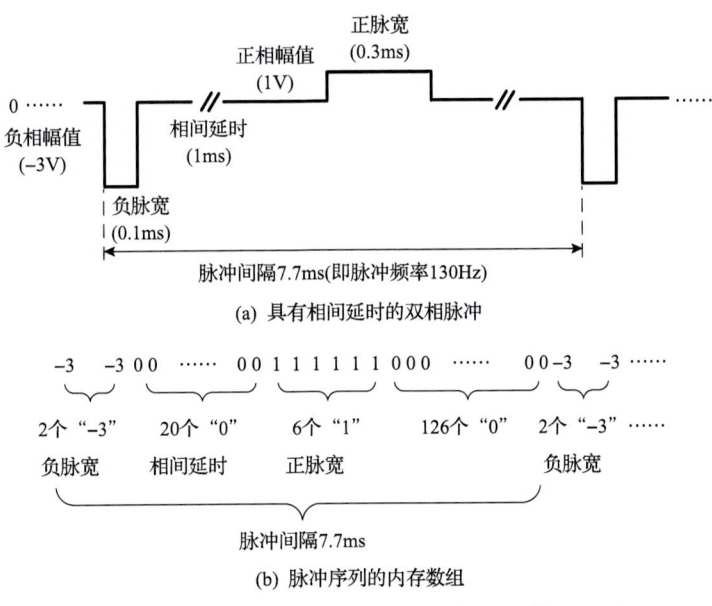

图 3-33 刺激波形的编码设计方法(杨刚生等,2021)

1. 服从特定分布的随机时变 IPI 序列

图 3-34 所示是 4 种随机时变 IPI 的分布:均匀分布、正态分布、伽马分布和

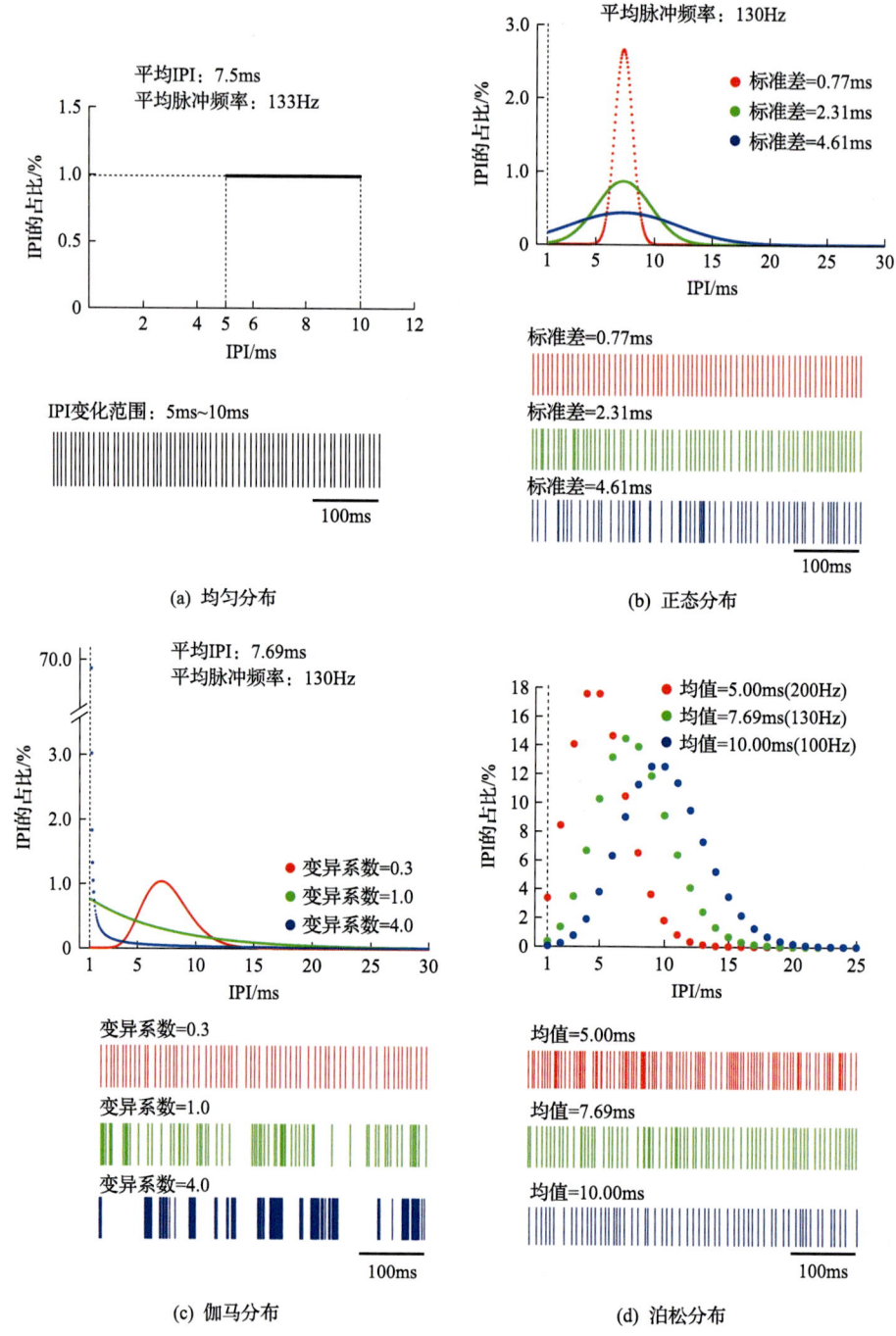

图 3-34 4 种随机 IPI 分布及其相应的脉冲序列小段示例(杨刚生等，2021)

泊松分布，它们是神经电刺激中研究较多的刺激模式（Birdno et al.，2008b；Wyckhuys et al.，2010；McConnell et al.，2016；Feng et al.，2019）。其中前 3 种分布为连续函数，用 LabVIEW 的"连续分布的随机数"生成；而泊松分布为离散函数，用"离散分布的随机数"生成。决定这 4 种分布的参数分别为：均匀分布是 IPI 的最小和最大值；正态分布是均值和标准差；伽马分布是均值和变异系数；泊松分布是均值。此外，根据实验需要，限制 IPI 范围为 1~500ms，此范围之外的其他 IPI 被去除。注：图 3-34 中除了自身为离散函数的泊松分布之外（图 3-34(d)），其他分布中呈现的离散点是由图 3-33(b)所示数组的分辨率所致。

2. 由其他文档定义的任意 IPI 序列

除了由 LabVIEW 内部产生之外，上述定义刺激波形的编码数组还可以事先由其他方法生成，然后，在 LabVIEW 中利用"读取电子表格文件"，读取纯文本格式的编码数组的数据即可。记事本等编辑软件或者 MATLAB 程序等生成的文本格式文档都可以读入。

其实，利用这种编码数组的方式，图 3-32 所示系统可以输出任意刺激波形，不限于脉冲序列。不过，如果要输出纯粹的正弦波刺激，采用通用的信号发生器作为信号源，给 2200 型刺激隔离器提供模拟信号输入，再用前面 3.5.3 节所述 PowerLab 记录仪的"Output"端口，给 2200 型刺激器提供门控信号，也可以方便地实现。如果仅需幅值恒定（或少数几种幅值）的脉冲序列刺激，那么，刺激器可以换成数字型的，参见图 3-17 所示的采用 3800 型刺激器的系统。

图 3-17 和图 3-32 所示刺激系统硬件配置简单，仅需通用的数据采集卡和刺激器，普通实验室容易配备。它可以满足恒定刺激、时变刺激、数字脉冲刺激和模拟信号刺激等各种电刺激实验的需求，可用于探索和开发神经电刺激新模式。本书下篇"轴突电刺激的神经调控作用"中所采用的多种不同刺激模式，包括时变强度的脉冲刺激、随机变频刺激，以及负正单相脉冲交替的高频脉冲刺激等复杂脉冲序列，都是采用 LabVIEW 程序控制的刺激系统实现。除了脑神经电刺激研究以外，也可用于其他电刺激研究，如神经肌肉电刺激、经皮神经电刺激和脊髓电刺激等。

3.5.6 闭环式电刺激的实现

闭环刺激是神经电刺激调控技术的重要发展方向之一，其目标是根据神经系统的实时活动状态，按需提供电刺激，以提高刺激效率和安全性。例如，在控制癫痫发作时，如果通过监测患者脑内神经电信号的实时变化来预测即将发作的癫痫，及时实施电刺激，就能够提高电刺激抑制癫痫活动的疗效（Sunderam et al.，2010；Smith et al.，2010）。目前现成的电刺激器产品通常都无法根据神经电信号的变化来输出刺激信号，无法直接用于实现闭环刺激。

根据具体需求设计程序，图 3-32 所示的基于 LabVIEW 和 USB-6251 数据卡的刺激系统可以实现闭环式电刺激(封洲燕等，2012a；胡振华等，2015)。如图 3-35 所示，记录电极检测的大鼠海马区场电位信号经过放大器之后，由 LabVIEW 程序控制 USB-6251 数据卡的 ADC 采样，并进行实时分析。若场电位中出现某种达到事先预设指标的信号，就通过 USB-6251 的 I/O 或者 DAC 输出信号，用于控制刺激器产生所需刺激信号，经过刺激电极施加于神经组织的特定部位。图 3-35 中虚线所示的连接是用于测试，利用 PowerLab 记录仪同时采集神经电信号(如场电位信号)和刺激信号(可以取刺激器前端的触发信号或者取刺激器的输出信号)，调试和分析系统的运行是否符合要求，刺激输出是否正确。

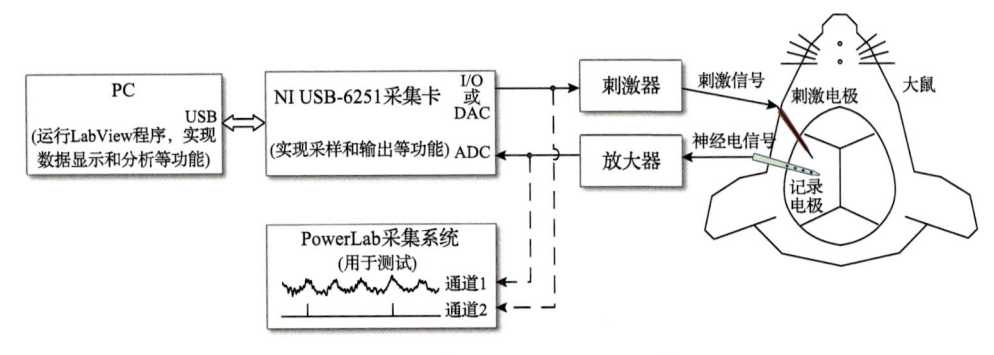

图 3-35 实现闭环控制的刺激系统(封洲燕等，2012a)

我们曾经利用此系统，实现在大鼠海马区 θ 节律波的波峰或者波谷施加电脉冲刺激(封洲燕等，2012a)。脑神经元群体的电活动包含各种不同的节律，其形成的场电位幅值可达毫伏级水平(Buzsáki，2006)。在场电位节律的不同相位上施加电刺激，会产生不同的效果。例如，在海马脑区常见的 θ 节律(2~7Hz)的场电位中，当电脉冲刺激分别施加在波峰和波谷时，可以诱发两种截然不同的突触可塑性变化，分别是长时程增强(LTP)和长时程抑制(LTD)，从而产生兴奋和抑制两种不同的效果(Huerta et al.，1996；Hyman et al.，2003；Huang et al.，2005)。为了研究 θ 节律的波峰和波谷处的诱发电位的区别，我们设计 LabVIEW 程序，根据预设的场电位幅值阈值和节律周期，自动识别其中出现的 θ 节律波。图 3-36 所示是将双脉冲刺激施加于大鼠海马 CA1 区 Schaffer 侧支时胞体层和顶树突层上记录的信号，双相脉冲强度为 0.2mA，脉宽 100μs。图 3-36(a)左侧显示了记录电极上两个测量点和锥体神经元的示意图。根据刺激前顶树突层场电位中明显的 θ 节律可以判断，图 3-36(a)和(b)的刺激分别施加于 θ 节律的波峰和波谷。诱发电位的放大波形显示了首个脉冲在胞体层诱发的群峰电位 OPS 和在顶树突层诱发的兴奋性突触场电位 fEPSP。可见顶树突层 θ 节律波峰时诱发的 OPS 幅值比较大。

(a) 刺激施加于θ节律的波峰　　　　　　　(b) 刺激施加于θ节律的波谷

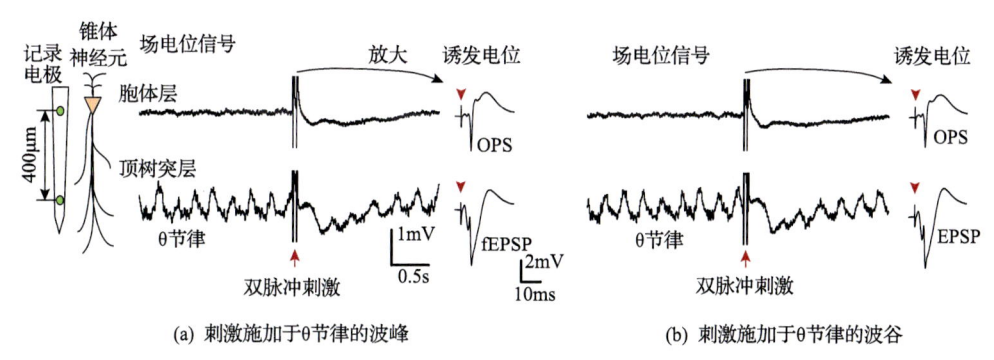

图 3-36　利用闭环控制将脉冲刺激分别施加于海马 CA1 区场电位 θ 节律的波峰和波谷（封洲燕等，2012a）

除了预测 θ 节律的相位以外，只要适当调整 LabVIEW 程序中预设的参数，就可以用于预测其他节律波，例如场电位信号中常见的频率从低到高的有 δ 波、θ 波、α 波、β 波、γ 波等（Buzsáki，2006；Donner et al.，2011）。在头皮脑电图等非侵入式测量信号中也存在类似的节律波，也可以用作闭环控制信号。此外，用阈值法检测大幅值的痫样棘波的出现，也可以实现闭环控制的电刺激（胡振华等，2015）。如图 3-37 上行所示，在海马 CA1 区发生痫样放电期间，用痫样棘波来触发 Schaffer

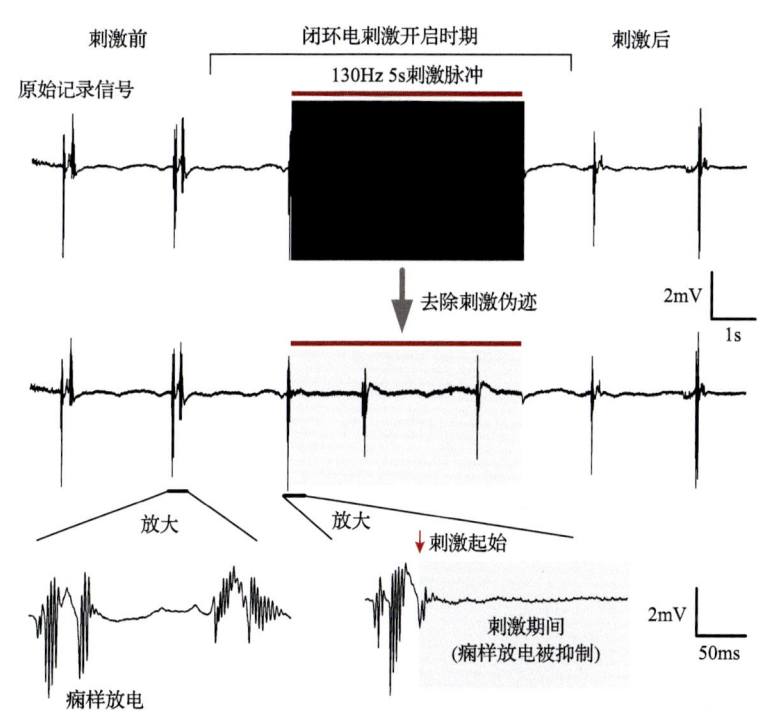

图 3-37　大鼠海马 CA1 区施加闭环式高频脉冲刺激控制痫样棘波（胡振华等，2015）
红色横杠和阴影表示刺激期间。

侧支上施加 130Hz 的脉冲刺激。在开启闭环刺激系统之后，系统可以自动识别痫样棘波，随即触发刺激器输出 5s 脉冲序列。在去除刺激伪迹的信号(图 3-37 中行)及其局部放大图(下行)可见，刺激起始后立即就可以抑制痫样棘波。

此闭环系统的自动痫样棘波检测功能可以随时开启和关闭。开启时，LabVIEW 程序会自动检测局部场电位 LFP 中出现的首发棘波，并按照预先设定的延时，输出所需刺激序列。从而实现闭环式刺激，以调控后续痫样放电的产生。与此同时，棘波检测功能关闭，直到脉冲刺激结束为止。脉冲刺激的频率和持续时间可以根据需要设置。在痫样放电尚未完全发展之前及时施加调控，更有利于抑制癫痫发作，并且节省刺激器的功耗，同时也可以减少持续电刺激对于神经系统正常生理功能可能造成的干扰和脑组织损伤的风险。我们利用此闭环刺激系统，研究了高频电脉冲刺激对于痫样棘波的调控作用(曹嘉悦等，2016)，详见 8.4 节。

3.6 本章小结

本章介绍了大鼠在体脑神经电生理学实验中涉及的动物手术方法、各种电极以及实验设备和装置。对于在体实验，电极植入位置的正确性是实验成功的前提条件。文中介绍了脑立体定位仪的使用和电极植入时定位的计算方法，以及如何在电极植入过程中依据各种自发和诱发神经电信号的特点，实时判断和调整电极的位置，以确保电极正确植入所需的目标位点。本章除了介绍完整脑内海马区的神经电生理实验方法之外，还介绍了揭除覆盖于海马之上的大脑皮层，暴露部分海马背侧的实验方法，以方便用药。并介绍了利用这种暴露海马的在体实验，考察和验证在突触传递被低钙阻断的情况下诱导的神经元的痫样同步放电活动。

对于实验器材，主要介绍了我们用于记录的 NeuroNexus 公司生产的 Michigan 电极的特点和规格，用于施加电刺激的 FHC 公司的同芯双极电极，以及刺激电极选用不当可能诱发的神经元扩散性抑制响应。并且，介绍了大鼠在体神经电生理记录和刺激的实验系统，详细介绍了放大器的使用及其注意事项，记录仪及其软件的使用，各种电刺激器的特点和使用等。还介绍了利用自行设计的 LabVIEW 软件建立的电刺激系统，可用于输出各种电刺激信号，也可实现闭环电刺激。

本章介绍的许多实验操作细节、方法、经验和仪器使用注意事项等，可供同行特别是初学者借鉴和学习。

第 4 章　神经电信号记录和处理方法

　　脑是生物体内结构和功能最复杂的组织，人脑内有上千亿个神经元，单个神经元的突触数量可达成千上万个，每个神经元通过众多突触与其他神经元之间形成连接，组成极其复杂的神经网络，快速传导和处理神经信息。脑对于外界事件的响应以及信息处理的每个过程，都是大量神经元共同参与的结果；因此，要揭示脑神经系统信息处理的复杂机制，必须获得活体脑环境中足够数量的神经元的电活动信息。特别是，神经元发放的动作电位(即神经冲动)承载着重要的编码信息，动作电位序列的检测和分析是解码脑神经系统工作机制的基础(Hochberg et al.，2006)。本章将介绍神经电信号记录和处理方法，包括细胞外记录的神经元动作电位(即锋电位)的检测和分析方法，场电位的功率谱分析法和电流密度分析法。此外，还将介绍电刺激期间刺激伪迹的去除方法，以便于神经电信号的提取，用于研究电刺激的神经调控作用及其机制。

4.1　神经元锋电位的记录、检测和分析

　　神经元接收兴奋性输入或刺激，当其膜电位去极化达到阈值后，就会产生动作电位。如图 4-1(a)所示，神经元单细胞动作电位有胞内和胞外两种测量方法，测得的波形不同。为了便于区别，除了特殊说明以外，胞内记录的称为动作电位(action potential，AP)，胞外记录的称为单元锋电位(unit spike，US)，简称锋电位(spike)。注：锋电位与群峰电位(population spike，PS)不同，PS 是指一群神经元同时产生动作电位时在胞外空间整合而成的电位。

　　胞内与胞外记录的动作电位波形不同。胞内记录时，测量的是细胞膜内相对于膜外的电位差。插入细胞内的玻璃管微电极记录的 AP 呈现为正向尖峰，这种胞内电位的上升相主要是膜去极化时 Na^+ 内流带入正电荷而产生(图 4-1(b))。Na^+ 内流同时使得胞外正电荷减少，形成电流"穴"(sink)，因此，胞外记录的锋电位就呈现为负向尖峰，其电位变化的方向与胞内记录的相反(图 4-1(c))。理论上，利用点源模型可以推导出，锋电位波形是胞内记录的 AP 波形的一阶导数的负数(Henze et al.，2000)。不过，实验测量表明，只有在胞内电位上升相的初始段才符合这种关系。这是因为，在动作电位初期，内流的 Na^+ 主要来源于胞外紧靠胞体附近的小区域，用点源模型做近似计算的误差很小。但是，后续树突等其他部位相继产生离子电流之后，就会导致一阶导数的符合程度降低(Somogyvári et al.，2005)。

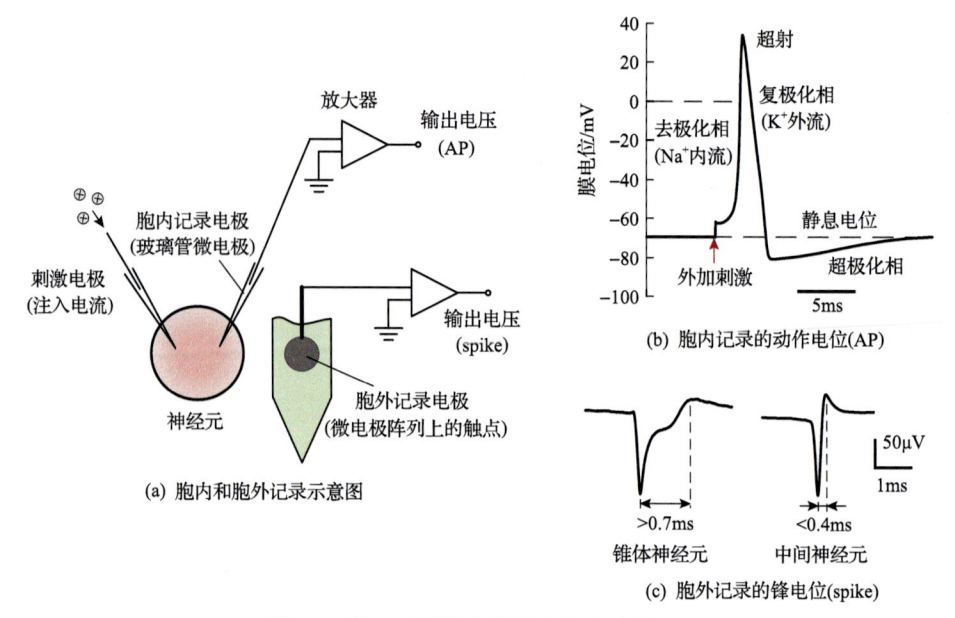

图 4-1 神经元动作电位的胞内和胞外记录

图(b)是利用 HH 模型仿真得到的胞内动作电位波形(详见 1.3 节),

图(c)是大鼠海马 CA1 区胞外记录的锥体神经元和中间神经元锋电位的典型波形。

不同种类神经元的形态结构各异,使得它们的锋电位波形也存在区别(Csicsvari et al., 1998; Henze et al., 2000; Barthó et al., 2004; Huberfeld et al., 2011),这为利用锋电位波形甄别神经元类型提供了基础。例如,在宽频带记录信号中,锥体神经元的锋电位波形的上升支的宽度(>0.7ms)要比中间神经元的(<0.4ms)要宽得多(图 4-1(c)),上升支的宽度是区分两种神经元锋电位波形的最佳指标(Barthó et al., 2004)。此外,胞外记录时,记录点与神经元之间相对位置的不同不仅会引起锋电位幅值大小的变化,还会导致锋电位波形发生颠覆性变化。例如,由于动作电位起始时的 Na^+ 内流,靠近胞体和轴突始段记录的锋电位呈现为负峰,但在电流回路作用下,靠近树突部位记录的锋电位就呈现为正峰(Pettersen et al., 2012; Obien et al., 2015)。胞体附近细胞膜面积较大,Na^+ 流较集中、较强,可以形成较大的锋电位。而树突部位回流的电流较分散、较弱,形成的锋电位较小。因此,通常记录到的较大锋电位为负峰,而具有正峰的锋电位则较小。

胞内与胞外记录的动作电位幅值差别很大。胞内记录的 AP 幅值可达 100mV 以上,而胞外记录的锋电位幅值要小得多,两者可相差千倍以上。(注:若无特殊说明,本书中锋电位幅值指峰峰幅值。)而且,锋电位的幅值随着测量点与神经元之间距离的增大,以指数形式迅速减小,通常记录到的锋电位仅有数十至上百微伏,它们的神经元与测量点之间的距离大约在 100μm 的半径范围之内(Henze et al., 2000; Buzsáki, 2004; Obien et al., 2015)。随着距离的增大,大半径的远处所包括的范围很大，其中包含的神经元数量也很多，而它们的锋电位幅值很小。这些锋电位难以辨别，它们形成了所谓的"背景活动"（background activity），成为一种"噪声"。大幅值的锋电位需要记录触点紧贴神经元胞体时才能获得。我们在大鼠海马 CA1 区实验中偶尔可以记录到幅值超过 1mV 的锋电位，多为锥体神经元。除了距离和记录位置因素之外，锋电位的大小和形状还与神经元的大小和形状、离子通道分布和密度以及树突结构等许多因素相关（Gold et al.，2006；2007），也与记录触点的大小和特性相关。

通常认为，神经元产生的动作电位具有"全或无"特性。也就是，对于同一个神经元而言，动作电位一旦产生，其幅值都是一个定值，与诱发该动作电位的原因（如外界某个刺激的性质）无关。并且，动作电位可以沿着神经元的轴突无衰减地传导出去。神经元编码信息的主要方式之一是动作电位的发放频率的变化，也就是单位时间内的平均放电数量，被称为频率编码。此外，还有时间编码、相位编码和空间编码等方式。这些编码都基于动作电位的发生时刻，而不是动作电位的幅值或波形等信息。得益于微电极阵列技术以及计算机模数转换和存储技术的快速发展，胞外测量能够同时记录到的神经元数量以指数式迅速增长，锋电位信号的分析处理技术也不断发展（Buzsáki，2004；Stevenson et al.，2011；Carlson et al.，2019；Horváth et al.，2021；Yuan et al.，2021a；Pachitariu et al.，2024）。

由于"全或无"特性，胞内记录的各个动作电位的幅值相似；但是，胞外记录的来自同一个神经元的锋电位波形却会受到诸多因素的影响，实际记录到的锋电位波形总是存在变化。一是背景噪声的影响。脑组织内任意测量点上存在来自周围大量神经元的信号，远近距离不同，这些信号的幅值不同。稍远处大量神经元的锋电位在记录中呈现为小幅值信号，对于近处神经元的幅值较大的可检测锋电位而言，来自远处的锋电位就是噪声。二是电极和放大器等电子器件和设备产生的噪声干扰。锋电位波形的持续时间很短，通常不超过 2～3ms，包含较高的频率成分，主要为 300～5000Hz。因此，记录锋电位信号时容易受到记录电极、放大器、信号采集设备等所产生的频率较高的电子热噪声和周围环境噪声的影响。此类噪声的幅值通常为 5～20μV（Bretschneider et al.，2008；Nelson et al.，2008；Maccione et al.，2009），有时会更大。在记录和处理锋电位信号时需要折中，一方面，为了尽可能完整地保留锋电位波形，需要使用较宽的频带；另一方面，为了减小这些噪声，却要尽可能避免高频带。三是神经元锋电位自身存在变化。例如，短时间内连续发放动作电位的爆发式（Burst）放电时，锋电位的幅值会逐渐减小。四是低频的局部场电位信号或电位漂移的影响，以及在长时间记录过程中电极与神经元之间相对位置变动造成的锋电位变化等。

此外，微电极采集的微弱锋电位信号首先要经过放大器放大数百至上万倍之后，再经过模数转换，完成信号采样，以数字形式存储并进行后续的信号分析和处理。在此过程中，需要正确选择和设置放大器的频率范围和放大倍数，以及模数转换的采样率和分辨率等参数。本节下面首先考察宽频带下记录的锋电位原有波形，然后研究频率范围选择和模数转换对于锋电位波形的影响，最后介绍锋电位的检测和分类方法。

4.1.1 利用叠加平均获取宽频带无噪声锋电位波形

为了尽可能完整地采集锋电位原有波形，在图 3-17 所示的信号放大采集系统中，先将放大器的频带范围设为 0.3Hz～20kHz，远大于锋电位的带宽，并将 PowerLab 的采样频率设为 100kHz。如果只需记录锋电位，频率下限无须低至 0.3Hz。我们在实验中通常同时记录场电位信号 LFP，因此，保留低频信号。图 4-2 所示是在此设置下，麻醉大鼠海马 CA1 区胞体层记录的小段神经电信号示例。图中上行为原始记录信号，可见其中幅值最大的成分是约为 0.7Hz 的 δ 节律的慢波，所包含的锋电位被大幅值 δ 波淹没。下行是在 LabChart 中经过 300～3000Hz 数字带通滤波之后的信号，低频 LFP 被去除，得到明显的锋电位。在放大图（中图）的上行清晰可见高频噪声，由于记录频带上限达 20kHz，高频噪声幅值较大，为 50μV 左右。而下行的滤波信号中这种噪声显著减小。右图进一步将时间尺度放大，可见下行滤波后的锋电位的幅值和形状都与上行的原始信号有所不同。由此可见，滤波在减小噪声的同时也会不可避免地削减锋电位信号的某些成分。下面先利用叠加平均的方法获取不含噪声的宽频带锋电位波形，再以此波形作为基准，用于评价不同频带滤波的影响。

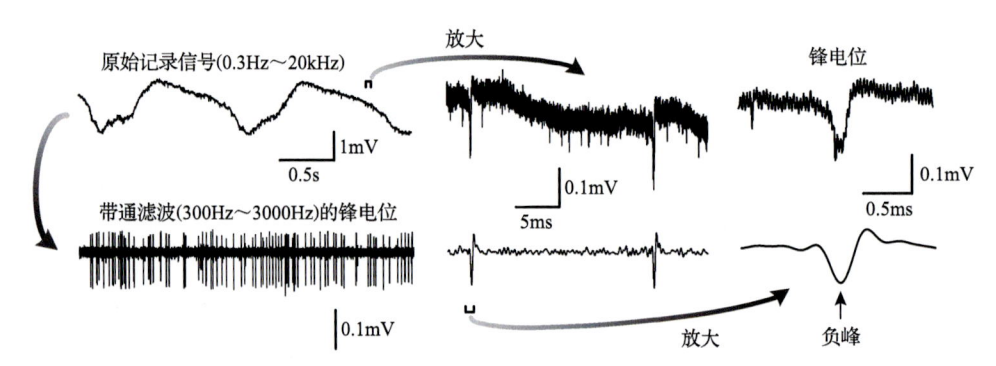

图 4-2　麻醉大鼠海马 CA1 区胞体层记录的宽频带信号及其带通滤波后的信号(封洲燕等，2012b)

叠加平均是一种应用广泛的去噪处理方法。简而言之，如果噪声具有随机性，而信号具有可重复的确定性；那么，将重复记录的信号按照特定时间点对齐，求和之后再平均，随机噪声就会被抵消而减小或消除，而确定性的信号不会减小，信噪比大大提高。信噪比与叠加次数的二次方根成正比。例如，检测听觉刺激在头皮脑电图 EEG 中的诱发电位时,单次实验记录中这种诱发电位几乎完全淹没于其他无关脑电信号和噪声之中,不可检测。将成百上千次重复刺激诱发的电位叠加平均之后,诱发电位就会清晰地显露出来(Enderle et al., 2014)。

在锋电位记录中,如果所记录神经元与电极之间的相对位置保持不变,那么,基于神经元动作电位的"全或无"理论,电极所记录到的来自此神经元的每个锋电位波形相似,可以看作重复出现的确定性信号(注:此处暂且不考虑爆发式放电 Burst 中所含锋电位波形的变化)。图 4-3(a)所示是图 4-2 的 100kHz 采样的 0.3Hz~20kHz 的宽频带记录中提取的来自同一个神经元的锋电位波形,将 1500 个锋电位以负峰顶点对齐作叠合图。其中,绿线是各个锋电位波形,黑线是叠加平均后的波形。这些锋电位波形的获取过程简述如下。

(1)取 2min 记录信号,在其 300~3000Hz 带通滤波信号上,用阈值法检出锋电位,获得每个锋电位的负峰谷点时间。为了简化处理过程,选择如图 4-2 所示仅包含一个神经元的锋电位的信号,且锋电位幅值较大,易于检测并无须分类处理,就可获得来自同一个神经元的锋电位。

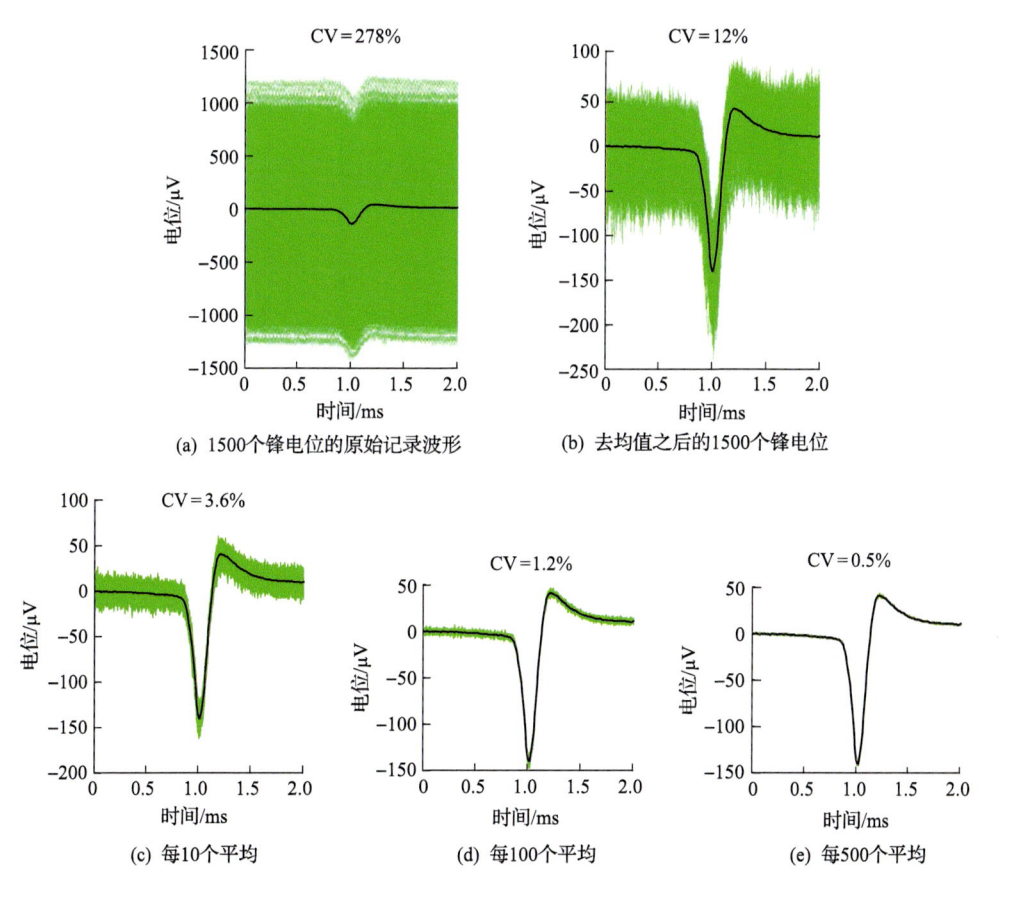

(a) 1500个锋电位的原始记录波形

(b) 去均值之后的1500个锋电位

(c) 每10个平均

(d) 每100个平均

(e) 每500个平均

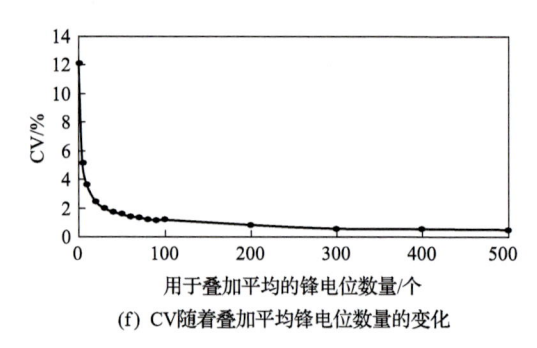

(f) CV随着叠加平均锋电位数量的变化

图4-3 锋电位的叠加平均去噪

图(a)～(e)中的黑线为同一个锋电位波形,即所有1500个原始锋电位各自去均值后再叠加平均求得的波形。

(2)根据滤波信号上获得的每个锋电位的负峰谷点时间(图4-2右图),对应到原始宽频带记录信号上截取2ms数据小段(200个采样点),负峰前后各1ms。图4-3(a)绿线所示就是2min记录中检出的1500个锋电位波形。由于原始记录中高频锋电位叠加于低频场电位之上,因此,各锋电位存在电位偏移。去除这种偏移,也就是将每个锋电位波形的各采样点数值减去整个波形的平均值,再作出所有锋电位的叠合图,就是图4-3(b)所示。去除低频偏移(即均值)之后,各锋电位波形所包含的高频噪声就显露出来了,造成了锋电位之间的差异(图4-3(b)中绿线所示)。用变异系数可以衡量差异的大小。

(3)设 x_{ij} 是去均值之后第 i 个锋电位的第 j 个采样点数值,M 为锋电位个数,x_j 是所有锋电位的平均波形的第 j 个采样点数值,即

$$x_j = \frac{1}{M}\sum_{i=1}^{M} x_{ij} \tag{4-1}$$

设 A_{PP} 是叠加平均后锋电位波形(x_j)的峰峰幅值,每个锋电位由 N 个采样点组成。那么,设变异系数(coefficient of variation,CV)为

$$\mathrm{CV} = \frac{1}{A_{PP}} \cdot \frac{1}{M}\sum_{i=1}^{M}\sqrt{\frac{\sum_{j=1}^{N}(x_{ij}-x_j)^2}{N-1}} \times 100\% \tag{4-2}$$

此 CV 是各个锋电位采样点数值与平均波形之间的标准差的平均值,对于 A_{PP} 的百分比,它可以反映锋电位波形之间差异的大小。对于图4-3(a)所示的1500个原始锋电位,由于存在低频场电位引起的偏移,CV 高达278%(其中 A_{PP}=181μV)。去均值之后,CV 降为12%(图4-3(b))。注:在计算中 x_{ij} 和 x_j 的明确指代随不同情况而有所变化。

利用 CV 考察叠加平均去除高频噪声的效果。如图4-3(c)所示,如果将每10个锋电位作叠加平均,那么,1500个锋电位可得150个平均波形,其 CV 值从单

个锋电位的12%降为约3.6%。图中所示150个平均波形(绿线)的叠合图明显变细，噪声减小。图4-3(d)和(e)分别是每100个和每500个锋电位作叠加平均，噪声进一步减小，CV值也继续减小。图4-3(f)显示了CV值随着用于叠加平均的锋电位个数的增加而迅速减小。可见锋电位个数为200以上时，CV值小于1%，表明叠加平均后获得的锋电位波形可视作无噪声波形。下面将这种叠加平均求得的无噪声锋电位波形作为基准，来考察不同频带的选择对于锋电位波形的影响。

4.1.2 信号频带的选择对于锋电位波形的影响

首先考察频率上限f_H的影响。将放大器的频率上限f_H从高到低分别设为20、10、5、3和1kHz，频率下限f_L固定为0.3Hz不变，采样频率均为100kHz。在各f_H下分别采集约2min信号，图4-4(a)显示了其中约10ms的小段记录信号示例和信噪比(signal-to-noise ratio，SNR)。SNR是锋电位幅值A_{PP}与2min信号的5倍噪声标准差之比(Joshua et al.，2007；封洲燕等，2012b)，即

$$SNR = A_{PP}/5倍噪声标准差 \qquad (4-3)$$

可见，随着f_H逐渐降低，信号中所含高频噪声逐渐减小，SNR逐渐增大。但是，当f_H降至1kHz时，由于锋电位幅值A_{PP}损失增加，SNR又变小。

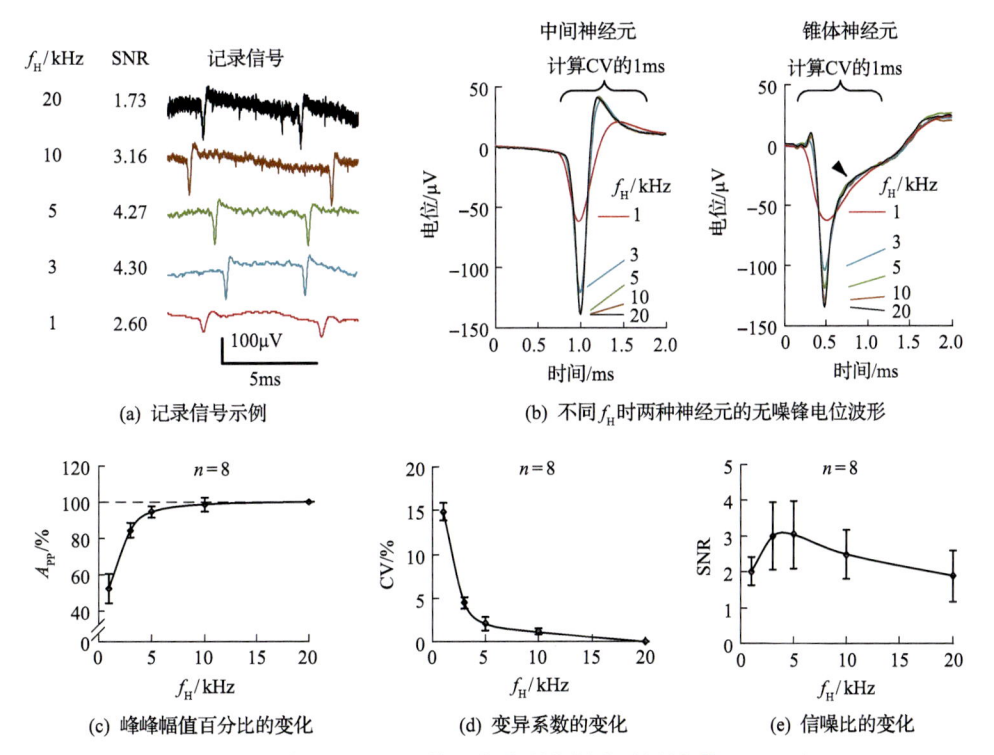

(a) 记录信号示例

(b) 不同f_H时两种神经元的无噪锋电位波形

(c) 峰峰值百分比的变化

(d) 变异系数的变化

(e) 信噪比的变化

图4-4 频率上限f_H对于锋电位波形的影响(封洲燕等，2012b)

采用前述方法计算不同 f_H 下的无噪锋电位波形，用于叠加平均的锋电位个数为 1300～1800 个。图 4-4(b) 所示是 5 个不同 f_H 下记录的中间神经元(左图)和锥体神经元(右图)的无噪锋电位波形的叠合图示例。可见，$f_H \geqslant$ 5kHz 时锋电位波形没有明显损失。随着 f_H 降低，锋电位负峰尖端的损失增加。不过，即使 f_H 降至 1kHz，右图中黑三角指示的锥体神经元锋电位拐点之后的频率较低的复极化期波形(Gold et al.，2007)受到的影响也很小。

图 4-4(c)～(e) 为 8 只大鼠实验的统计数据。其中，图 4-4(c) 是不同 f_H 下的锋电位峰峰幅值 A_{PP} 与 f_H=20kHz 时 A_{PP} 的百分比。$f_H \geqslant$ 5kHz 时，可以保留 94%以上峰峰幅值，而 f_H=1kHz 时，仅约为 52%，损失近半。图 4-4(d) 是以 f_H=20kHz 时的锋电位波形作为基准，按照式(4-2)计算的不同 f_H 下锋电位波形的变异系数 CV。图 4-4(b) 上方标明了用于计算 CV 的 1ms 时段，即锋电位波形变化较大的部分。$f_H \geqslant$ 5kHz 时，平均 CV<2.5%，而 f_H=1kHz 时，CV 升至约 15%。如图 4-4(e) 所示，SNR 随着 f_H 的变化不是单调的。f_H 为 3～5kHz 时 SNR 最大，而 f_H 高于或者低于此范围时都减小。图中 SNR 的标准差较大，是因为各个锋电位的峰峰幅值差别较大(90～205μV)引起的。

由此可见，f_H 为 5kHz 时锋电位波形的变异较小且 SNR 较大。据此，我们在记录神经元锋电位时通常将放大器的频率上限设为 5kHz。下面分析频率下限 f_L 的选择。

原始记录信号中包含的低频场电位会淹没锋电位(图 4-2 左上图)，使得锋电位难以直接用阈值法检测。通常要去除低频信号，例如采用 300～3000Hz 的带通滤波去除低频信号时，频率下限 f_L 就是 300Hz (图 4-2 下行)。信号的 f_H 和 f_L 都可以用放大器硬件的模拟滤波器或者计算机软件的数字滤波器这两种方法来设置。根据锋电位波形的特点，我们通常在放大器上设定 f_H，因为过高的 f_H 会引入高频电子噪声，而且后续模数转换需要更高的采样频率，不利于实现多通道的同时采样。而放大器的低频带可以尽可能保留，只要能够去除零漂的影响。我们通常将频率下限 f_L 设为 0.3Hz。这样，在记录高频锋电位的同时可以尽可能多地记录低频场电位，有利于考察多种神经电活动。采集信号之后，再用数字滤波器去除低频场电位，就可以提取锋电位。下面分析数字滤波的 f_L 设置对于神经元锋电位波形的影响。

仍然分析大鼠海马 CA1 区的中间神经元和锥体神经元的锋电位。放大器的频带设为 0.3Hz～5kHz，这就是原始记录信号的频带。为了获得足够多的数据点画出光滑的锋电位波形，采样频率仍然设为 100kHz。实际上，根据采样定理，使用 20kHz 采样频率就足够了。使用 PowerLab 系统配置的 LabChart 软件的 Kaiser 窗滤波器对 2min 记录信号进行高通滤波。滤波器的截止频率 f_L 从 100Hz 逐步增至 900Hz，每次增量为 100Hz，用于考察 f_L 对于锋电位波形及其信噪比的影响，并且比较中间神经元与锥体神经元锋电位之间的差别。注：Kaiser 窗滤波器是一种线性相位的 FIR 滤波器，阻带衰减大于 60dB，过渡带宽为截止频率的 20%，通带和阻带的纹波小于 0.5%（详见 LabChart 软件说明书）。

图 4-5(a) 所示为两种神经元的典型无噪锋电位波形示例，它们是经过叠加平均处理后获得的 0.3Hz～5kHz 带宽的无噪锋电位原始波形（红色）和 9 个不同 f_L 下的无噪锋电位波形（蓝色）。图上方是 f_L=900Hz 的波形与原始波形的比较，可见两者之间差别明显。图下方的叠合图显示了随着 f_L 的逐步升高两种神经元锋电位的变化：负峰幅值和峰峰幅值都逐渐减小，负峰之前从无到有或者从小到大地出现了一个正峰。锥体神经元锋电位的拐点（黑三角指示）之后，原来较平坦的后正峰逐渐变成尖锐的正峰，使得锥体神经元的"宽口"逐渐消失，变得与中间神经元越来越相似。如图 4-5(b) 所示，这种变化使得两种神经元锋电位的负峰幅值的减小都大于峰峰幅值的减小，特别在 f_L 较高的情况下。图中所示是各 f_L 下锋电位的幅值与原始波形幅值的百分比。

(a) 不同 f_L 下的无噪锋电位波形

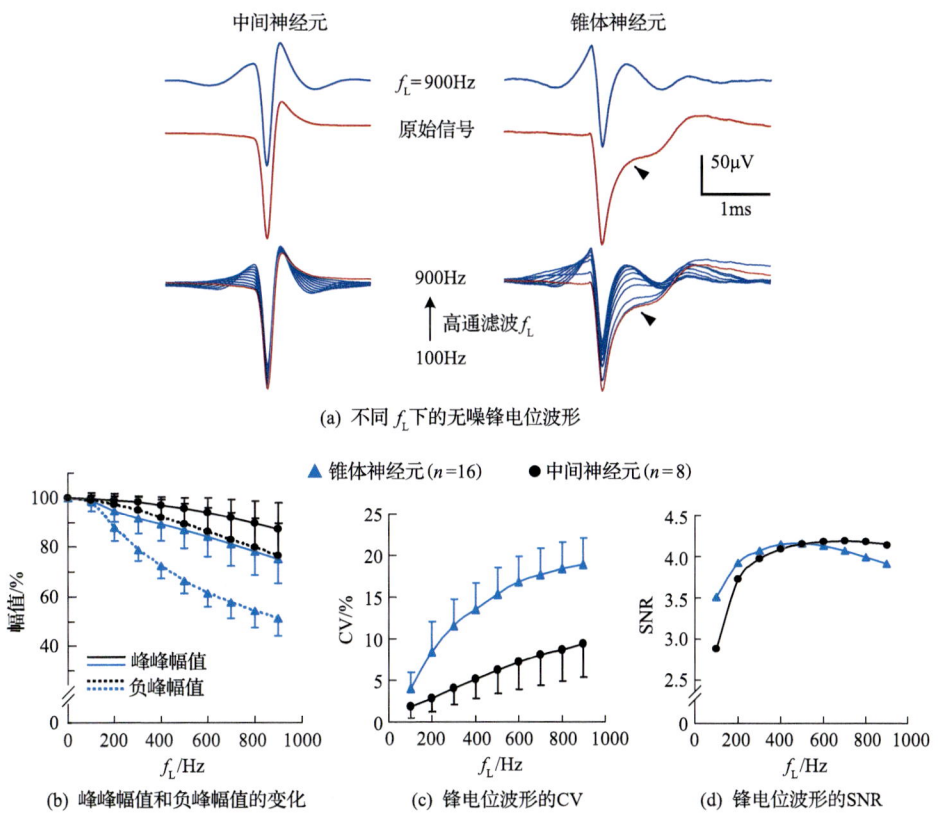

(b) 峰峰幅值和负峰幅值的变化

(c) 锋电位波形的CV

(d) 锋电位波形的SNR

图 4-5　频率下限 f_L 对于两种神经元锋电位波形的影响（封洲燕等，2012b）

以原始信号的无噪锋电位波形为基准（图 4-5(a) 的红色曲线），计算各 f_L 下锋电位波形的变异 CV。如图 4-5(c) 所示，随着 f_L 的增大，CV 也逐渐增大。而且，由于锥体神经元的锋电位包含较低的频率成分，它们在 100~900Hz 高通滤波下的 CV 值都明显大于中间神经元的值。此处 CV 计算使用的锋电位信号段为图 4-5(a) 所示长度，即中间神经元为 3ms，锥体神经元为 4ms。

图 4-5(d) 显示了各 f_L 下两种神经元锋电位的 SNR，其中，锥体神经元在 f_L=400~600Hz 时 SNR 获得最大值，而中间神经元在 500~800Hz 时 SNR 获得最大值。SNR 的标准差主要由各个锋电位的峰峰幅值的不同引起，其数量级与图 4-4(e) 相似，为了清晰显示 SNR 的变化趋势，图 4-5(d) 中省略了标准差表示的误差线。

由此可见，频率下限 f_L 对于锥体神经元锋电位的影响大于中间神经元，并且，两种锋电位取得最大 SNR 值的滤波频率范围有所不同。而在最大 SNR 的频率下，锋电位波形的失真已很明显。例如，f_L=600Hz 时，由于损失了低频成分，锥体神经元锋电位的负峰幅值仅约为原始值的 60%，峰峰幅值则约为 85%。在 f_L=800Hz 时，中间神经元锋电位的负峰幅值约为原始值的 80%，峰峰幅值则约为 90%(图 4-5(b))。实际上，对于任何锋电位波形，f_L 较高的高通滤波都会使其负尖峰的前后产生振荡(Wiltschko et al.，2008)。图 4-6 所示为锥体神经元爆发式 Burst 放电的锋电位，其中原始宽频带记录信号中锋电位之间较为平坦，经过 f_L=500Hz 的高通滤波后，出现了振荡。不要误将这种振荡看作神经电信号，例如，误以为是海马脑区常见的频率较高的场电位节律波，如 140~200Hz 甚至 300~600Hz 的纹波(ripples)(Buzsáki，2006)。

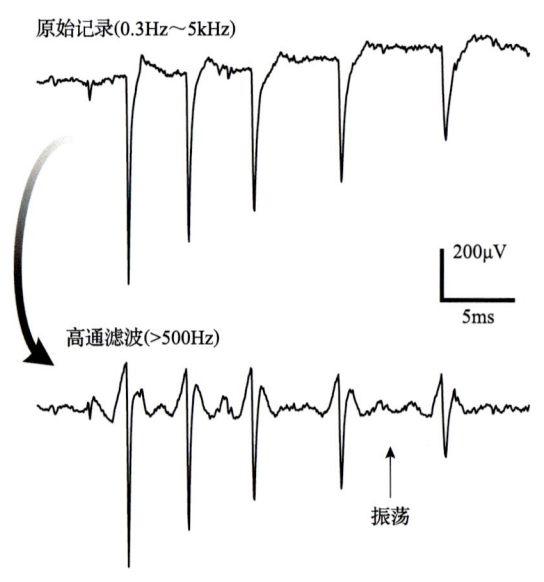

图 4-6 高通滤波去除低频场电位时引起的锋电位波形前后的振荡

上述研究结果表明，锋电位记录和检测需要使用合适的频带。理论上，为了尽可能记录完整的锋电位波形，放大器通频带的上限 f_H 越高越好。但是，电极和记录仪器的随机电子热噪声的大小与频带宽度成正比(Bretschneider et al., 2008)。高频带一旦拓宽，就是数千赫兹，噪声也会随之急剧增加。上述结果表明，f_H=5kHz 时，锋电位的峰峰幅值损失只有 5%左右，波形变异仅 2%左右，而信噪比则能够达到高峰水平(图 4-4(c)~(e))。f_H=3kHz 时，虽然波形失真增加，但信噪比与 5kHz 时相当。因此，如果只需要正确地检出锋电位，获取神经元放电的脉冲序列(Lewicki, 1998)，那么，3~5kHz 是较合适的频率上限(即低通滤波的截止频率)。不过，如果需要分析锋电位波形的细微特征(Henze et al., 2000)，或者要利用锋电位波形数据进行细胞电流"源"的空间定位等方面的研究(Lee et al., 2007)；那么，就需要保留锋电位更高的频率成分。当然，在这种情况下，同样要尽可能保留锋电位的低频成分。

高信噪比是阈值检测等方法正确检出锋电位的关键(Musial et al., 2002)，此时锋电位失真是次要问题。由于锥体神经元锋电位含有较低的频率成分(这是由神经元的形态结构和动作电位的形成过程决定的(Gold et al., 2007))，高通滤波的 f_L 较高时峰值损失较大，会降低信噪比，因此，锥体神经元锋电位在 f_L 为 400~600Hz 时 SNR 较大，与中间神经元的 SNR 较大的 f_L 范围 500~800Hz 有所不同。兼顾两种锋电位，用于锋电位检测时可以选择 500~600Hz 左右的 f_L。

同一个记录信号中通常包含多个神经元的锋电位，检出锋电位波形之后，需要进行锋电位分类(详见 4.1.4 节)。锋电位分类的基础是：来自同一个神经元的锋电位波形相似，而不同神经元的锋电位波形和幅值之间存在差别。差别越大越便于正确分类。分类的正确性与信噪比和波形保真度等因素相关。噪声会使同一类锋电位的波形变得不同，因此，信噪比低的锋电位在聚类空间中的分布较分散，不利于正确分类。而高通滤波引起的波形失真会导致不同类锋电位的相似度增加(图 4-5(a))，也不利于分类(封洲燕等，2012b)。

总之，本小节利用叠加平均获得的无噪锋电位波形，研究了不同上限、下限频率设置对于两种神经元锋电位波形的影响。频率范围的选择取决于不同类型神经元的锋电位波形特征以及锋电位波形的用途等因素。本书下篇有关电刺激调控神经元活动的研究中，需要正确检出锋电位，并分类确定来自不同神经元的锋电位。而且，需要同时记录场电位和刺激诱发的群峰电位，因此，将放大器设定为宽频带 0.3Hz~5kHz，并使用 20kHz 的采样频率采集信号，再利用 LabChart 的数字高通滤波器去除低频信号(截止频率通常设为 500Hz)，以获得锋电位信号用于后续的锋电位检测和分类。

此外，还需根据锋电位的波形特征及其放电模式区别神经元的种类。区别大鼠海马 CA1 区锥体神经元和中间神经元锋电位波形的方法是：依据分类后的锋电位时间序列，找出原始宽频带信号中所对应的锋电位波形，测量锋电位波形的上升支宽度，该宽度大于 0.7ms 的为锥体神经元的锋电位，反之，小于 0.4ms 的为中间神经元锋电位(Barthó et al., 2004)。如图 4-5(a)所示，锋电位检测时采用的高通滤波会改变上升支形状，尤其会使得锥体神经元的锋电位变窄；因此，辨别神经元种类时，要依据宽频带信号中的原始波形。此外，如果要精确测量锋电位波形，如图 4-3 所示，要用叠加平均之后的无噪波形。

4.1.3 模数转换对于锋电位波形的影响

如今的电生理信号采集系统很少像早年那样保存模拟信号，而是实时将放大器的输出信号进行模数转换，以数字信号的形式保存于硬盘等存储器。模数转换器(ADC)有两个重要指标：一是转换频率(即采样率)，决定采样信号的时间精度；二是分辨率(即量化级)，决定采样信号(电压)大小的精度。首先，锋电位的持续时间很短，需要较高的采样率。信号的采样率首先必须满足采样定理，即高于信号所包含的最高频率的 2 倍，实际应用中通常采用 4 倍左右或更高采样率。其次，锋电位的幅值很小，需要较高的 ADC 分辨率。特别是同时记录较大幅值的其他信号，如 10mV 以上的群峰电位(PS)或者大幅值场电位信号(如扩散性抑制的慢波，见图 3-16)。假设采用 16 位(bit)的 ADC，转换后的数字化数据共有 65536 个量化等级，如果记录的电压量程设为±20mV，ADC 的分辨率为 625nV；那么，对于幅值为 50μV 的锋电位而言，其所占量化等级只有 82 个。如果记录的电压量程增大为±100mV，ADC 的分辨率只有 3.125μV，该锋电位所占量化等级更少，仅约 16 个。

以图 4-7 所示的锥体神经元的锋电位波形为例。左上图是宽频带 0.3Hz～5kHz 并以 100kHz 采样率获得的数据点，可见采样点足够密集。图中上行从左至右其余 3 个虚线框内的锋电位依次是采样率降为 20、10 和 5kHz 时同一个波形的采样点，相应的下行显示了各波形与灰色的 100kHz 采样波形的重叠图，两者之间的差别一目了然。20 和 10kHz 采样率尚可较完整地保留锋电位各部分的信息，而

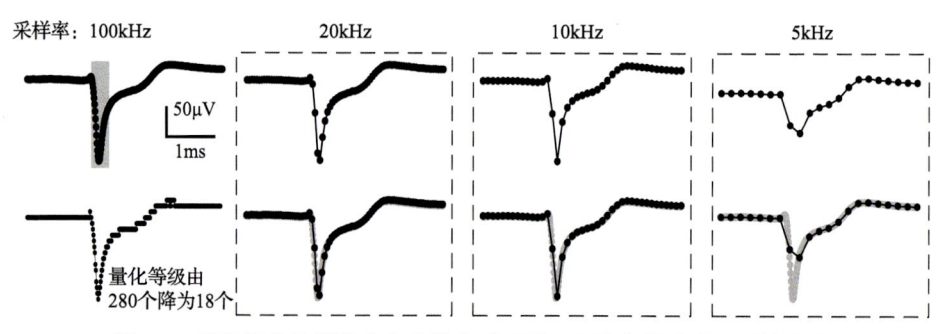

图 4-7 模数转换的采样率和分辨率对于同一个锋电位波形记录的影响

5kHz 采样率所获得的锋电位的负峰尖端损失严重。此锋电位波形陡峭的下降沿仅约占 0.3ms（见左上图的阴影所示）。20kHz 采样率可得 6 个数据点，而 10 和 5kHz 采样率仅分别得 3 个和 2 个数据点。图中左下角显示的是采样率为 100kHz，但分辨率减小，仅为 10μV 时的采样波形，整个锋电位的波形所占量化等级只有 18 个，呈现明显的"阶梯"状，波形的细节丢失。不过，对于以求取锋电位发放时间为主要目标的锋电位分析，这种低分辨率通常不会造成严重影响。图 4-7 所示的其他 7 个子图的分辨率为 625nV，所示锋电位波形约占 280 个量化等级。

4.1.4 神经元锋电位的检测和分类

将记录信号中的锋电位波形逐个检出的过程被称为锋电位检测。此外，电极上每个测量点通常会同时记录到来自周围多个不同神经元的锋电位；因此，要获得不同神经元各自的放电序列，还需要根据锋电位波形的差别，判断各锋电位来自哪个神经元，也就是确定锋电位的归属，这被称为锋电位的分类（spike sorting）。检测和分类这两步处理是获取各个神经元对外界刺激的响应（或神经编码信息）的基础。电极的测量触点的面积越大，同时记录到的神经元个数就越多。多个神经元如果在同时刻发放动作电位，那么，它们的锋电位还会重叠在一起，难以区分。记录到的神经元数量越多，动作电位发放频率越高，不同神经元锋电位之间重叠的概率也越高。反之，记录到的神经元数量少、发放率低时，重叠的锋电位可以忽略不计。而且，测量触点表面可看作等电位的导体，面积太大时，对于周围电场会产生"短路"效应，影响锋电位电流形成的电场，使得这种电极难以测得大幅值锋电位。因此，采用测量点面积较小的电极记录锋电位比较合适（参见 3.4.1 节）。

1. 锋电位检测方法

提取锋电位的常用方法是阈值法，有时也用窗口法和模板匹配法等其他方法。

1) 阈值法检测锋电位

如图 4-8 所示，将原始宽频带记录信号进行数字高通滤波（截止频率设为 500Hz），去除低频场电位之后，得到锋电位信号。此信号包含来自电极附近多个神经元的锋电位，称为多单元活动（multiple unit activity，MUA）。图中所示的 MUA 中锋电位清晰可辨。多数胞外记录的锋电位波形都是负峰幅值大于正峰幅值，因此，设定一个负值作为阈值，使得大多数锋电位的负峰都能低于此阈值，而多数噪声信号则不能达到阈值；那么，就可以用此阈值提取锋电位。但是，实际操作时，这个阈值较难确定。如果设定的阈值（绝对值）过小，会将太多噪声误检为锋电位；而阈值（绝对值）过大，则会漏检较多的小幅值锋电位。要设定合适的阈值，尽可能减少误检和漏检。利用计算机程序自动检测锋电位时，设定阈值的常用方法之一是依据 MUA 信号的标准差，取 3~5 倍此标准差的值作为阈值。有时，也可以人工干预来设定阈值。此外，锋电位波形还与测量点相对于神经元各结构的位置有关。有的锋电位呈现正峰幅值大于负峰幅值的波形。为了减小漏检率，可以同时设定正、负阈值来检测锋电位。

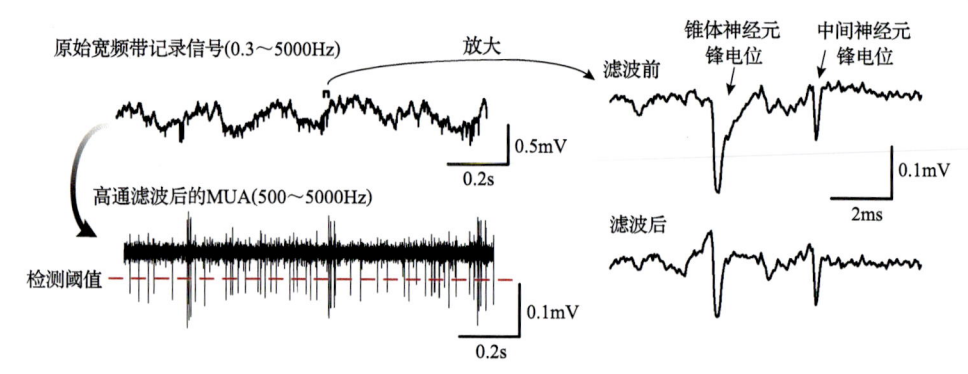

图 4-8　原始记录的宽频带信号及其高通滤波后的 MUA 信号

2) 窗口法检测锋电位

利用窗口法，可以直接从包含低频成分的原始记录信号中检测锋电位，它是一种峰峰值检测法。也就是，设定一个固定宽度的时间窗，以一定的时间间隔，沿被测信号移动。每移动一次，计算窗内最大值与最小值之差，也就是峰峰值。如果峰峰值大于事先设定的阈值，则认为检测到了一个疑似锋电位，再确定整个锋电位的时间范围。窗宽可设置为接近锋电位的宽度，如 1ms 左右。基于锋电位的高频特性，这种窄窗内峰峰值的阈值检测同时考虑了两个因素：幅值的变化及其变化速度。因此，它可以消除变化幅值大但变化速度慢的低频信号的影响，从包含低频场电位的信号中直接检测锋电位。

使用窗口法检测锋电位时，要避免同一个锋电位的重复检出。当窗口的分割正好位于某个锋电位波形之内时，前后两个窗口中的峰峰值可能都达到阈值，从而被误认作两个锋电位，造成重复检出。这种情况可以通过计算两个邻近锋电位的波峰之间的时间差来排除，如果该时间差小于某个设定的阈值，就判断为同一个锋电位。

图 4-9(a) 所示是大鼠海马 CA1 区 Alveus 上逆向高频刺激 (antidromic high-frequency stimulation，A-HFS) 时的一段记录信号。此 A-HFS 是 0.05mA 的小强度双相脉冲刺激，脉冲间隔是 10ms (即 100Hz)。图中每个脉冲都诱发了群峰电位 APS，许多 APS 波的上升沿上叠加了一个中间神经元的锋电位 (蓝色小点指示)，左上方显示了锋电位波形的放大图。假如用阈值法检测这些锋电位，要先将原始信号中的刺激伪迹去除 (图 4-9(b)，方法详见 4.5.2 节)，然后再用高通滤波 (截止频率为 500Hz) 去掉低频场电位，得到图 4-9(c) 所示的 MUA 信号。图中左侧无刺

激阶段很容易用阈值法检出锋电位。但是，在刺激期间，高通滤波使得 APS 波的两侧产生振荡，淹没了紧随其后的中间神经元锋电位，难以检测。需要在高通滤波之前去掉 APS 波，减少其影响（封洲燕等，2013）。不过，在图 4-9(a)所示的原始宽频带记录信号上直接使用窗口法也可以检出锋电位，详见后面 4.1.5 节的算法示例。

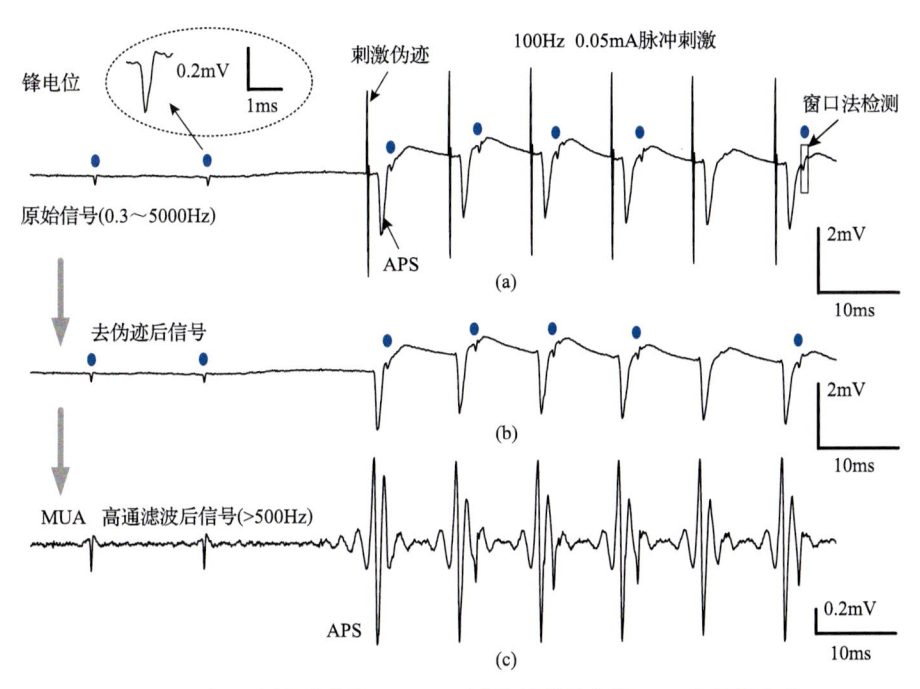

图 4-9　窗口法检测重叠于 A-HFS 诱发的群峰电位 APS 上的锋电位

3）模板匹配法

模板匹配法可以同时完成记录信号中锋电位的检测和分类，详见下文的锋电位分类，此处不重复讲述。

2. 锋电位波形的对齐和提取

除了模板匹配法以外，使用阈值法和窗口法检出锋电位时，只是给出了锋电位的粗略时间。在进入后续的锋电位分类之前，还需要确定锋电位波形的起点和终点，以便提取整个锋电位波形，这被称为锋电位波形的对齐（alignment）。对齐需要依据明确的基准点，常用的方法是取锋电位波形上某个特征点作为基准点，例如，锋电位的负峰顶点（即谷点），或者过检测阈值的数据点。

如果按照谷点对齐。由于采样率的限制，各个锋电位采样数据中的谷点与实际锋电位波形的谷点之间存在差异，会导致提取的各个锋电位波形稍有偏差。按照过阈值点对齐也存在同样的问题，锋电位波形上实际与阈值线相交的位置不一定刚好位于采样点上,往往是在两个采样点之间。若按照过阈值的第一个采样点对齐,各锋电位波形上这个采样点距离阈值线位置的差异会导致所提取锋电位波形稍有偏差。可以用插值法求得锋电位波形与阈值线的交点,再以此交点为基准对齐波形,以提高精度。不过,仅根据波形上单个采样数据点作为基准对齐的方法,难免会受到噪声干扰和有限的采样率的影响。另有一种对齐方法是利用锋电位主要波形段的多个数据点求得一个所谓的"重心"点,以此作为对齐的基准点,这样,可以减小噪声干扰和采样率局限等因素带来的偏差。

3. 锋电位的分类

锋电位分类是甄别来自不同神经元的锋电位,其依据是:在测量点与神经元之间的相对位置固定不变的情况下,记录信号中来自同一个神经元的锋电位波形和幅值都应该相似,属于同一类。据此可以将相似程度较高的锋电位聚类。根据判断相似度的依据不同,常用的锋电位自动分类法有:特征参数法和模板匹配法等。特征参数分类法是根据锋电位波形的特征数据或者主成分数据来分类;模板匹配法是根据锋电位波形与预定不同模板之间的符合程度来分类。下面简介这两种方法。

1)特征参数分类法

这种分类方法可以直观地解释为:从锋电位波形中提取幅值信息,如峰峰幅值、正峰幅值或负峰幅值(图 4-10(a));或者提取时间信息,如波形的宽度等。根据这些数值之间的差别来区分不同神经元的锋电位。图 4-10(b)所示为依据单个特征参数(即峰峰幅值)的分类图。这是一个直方图,作图方法是:首先计算检测到的所有锋电位的峰峰幅值;然后,以峰峰幅值为横坐标,并将其以一定的分辨率分割成小区间(Bin),统计落在每个幅值区间内的锋电位个数,作为纵坐标。直方图中不同的波峰代表了不同的锋电位类别。如果锋电位检测时阈值的绝对值设定得比较小,许多噪声会被误检为锋电位,形成了位于图 4-10(b)直方图小幅值区段的"噪声",很容易在分类时剔除。

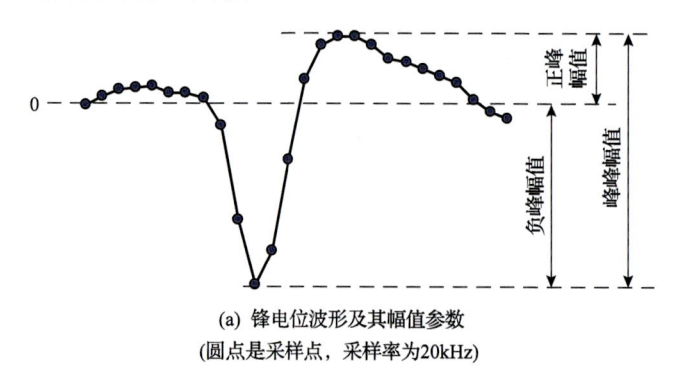

(a) 锋电位波形及其幅值参数
(圆点是采样点,采样率为20kHz)

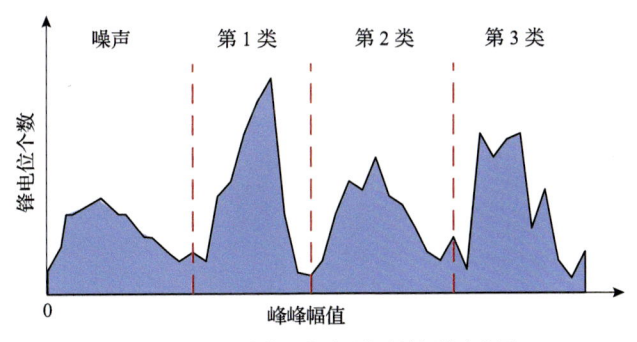

(b) 某段信号所含锋电位波形的峰峰幅值直方图

图 4-10　依据波形的特征参数进行锋电位分类的示意图

根据锋电位波形的特征参数进行分类时，关键是选择参数。选用的参数不同、参数的数量不同，都会导致不同的分类结果。如图 4-11(a)所示，锋电位的 MUA 信号中包含 4 类不同的锋电位波形，用①、②、③和④标记。如果利用锋电位的正峰幅值作直方图(图 4-11(b))，图中只呈现单峰，不能完成分类。这是因为这 4 类锋电位的正峰幅值之间没有明显区别。如果利用峰峰幅值作直方图(图 4-11(c))，

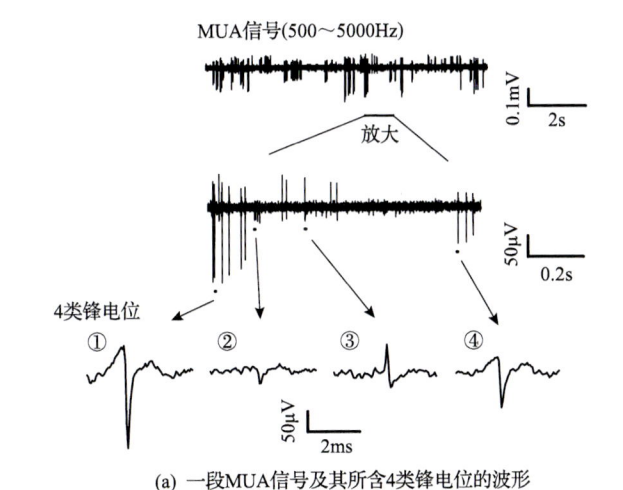

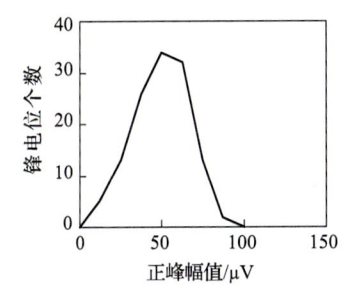

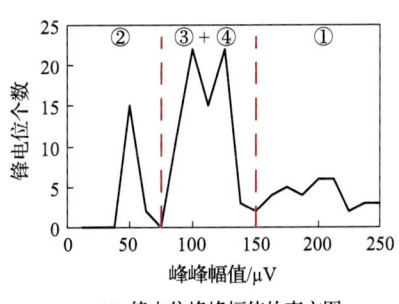

(a) 一段MUA信号及其所含4类锋电位的波形

(b) 锋电位正峰幅值的直方图

(c) 锋电位峰峰幅值的直方图

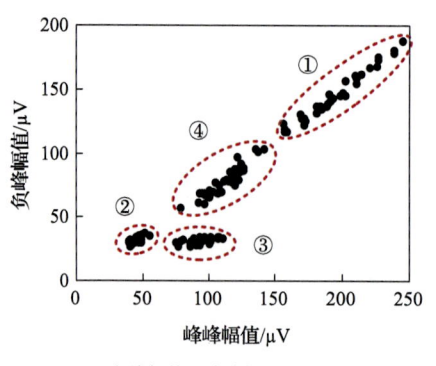

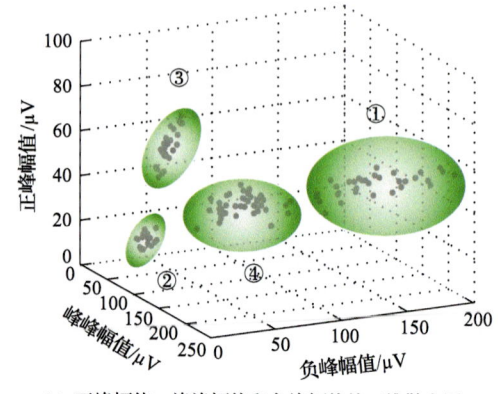

(d) 负峰幅值和峰峰幅值的二维散点图　　(e) 正峰幅值、峰峰幅值和负峰幅值的三维散点图

图 4-11　利用不同特征参数的锋电位分类示例(封洲燕等，2007)

图中也只能区分出 3 类锋电位，因为第③和第④类锋电位的峰峰幅值范围重叠较多，难以分割。采用多个参数，就可以较好地区分锋电位。图 4-11(d) 所示是利用峰峰幅值和负峰幅值 2 个参数作的二维散点图，可以明显地区分出 4 类锋电位(图中红色虚线圈出)。再进一步，用峰峰幅值、负峰幅值和正峰幅值这 3 个参数作的三维散点图上，可以更清楚地显示这 4 类锋电位之间的区别(图 4-11(e) 中绿色椭圆球所示)。

利用锋电位波形的特征参数进行分类时，可以选择直观的幅值或宽度作为分类参数。但是，它们不一定是最佳的分类参数。由图 4-11 的示例可见，如果选择的参数不合适，就难以正确区分不同种类的锋电位。此外，使用多个特征参数有利于锋电位的正确分类。如果直接使用锋电位波形的所有采样数据点，构成具有数十个分量的高维数据来进行分类，可以提高分类的正确性，但是数据量及其计算量太大。主成分分析法可以将这种高维数据降维，由几个主成分分量构成的低维数据就可以保留原始数据中的主要信息。它是将原始数据通过坐标的线性变换转化到新的互不相关的正交坐标系中，并且，主成分按照方差的大小排列。通常取前几个数值最大的主成分，进行降维分析，就可以将锋电位分类。可见，利用主成分分析可以自动选择锋电位分类的最佳参数。

2) 模板匹配法分类

这种方法首先需要为每类锋电位建立一个标准的波形模板，然后，依次用每个模板对记录信号进行扫描匹配，求取信号各采样点与模板上对应点之间的幅值之差的均方根。一旦该数值小于所设定的阈值，就认为记录信号上检测到了与模板同类的一个锋电位。这种方法可以在 MUA 信号甚至原始宽频带记录信号上同时完成锋电位的检测和分类。当然也可以对已提取的锋电位波形进行分类，以减小匹配的计算量。

模板匹配法是一种可以实现信号记录时在线检测和分类的方法(Schaffer et

al., 2021)。但是，这种方法的计算量较大，而且检测结果与模板库中波形模板的正确建立密切相关，此外也需要设定合适的拟合度阈值。不过，模板匹配法可以在一定程度上解决锋电位重叠的问题，以检出不同神经元几乎同时发放的锋电位（Mokri et al., 2017），也可以用于改善爆发式放电 Burst 中幅值渐变的锋电位的检测和分类（Shabestari et al., 2021）。

4. 多通道锋电位信号的检测和分类以及开源软件的应用

利用微电极在胞外记录锋电位时，同一个测量点会同时记录到来自周围多个神经元的锋电位。如果其中有 2 个或更多个神经元与该测量点之间的距离相似，且这几个神经元的类型相同；那么，记录到的这些神经元的锋电位的幅值和波形就很相似，仅凭借此单通道记录信号难以确定这些锋电位究竟是来自同一个神经元还是来自多个不同神经元。需要利用多个测量点同时记录的多通道信号才能确定锋电位的来源。例如，如图 4-12(a)所示，在菱形分布的微电极阵列上（电极型号 A2x2-tet-3mm-150-150-312，NeuroNexus），通道 1 记录到的 8 个锋电位的波形和幅值均相似，如果仅利用此通道信号进行锋电位分类，那么，这些锋电位就会

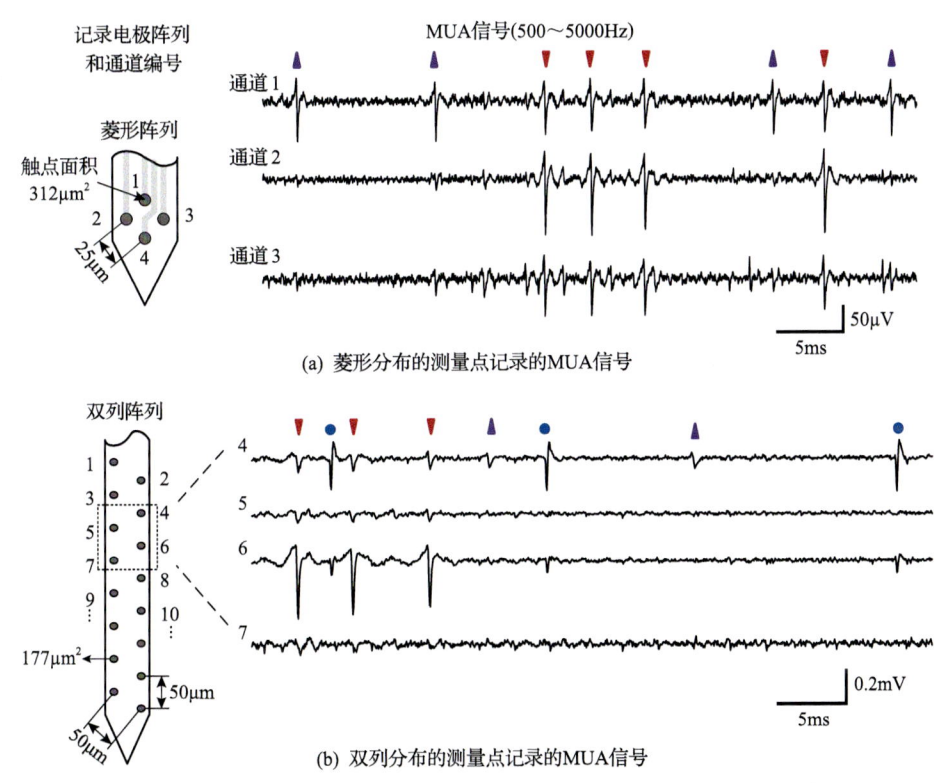

(a) 菱形分布的测量点记录的MUA信号

(b) 双列分布的测量点记录的MUA信号

图 4-12 两种微电极阵列上分布密集的多个测量点同时记录的锋电位信号
图的左侧是阵列电极的结构和尺寸，黑色圆点表示测量触点。

被归为同一类。但是,从同时记录的通道 2 上的信号可见,这 8 个锋电位分别来自 2 个神经元(信号上方分别用紫色和红色三角指示)。因为,红色三角指示的神经元的锋电位在通道 2 上更大,表明此神经元更接近测量点 2。而紫色三角指示的神经元的锋电位在通道 2 上很小,表明此神经元距离测量点 2 较远。通道 3 上的记录信号进一步证实这些锋电位来自 2 个不同的神经元。图 4-12(b)所示是另一次采用双列阵列记录的一段 MUA 信号(电极型号 A1x16-Poly2-5mm-50s-177,NeuroNexus),信号上方用 2 种颜色的三角和蓝色圆点,分别指示了采用相邻 4 个通道(通道 4~7)分类获得的 3 种锋电位。如果仅凭借通道 4 的记录信号只能区分 2 类锋电位,无法区分 2 种三角标记的锋电位。而这两类锋电位在第 6 通道上的区别很明显,红色三角指示的锋电位幅值很大,表明该神经元更靠近第 6 通道的测量点。相反,产生紫色三角指示的锋电位的神经元则距离变远,在第 6 通道上几乎记录不到。这样,即便仅使用 4 个通道锋电位的峰峰幅值这一个参数,也就可以区分图中标出的 3 类锋电位。

如图 4-13 所示,早年常用 4 根捆绑在一起的金属丝微电极做记录,除了尖端测量处裸露以外,金属丝的其余部分涂有绝缘层。由于电极周围的各个神经元与 4 个测量点之间的距离不同,在 4 个记录通道上锋电位的幅值就有所不同。这样,利用同时记录的四通道信号进行锋电位的检测和分类,就可以提高锋电位分析的正确性(Buzsáki,2004)。这种电极被称为四极电极(tetrode)。注:图 4-13 中三角形和圆形分别表示锥体神经元和中间神经元。四根金属丝的黄色尖端表示裸露的测量点。绿色和粉色圆球分别表示以左右两根电极尖端测量点为中心的圆球表面。

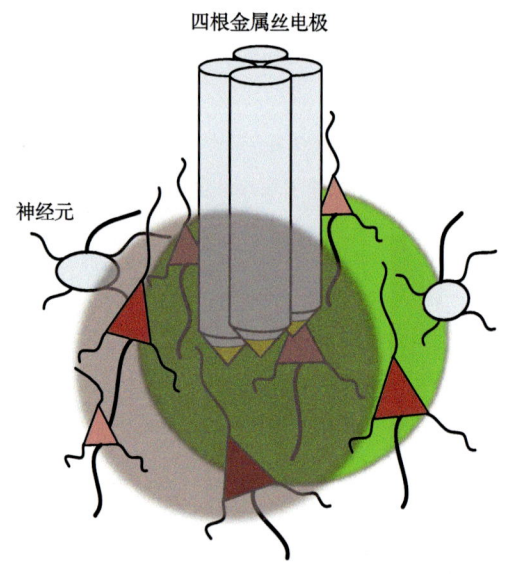

图 4-13　金属丝制作的四极电极(tetrode)及其周围不同距离的神经元

与测量点同距离的圆球表面附近神经元所产生的锋电位相似，仅凭单通道记录无法分类锋电位。

图 4-12(a)所示的平面电极阵列上菱形分布测量点的设计就是模仿四极电极，厂家也将其称为"tetrode"。实际上，只要排列密度足够高的多个测量点能够同时记录到同一个神经元的锋电位，就可以提高分类的正确性。我们实验室常用图 4-12(b)所示的双列分布的微电极阵列检测大鼠海马区的神经电信号，既可以利用相邻 4 个通道记录的锋电位信号完成锋电位分类，又可以利用线性垂直排列的跨度达 350μm 的 8 个测量点记录大鼠海马区不同分层上的诱发信号，如胞体层的群峰电位和树突层的突触后电位等(图 3-6)。

多通道锋电位信号的检测和分类方法与前面介绍的单通道相似。检测锋电位时，可以先采用阈值法逐个通道进行，然后，将各个通道的检测结果合并。由于来自同一个神经元的锋电位在各个通道上的幅值不同，在某些通道上因幅值较小而被漏检的锋电位，在其他通道上可能具有足够大的幅值而被检出，因此，每个通道锋电位检出个数不同。可见，阈值检测法用于多通道检测时，可以在锋电位幅值较大的通道设置较高的阈值，例如将信号标准差的 5 倍或更大的值作为阈值。这样，可以在不增加漏检的情况下减少误检。将各个通道信号中所有被检出的锋电位合起来，根据时间对应关系，去除重复检出的锋电位，就可以获得最大的检出数量。如图 4-12(b)红色三角所指示的锋电位在第 4、5 和 6 通道都可能被检出，合并时需要去除重复检出的锋电位。

锋电位检出之后，多通道信号的分类则可以同时使用 4 个通道的波形参数。例如，4 个通道的峰峰幅值和(半高)宽度就可以组合成 8 个特征参数，用于锋电位分类，分类的正确率远高于单通道。我们实验室利用自行编写的 MATLAB 程序，提取阵列电极上 4 个相邻通道锋电位波形的第一主成分分量和峰峰幅值作为特征参数，进行锋电位分类。也就是，在这些特征参数构成的空间完成聚类。聚类利用 Neuralynx Inc.公司的开源软件 SpikeSort3D 提供的平台完成，它通过调用 KlustaKwik 程序完成聚类。KlustaKwik 是被广泛采用的锋电位分类软件之一(Harris et al.，2000；Wild et al.，2012)，可以直接使用。图 4-14 所示是使用 SpikeSort 3D 软件的锋电位分类结果示例，图中间的 4 个分区分别显示了 4 个不同记录通道上的锋电位波形叠合图。在软件的用户界面上，可以人工干预，手动修正分类结果，提高分类的正确性。

在利用 PowerLab 记录仪采集到大鼠海马区神经电信号之后(详见 3.5.3 节)，选择 4 个相邻通道的信号进行锋电位检测和分类，主要流程如下：①获取 MUA 信号。首先在记录仪配套的 LabChart 软件中将原始宽频带信号进行高通滤波，截止频率通常设为 500Hz，获得 MUA 信号。将 4 个通道的 MUA 信号导出成 MATLAB 的数据文件(.mat)。②求取锋电位的特征参数。运行自行编写的 MATLAB 程序读

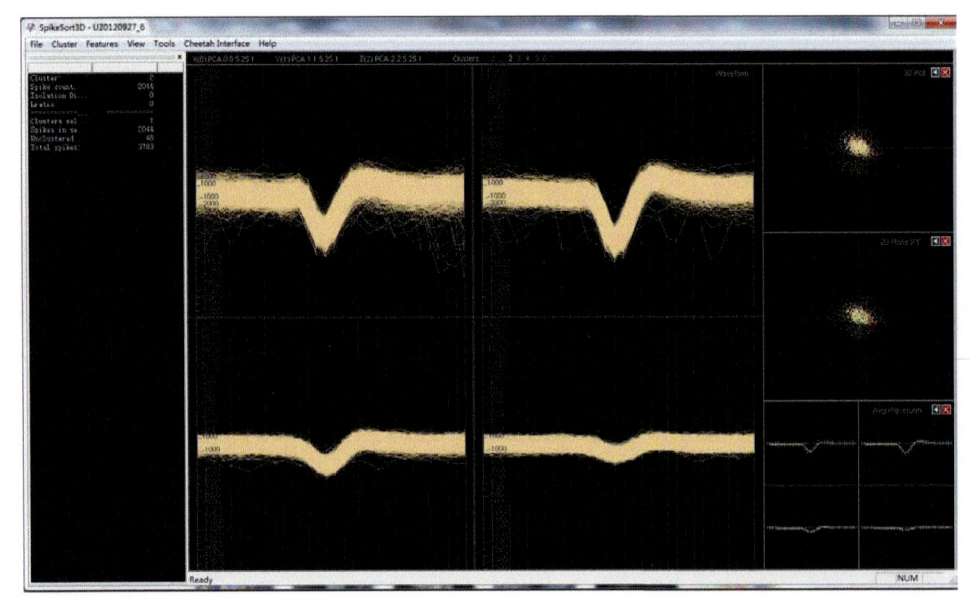

图 4-14　SpikeSort 3D 软件用户界面上显示的四通道锋电位聚类结果示例

入 mat 数据文件，利用阈值法检测锋电位，并计算各锋电位波形在 4 个通道上的幅值和第一主成分分量，这样，每个锋电位具有 8 个特征参数。再生成所有锋电位 8 个特征参数构成的 Spikesort3D 数据文件(.ntt)。③完成锋电位分类。在 Spikesort3D 中打开 ntt 文件，并设置相应参数，选择 Klustakwik 算法进行分类（图 4-14）。分类完成后获得每类锋电位的时间序列，即每个神经元放电时间的数据。从 Spikesort3D 中导出所有锋电位的时间序列，生成 txt 文件。④验证锋电位分类的正确性。利用自行编写的 MATLAB 程序，将分类获得的锋电位放电序列与原始记录信号和 MUA 信号一起，组合成一个 LabChart 文件(.bin)。如图 4-15 所示，在 LabChart 中打开 bin 文件，就可以直观地检查分类结果。图中 LabChart 左窗显示的信号段时长约 4.12s，右窗的放大时段长约 0.28s。上 4 行是图 4-12(b) 所示电极阵列上 4 个相邻通道的原始记录信号，左窗中呈现的约 4Hz 的 θ 节律场电位上隐约可见锋电位，在右窗放大图中较易识别。中间 4 行是去掉低频场电位后的 MUA 信号，锋电位清晰可见。下 4 行是分类得到的发放率较高的 4 个神经元的放电序列，每个幅值恒定的脉冲表示一个锋电位，按照其出现时刻，对应到上方通道，利用 LabChart 的缩放显示功能，可以观察各个锋电位波形的细节，以检查分类的正确性。

　　除了上述锋电位检测和分类方法之外，我们还曾经研究和开发了窗口法锋电位检测算法等其他方法，简介如下。

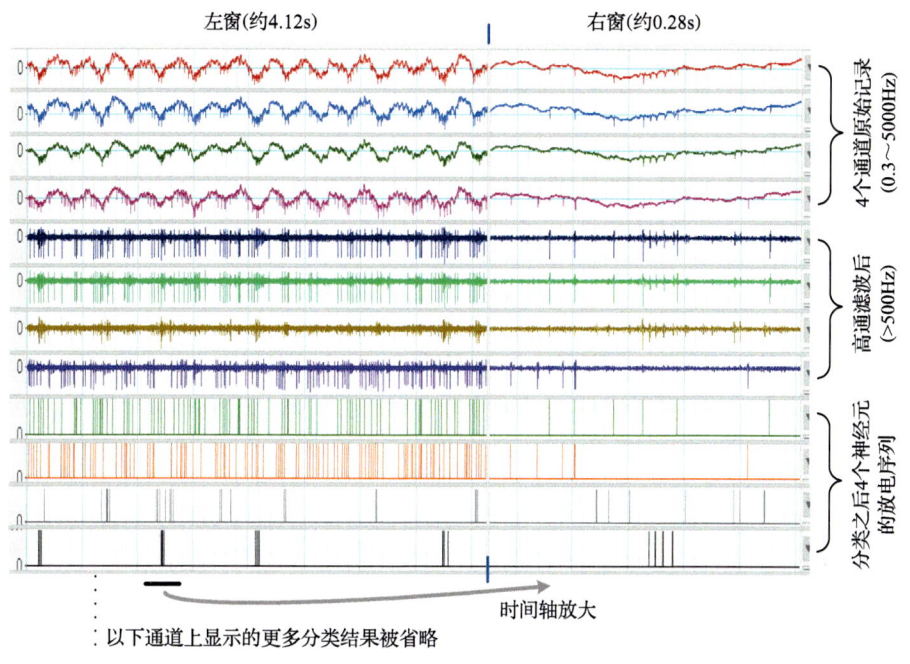

图 4-15　在 LabChart 中直观检验锋电位分类的正确性

4.1.5　窗口法锋电位检测算法示例

锋电位的幅值通常远小于场电位中包含的低频节律波，因此，在使用阈值法检测时，首先需要利用高通滤波去除低频场电位。但是，如果原始记录信号中包含与锋电位频谱重叠的其他幅值较大的电位，例如，由神经元群体同步放电产生的群峰电位(PS)；那么，高通滤波无法去除 PS 波，而且还会引起更大的干扰(图 4-9(c))。为了解决此问题，我们设计了一种窗口法，用于高频刺激 HFS 期间从 PS 波的干扰之中检测神经元锋电位(王兆祥等，2016)。该算法如下：

①使用具有固定窗宽的窗口分割信号。可设窗宽 w 为 1.2ms(对于 20kHz 采样率的数据，包含 25 个采样点)，与单个锋电位的宽度接近。也可以根据锋电位下降沿的宽度，设置更小的窗宽。将整段待分析信号依次划分成一系列窗宽 w 的小段。

②设定检测阈值。计算所有窗口内数据的标准差，并求标准差的均值，以此均值的 1.5 倍作为锋电位幅值检测的下限阈值 A_L。同时，为了排除大幅值的 PS 波和 HFS 刺激伪迹，设定检测的上限阈值 A_H 为 0.6mV 或更大值。注：两个阈值均可以根据记录信号的实际情况进行调整。此窗口法可直接用于带刺激伪迹的原始记录信号，也可用于去伪迹之后的信号(参见图 4-9(a)和(b))。

③搜索锋电位及其负峰的谷点。依次扫描各窗内的信号数值，求每个窗内的

最小值，并计算其之前 0.3ms（即 6 个采样点）的短时间内最大值与最小值之差（记为 $A_{0.3}$），如果 $A_{0.3}$ 的数值在步骤 2 所设定的上限、下限阈值的范围之内，即 $A_L<A_{0.3}<A_H$；那么，就初步判定该 0.3ms 信号包含锋电位的下降支。如果该 0.3ms 内的最小值点不位于窗口的右边界，那么，此最小值就是锋电位负峰的谷点。否则，继续进入下一个窗口搜索，直至搜索到锋电位的谷点为止。如果该锋电位的谷点就是下一个窗口的最小值，则跳过下一个窗口，不再在此窗内搜索新的锋电位，以免对同一个锋电位做重复检测。

④将锋电位的谷点作为其出现时刻，获得锋电位的时间序列。

⑤处理多通道信号的数据。分别将每个通道的信号进行上述 4 步处理。然后，合并各通道锋电位的时间序列，去除重复检测的锋电位（王静等，2009），获得最终的锋电位时间序列。

图 4-16(a) 和 (b) 所示分别是大鼠海马 CA1 区 O-HFS 和 A-HFS 刺激期间的片段记录信号示例（信号上方的红色小箭头指示已去除的刺激伪迹）。如果利用阈值法检测锋电位，首先要将去伪迹之后的宽频带信号进行高通滤波，去除场电位的低频成分，然后根据阈值检出锋电位（图中红色阈值线所示）。如果信号中包含大幅值快速变化的 PS 波，那么，高通滤波会使得 PS 波附近的信号产生振荡。由于锋电位的幅值远小于 PS 波，刺激期间邻近 PS 波的锋电位被淹没于滤波引起的振荡之中，难以用阈值法检测。而且，如果在这种情况下使用阈值来截取锋电位，还会将滤波引起的振荡误检为锋电位。图 4-16 中黑色和红色小圆点分别指示高通滤波后可以突显和被淹没的锋电位。为了显示出锋电位，宽频带信号和高通滤波

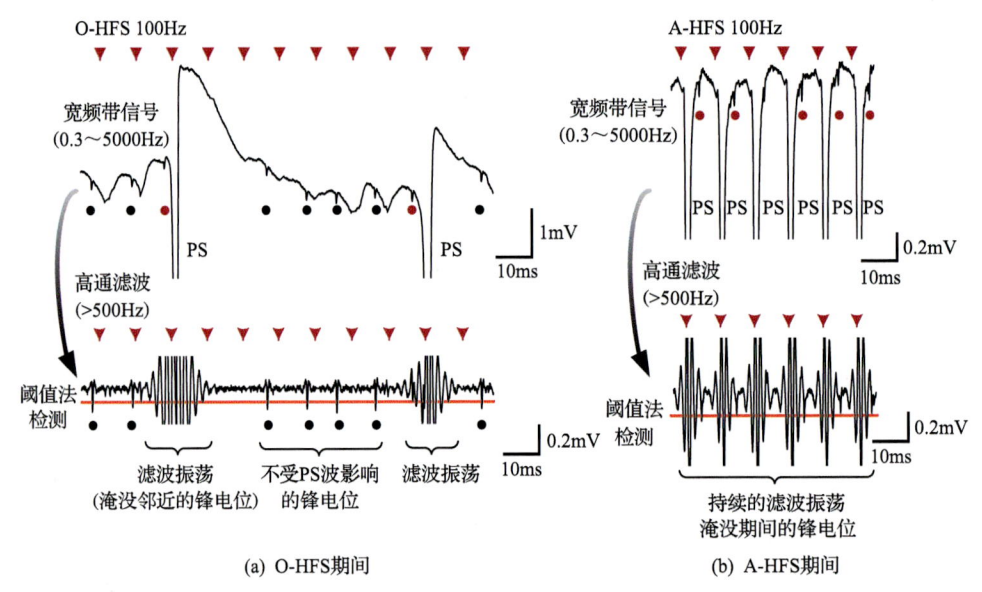

图 4-16　大鼠海马 CA1 区 O-HFS 和 A-HFS 期间锋电位检测受 PS 波的影响（王兆祥等，2016）

信号中大幅值的 PS 波都被截短。

如图 4-17 所示，利用上述窗口法，可以在宽频带记录信号上直接检测锋电位。图中蓝色虚线表示窗口分割线。将每个窗内的最小值都作为疑似锋电位的谷点；然后，利用所设定的锋电位幅值的上限 A_H 和下限 A_L 阈值排除非锋电位信号。图中两个红色圆圈内是 $A_{0.3}$ 位于上限和下限范围之内的疑似锋电位，两个红色方框内的分别是 $A_{0.3}$ 过小的场电位变化和 $A_{0.3}$ 过大的 PS 下降沿变化。

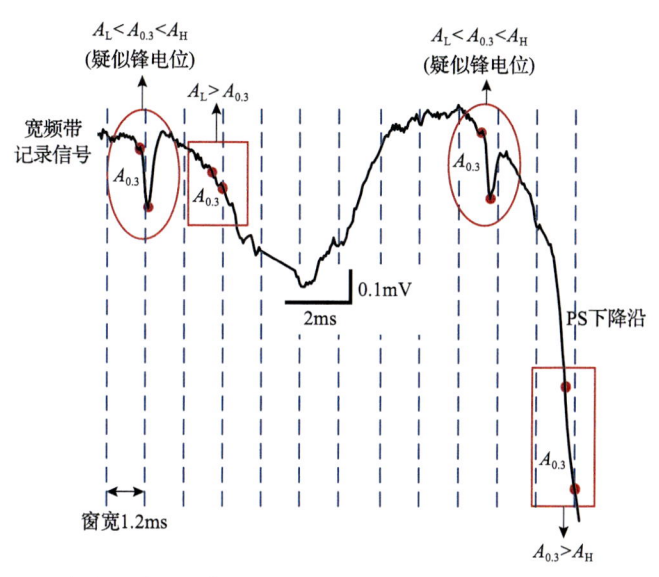

图 4-17　在宽频带记录信号上利用窗口法检测锋电位(王兆祥等，2016)

仿真数据和实验记录数据的分析结果表明，这种锋电位的窗口检测法简单且有效(王兆祥等，2016)。可以直接用于宽频带记录信号中微小锋电位的检测，无需高通滤波，可以有效地减少大幅值群峰电位的干扰。在检测 HFS 期间的锋电位之前，可以事先去除刺激伪迹，也可以不去伪迹。如果在带伪迹信号上直接进行分析，由于伪迹的幅值远大于锋电位，可以通过所设定的上限阈值排除伪迹。即便在检测时将伪迹误检为锋电位，在后续锋电位分类中，也很容易剔除。因此，这种窗口法可用于HFS期间或者痫样棘波发生期间等包含快速变化的群峰电位的记录信号中检测锋电位，用于考察神经元单体的放电活动。本书 5.4 节将采用此窗口检测法分析 A-HFS 期间的中间神经元的放电。

4.1.6　一种四通道锋电位检测和分类算法

锋电位检测和分类算法多种多样(Lefebvre et al.，2016；Carlson et al.，2019；Meyer et al.，2023；Zhang et al.，2023；Pachitariu et al.，2024)。我们曾经设计了一种用于四通道锋电位分类的算法，将多通道信号组合成一种特殊的复合锋电位波形，再利用主成分分析法提取这种波形的特征参数用于聚类。并且，用仿真数据和实验记录信号检验了此算法（王静等，2009），方法和结果简介如下。

由于实际记录信号中所包含的各类锋电位的真实个数和波形无法获得，为了验证算法的可行性，首先构建四通道锋电位信号的仿真数据，它由锋电位和高斯白噪声组成。根据实验记录波形的特征，锋电位 $v_s(t)$ 用如下 sinc 函数和指数函数的组合来构建：

$$v_s(t) = ae^{-t}(\text{sinc}(be^{-t}) + c) \tag{4-4}$$

调节常数系数 a、b 和 c 的数值，并选择时间变量 t 的范围，就可以得到所需的锋电位波形。如图 4-18 所示，设计 2 种锋电位波形，用于模拟两个不同神经元的放电，再加上高斯白噪声，构建成四通道锋电位信号。其中每个通道都包含两个神经元的锋电位，但幅值大小不同。将 4 个通道上提取的锋电位波形依次连接起来，构成复合锋电位波形。

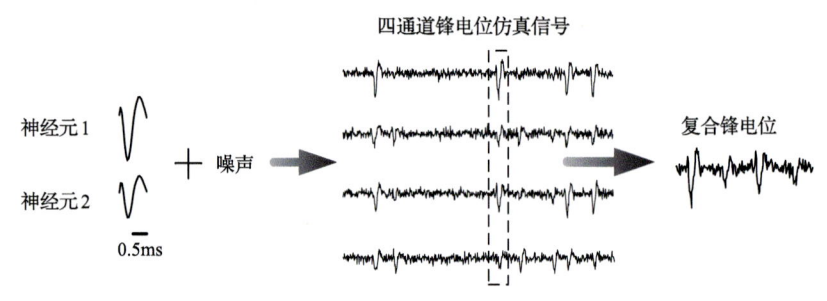

图 4-18　锋电位仿真信号以及四通道复合波形的构建（王静等，2009）

根据实际实验记录信号的信噪比变化范围，设计信噪比不同的 10 组仿真数据。图 4-19 所示是其中一组四通道仿真数据，包含了神经元 1 和神经元 2 的锋电位。神经元 1 的锋电位（Sp1）在通道 1 和 3 的幅值较大，神经元 2 的锋电位（Sp2）在各通道的幅值都较小，在通道 1 和 3 尤其小。通道 1 上几乎不能检出 Sp2。而通道 2 和 4 上的 Sp1 和 Sp2 幅值相当，这些通道上难以区分两种锋电位。相对而言，通道 3 的 Sp1 和 Sp2 幅值存在差别。但是，由于噪声的干扰，如图 4-19 右下图所示，仅用通道 3 的信号进行单通道的主成分分解时，得到的主成分分量（principal component，PC）中，用贡献率最大的前 3 个主分量 pc_1、pc_2 和 pc_3 构成散点图，可见，各个锋电位的点较分散，难以分类（聚类），检测到的 173 个锋电位分不开。然而，用 4 个通道的信号，就可以检出更多锋电位（207 个）；而且，利用四通道的复合锋电位（图 4-18）进行主成分分解，如图 4-19 右上图所示，其前 3 个主成分分量构成的散点图中，两类锋电位之间的区分很明显。为了可视化作图，图中仅显示前 3 个主成分分量的聚类图。实际分类时，我们采用了贡献率总和达 90% 的更多主成分分量完成聚类，可以完全区分两类锋电位。

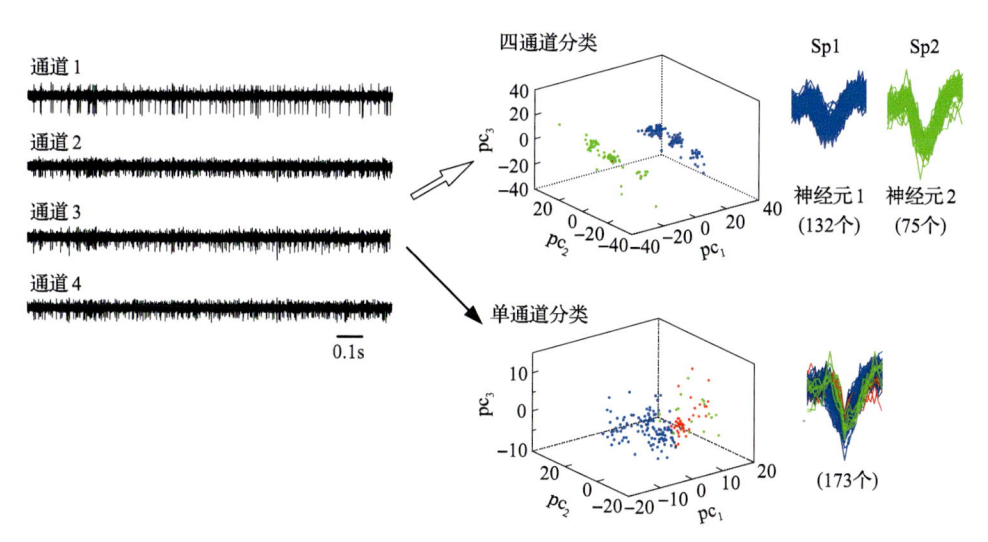

图 4-19 四通道锋电位仿真数据的多通道与单通道(通道 3)分类的比较(王静等，2009)

利用四通道和单通道方法分别分析大鼠实验数据。图 4-20 所示是其中一例，图 4-20(a)是大鼠海马 CA1 区采用图 4-12(a)所示菱形分布的电极阵列上的 4 个测量点记录的 MUA 信号，图 4-20(b)是利用各通道信号单独进行单通道分析时区分出来的锋电位的叠合图，图 4-20(c)则是 4 个通道一起进行四通道分析的结果。图中括号内的数字是锋电位个数。

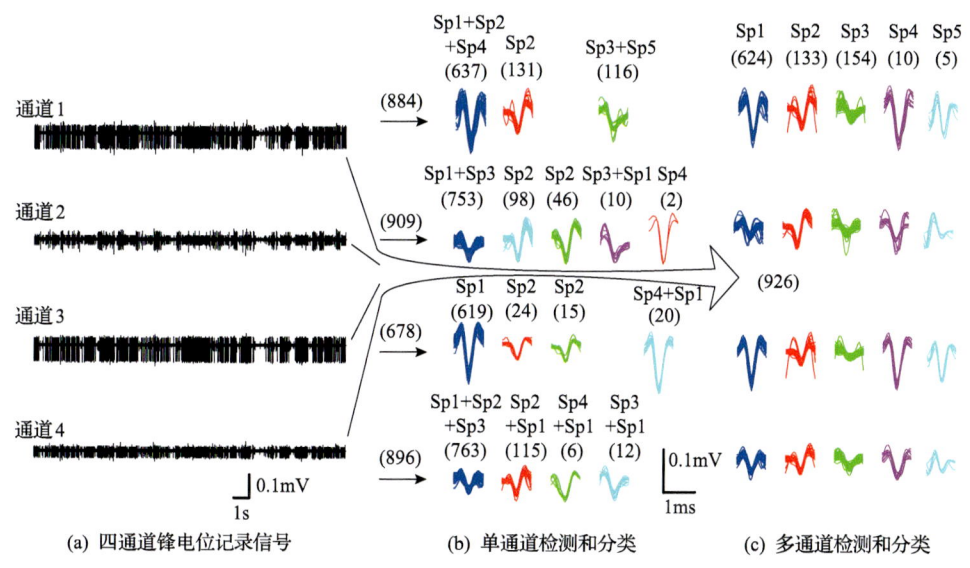

(a) 四通道锋电位记录信号　　(b) 单通道检测和分类　　(c) 多通道检测和分类

图 4-20 大鼠海马 CA1 区记录的四通道实验数据的多通道和单通道
锋电位分类比较(王静等，2009)

人工仔细目测分析图中所示的实验记录(方法参见图 4-15)，可以确定其中共计包含 912 个锋电位，可分为 5 类，依次命名为 Sp1～Sp5。各类锋电位的个数分别是：Sp1 为 625 个，Sp2 为 133 个，Sp3 为 140 个，Sp4 为 9 个和 Sp5 为 5 个。其中 Sp5 可能是多个不同神经元锋电位同时放电形成的重叠波。以此人工分类结果作为标准，比较单通道和四通道自动分析的结果。其中锋电位检测阈值设为 MUA 信号的 5 倍标准差。得到的单通道和多通道两种算法的锋电位检出率、分类正确率和分类数目如表 4-1 所示。

表 4-1 图 4-20 所示实验数据的单通道和四通道检测和分类正确率比较（王静等，2009）

方法	通道	检测正确率/%	分类正确率/%	识别神经元个数/实际个数
单通道	通道 1	96.9	98.3	3/5
	通道 2	98.4	84.3	5/5
	通道 3	74.3	94.7	4/5
	通道 4	97.4	83.0	4/5
四通道	通道 1～4	99.7	99.0	5/5

在单通道算法中，通道 1 的锋电位检测中各类都有漏检，特别是幅值较小的 Sp3，漏检较多；并且分类时仅分出了 3 类，第 4、5 两类被合到别的类中，没有分出来（图 4-20(b)）。不过，这两类锋电位个数较少，因此，对于分类正确率影响不大（表 4-1）。通道 2 的锋电位检出率比较高，但是，由于 Sp1 和 Sp3 在此通道上的幅值和波形很相似，难以区分，而 Sp2 却被分成了两类。因此，虽然分出了 5 类，但分类的正确率却比较低。通道 3 的检出率最低，因为 Sp3 在此通道上的幅值太小，都被漏检，Sp2 检出也较少，共计约有 1/4 的锋电位被漏检。其分类的正确率也不高，仅分出 4 类，其中有 1 类是误分的，且幅值较大的 Sp1 和 Sp4 之间有部分混淆。通道 4 的检出率较高，但是，由于各类锋电位在此通道上的幅值都比较相似，互相之间有较多的混淆，使其分类正确率最低。多通道的锋电位检出率最高，912 个锋电位中只有 3 个没有被检出，这些锋电位都属于 Sp3，幅值很小，难以分辨。多通道算法分出了全部 5 类锋电位，分类的正确率也最高。注：分类正确率是所检出锋电位中分类正确的锋电位个数的占比，不计漏检的锋电位。

上述多通道锋电位检测和分类方法可用于两个及以上通道的记录信号，这些记录通道的测量点的间距要足够小，能够同时检测到来自相同神经元的锋电位。测量点与神经元胞体之间的距离在 50μm 之内时，测得的锋电位幅值可大于 60μV。如果测量点之间的间距大于 200μm，就不太可能同时记录到来自同一个神经元的锋电位(Buzsáki, 2004; Blanche et al., 2005)。图 4-12 所示高密度排列测量点的阵列电极中多个通道可以记录到来自相同神经元的锋电位信号。利用多通道波形连接成的复合锋电位，即便有些锋电位在某些通道上幅值很小，甚至没有记到，也使其复合锋电位形成不同特征，因此，上述四通道主成分分类法可以获得较好的分类结果，使得多通道算法明显优于单通道算法。

4.2　神经元放电序列的分析方法

完成锋电位的检测和分类之后，获得来自各个不同神经元的放电时间序列。每个神经元的锋电位序列不仅包含神经元响应外界刺激的编码信息，也反映神经元的固有特性。锋电位序列通常具有随机性，可看作随机点过程（point process），需要用统计方法分析（Brown et al., 2004a; Bretschneider et al., 2008）。其中，脉冲间隔直方图（inter-spike-interval histogram）和自相关直方图（autocorrelation histogram）等方法可以分析锋电位序列的特点，揭示神经元的不同放电特性；而互相关直方图（cross-correlation histogram）可用于研究不同神经元脉冲序列之间的关系，或者研究神经元之间的相互连接和信号传递。下面介绍这些方法。

4.2.1　神经元放电序列的脉冲间隔直方图

利用脉冲间隔直方图既可以进一步考察锋电位分类的正确性，又可以判断锋电位来自何种类型的神经元，例如，来自锥体神经元还是中间神经元等。建立脉冲间隔直方图的方法是：依次求取脉冲序列中前后两个相邻锋电位之间的时间间隔（inter-spike-interval, ISI），以 ISI 为横坐标；并按照一定的分辨率（如 2ms）将 ISI 坐标分割成等间距的小区间（Bin），计数位于每个区间的 ISI 个数作为纵坐标的数值，画出柱状图或者曲线图即为直方图。其数学定义如下（Gerstein et al., 1960; Rodieck et al., 1962）。

将神经元脉冲序列表示为单位冲激函数之和，即

$$f(t) = \sum_{k=1}^{N} \delta(t - t_k) \quad (4\text{-}5)$$

式中，$\delta(t)$ 是单位冲激函数，t 是时间，t_k 是第 k 个锋电位出现的时刻，N 是记录信号中所包含锋电位的总数。则 ISI 的直方图 $\mathrm{ISI}(\tau)$ 就是

$$\mathrm{ISI}(\tau) = \sum_{k=2}^{N} \delta(t_k - t_{k-1} - \tau) \quad (4\text{-}6)$$

将连续时间 τ 离散化，分成小区间 τ_j，$j=1, 2, 3, \cdots$。设 τ_j 所包含的时间范围为 $\tau_j \leqslant \tau < \tau_{j+1}$，$\tau_{j+1} - \tau_j \equiv \Delta\tau$ 为区间的大小，决定了直方图的时间分辨率。这样，$\mathrm{ISI}(\tau)$ 就是前后两个相邻脉冲的时间间隔 $(t_k - t_{k-1})$ 落入 τ_j 区间的个数，即 τ_j 区间上直方图的数值。

图 4-21 所示是大鼠海马区记录的 2 种不同神经元的锋电位序列。上方所示被

称为光栅图，其中每个小竖条代表一个锋电位，较粗的竖条是多根竖条融合的结果。下方所示是相应神经元的 ISI 直方图。可见，ISI 直方图可以反映如下锋电位的发放特性：①清楚地显示出动作电位的不应期，也就是，直方图的零点时间坐标附近没有锋电位。反之，如果所得到的直方图在零点左右没有清晰的空隙，则很可能是锋电位分类不正确造成的，来自其他神经元的锋电位被归类在一起了。②ISI 直方图显示了锥体神经元和中间神经元具有不同的放电规律。锥体神经元的直方图在±3ms 左右存在尖峰，说明这种神经元存在爆发式（Burst）放电，也就是短时间内出现数个锋电位的密集放电（参见图 4-12(a) 和 (b) 中红色三角指示的锋电位）。而中间神经元的直方图比较平坦，没有尖锐的峰，说明中间神经元是单脉冲随机性的放电模式（参见图 4-12(b) 中蓝色圆点指示的锋电位）。神经元的其他各种不同放电模式也可以由 ISI 直方图体现，如高频电刺激期间的放电（参见 5.3 节等）。注：对于承担信息传导功能的主神经元而言，Burst 放电可以通过增强神经递质的释放来提高信息传导的可靠性。经过突触的"过滤"作用，在某些脑区单个动作电位的放电属于被滤除的噪声，而 Burst 才是携带信息的可传导放电（Lisman，1997）。

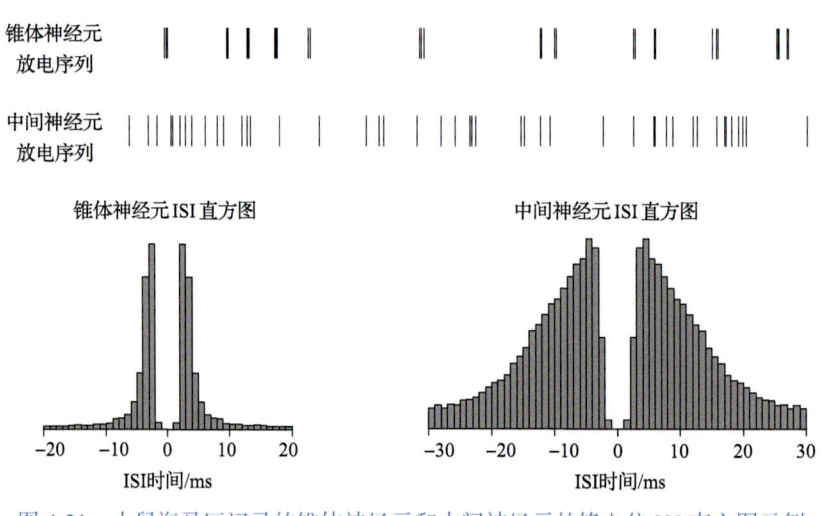

图 4-21　大鼠海马区记录的锥体神经元和中间神经元的锋电位 ISI 直方图示例

4.2.2　神经元放电序列的自相关直方图

上述神经元放电的 ISI 直方图其实是脉冲序列自相关函数的一部分。式(4-5)表示的神经元脉冲序列的自相关函数为（Gerstein et al.，1960）

$$\varphi_{ff}(\tau) \equiv \int f(t)f(t-\tau)\mathrm{d}t = \int \sum_{k=1}^{N}\delta(t-t_k)\sum_{l=1}^{N}\delta(t-t_l-\tau)\mathrm{d}t = \sum_{k=1}^{N}\sum_{l=1}^{N}\delta(t_k-t_l-\tau) \quad (4\text{-}7)$$

此式可以分解为

$$\varphi_{ff}(\tau) = N\delta(\tau) + \sum_{k=2}^{N} \delta(t_k - t_{k-1} - \tau) + \sum_{k=3}^{N} \delta(t_k - t_{k-2} - \tau) + \cdots \quad (4\text{-}8)$$

式中每一项分别对应于式(4-7)的 $l=k$，$l=k-1$，$l=k-2$ 等，依次类推。因此，自相关函数仍然是 δ 函数序列。如果将连续时间 τ 离散化，分成小区间 τ_j ($j=1, 2, 3, \cdots$)，设 τ_j 所包含的时间范围为 $\tau_j \leq \tau < \tau_{j+1}$，$\tau_{j+1} - \tau_j \equiv \Delta\tau$。这样，$\varphi_{ff}$ 函数中落入 τ_j 区间的所有 δ 函数个数之和就是该区间上自相关直方图的数值。

式(4-8)第一项表示 $\tau=0$ 时的常数 N，也就是脉冲序列中锋电位的总数。如果给定序列的时间长度，那么，这一项反映了锋电位的平均发放率。第二项即是两两相邻脉冲(第 k 个与第 $k-1$ 个)之间的间隔，也就是式(4-6)表示的 ISI 直方图的数值。第三项也是脉冲间隔数值，是每隔一个脉冲的时间间隔，即第 k 个与第 $k-2$ 个脉冲之间的间隔(图 4-22)，是二阶间隔。以后各项对应于更高阶的脉冲间隔数值。

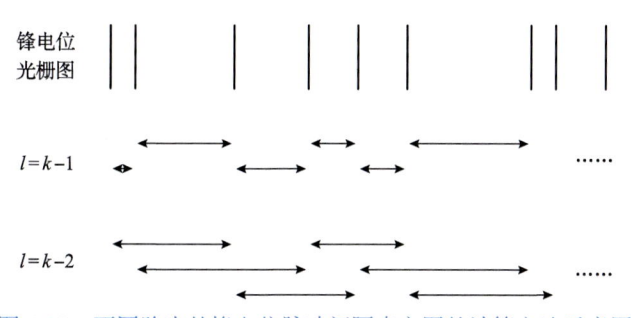

图 4-22 不同阶次的锋电位脉冲间隔直方图的计算方法示意图

这种神经元脉冲序列的自相关函数可用于分析神经元的不应期和节律性放电。例如，海马区神经元呈现 θ 节律放电时，它们的自相关函数也表现为 θ 节律的波形。

4.2.3 神经元放电序列的互相关直方图

两个不同神经元脉冲序列之间的关系，或者某个神经元的脉冲序列与外界刺激事件序列之间的关系，都可以用互相关函数来分析。其定义与自相关函数的定义相似。假设某个神经元 A 的脉冲序列为

$$f(t) = \sum_{k=1}^{N_A} \delta(t - t_k)$$

而另一个神经元 B 的脉冲序列为

$$g(t) = \sum_{l=1}^{N_B} \delta(t - t_l) \quad (4\text{-}9)$$

则两者的互相关函数为(Gerstein et al., 1960)

$$\varphi_{fg}(\tau) \equiv \int f(t)g(t-\tau)\mathrm{d}t = \int \sum_{k=1}^{N_A}\delta(t-t_k)\sum_{l=1}^{N_B}\delta(t-t_l-\tau)\mathrm{d}t = \sum_{k=1}^{N_A}\sum_{l=1}^{N_B}\delta(t_k-t_l-\tau) \quad (4\text{-}10)$$

可见互相关函数也是 δ 函数序列。如果将连续时间 τ 离散化，分成小区间 τ_j ($j=1$, 2, 3, …)，设 τ_j 所包含的时间范围为 $\tau_j \leqslant \tau < \tau_{j+1}$，$\tau_{j+1} - \tau_j \equiv \Delta\tau$ 为区间的大小，就可以获得互相关直方图的数值。图 4-23 显示了式(4-10)所表示的含义。将神经元 A 的脉冲序列 $f(t)$ 看作参考序列，统计神经元 B 的序列 $g(t)$ 的脉冲与各个参考脉冲之间的间距(interval)落入各$\Delta\tau$区间的个数；然后相加求和，就得到两者的互相关直方图。横坐标为时间 τ，纵坐标为脉冲(即锋电位)个数。如果将纵坐标的脉冲数除以总数，则可获得不同 $\Delta\tau$ 区间内神经元 B 锋电位发放的概率。由此可见，互相关直方图反映了相对于神经元 A 序列的神经元 B 的发放概率随时间的变化。

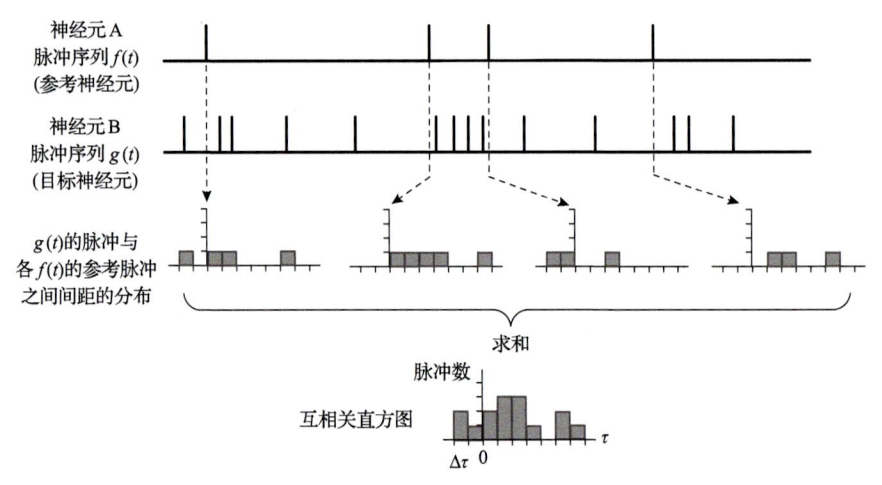

图 4-23 两个神经元锋电位脉冲序列之间互相关直方图的计算方法

假设两个神经元的脉冲序列相互独立，互不相关，则互相关直方图上每个$\Delta\tau$区间的期望值应该为 $E = N_A N_B \Delta\tau / T$。其中，$N_A$ 和 N_B 分别是两个神经元的脉冲总数，T 为数据段的总时间长度。

根据神经元脉冲序列的互相关直方图，可以判断两个神经元之间是否存在直接的突触连接关系。如果存在，则突触前神经元发放动作电位之后，经过数毫秒的轴突传导和突触传递的延时，突触后神经元可能被兴奋或者被抑制。图 4-24 显示了三种具有直接突触连接的两个神经元放电脉冲的互相关直方图。图 4-24(a)中的参考神经元(锥体神经元)通过兴奋性突触连接于目标神经元(中间神经元)，两者的互相关图在 2ms 左右存在一个大尖峰，表示突触前神经元的放电触发了突触后神经元的放电。图 4-24(b)中的参考神经元通过抑制性突触连接于目标神经元，则两者的互相关图在零点之后紧跟着一个明显的空隙，表示目标神经元被抑制，锋电位放电数量明显减少。而图 4-24(c)则显示了存在双向突触连接的情况：参考神经元有抑制性突触作用于目标神经元，而目标神经元反过来又有兴奋性突触作用于参考神经元，就像海马区的局部反馈抑制回路(参见第 2 章的 2.3 节)。这种相互的突触连接关系也能在互相关直方图上反映出来，即在时间轴的零点左侧有一个大尖峰，而在零点右侧则存在一个空隙。

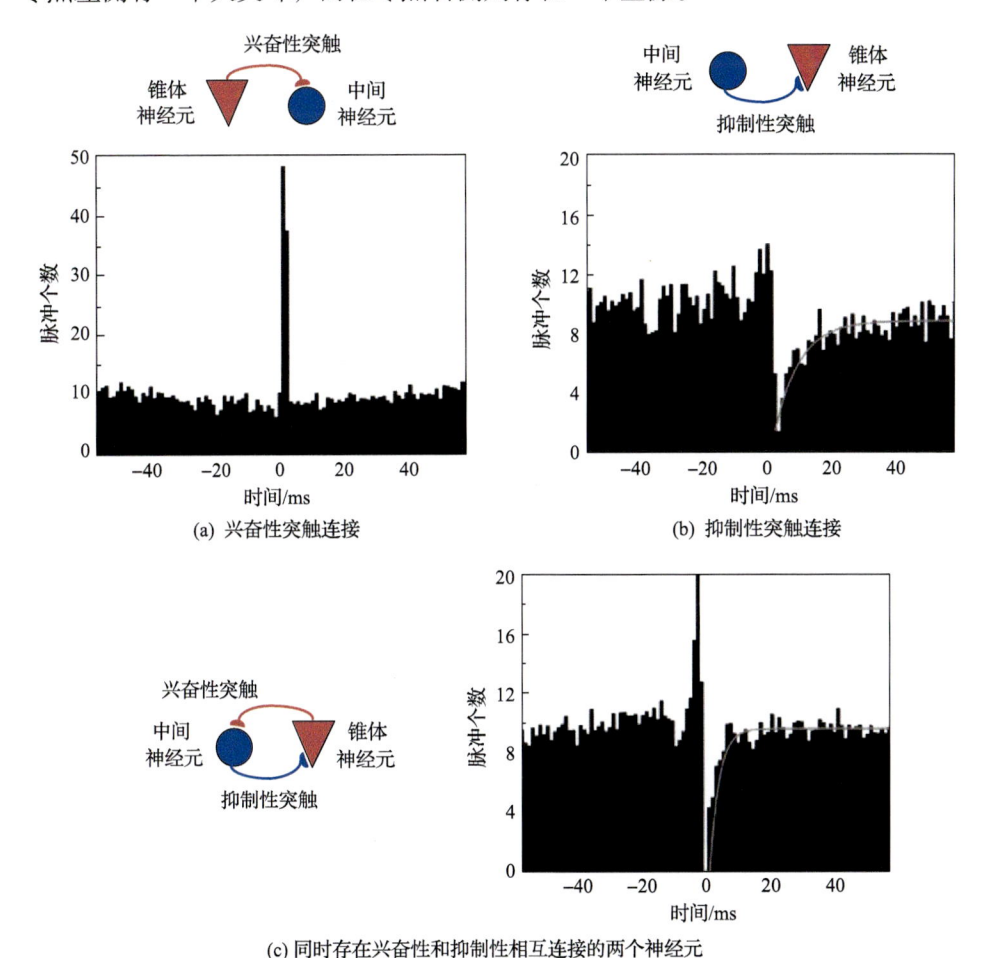

图 4-24　具有直接突触连接的两个神经元锋电位脉冲之间的互相关直方图(Barthó et al., 2004)

不过，存在直接突触连接的成对神经元中，突触前神经元的每个锋电位并不一定都能够诱发(或者抑制)突触后神经元的放电。每个神经元上可以存在成千上万个突触连接，通常需要同时接收到数十个突触的兴奋性输入才能使其产生动作电位。突触前单个神经元的兴奋只能提高(或者减弱)突触后神经元放电的概率，由此在互相关直方图上形成尖峰或者空隙。

如果参考序列 $f(t)$ 不是神经元的脉冲序列，而是某种外界刺激序列，例如，是一系列重复刺激中每个刺激起始点的时间标记。那么，利用式(4-10)的互相关函数就可以分析某个神经元的脉冲序列与外界刺激事件序列之间的关系。设神经元的脉冲序列为式(4-10)中的神经元 B 的序列 $g(t)$，外界刺激序列为式(4-10)中的神经元 A 的序列 $f(t)$，将式(4-10)改写为

$$\varphi_{fg}(\tau) = \sum_{k=1}^{N_A}\left[\sum_l \delta(t_l - t_k - \tau) + \sum_l \delta(t_l - t_k - \tau)\right] \quad (4\text{-}11)$$

$$(t_k < t_l < t_{k+1}) \quad (t_l \geq t_{k+1} \text{ 或 } t_l \leq t_k)$$

此式右边方括号中的第一项是神经元序列的 $g(t)$ 中各脉冲与其前面最邻近的 $f(t)$ 刺激脉冲之间的间隔落入各 $\Delta\tau$ 区间的累计数（即 $t_k < t_l < t_{k+1}$）；第二项则是 $g(t)$ 序列中各个脉冲相对于 $f(t)$ 的其他刺激脉冲之间的间隔落入各 $\Delta\tau$ 区间的累计数（即 $t_l \geq t_{k+1}$ 或 $t_l \leq t_k$）。

如果施加的刺激脉冲之间的时间间隔足够长，下一个刺激到来时，前一个刺激对于神经元放电的影响已完全消逝。那么，式(4-11)的第一项就是常用的刺激后时间直方图(post-stimulus time histogram, PSTH)的定义(PSTH 也称为"peri-stimulus time histogram")，也就是 N_A 次刺激诱发的神经元放电脉冲时间直方图之和。它可以换算为放电概率表示的直方图。PSTH 测量的是，给定的数次重复刺激中，神经元产生动作电位响应的平均强度。如果直方图中存在明显的波峰，表示该神经元的响应与刺激相关；反之，如果直方图的分布较平坦均匀，则表示神经元的放电随机出现，与刺激无关。PSTH 是分析外界刺激诱发神经元响应的主要方法之一。下面介绍 PSTH 以及联合刺激后散点图和联合刺激后时间直方图等神经元响应外界刺激的锋电位序列分析方法。

4.2.4 外界刺激诱发的神经元放电分析

1. 刺激后时间直方图

式(4-11)的第一项定义的 PSTH 的计算方法是：将刺激发生时刻作为时间 0 点，把时间横坐标均匀分割成具有一定分辨率的小区间 $\Delta\tau$，累计各个刺激响应周期中落入每个区间 $\Delta\tau$ 的锋电位个数，做出直方图(Rolls et al., 1989)。图 4-25 所示是持续 0.5s 的 100Hz 脉冲刺激期间 50 次刺激中，某个神经元的锋电位发放光栅图(上图)及其 PSTH 图(下图)。左上方的红色箭头指示刺激脉冲发生时刻，作为时间 0 点，区间 $\Delta\tau=0.5\text{ms}$。PSTH 反映了该神经元锋电位与刺激之间的时间关系，其峰值时间为 7～7.5ms，可以看作神经元响应的潜伏期(latency)。可见，并非每次刺激都诱发神经元的放电。此外，除了直方图的形式之外，PSTH 也可以

显示为曲线。纵坐标可以用锋电位个数，或者用放电概率（即各区间的个数在总个数中的占比），所得曲线称为刺激后时间概率分布曲线。

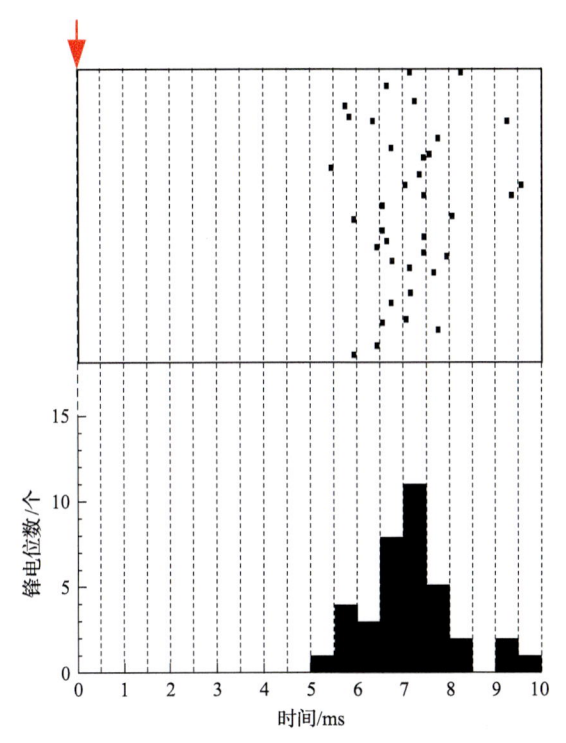

图 4-25　刺激后时间直方图 PSTH 的计算方法

2. 联合刺激后散点图

设两个不同神经元产生的脉冲序列分别为 A 和 B，它们与同一个刺激信号之间的关系可以用联合刺激后散点图（joint peri-stimulus scatter diagram，JPSSD）来描述。如图 4-26 所示，JPSSD 是二维平面上的散点图，涉及 3 个时间序列之间的关

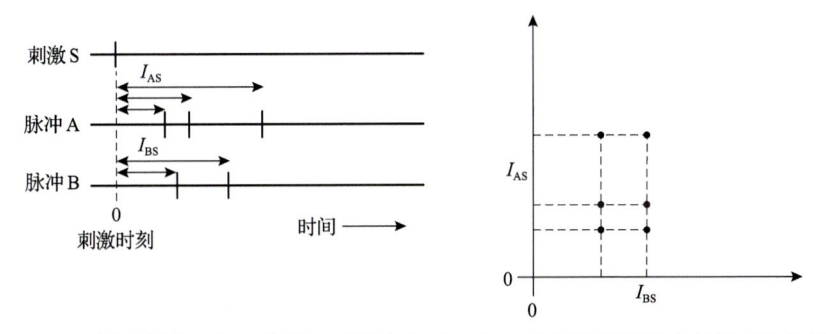

图 4-26　描述刺激 S 与两个神经元脉冲序列 A 和 B 之间关系的联合刺激后散点图

系(图 4-26 左图),其建立方法如图 4-26 右图所示。纵坐标表示序列 A 的脉冲与刺激信号 S 之间的时间间隔 I_{AS};横坐标表示序列 B 的脉冲与刺激信号 S 之间的间隔 I_{BS}。设刺激时刻为 $t=0$,序列 A 在 t_A 时刻有放电脉冲,序列 B 在 t_B 时刻有放电脉冲,则二维坐标平面的 (t_A,t_B) 位置上画一小点。依次将一个刺激周期的所有点画出;然后,同理画出其他刺激周期的点。得到所有刺激周期的放电脉冲分布的叠合图,就是联合刺激后散点图。

下面举例说明 JPSSD 图上反映的刺激信号 S 与神经元 A 和 B 之间的不同关系,同时结合 A 和 B 的互相关直方图和各自的 PSTH 图,说明其中的含义(Gerstein et al., 1972)。

(1)如果两个神经元 A 和 B 的放电完全独立,并且与刺激信号 S 也无关;那么,JPSSD 图上的散点分布均匀。A 和 B 序列的互相关直方图以及 A、B 各自的 PSTH 图都比较平坦,没有明显的波峰(图 4-27(a))。

(2)如果两个神经元 A 和 B 的放电仍然不相关,但是,其中神经元 B 的放电受到刺激输入的兴奋性作用,那么,在 JPSSD 图上,平行于纵坐标出现一条明显的高密度带,表示在刺激作用下,经过一定潜伏期之后,神经元 B 的放电增加。刺激的兴奋性作用在神经元 B 的 PSTH 图上也表现为一个尖峰。而神经元 A 的 PSTH 以及 A 与 B 的互相关直方图仍然平坦(图 4-27(b))。如果刺激输入对于神经元 A 和 B 都有兴奋性作用,而 A 和 B 两个神经元之间仍然无直接的连接,则

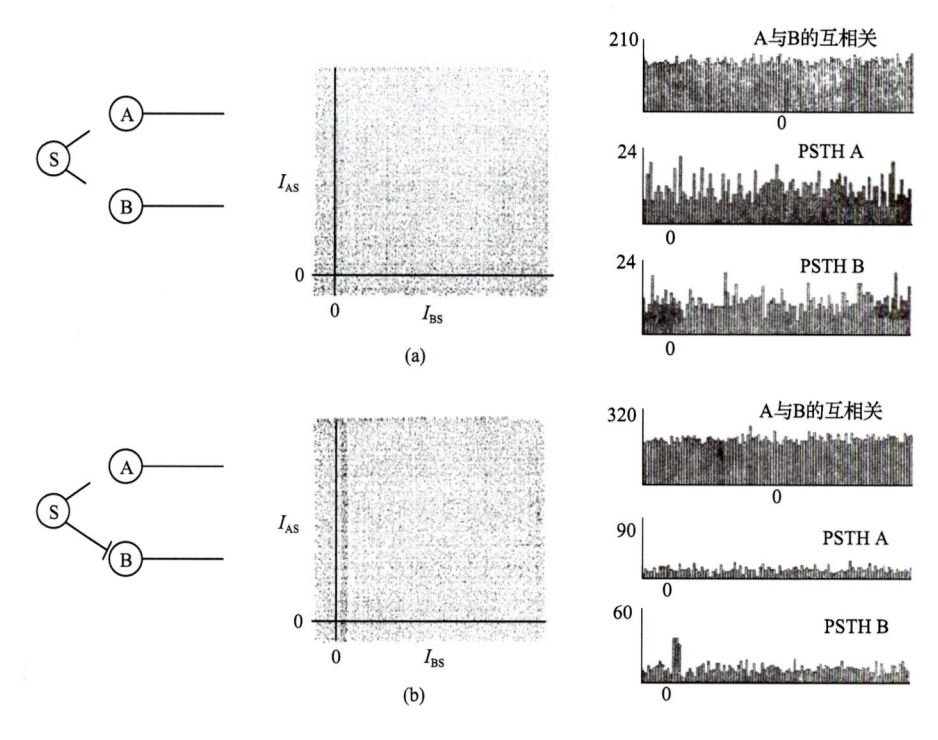

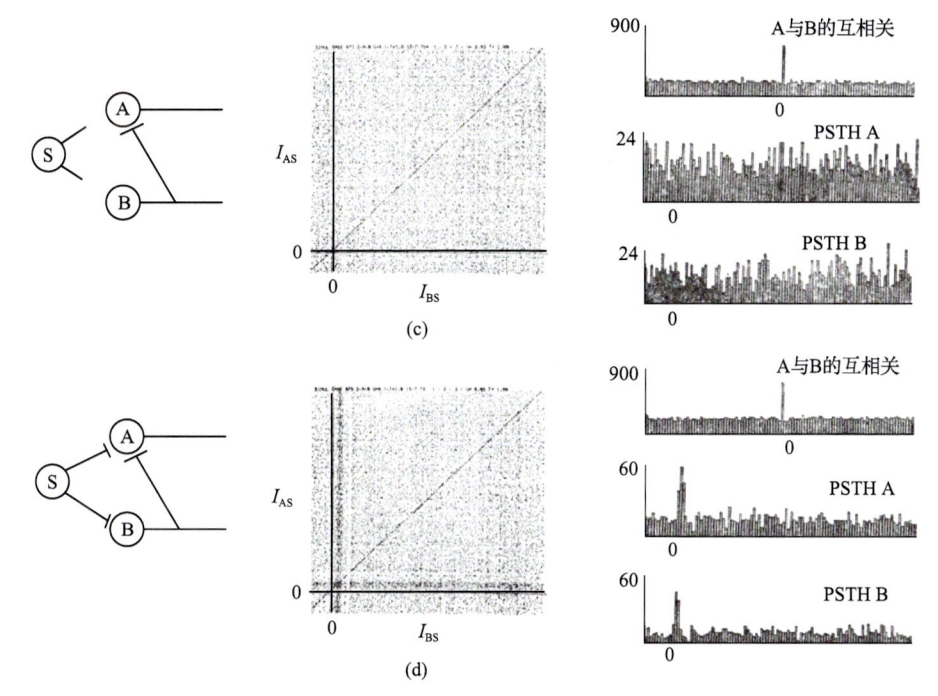

图 4-27 刺激 S 与神经元 A 和 B 之间相互作用的分析(Gerstein et al., 1972)

JPSSD 图上会同时出现平行于纵坐标和横坐标的两条明显的高密度带。相应地，两个神经元的 PSTH 图上也都会出现尖峰。神经元 A 与 B 的互相关直方图零点附近也会出现尖峰，表示两个神经元同时受到同一个输入的控制。

(3) 如果刺激对两个神经元都无影响，而神经元 B 通过兴奋性的突触连接作用于神经元 A。那么，JPSSD 图上无平行于坐标轴的高密度条带，但是，会出现一条较高密度的对角线条带，平行于主对角线但稍偏左侧，表现突触连接效应。对角线的偏移和宽度体现了突触作用的潜伏期和持续时间。神经元 A 与 B 的互相关直方图零点附近会出现大尖峰。因为与刺激输入无关，两个神经元的 PSTH 图则较平坦(图 4-27(c))。如果存在第三个神经元 C，通过兴奋性突触同时作用于神经元 A 和 B，而外界刺激对两个神经元仍无影响。那么，JPSSD 图上也会出现高密度的对角线条带，神经元 A 与 B 的互相关直方图上也会有尖峰。

(4) 如果刺激输入对于神经元 A 和 B 都有兴奋性作用，并且，神经元 B 通过兴奋性突触作用于神经元 A。那么，JPSSD 图上既存在平行于纵坐标和横坐标的两条高密度带，也存在高密度的对角线条带。两种效应的共同作用使得 A 与 B 的互相关直方图出现大尖峰，两个神经元的 PSTH 图上也出现尖峰(图 4-27(d))。

由此可见，两个神经元的 JPSSD 图可以清楚地反映外界刺激对于神经元的作用，以及神经元之间的相互连接关系：①平行于坐标轴的高密度条带表示刺激输入对于神经元的兴奋性作用。②平行于主对角线的高密度对角线条带反映各个时刻两个神经元放电的同步性，而且，两者之间直接的兴奋性突触连接表现为较窄且密度较高的条带，而两者共同受到第三方作用所引起的同步放电则可能产生较宽且稀疏的对角线条带。

3. 联合刺激后时间直方图

两个神经元 A 与 B 之间的互相关直方图以及联合刺激后散点图 JPSSD 都可以反映两神经元脉冲序列之间的相关性。但是，互相关直方图计算的是整个脉冲序列的统计平均值，只能表明存在神经元 A 的放电超前或落后于神经元 B 放电的关系，却不能明确这种关系的发生时间。如果根据联合刺激后散点图 JPSSD 进一步建立联合刺激后时间直方图(joint peri-stimulus time histogram，JPSTH)，那么，就可以显示神经元之间互相关的动态变化，也可以反映外界刺激对于神经元影响的时间过程。

如图 4-28 所示，假设刺激 S 的输入对于神经元 A 和 B 都具有兴奋作用，并且神经元 B 通过兴奋性突触的连接作用于神经元 A。图中左上方的正方形框内是两个神经元放电的联合刺激后散点图 JPSSD，纵坐标左侧是神经元 A 的 PSTH，横坐标下方是神经元 B 的 PSTH。由于刺激对神经元 A 和 B 都有兴奋作用，JPSSD 上出现平行于两个坐标轴的宽带。神经元 B 对神经元 A 有兴奋性输入，因此，JPSSD 上存在平行于主对角线的密度较高的窄条带。而且，此对角线条带的左下角部分集中分布着密度更高的点，说明两个神经元在邻近刺激输入的短时间内放

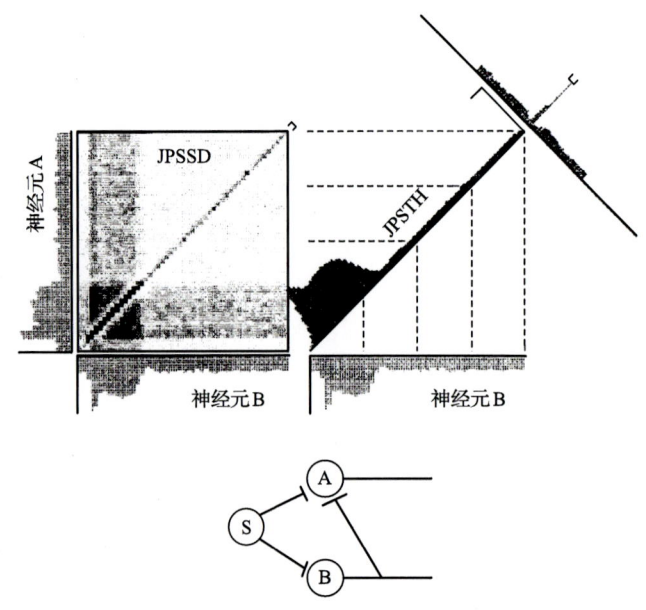

图 4-28 联合刺激后时间直方图 JPSTH 的建立方法(Gerstein et al.，1989)

电的同步程度更高,然后逐渐减弱。将对角线上分割的小时间区间 $\Delta \tau$ 作为横坐标,区间网格散点的累计数作为纵坐标,作出的直方图就是 JPSTH,即图 4-28 右图对角线上的图。此 JPSTH 下方重复显示了神经元 B 的 PSTH,两个神经元的互相关直方图则显示在右上角。JPSTH 图上紧跟刺激之后的波峰表明这种刺激增强了神经元 A 与神经元 B 放电的同步性。

4.3 频谱分析及其应用

频谱常用于分析信号在频域上所包含的频率成分。脑电图(EEG)和局部场电位(LFP)等随机信号的频谱通常用谱估计方法来计算,有参数法和非参数法两大类谱估计方法。其中,非参数法又称为经典谱估计法,常用的有两种基本算法(Shiavi, 2007):一是根据样本函数的傅里叶变换建立谱估计,被称为直接法或者周期图法;二是基于功率谱密度就是自相关函数的傅里叶变换的原理,通过自相关函数的傅里叶变换来获得谱估计,被称为间接法。我们实验室采用的 PowerLab 数据记录仪的软件 LabChart 具有简便易用的频谱分析功能(Spectrum),参见 3.5.3 节。它采用的是周期图法,下面首先简介周期图法的基本原理,然后再介绍 LabChart 频谱分析的各种参数设置和应用方法。

4.3.1 周期图频谱分析法的基本原理

假设经过数据记录仪的模数转换之后获得的离散信号为 $x(n)$,其采样率为 f_s,采样周期为 $\Delta T = 1/f_s$。设 $x(n)$ 的总长度为 N 个采样点,其离散数据序列记为 $x(1)$, $x(2)$, $\cdots$, $x(N)$。那么,它的离散傅里叶变换(discrete Fourier transform,DFT)为

$$X(f) = \Delta T \sum_{n=1}^{N} x(n) e^{-2\pi j f_n \Delta T} \tag{4-12}$$

式中,频率 f 的取值范围是 $-f_s/2 \leqslant f \leqslant f_s/2$,其分辨率是 $\Delta f = 1/(N \cdot \Delta T)$。$X(f)$ 是以恒定频率间隔 Δf 分布的 N 个数据点构成的离散序列:$X(1), X(2), \cdots, X(N)$。其中,$X(f)$ 的模随频率变化的曲线就是幅值谱。模的平方就是频率 f 上的能量,构成能量谱。将能量除以整段数据的时间长度 $N \cdot \Delta T$,就得到功率值,构成功率谱。而单位频率上的功率就是功率谱密度。可见,频谱可以有幅值谱、能量谱、功率谱和功率谱密度等不同形式。如果 $x(n)$ 的数值都是实数(从实际信号采样获得的都是实数),那么,负频率的频谱与正频率的频谱相互对称,因此,只需计算正频率的那一半频谱就可以了。

对于随机信号,仅用一段信号估计的频谱方差很大,没有什么意义。频谱的周期图估计法(又称 Bartlett 法)可以减小方差。其主要思想是,将整段长为 N 个

采样点的信号平均分成 K 个小段，分别求每个分段信号的频谱之后，再求平均值。这样，可以将频谱估计的方差减小至原来的 $1/K$（Shiavi et al., 2012）。

　　用于计算离散傅里叶变换的信号长度决定了频谱的频率分辨率。将信号分段，缩短了长度，使得分段后得到的频谱的分辨率只有原信号的 $1/K$；因此，选择分段数量时要兼顾频谱的方差和分辨率。为了提高频率分辨率，各个分段之间可以重叠，重复使用，这种频谱估计的周期图改进法称为 Welch 法。如图 4-29 所示，假设每个分段包含 M 个采样点，相邻两个分段的起始点之间相隔 D 个采样点；则分段数 $K=(N-M)/D+1$。数据重叠的百分比 $=(M-D)/M\times 100\%$。如果给定分段长度 M，增加重叠率可以增加分段数；如果给定分段数，增加重叠率可以增加每段信号的长度。不过，重叠率过高也不能改善频谱的方差，重叠率通常可取 50% 左右。

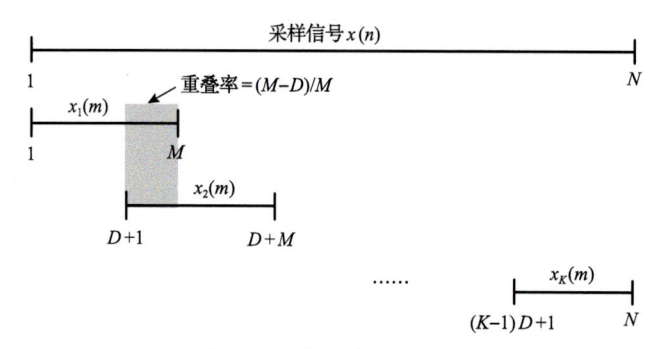

图 4-29　信号分段示意图
阴影表示重叠区。

　　采样信号在频域和时域上各有分辨率和范围（即长度）。应用周期图法估计频谱时，要注意频域和时域的这两个参数以及它们之间的关系。在频域上，频谱的频率分辨率取决于时域上用于计算傅里叶变换的信号（即分段后信号）的时长，是信号时长的倒数。例如，10s 时长信号段的频谱分辨率为 0.1Hz；而 0.1s 时长信号段的频谱分辨率仅为 10Hz，因为 0.1s 时间内不可能包含 10Hz 以下的慢波。而且，频谱是周期性重复的，其周期就是时域上的采样率 f_s。对于实数信号，频谱的正频率范围是 $0\sim f_s/2$。例如，采样率为 1000Hz 信号的频谱上限频率为 500Hz，因为该采样频率无法完整采集到 500Hz 以上的高频波形。在时域上，信号的分辨率（即采样周期）$\Delta T=1/f_s$ 是频谱周期的倒数，而信号的时长是频谱分辨率的倒数。由此可见，时域和频域之间的关系存在对称性。了解这些关系有助于频谱分析的正确应用。

　　使用周期图法估计频谱时还需要注意的另一个问题是频谱泄漏效应。从记录信号中截取一段时间序列计算频谱时，等效于在时域上给信号添加了一个矩形截取窗。此窗的频谱具有较大的旁瓣，容易产生泄漏，使估计的频谱与真实谱之间存在偏差。因此，计算频谱时通常先将每个分段信号乘以旁瓣较小的非矩形窗函数，如汉明窗（Hamming）、汉宁窗（Hanning）等，以减小泄漏效应。

常用的信号处理软件 MATLAB 等都可以方便地用于计算 EEG 和 LFP 等神经电信号的频谱。例如 MATLAB 提供的函数 pwelch 就可用于计算 Welch 周期图法估计的功率谱密度，其调用格式为

$$[Pxx, f] = pwelch(x, window, noverlap, nfft, fs) \qquad (4\text{-}13)$$

其中，右边小括号内的 x 为信号序列，window 为选择的窗函数并给定分段的长度，noverlap 为相邻分段之间的重叠率，nfft 为计算傅里叶变换的数据点数，fs 为信号 x 的采样频率。当 nfft 取值为 2 的整数次幂时，程序采用快速傅里叶变换（fast Fourier transform，FFT）算法，可以提高运算速度。窗函数的长度必须小于或等于 nfft，否则会出错。式左边的返回量中，Pxx 为信号 x 的功率谱密度；f 为频率向量（即频率数值），它与 Pxx 相对应，两者长度相同。pwelch 函数还可以返回频谱估计的置信区间，相关调用格式详见各版本 MATLAB 软件的帮助信息。

作为示例，图 4-30 所示是某成年受试者清醒、安静且闭目时中央（C3 和 C4）和枕叶（O1 和 O2）的 EEG 信号及其功率谱密度。EEG 信号的时长为 10s，采样频率为 250Hz。采用 Welch 周期图法估计频谱，分段长度为 256 个采样点，使用汉宁窗，重叠率为 50%。可见，受试者安静无任务时（图 4-30(a)），各导联 EEG 信号中 8～13Hz 的 α 节律波明显，它们的功率谱中 α 频段存在明显的尖峰（图 4-30(c)）。而当受试者做复杂的乘法心算时（图 4-30(b)），EEG 信号中的 α 节律波被抑制，功率谱中 α 频段的功率也明显减小（图 4-30(d)）。

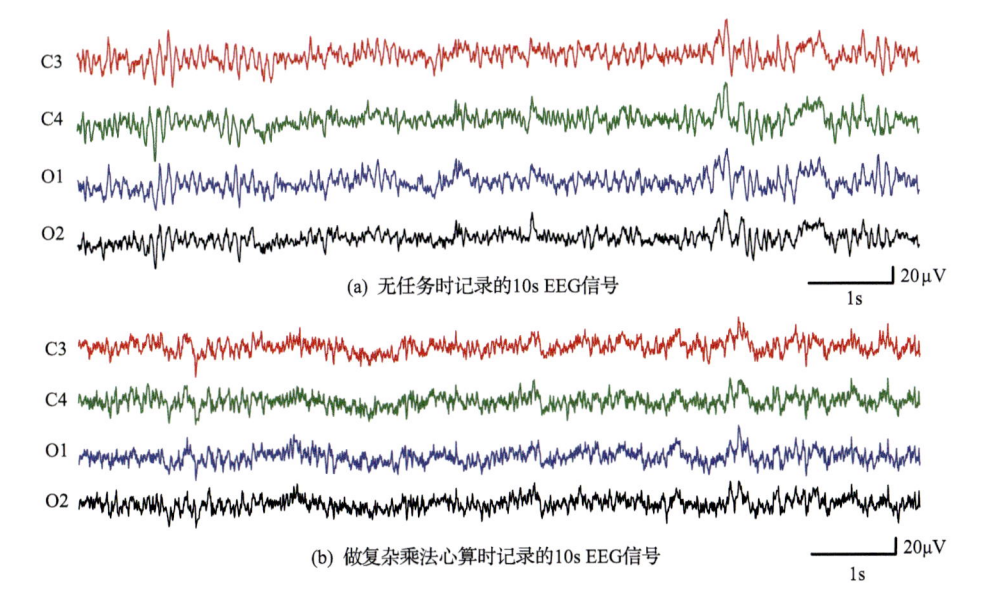

(a) 无任务时记录的10s EEG信号

(b) 做复杂乘法心算时记录的10s EEG信号

(c) 图(a)所示各导联EEG的功率谱　　　　(d) 图(b)所示各导联EEG的功率谱

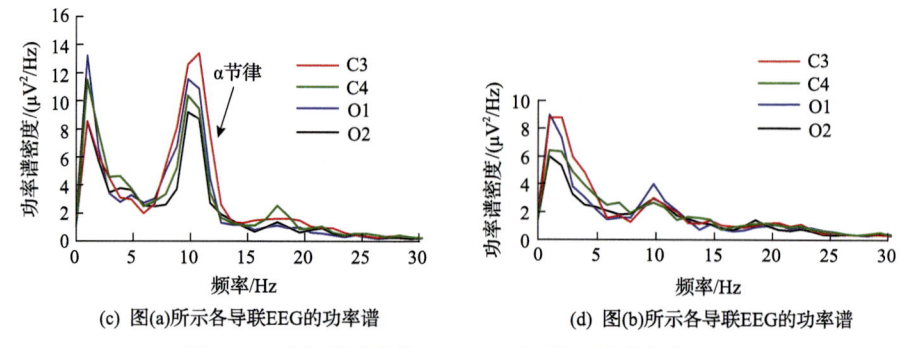

图 4-30　成年受试者的 EEG 记录信号及其功率谱密度

获得功率谱密度之后，还可以按照 EEG 和 LFP 的节律波的划分，计算各个频率分段的平均功率(封洲燕等，2004a)。例如，δ 波(0.5～4Hz)、θ 波(4～8Hz)、α 波(8～13Hz)和 β 波(14～30Hz)等的功率。再换算并估计各种节律波的幅值。或者计算各频段的功率值与总功率的比值，可以消除个体绝对值之间差异的影响，便于不同受试者之间的比较。

长时间记录的自发 EEG 和 LFP 等神经电信号属于非平稳的随机信号，随着人或动物的行为、思维和精神状态的改变而不断变化。上述频谱估计的算法仅适用于平稳的随机信号，对于非平稳信号可以采用短时傅里叶变换(short-time Fourier transform，STFT)和小波变换(wavelet transform，WT)等时频分析方法。其中，STFT 每次只对固定窗宽的小段数据进行傅里叶变换，从而在时间和频率这两个坐标构成的二维图像中描述信号的时频特性。但是，由于时域上的信号越短，频域上的分辨率就越低；因此，STFT 不可能同时在时域和频域都获得高分辨率。而 WT 的信号分解不局限于正弦波，而且时域上的窗宽是可变的。信号被分解为包含位移因子和尺度因子的各个基小波的组合。这使得 WT 方法对于较低频率的分量，窗宽较大；而对于较高频率的分量，窗宽较小。因此，可以同时满足时域和频域的分辨率要求(Clark et al.，1995；封洲燕，2002；封洲燕等，2004b)。MATLAB 的函数 spectrogram 可以计算短时傅里叶变换，工具箱"Wavelet Toolbox"提供了一系列可以实现小波变换的函数。

4.3.2　LabChart 软件的频谱分析功能

我们实验室使用 PowerLab 数据记录仪采样大鼠脑内的神经电信号(参见 3.5.3 节)，该仪器配备的软件 LabChart 所包含的频谱分析功能(Spectrum)采用上述周期图法估计频谱，并且，利用 FFT 计算各分段的离散傅里叶变换。而 FFT 要求数据点数是 2 的整数次幂，因此，如图 4-31 所示，LabChart 的频谱分析参数设置窗(即 Settings 窗)中的第一个参数"FFT size"的下拉菜单中列有 32, 64, …, 1K(1024)，2K(2048), …, 128K(131072)等数值，均为 2 的整数次幂。此 FFT size 就是图 4-29

中的 M 值。注意：M 不是频谱分析信号的总长度，而是信号分段的长度，其设置很重要，决定了频谱分析的分辨率。例如，LabChart 的 FFT size 的缺省值是 1K，即 1024 个采样点。如果神经电信号的采样率为 20kHz，那么，频谱的分辨率就只有 20000Hz/1024=19.531Hz。此时，低于 20Hz 的低频场电位的频谱就无法获得。如果改为 32K（32768）或者 64K（65536），那么，频谱分辨率就是 0.610Hz 或者 0.305Hz。

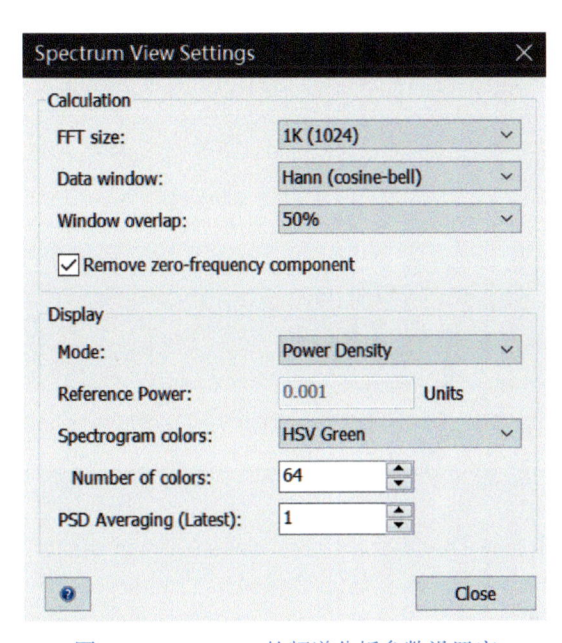

图 4-31　LabChart 的频谱分析参数设置窗

图 4-31 所示参数设置窗中的"Data window"是为了减小泄漏效应在数据分段上加的窗函数，有 Bartlett（三角窗）、Hamming（汉明窗）、Hanning（汉宁窗）等选项。"Window overlap"是数据分段的重叠百分比，即图 4-29 所示的 $(M–D)/M\times 100\%$。此外，"Mode"中可以选择频谱的形式，有 Amplitude（幅值谱）、Power（功率谱）、Power density（功率谱密度）等选项。功率谱密度的英文全称为"power spectral density"（PSD），PSD=功率谱/频率分辨率。

处于乌拉坦麻醉状态的大鼠皮层和海马等脑区会呈现大幅值 δ 慢波为主的 LFP。由于该麻醉剂对于身体触摸等感觉刺激响应的抑制很小（参见 3.1.4 节），麻醉状态下，如果用小夹子夹住大鼠尾巴末端，LFP 会立即转变成小幅值的 θ 波为主的波形（Buzsáki et al.，1983）。下面以此为例，说明 LabChart 的频谱分析功能。图 4-32(a) 上图所示是 LabChart 的 Chart View 窗中显示的大鼠海马区记录的总长约 867s 的 LFP 信号，其中包含两次夹尾操作。下图约 33s 小段信号的局部放大图中，夹尾引起的 LFP 节律变化清晰可见。注：进入 PowerLab 采样数据之前，前级放大器已将信号放大 100 倍，频率范围是 0.3~5000Hz（详见 3.5 节）。

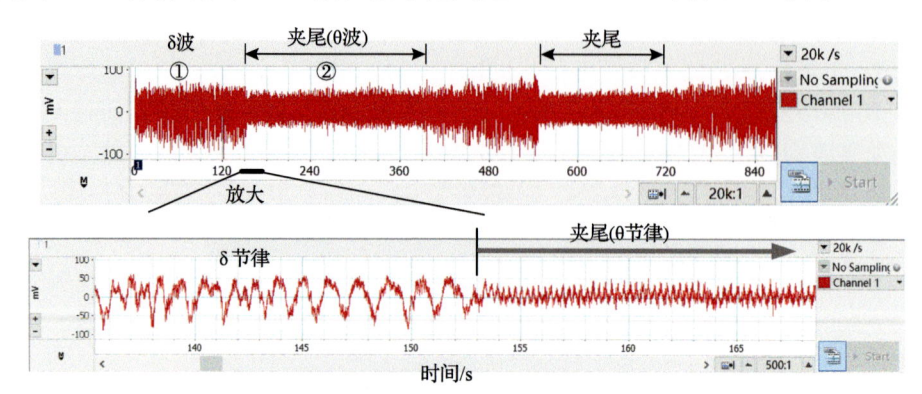

(a) 原始记录信号及其局部放大图

(b) 二维时频PSD及其局部放大图

(c) 夹尾前和夹尾期间的PSD比较

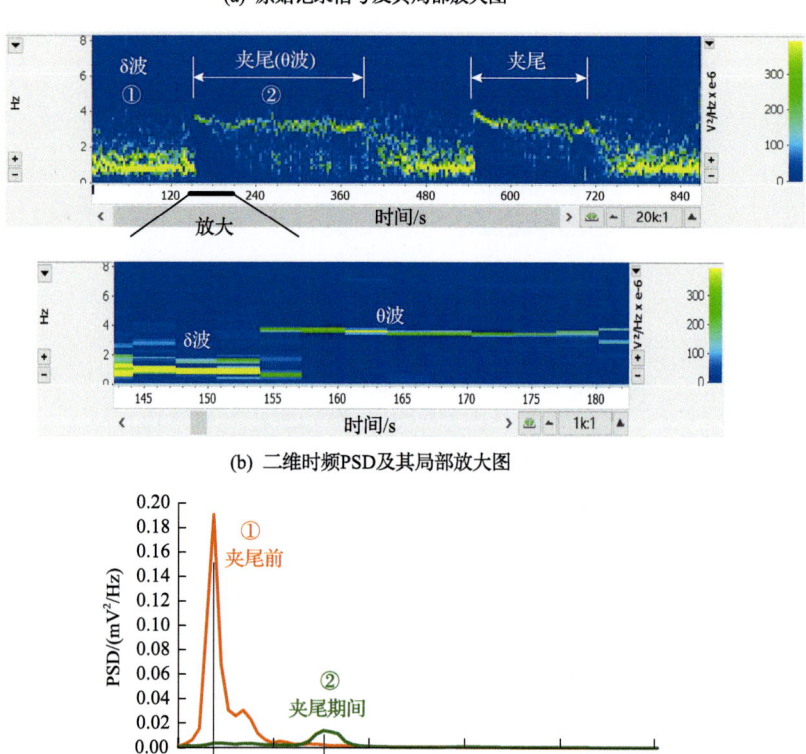

图 4-32　利用 LabChart 分析的大鼠海马区场电位信号的频谱

利用 LabChart 进行频谱分析时，FFT 长度设为 128K（即 M=131072 个数据点）。信号采样率 f_s=20kHz，因此，FFT 数据分段的时长为 6.5536s，频谱的频率分辨率为 0.153Hz。采用 Hamming 窗，重叠率设为 50%，二维时频谱的时间分辨率为

6.5536s/2=3.2768s。图 4-32(b)上图所示是整段记录信号的二维时频功率谱密度（PSD），可见其间的两次夹尾都使得 δ 节律（约 0.76Hz）为主的 LFP 转变为 θ 节律（约 3.5Hz）。下图所示是 143～182s 时间段的 PSD 局部放大图，可见时间分辨率约为 3.3s 的一个个小段频谱数据，夹尾前幅值较大的 δ 节律（偏黄色）和夹尾时幅值较小的 θ 节律（偏绿色）清晰可见。

图 4-32(c)所示是夹尾前约 153s 和夹尾时约 262s 的信号段（即图(a)和图(b)中标记为①和②的时段）的平均 PSD。可见夹尾前（橙色）PSD 的 δ 节律峰值位于 0.76Hz，它是 K=47 个分段（即 47 个 FFT）的平均 PSD。而夹尾时（绿色）PSD 的 θ 节律峰值位于 3.1Hz 左右，它是 K=78 个分段（即 78 个 FFT）的平均 PSD。δ 节律 PSD 峰值（0.19mV^2/Hz）约为 θ 节律 PSD 峰值（0.014mV^2/Hz）的 14 倍，意味着原始记录信号中两者的幅值之比约为 3.7:1。注：在乌拉坦（Urethane）麻醉状态下大鼠场电位信号中的 θ 节律的频率为 2～5Hz，低于清醒状态时的 6～9Hz（Buzsáki，2002）。

我们曾经利用功率谱分析方法，研究大鼠各个睡眠期的皮层脑电（electrocorticogram，ECoG）的变化（Feng，2003）、不同麻醉深度下大鼠脑电的变化（封洲燕等，2004a），以及高频电脉冲刺激的调控作用下大鼠海马区场电位的变化等（Yu et al., 2016；Ma et al., 2019）。

4.4 电流源密度分析法

神经元的电活动是由流经细胞膜的跨膜电流产生。电流形成回路，流出细胞的部位，在胞外形成电流"源"（source）。流进细胞的部位，则在胞外形成电流"穴"（sink），参见图 2-5(c)。分析细胞外电流源和穴在时间和空间上的分布，就可以揭示神经元的活动状态，阐明细胞电活动的起始点和传播过程。场电位记录本身不能精确反映神经元的这种电流活动。早在 1975 年 Nicholson 和 Freeman 提出了利用细胞外记录的场电位，来估计电流源和穴的理论和计算方法（Nicholson et al., 1975），被称为电流源密度（current source density，CSD）分析，其数值对应于场电位在某个空间方向上的二阶差分。计算细胞外 CSD 的关键是需要在空间沿某个方向轴记录多点场电位。早年采用单个测量点的玻璃管微电极或金属丝电极进行胞外记录时，需要以一定的位移量多次移动微电极，才能测得不同距离（或深度）的场电位信号，再用于计算 CSD。这种方法不仅需要确保电极移动距离的精确，而且还要求所记录的场电位信号具有相当好的重复性，每次移动电极后都要求场电位信号重复出现。因此，通常仅用于具有重复性的诱发场电位的分析（López-Aguado et al., 2000；Heynen et al., 2001），对于随机性较强的自发电位就无法用单测量点的电极进行 CSD 分析。微电极阵列技术的应用解决了这个问题。

利用线性微电极阵列可以同时记录神经元及其群体在不同层次上的电位信号，方便地实现 CSD 分析(封洲燕等，2007；封洲燕等，2009)，这在动物和人类神经电信号分析中都具有许多应用(Townsend et al.，2002；Csercsa et al.，2010)。这种利用场电位 LFP 估计 CSD 的算法实际上是一种"逆问题"求解，需要附加约束条件(Pettersen et al.，2012)。设 t 时刻胞外位点 (x, y, z) 记录的 LFP 为 $V(t, x, y, z)$，且 x、y 和 z 这 3 个方向的电导率分别为 σ_x、σ_y 和 σ_z；那么，t 时刻位点 (x, y, z) 处的 CSD 为

$$\mathrm{CSD}(t, x, y, z) = -\left(\sigma_x \frac{\partial^2 V}{\partial x^2} + \sigma_y \frac{\partial^2 V}{\partial y^2} + \sigma_z \frac{\partial^2 V}{\partial z^2}\right) \tag{4-14}$$

CSD 小于 0 表示电流流向胞内，在胞外形成电流穴；大于 0 则表示电流流出细胞，在胞外形成电流源。在神经元的排列具有清晰分层结构的脑区，如海马 CA1 区，可以计算沿神经元轴向(即 z 方向)的一维 CSD，用于分析神经元群体同步活动期间各分层上的跨膜电流。此外，胞外空间电导率的变化对 CSD 的影响很小，可看作常数(Kloosterman et al.，2001；Richardson et al.，1987)。而且，如果不需要 CSD 的绝对值，仅估计 CSD 的相对值用于比较，那么，计算中可以省略电导率的数值。这样，海马 CA1 区的一维 $\mathrm{CSD}(t, z)$ 的计算可简化为如下二阶差分

$$\mathrm{CSD}(t, z) = \frac{2V(t, z) - V(t, z + N\Delta z) - V(t, z - N\Delta z)}{(N\Delta z)^2} \tag{4-15}$$

式中，$V(t, z)$ 是 t 时刻 z 深度的 LFP。Δz 为垂直排列的微电极阵列中，上下两个相邻记录通道的间距，如 50μm，它就是 CSD 计算的空间分辨率。若 N 取 2，那么，计算 CSD 的 LFP 采样间距是 100μm，这被认为是计算 CSD 较为合适的间距 (Pettersen et al.，2012)。

如图 4-33(a)所示，利用 50μm 等间距排列的 16 通道微电极阵列记录大鼠海马 CA1 区的场电位，分析 Alveus 上的脉冲刺激的逆向诱发电位 APS 和 Schaffer 侧支上的顺向诱发电位 OPS 的电流穴，以考察两种诱发产生的动作电位的起始和传导过程。选取位于胞体层上、下各 200μm 范围内的共 9 个通道的记录信号(图 4-33(b)上图)，用于计算 CA1 区从基树突(so)、胞体层(pcl)到顶树突(sr)的各分层上的 CSD(图 4-33(b)下图)。可见，APS 诱发波的电流穴始于胞体层上方，即轴突始段；然后向下，依次向胞体和顶树突传导，同时也通过胞体向上传向基树突(左下图)。而 OPS 诱发波的电流穴始于顶树突部位，然后依次传向胞体、轴突和基树突(右下图)。注：在 APS 产生过程中，小于 0 的 CSD 电流穴可以反映其动作电位的电流成分。但是，OPS 由锥体神经元顶树突上的兴奋性突触输入诱发，其动作电位产生过程中存在 EPSP。EPSP 的电流穴位于顶树突层，而胞体层附近存在

其电流源(参见图 2-5(b)和(c))。因此，OPS 的电流穴叠加于 EPSP 的电流源之上(如图 4-33(b)右下图各曲线上灰色阴影所示)。这些结果与他人的报道一致(Kloosterman et al., 2001)。我们利用 CSD 分析法，考察了 Alveus 轴突上施加电脉冲高频刺激期间，其兴奋逆向传导至胞体附近时动作电位产生和传导的变化，详见 5.2.3 节的介绍。

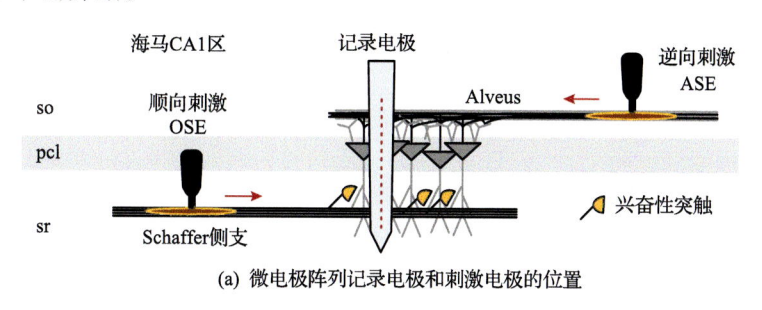

(a) 微电极阵列记录电极和刺激电极的位置

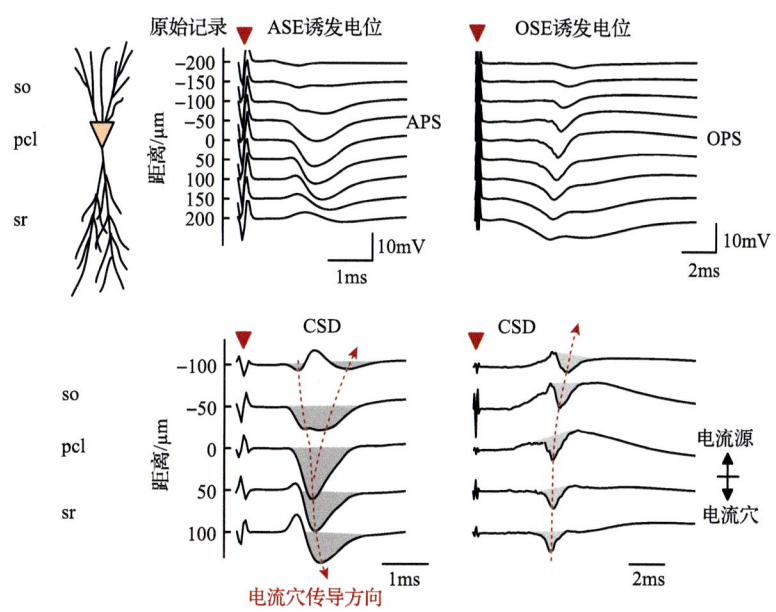

(b) 原始记录的两种诱发电位波形及其相应的CSD

图 4-33　大鼠海马 CA1 区逆向和顺向诱发电位的 CSD 分析(徐义鹏等，2023)

4.5　电刺激伪迹及其消除方法

研究外加电刺激对于脑内神经元及其回路的作用是本书下篇的主要内容。脑组织是一个容积导体，通过植入脑内的刺激电极施加电刺激时，会在脑容积导体中产生一个电场。随着与刺激电极之间距离的增加，电场强度逐渐减弱。利用脑内放置的电极记录神经组织对于电刺激的响应时，如果记录的测量点位于电刺激所产生的电场范围之内，那么，就会同时记录到电刺激所产生的电位，被称为刺激伪迹，它不是神经电信号。

脑组织并非纯电阻性质，它具有电阻性和电容性等被动电特性，还具有细胞膜离子通道活动形成的主动电特性。而且，脑组织中不同的解剖结构及其组成区域的电特性各不相同。如胞体、轴突等神经元不同结构形成的区域，或者胞外空间的脑脊液等，都具有不同的电特性。可见，脑组织是非均匀的导体，它可以用具有不同参数的电阻和电容元件组成的电路来模拟。如果将外加的电刺激作为输入信号，将记录电极上拾取的信号作为输出信号；那么，经过脑组织这个"复杂电路"的处理之后，输出信号就会与输入信号不同。也就是，刺激伪迹通常与施加的原始刺激波形不同，特别是含较高频率成分的电刺激波形，例如窄脉冲波形等。此外，刺激伪迹的波形还与其他因素有关，如刺激电极的结构以及记录电极与刺激电极之间的相对位置和距离等。

刺激伪迹可以指示刺激施加的时间，可以用作时间基准，考察刺激诱发的神经元响应的潜伏期和时间过程。但是，刺激伪迹有时会干扰神经电信号的检测和分析。下面以正弦波和脉冲波电刺激为例，介绍大鼠海马脑区记录的刺激伪迹及其处理方法。

4.5.1 正弦波电刺激伪迹及其消除方法

为了考察刺激伪迹的波形随着刺激电极与记录电极之间相对位置和距离的变化，设计如下简单的实验。如图 4-34(a) 所示，在直径为 75mm 高为 15mm 的玻璃培养皿中加入生理盐水，并将双极同芯刺激电极(型号为 CBCSG75)和具有 16 个测量点的阵列记录电极(型号为 A1x16-Poly2-5mm-50s-177)插入生理盐水中。用于模仿脑组织中的刺激和记录。两种电极的介绍详见 3.4 节。

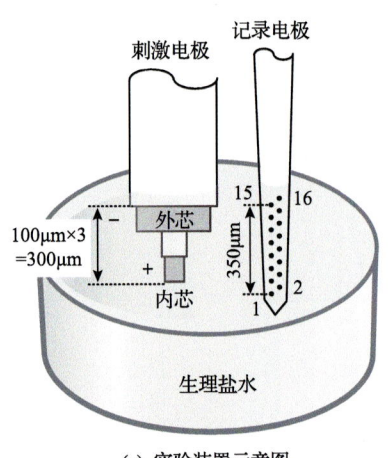

(a) 实验装置示意图

(b) 记录电极紧靠刺激电极时   (c) 记录电极与刺激电极相距约1mm时

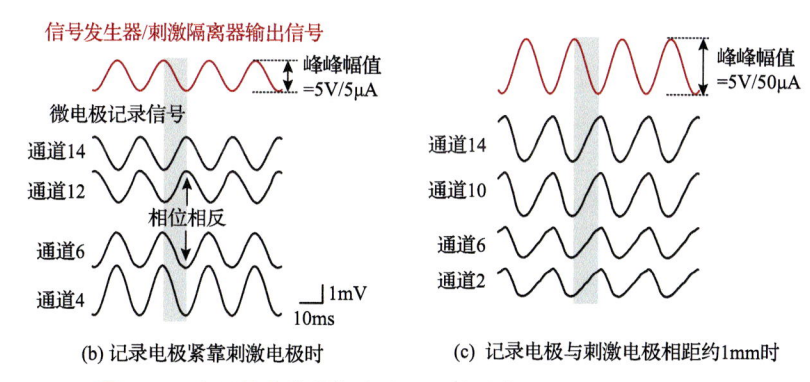

图 4-34 生理盐水中施加电流型正弦波信号时记录的刺激伪迹

将信号发生器(Model DG1000Z，RIGOL Technologies)输出的峰峰幅值为 5V 的 50Hz 正弦波接入 2200 型模拟刺激器，并将刺激器输出的电流型正弦波信号连接于双极刺激电极的内芯和外芯。其中内芯连接正极，外芯连接负极。此刺激器具有电气隔离功能(参见 3.5.4 节)。设置刺激器输出的正弦波峰峰幅值为 5μA，并将记录电极紧靠刺激电极，而且，如图 4-34(a)所示，测量点纵向排列的跨度包含刺激电极的正负两极，此时微电极上各通道记录到的刺激波形(黑色)与信号发生器和刺激器输出的正弦波(红色)相似，无明显变形(图 4-34(b))。并且，各通道记录的正弦波的相位分别与邻近的刺激端的相位一致。也就是，靠近刺激电极正极(即内芯)的与靠近刺激电极负极(即外芯)的通道所记录的信号相位相反。将刺激器输出的正弦波峰峰幅值调大至 50μA，并将记录电极移至与刺激电极相距约 1mm 且偏上方处，由于各记录通道更接近于刺激电极的负极(即外芯)，此时记录的正弦波相位都与负极一致，与信号发生器的输出相反，而且记录波形发生变形。利用此实验装置，也可以考察脉冲刺激产生的"伪迹"波形，此处不再详述。注：这种生理盐水的模型不能全面反映脑组织的电特性，下面介绍的在体大鼠海马脑区中记录的刺激伪迹的变化要更复杂。

图 4-35 所示是将 2Hz 的峰峰幅值为 40μA 的正弦波电流施加于大鼠海马 CA1 区的 Schaffer 侧支，并在刺激下游 CA1 区胞体层记录信号的示例。刺激和记录两电极放置位置的示意图参见图 4-33(a)。在图 4-35 下方的两小段信号放大图中可见，与基线记录相比，刺激期间原始记录信号中明显含有 2Hz 的正弦波刺激伪迹，用 2Hz 陷波滤波器可以去除此伪迹。并且，在 500Hz 高通滤波后获得的锋电位信号中，可见正弦波刺激使得神经元的放电呈现明显的 2Hz 节律，体现了正弦波刺激的调控作用。

正弦波是一种连续刺激，刺激期间的刺激伪迹始终与神经元的响应共存。但在转瞬即逝的窄脉冲刺激期间，神经元的响应出现于脉冲之后，存在潜伏期，参见 2.2 节所述的单脉冲和双脉冲诱发的群峰电位(PS)。既然刺激脉冲与诱发的神

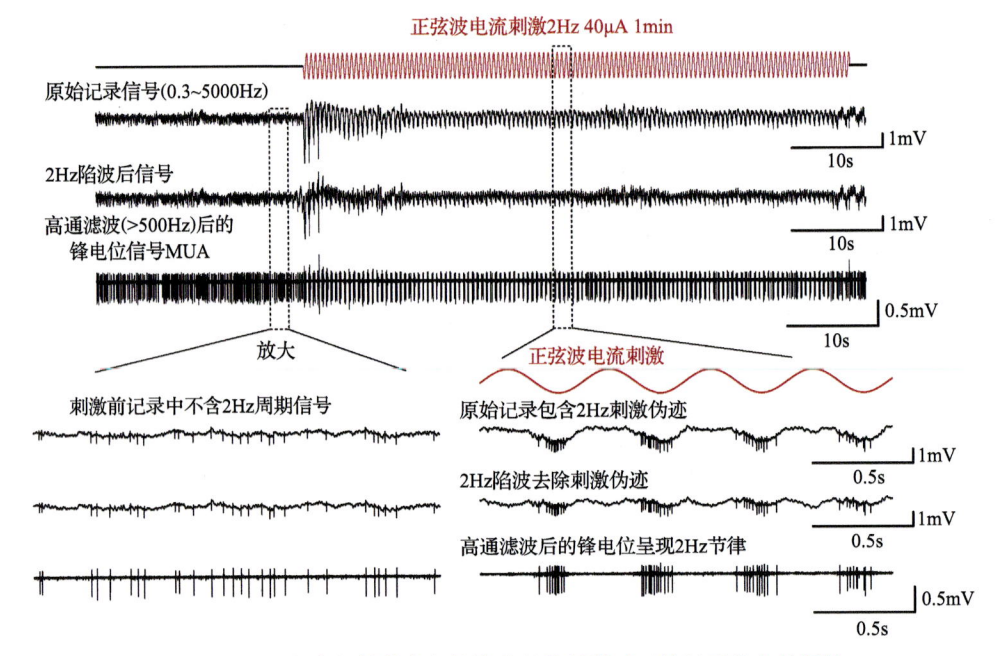

图 4-35　正弦波电刺激产生的伪迹以及刺激对于神经元放电的调控
图中红色信号线表示施加的正弦波电流刺激,即刺激器的输出信号。

经响应在时间上不重合,那么,似乎就不存在刺激伪迹的干扰问题。但是,在某些神经信号(如锋电位)的检测中,仍然需要去除脉冲刺激的伪迹。而且,不像正弦波刺激伪迹那样可以用陷波器去除,脉冲波的频谱较宽且包含的高频成分与锋电位的频谱重叠,无法直接使用滤波法去除(Heffer et al., 2008; Wichmann, 2000)。下面介绍窄脉冲刺激伪迹及其处理方法。

4.5.2　高频脉冲电刺激期间的伪迹及其消除方法

包括脑内电刺激在内的许多神经电刺激疗法都采用电脉冲。与神经电信号相比,此类电脉冲的强度很大,记录信号中脉冲刺激伪迹的电位幅值可能很大。伪迹的波形和幅值与多种因素相关,其中包括刺激电极的结构,电刺激的波形、强度和频率,记录电极与刺激电极之间的相对位置,放大器电路以及刺激器电路的结构和特性等。如果所使用的刺激器与记录设备之间是电气隔离的,绝大部分刺激电流经过刺激器电路返回,不会流经记录电路,刺激伪迹的幅值就可以大大减小。如果使用双极刺激电极,两极之间的间距较小(如仅为毫米或亚毫米级别),刺激电流只是流经微小的脑区,且该脑区与记录电极之间相距较远;那么,记录中的刺激伪迹就很小。不过,即便采用电气隔离和双极刺激电极,距离较近的记录电极记录到的刺激伪迹的幅值仍然可能超过神经电信号。特别是单细胞的锋电位,它们的幅值通常仅为数十至上百微伏,远小于刺激伪迹的幅值。两者之间的差别可达 4~5 个数量级(Wagenaar et al., 2002)。

例如,我们进行的在体大鼠海马脑区的电刺激实验中,记录电极与刺激电极之间相距约 1~2mm。采用美国 A-M Systems 公司的 3600 型放大器和 3800 型电刺激器及其隔离器(详见 3.5 节),并且,电刺激波形为脉宽 100μs、强度 0.3mA 左右的电流型窄脉冲;那么,在记录信号中的伪迹幅值通常超过 10mV,远大于神经元锋电位和正常场电位,有时也大于神经元群体同步放电产生的群峰电位 PS。

大幅值刺激伪迹会干扰神经电信号的显示,也会妨碍锋电位等信号的提取。在实施高频刺激时,众多伪迹更会加重干扰,需要去除。去脉冲伪迹的方法有许多,如模板法、函数拟合法、线性插值法等(Hashimoto et al., 2002; Wagenaar et al., 2002; Erez et al., 2010)。其中模板法需先获取伪迹波形的模板,再从高频刺激期间的记录信号中逐一找出刺激位点,减除伪迹。如果刺激伪迹的幅值没有超出放大器的范围,也就是没有发生伪迹被截顶的现象;那么,减除伪迹之后,伪迹处的神经电信号可以恢复出来,信号不会损失。这是模板减除法的优势。否则,刺激期间已出现放大器饱和(参见图 3-25),即便用模板法减除伪迹,也无法恢复神经电信号。

此外,应用模板法的前提条件是伪迹保持恒定不变。但是,脑组织电特性(即阻抗的数值)会发生变化,特别是持续高频刺激期间,刺激伪迹的波形会发生变化。而且,对于窄脉冲刺激,导致记录信号中伪迹波形变化的还有其他不可忽视的因素,包括信号采集时所用的模数转换器(ADC)的采样率的局限,以及采样器时钟与刺激器时钟的不一致等因素。这些因素也会导致记录到的伪迹波形的变异。如图 4-36 所示,利用正弦波做个简单的信号采样小实验,就可以说明时钟差异引起的伪迹记录的变化。橙色曲线是一段频率为 10kHz 的正弦波信号,其周期为 0.1ms。注:为了产生足够光滑的信号线,此正弦波的采样率为 500kHz(即每个周期的正弦波由 50 个采样点组成)。将其视作原始"模拟信号"。由于正弦波频率为 10kHz,根据采样定理,用 20kHz 的采样率采样此正弦波信号,每个正弦波周期可获得 2 个采样点,就像图中所示信号的起始首个正弦波周期那样,2 个采样点(小黑点表示)几乎分别位于正弦波的正峰和负峰上。假如控制采样器的时钟

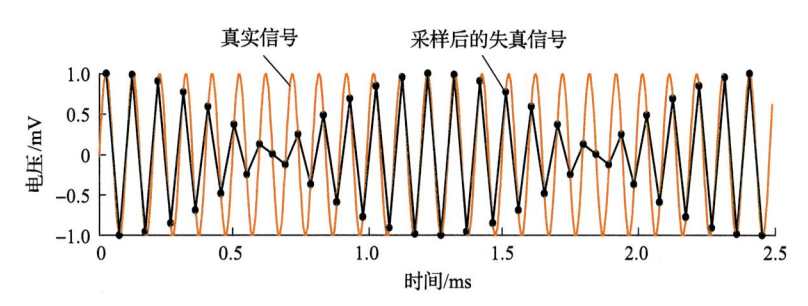

图 4-36 频率为 10kHz 的正弦波信号(橙色)与采样率为 20.83kHz 时采样得到的信号(黑色)

与正弦波信号发生器的时钟不是同一个,且两个时钟稍有差异。以信号发生器的时钟为标准,假设采样器的时钟存在偏差,使得实际采样率为 20.83kHz。那么,图中用黑线连接的采样点就呈现为幅值以 0.83kHz 周期性变化的一种振荡波。多数采样点没有落在正弦波的峰点。当然,为了显示时钟差异可能引起的刺激伪迹采样信号的变化,此例中两个时钟之间的差异被夸大。不同仪器之间实际的时钟差异非常小,通常可以忽略,但在长时间的记录中采样得到的刺激伪迹的变化仍然会很明显。

  图 4-37(a)所示是我们在大鼠实验中使用 3800 型刺激器产生高频脉冲刺激,并使用 PowerLab 系统采样得到的记录信号。图中所示是海马 CA1 区轴突纤维 Alveus 上持续 1 分钟的双相脉冲刺激期间的胞体层记录信号。脉冲强度是 0.3mA,每相脉宽是 100μs,脉冲频率是 200Hz。信号频带为 0.3~5000Hz,记录的采样率为 20kHz。刺激和记录两电极放置的位置参见图 4-33(a)。图 4-37(a)所示是带刺激伪迹的原始记录信号,图中除了刺激初始时诱发的大幅值群峰电位 APS 之外,密集的刺激伪迹几乎完全掩盖了神经电信号,呈现为明显的周期性振荡的包络线。此包络线就是 3800 型刺激器时钟与 PowerLab 采样系统时钟之间的差异引起。包络线的周期约为 4s,即 0.25Hz,为 20kHz 的 0.00125%。可见两个时钟之间的差异非常小。但是,对于单相脉宽仅为 100μs 的双相刺激脉冲,有限的 20kHz 采样率之下,刺激伪迹波形仅由寥寥几个采样点组成。图 4-37(b)所示是用采样点形式显示的散点图(相当于将图 4-36 上的黑色连线去掉,仅保留小黑点表示的采样

(a) 1分钟时长的100Hz的0.1ms脉宽的双相脉冲刺激期间的记录

(b) 以"Dots"方式显示的记录信号及其局部放大图

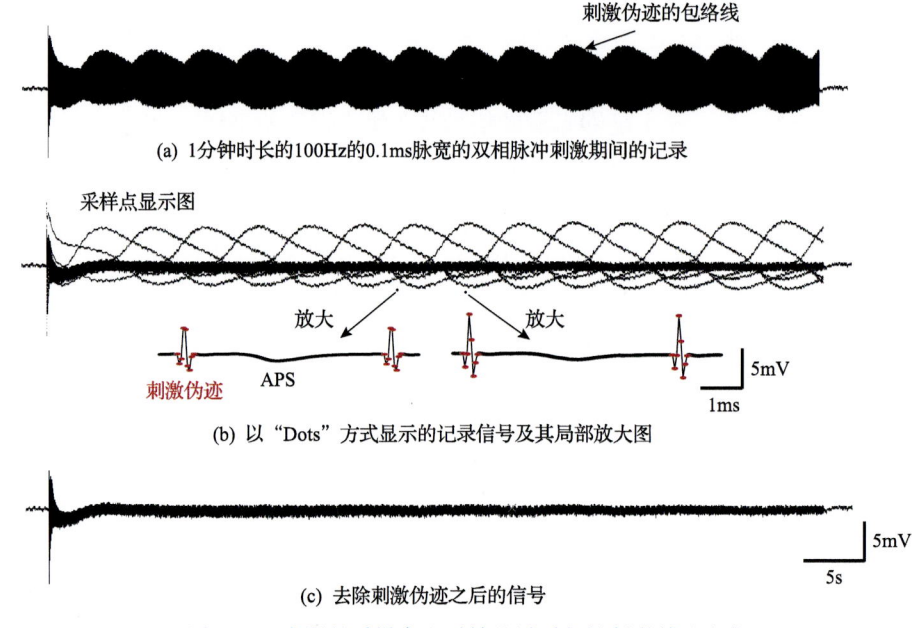

(c) 去除刺激伪迹之后的信号

图 4-37 有限的采样率和时钟差异引起的刺激伪迹变化

点）。大幅值刺激伪迹呈现为稀疏的点，如图4-37(b)下方的放大图中红色小点所示。可见，由于时钟差异的影响，采样点在脉冲上的位置不断变化，致使采样得到的脉冲波形和幅值都不断改变。

此外，实验中利用散点显示可以"透过"伪迹实时观察神经电信号变化。图4-37(b)的上图是以散点的方式显示采样的数据点，而下方的放大图上则在采样点之间添加了连线。PowerLab配置的软件LabChart的显示功能中，有"线"和"点"两种显示方式，即"Join Points with Line"和"Show Points as Dots"。图4-37(a)是用"Join Points with Line"方式显示的，而图4-37(b)的上图是"Show Points as Dots"方式显示的。可见，图4-37(b)中刺激伪迹呈现为稀疏的点，神经电信号就显露出来了，便于在实验进行中实时观察高频刺激期间诱发电位（如APS）的变化。即便如图4-37所示的脉冲频率高达200Hz的刺激期间，总宽0.2ms的双相脉冲伪迹的时间占比也仅有百分之几。伪迹的采样点数远比神经电信号要少得多，因此，散点显示方式就可以显露出神经电信号的变化。

由此可见，即使实际的刺激伪迹波形恒定不变，对于窄脉冲刺激而言，使用适合神经电信号的常用采样率时，采样得到的伪迹波形仍然会随时间变化。在这种情况下，使用模板法去除伪迹比较困难。由于刺激伪迹的影响，早期研究DBS期间神经元活动时只能减小刺激强度，或者只能考察刺激结束之后的信号，以避开刺激期间伪迹的干扰(Rosa et al., 2012)。

我们的大鼠实验采用双极刺激电极，已将刺激范围限制于微小区域，但是在检测单细胞的锋电位时，仍然会受到刺激伪迹的影响。图4-38(a)所示是一小段100Hz的0.3mA脉冲刺激(O-HFS)期间的原始宽频带记录信号（上图），其中的刺激伪迹幅值较大，约为15mV。在幅值的局部放大信号中才可以看出锋电位（中图），其中包含幅值约为0.2mV的某类锋电位（图中蓝色小点指示）。这些锋电位叠加于低频场电位之上。为了使用简便的阈值法检测锋电位，通常用高通滤波去除低频场电位。但是，滤波在去除低频信号的同时，也会改变伪迹波形，使得紧挨伪迹的锋电位难以识别（下图）。如图4-38(b)所示，将每个伪迹小段用连接其两端点的直线替代（左上虚线椭圆内的红色线段所示），直接把伪迹去除，再进行高通滤波，就可以获得清晰的锋电位信号。窄脉冲的高频刺激期间，伪迹的时间占比很小，这种处理方法很有效。图4-38(c)所示是去伪迹前（灰色）和去伪迹后（黑色）的高通滤波信号的叠合图，可见两者之间的区别。带伪迹时的高通滤波会使伪迹周围产生振荡，干扰锋电位的检测。前面图4-37(c)所示就是这种去伪迹处理的结果。本书下篇将讲述的各种高频脉冲刺激期间神经电信号的提取和显示也采用这种去伪迹处理。

将伪迹小段的两个端点用直线连接是一种线性插值法。自行编写MATLAB

脑神经电刺激机制与调控

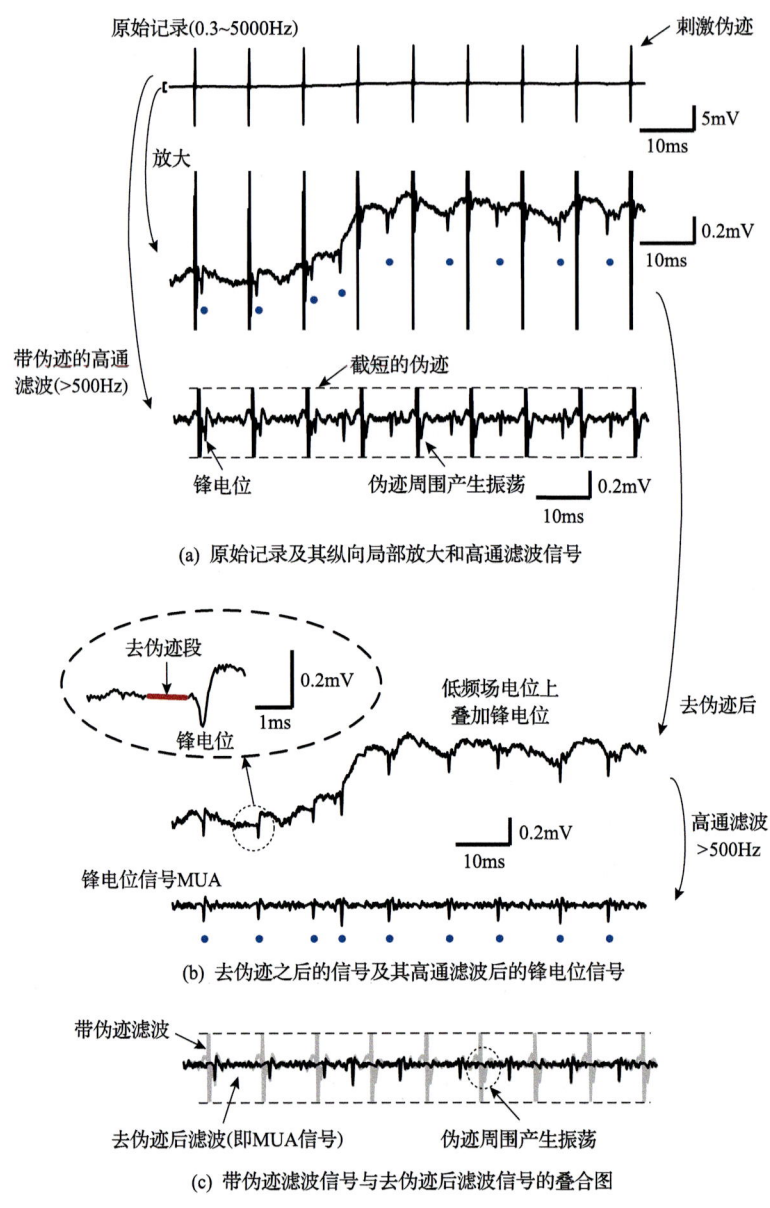

(a) 原始记录及其纵向局部放大和高通滤波信号

(b) 去伪迹之后的信号及其高通滤波后的锋电位信号

(c) 带伪迹滤波信号与去伪迹后滤波信号的叠合图

图 4-38 线性插值法去除窄脉冲的刺激伪迹

程序就可以完成，算法主要包括如下两个步骤：①识别刺激伪迹。如果伪迹的幅值远大于所记录的神经信号，那么，只要设定一个幅值阈值，就可以检出伪迹。不过，伪迹幅值的大小和波形受到许多因素的影响，即便在同一次刺激期间也会变化(图 4-37(a))。根据我们的经验，窄脉冲刺激伪迹的变化速率(其斜率)通常远大于神经电信号的变化速率。图 4-39 所示是海马 CA1 区逆向刺激诱发的群峰电位 APS 和刺激伪迹。曲线上每个蓝色小点是 20kHz 频率采样的数据点，相邻两点之间的时间间隔为 0.05ms。计算相邻两个采样点之间的电位变化值，作为信号段斜率的衡量指标。群峰电位 APS 是大量神经元同步放电形成，其包含的信号斜率已经比其他神经电信号大得多。但是，刺激伪迹的变化速率更快，其最大斜率远大于 APS 的。因此，利用斜率可以识别伪迹。也就是，计算采样信号序列的一阶差分（即前后两个数据点之差）的绝对值，根据预设的阈值自动识别刺激伪迹，再确定伪迹的起点和终点。②用线性插值的数据取代伪迹的数据段，计算公式为

$$x_n = \frac{x_{N-1} - x_0}{N}n + x_0 \tag{4-16}$$

式中，x_0 和 x_{N-1} 分别为插值起点和终点的信号采样点的数值，$N–2$ 为待插值的数据点数，x_n 为第 n 个插值点的数值（$n=1, 2,\cdots, N–2$）。插值段的长度需根据实际记录信号来确定。由于幅值过大的伪迹可能导致放大器饱和，神经组织容积导体的作用也会使得伪迹变形，实际记录到的刺激伪迹宽度会比所施加的脉宽要大。因此，去伪迹的插值段要稍长于所施加的脉冲宽度，但通常比锋电位和群峰电位要窄（图 4-39）。

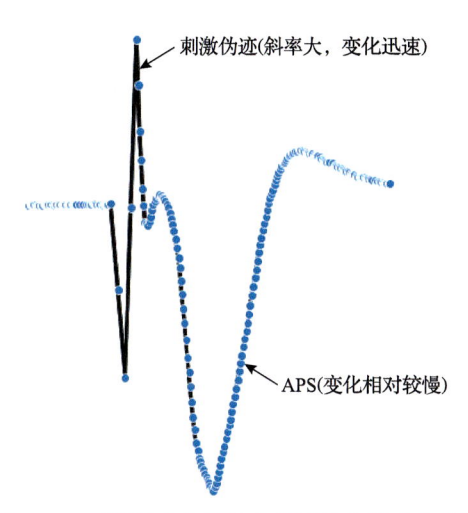

图 4-39 刺激伪迹和神经电信号的变化速率比较

这种线性插值法去伪迹的缺点是损失了伪迹所占时间段的神经信号。不过，如果脉冲的幅值超出了放大器的范围，引起放大器饱和，刺激伪迹已被截顶；那么，脉冲期间神经电信号原本就已丢失，没有记录到。因此，去伪迹也就无所谓损失信号。脉冲期间伪迹截顶是实验中的常见现象，因为，记录神经电信号时的模数转换的分辨率越高越好（参见 3.5.3 节），在设置记录仪的放大量程时，按照神

经电信号的最大幅值来设置，就会使得更大的刺激伪迹被截顶(图 3-25)。

4.6 本章小结

本章介绍了细胞外记录的神经元动作电位(即锋电位)的检测和分析方法。在神经电信号中，锋电位波形所包含的频率成分较高，选择合适的频带范围，有利于消除低频场电位和高频噪声的影响，以正确记录锋电位。此外，还要选择合适的模数转换的采样率和分辨率，以保留足够完整的锋电位波形。不同种类神经元的锋电位波形各不相同，可用于区别锥体神经元和中间神经元等类别。神经元与记录电极之间的相对位置和距离不同，锋电位的大小和形状也不同，据此可实现锋电位的分类，确定锋电位的归属。锋电位的检测主要有阈值法、窗口法和模板法等；锋电位的分类主要有特征参数法和模板匹配法等。采用测量点分布足够密集的多通道(常用四通道)锋电位记录信号，才能够实现正确的锋电位分类。本章特别举例讲述了锋电位的窗口检测法和四通道分类法，以及利用开源软件进行锋电位分类的方法。还介绍了神经元单元锋电位序列的分析方法，包括脉冲间隔直方图、自相关直方图、互相关直方图，以及用于分析神经元响应与外界刺激之间关系的刺激后时间直方图、联合刺激后散点图和联合刺激后时间直方图等。

除了用于锋电位分析的方法之外，本章也介绍了常用于局部场电位 LFP 和脑电信号的频谱分析法，特别讲述了随机信号的周期图频谱估计法(即 Welch 法)，时域和频域的分辨率和范围之间的关系，以及 MATLAB 的频谱计算函数和 LabChart 软件的频谱分析示例等。

本章还讲述了电流源密度分析法，以及电刺激伪迹的去除方法(包括正弦波和脉冲波伪迹)。详细介绍了高频脉冲刺激期间伪迹对于锋电位检测的影响及其去除方法。这些方法都将用于本书下篇的电刺激的神经调控作用和机制研究。

下篇　轴突电刺激的神经调控作用

第 5 章 神经元对于轴突高频电脉冲刺激的响应

5.1 概　　述

　　细长的轴突是神经元特有的突起结构，它是神经元之间传送信息的"电缆"，主要用于传导动作电位。在正常生理状态下，神经元的动作电位通常始于轴突始段（axon initial segment，AIS），然后沿轴突可靠地传导出去。（注：为了简化讲述，本书有时将始于 AIS 的动作电位归为"始于胞体"，用以区别外加刺激诱发的始于轴突中段的动作电位。）轴突膜上动作电位的传导通过局部电流实现。静息区轴突膜内外两侧的电位是外正内负，膜内存在 –70mV 左右的静息电位。而在产生动作电位的兴奋区，膜电位则出现了瞬间反转，变成外负内正。这样，兴奋区与相邻的静息区之间形成了电位差，从而产生局部电流。如图 5-1(a)中带箭头的虚线所示：在膜外，电流从静息区流向兴奋区；在膜内，电流则从兴奋区流向静息区。电流跨膜之后构成电流回路。在静息区的跨膜电流方向是由内向外，驱使静息区的轴突膜产生去极化。这种去极化一旦达到阈值，就产生动作电位，从而使静息区变成新的兴奋区。如此重复推进，动作电位就沿着轴突不断传导下去（图中轴突

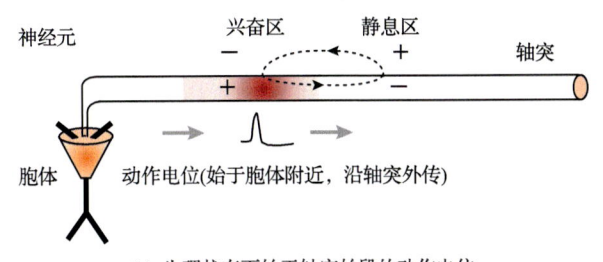

(a) 生理状态下始于轴突始段的动作电位

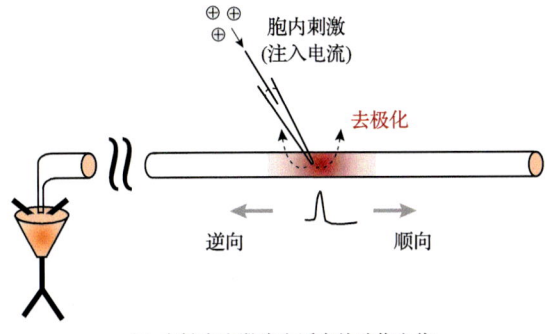

(b) 在轴突中段胞内诱发的动作电位

(c) 在轴突中段胞外诱发的动作电位

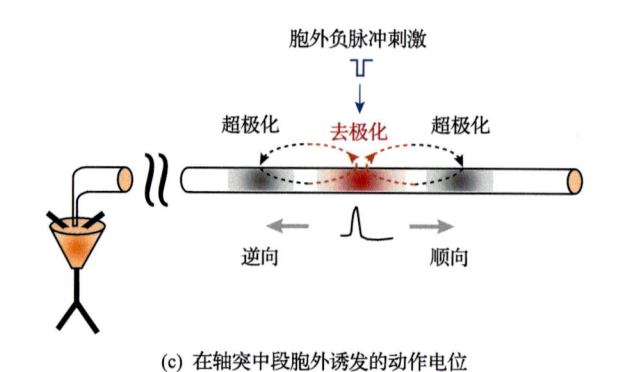

图 5-1　动作电位沿轴突的传导

下方箭头指示)。对于包裹着髓鞘的有髓鞘轴突，传导原理相似。只是传导过程中，动作电位总是产生于郎飞氏结，因为此处的阻抗远小于被髓鞘包裹的结间区域。于是，形成了跳跃式的动作电位传导。

利用外加刺激诱发轴突产生动作电位时，有细胞内和细胞外两种诱发方式。图 5-1(b)所示是将电流注入轴突膜内，以胞内方式诱发动作电位。胞内诱发时，轴突上动作电位的产生与源于轴突始段的动作电位相似，不同的是，始于轴突中段的动作电位的传导是双向的。胞外电脉冲(通常为负脉冲)在轴突上诱发的动作电位也会双向传导出去(图 5-1(c))。但是，胞内和胞外刺激有所不同。胞内刺激仅产生去极化，而胞外负脉冲刺激会在同一根轴突膜上的不同位点同时产生去极化和超极化。靠近刺激的位点，负脉冲引起的跨膜电流方向是由内向外，产生去极化；在电流回路的作用下，两侧的电流是由外向内，产生膜的超极化(图 5-1(c))。两侧的超极化不利于动作电位的外传，使得胞外诱发能够达到的动作电位最高频率低于胞内诱发。不过，胞外刺激可以同时激活作用区域内的大量神经元轴突。

研究胞外电刺激模式对于临床神经调控技术的应用和发展具有重要意义。神经调控需要同时激活大量神经元，才能获得疗效，只能采用胞外刺激。而且，许多神经调控的电刺激目标就是轴突。例如，缓解疼痛的脊髓刺激(SCS)(Lam et al., 2023)；治疗难治性癫痫、抑郁症和偏头痛等病症的迷走神经刺激(VNS)(Rush et al., 2005；Gurbani et al., 2016；Silberstein et al., 2020)；恢复残障或者肢体功能的功能性神经电刺激(functional electrical stimulation，FES)等。此外，耳蜗电刺激已经成功用于人工耳蜗重建听力，舌下神经刺激可以改善睡眠呼吸暂停，电刺激还可以加快受损的外周神经中的轴突再生速度(Juckett et al., 2022)。这些技术都是直接在神经(即轴突束)上施加电刺激，兴奋轴突，以阻断神经信号传导或者调控轴突投射区的神经元和肌肉等效应器的活动，而脑神经调控技术(包括 DBS)则略有不同。

脑内电刺激的靶点通常位于特定脑区或者神经核团，其刺激电极在胞外空间施加的电脉冲可以同时作用于电极周围神经元的各种组成结构，包括胞体、轴突和树突等。其中轴突膜的时值(chronaxie)最小，最易于被窄脉冲激活。即使胞体更靠近刺激电极，动作电位也会始于轴突(Ranck，1975；Nowak et al.，1998；McIntyre et al.，1999)。有研究表明，在丘脑腹侧核和内侧苍白球等部位施加脉宽为 60~450μs 的 130Hz 左右高频脉冲刺激，用于治疗帕金森病或者原发性震颤时，电刺激首先激活的是轴突，而不是胞体和树突(Holsheimer et al.，2000)。而且，轴突在脑内的空间占比远大于胞体、树突等其他结构成分。人脑中，由神经元轴突组成的白质约占一半体积(Fields，2008)。因此，脑内施加的脉冲刺激往往优先激活电极附近的轴突及其末梢，包括源于刺激作用区内胞体的轴突、终止于作用区内的轴突以及"路过"作用区的轴突。轴突上诱发的放电会沿轴突顺向和逆向传导出去，进而影响神经网络中的神经元活动。因此，轴突对于高频电脉冲刺激的响应在 DBS 等脑刺激中发挥重要作用(Chomiak et al.，2007；Udupa et al.，2015；Lee et al.，2019；Lozano et al.，2019)。

正常生理状态下，轴突的兴奋传导具有双向性、非递减性、绝缘性和不易疲劳等特性。双向性是指，如果动作电位不是始于胞体(轴突始段)，而是始于轴突中段的某个位点，那么，它可以沿轴突向两侧传导。传向轴突末梢方向的称为顺向兴奋(orthodromic impulse)，它与正常生理性传导的方向一致。传向胞体和树突方向的则称为逆向兴奋(antidromic impulse)。非递减性是指，动作电位的幅度和传导速度不会因为与兴奋起始点的距离增大而减小。绝缘性是指，轴突膜外包裹的髓鞘具有高阻抗特性，使得轴突束内包含的每根轴突可以独立地传导各自的动作电位信息，互不干扰。无髓鞘轴突之间也具有良好的独立性。不过，在某些特殊部位，轴突之间也存在电流耦合的通路。例如，轴突膜之间存在电突触连接(electrical synapse)，也称为缝隙连接(gap junction)。通过这种连接，处于兴奋性较高状态的轴突膜上产生的电流可以流向兴奋性较低的轴突膜，这对于同步神经元群体的活动具有重要作用(Traub et al.，2002；Choi et al.，2021)。此外，相对于肌组织容易产生兴奋疲劳而言，轴突的兴奋传导不易疲劳。不过，轴突无法长时间持续传导高频兴奋，会产生去极化轴突阻滞等现象。

理论上，轴突能够产生动作电位的最高频率取决于轴突膜的不应期。轴突的动作电位不应期约为 1ms 左右，这意味着轴突可以传导上千赫兹的动作电位。利用 1.3 节介绍的 HH 模型，可以模拟理想状态下轴突膜持续产生高达 100Hz 以上的动作电位。但是，在实际生理状态下，轴突并不能长时间保持如此高的频率产生动作电位，只能短时间维持高频兴奋。特别是对于脑内神经元的轴突，有研究表明，轴突能够持续地可靠传导动作电位的时间间隔需要 100ms 左右，对应于 10Hz 左右的频率(Chomiak et al.，2007；Bucher et al.，2011)。

(注：这里动作电位的"频率"指的是发放率，刺激脉冲的"频率"也是指脉

冲的发生率,而不是 4.3 节介绍的频谱分析中所指的动作电位和脉冲波形中所包含信号的"频率"成分。例如,100Hz 脉冲信号是指每秒出现 100 个脉冲。此脉冲信号的频谱中,除了包含 100Hz 的基波成分以外,还包含 300Hz、500Hz、700Hz 等频率的谐波成分。按照常规表述习惯,本书中脉冲频率的单位使用赫兹(Hz),也就是 s^{-1};而神经元动作电位发放率(也称频率)的单位则用"Hz"或者"个/s"。此外,本书所述用于刺激的电脉冲是窄宽度(如 100μs)的方波。如无特殊说明,方波是电流型的,幅值用电流表示,单位为毫安(mA)。)

测量动作电位在轴突上的传导,最理想的方法是在同一根轴突的至少 2 个不同位点上安放胞内微电极,以检测轴突膜内电位的变化。但是,由于脑内神经元的轴突极其纤细且脆弱,现有技术难以实现脑内在体的单根轴突的测量研究,只能在离体状态下测量。例如,已有报道的相对而言比较直接的测量是体外培养的大鼠脑皮层神经元轴突上的测量(Radivojevic et al., 2017)。在培养小池的底部铺设包含数百个测量点的微电极阵列(microelectrode arrays, MEA),用于跟踪轴突上动作电位的传导。此类实验结果表明,在胞体处施加 1s 时长的 100Hz 脉冲诱发动作电位期间,轴突传导的可靠性下降。再如,体外急性大鼠海马脑片上的单根轴突测量中也发现,在高钾或者痫样活动的状态下,海马 CA1 区的 Schaffer 侧支(即 CA3 区锥体神经元的轴突)在传导 50Hz 左右的动作电位时,会产生跟随不能(Meeks et al., 2004; Meeks et al., 2005)。这些离体细胞培养和离体急性脑片实验都是细胞外测量,不是轴突膜内的胞内测量。需要根据某些约束条件,来判断所测得的动作电位是否发生于同一根轴突;因此,确切地说,它们属于准单根轴突实验。

无论是体外培养的神经元,还是急性获取的离体脑片,它们的神经网络多多少少会缺失或受损,与完整脑内在体的神经元及其网络有所不同。此外,对于神经调控疗法,研究神经元群体的活动很重要。而且,处于电刺激作用区域内的各个神经元所接受的刺激强度各不相同。刺激的电场分布与刺激电极的结构,单极、双极和多极等刺激组合形式,以及与电极中心的距离等许多因素相关。因此,处于作用区域内的不同位置的神经元的响应也各不相同,如果仅研究单个神经元(或者单根轴突)的活动,难以全面了解神经调控的作用。

从本章开始的下篇将介绍我们利用大鼠海马在体实验研究的轴突高频脉冲刺激的作用及其机制。海马脑区具有分层结构清晰、神经元排布紧密等特点,便于对神经元轴突纤维和胞体部位分别进行电刺激和记录(参见第 2 章)。而且,海马脑区是难治性颞叶癫痫和阿尔茨海默病等疾病的常见病灶区,其本身也是脑神经电刺激调控(如 DBS)的目标之一(Laxton et al., 2010; Li et al., 2018)。因此,研究海马区神经元群体对于轴突电刺激的响应,可以揭示电刺激的调控机制,并且为开发新型电刺激模式提供线索。

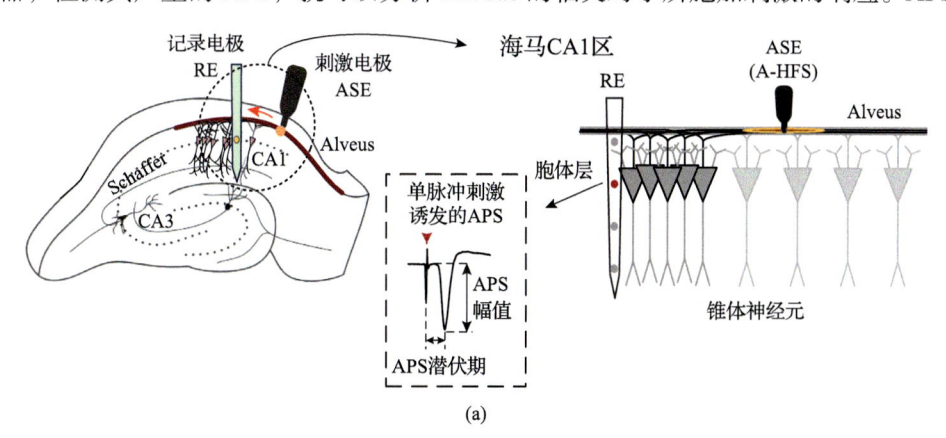

第 5 章 神经元对于轴突高频电脉冲刺激的响应

5.2 持续高频脉冲刺激诱导的轴突阻滞

持续的电脉冲高频刺激（HFS）可能导致轴突的去极化阻滞，使轴突无法跟随 HFS 的每个脉冲产生动作电位（Jensen et al., 2009; Zheng et al., 2011）。由于通常认为轴突可以高速传导动作电位，胞外 100Hz 左右脉冲刺激引起的轴突传导阻滞是否存在于在体的完整脑内尚有疑问。而且，根据被阻滞的动作电位的起源不同，轴突阻滞包括如下两种可能的情况。①阻滞的是施加 HFS 的电极所产生的兴奋作用。也就是，通过刺激电极施加的 HFS 脉冲无法在轴突的刺激位点上诱发动作电位，或者能诱发，但动作电位不能沿轴突传导出去。②阻滞兴奋的穿越，即轴突上远离 HFS 作用位点的其他部位产生或者诱发的动作电位无法穿越 HFS 诱导的阻滞部位。HFS 诱导的轴突阻滞是否同时可以阻滞这两种动作电位？此外，轴突上的 HFS 是否会引起胞体状态的改变？在轴突阻滞的情况下，神经元在 HFS 期间是否仍然存在放电，放电模式有何改变？本节首先利用大鼠在体海马脑区电生理实验，验证轴突 HFS 会产生间歇性轴突阻滞，然后探讨上述问题。

5.2.1 大鼠海马 CA1 区锥体神经元对于其轴突上逆向高频刺激的响应

如图 5-2(a)所示，为了考察轴突 HFS 对于神经元的作用，在大鼠海马 CA1 区的传出通路，也就是 CA1 锥体神经元轴突形成的覆盖于海马背侧表面的白质（Alveus）上，放置刺激电极，并在刺激上游 CA1 区放置阵列记录电极。刺激脉冲在 Alveus 上诱发的兴奋，可以逆向传至胞体，诱发群峰电位 APS，参见第 2 章。神经元胞体的表面积较大，产生动作电位时跨膜电流在胞外空间产生的电场较强。而且，CA1 区胞体层内的神经元排列非常紧密，同步放电时可以叠加形成大幅值群峰电位 APS（Lipski, 1981; Andersen et al., 1971）。这样，将胞体群当作探测器，检测其产生的 APS，就可以分析 Alveus 的轴突对于所施加刺激的响应。APS

(a)

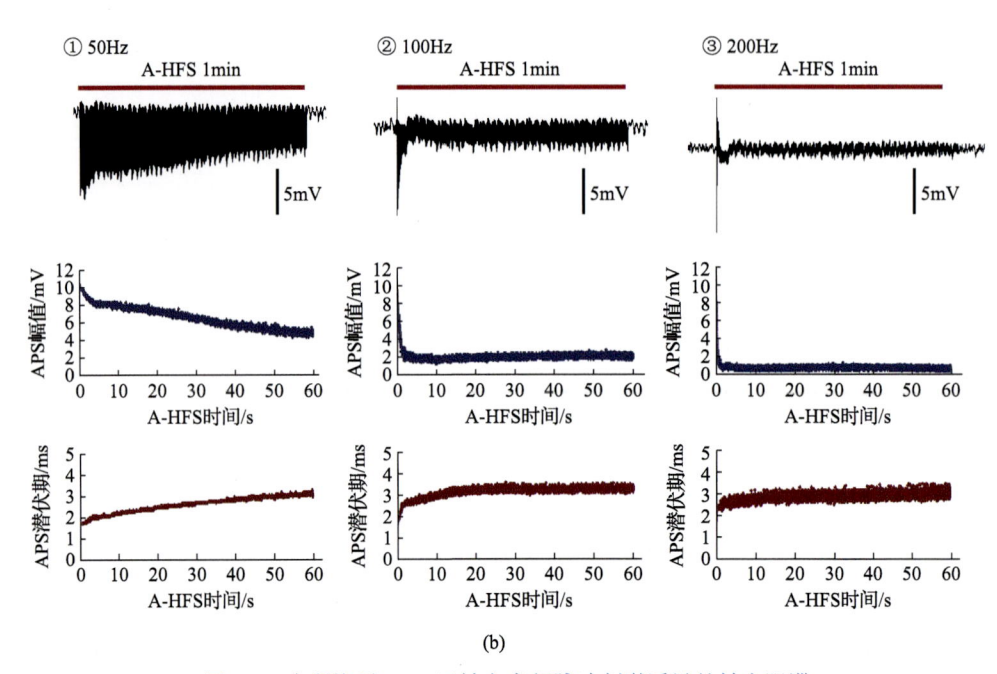

① 50Hz　　② 100Hz　　③ 200Hz

图 5-2　大鼠海马 CA1 区轴突高频脉冲刺激诱导的轴突阻滞

的特征可以用幅值和潜伏期来描述。如图 5-2(a)虚线框内所示，幅值是 APS 下降支的电位落差，潜伏期是 APS 负峰与刺激脉冲之间的时间差。由于考察的是逆向诱发，Alveus 上施加的 HFS 称为 A-HFS(antidromic-HFS)。

图 5-2(b)所示是 3 种不同频率 1min A-HFS 的示例。图中，上行是胞体层的宽频带(0.3Hz～5kHz)记录信号(刺激伪迹已去除)，中行是每个脉冲诱发的 APS 幅值散点图，下行是每个脉冲诱发的 APS 潜伏期散点图。对于刺激脉冲相同且时长相同的 A-HFS，分别以 50、100 和 200Hz 施加刺激时，起始诱发的 APS 相似。但是，随着刺激的进行，各脉冲诱发的 APS 幅值都下降且潜伏期都增加，并且，这些变化的幅度和速度与脉冲频率相关。统计数据表明(Feng et al.，2013，2014)，在 1min 的 A-HFS 末尾，APS 幅值分别降为起始值的 30%～40%(50Hz)、10%～20%(100Hz)和 5%～10%(200Hz)，与 3 种脉冲频率的比值(1∶2∶4)成反比。而且，A-HFS 初期 APS 幅值的下降速度与脉冲频率成正比。虽然 3 种频率 A-HFS 结束时 APS 潜伏期的增量没有明显差别，但 A-HFS 初期潜伏期的增加速度与脉冲频率成正比(Feng et al.，2014)。这些结果表明 A-HFS 引起的诱发波变化程度与脉冲频率呈正相关。

如图 5-2(a)所示，APS 的诱发途径中包含轴突和胞体，这两个部位发生兴奋性减弱都会造成 APS 幅值的减小和潜伏期的延长。如下实验可以证实 A-HFS 期间 APS 的衰减源于轴突而非胞体，刺激期间胞体仍然具有产生动作电位的能力。

1. 利用顺向刺激测试 A-HFS 期间胞体的兴奋性

为了考察轴突 A-HFS 期间胞体的状态,如图 5-3(a)所示,在 CA1 区的 Alveus 上施加 A-HFS 的同时,每隔 5s 在上游的传入纤维 Schaffer 侧支上施加单脉冲的顺向测试刺激(orthodromic test stimulation,OTS),并利用阵列电极分别记录其诱发的胞体层 OPS 和顶树突层的兴奋性突触后场电位 fEPSP。如图 5-3(b)所示,首个 OTS 施加于 A-HFS 起始后 20ms 时。对于 100Hz 的 A-HFS,首个 OTS 与 A-HFS 的第 3 个脉冲同时出现。由于此时 APS 很大,不应期效应抑制了紧随其后的 OTS 诱发的首个 OPS。之后,随着 A-HFS 的持续,APS 幅值显著下降,但后续 OTS 诱发的 OPS 和 fEPSP 都与 A-HFS 之前的基线诱发波没有显著差别。将 APS 幅值以及 OPS 的幅值和 fEPSP 的斜率作为衡量指标,统计数据(n=9)的变化如图 5-3(c)所示。A-HFS 结束之后,单脉冲的测试刺激显示,APS 幅值在 4min 之内恢复,而 OPS 先有所下降,然后再逐渐恢复到基线水平。注:OPS 的暂时下降意味着胞体发生了变化,沿着这个思路的进一步研究详见 5.2.3 节。

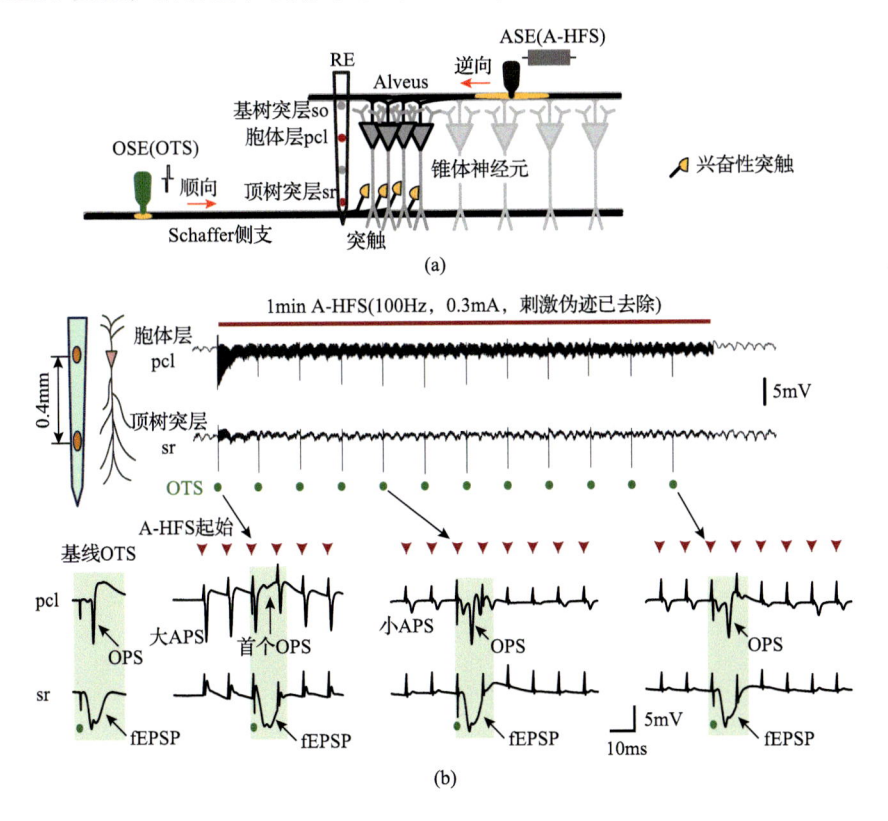

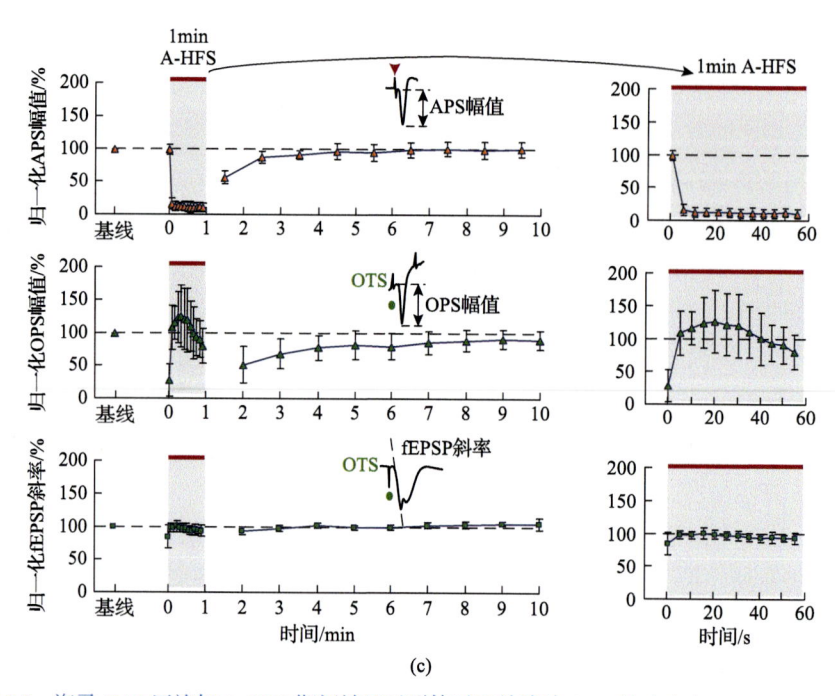

图 5-3 海马 CA1 区施加 A-HFS 期间神经元群体对于单脉冲 OTS 的响应(Feng et al., 2013)

图(b)下方的放大图中绿色阴影表示 OTS 诱发波,红色小箭头▼指示已被截短的 A-HFS 的刺激伪迹,绿色小圆点指示 OTS 的刺激伪迹。图(c)中红色横杠及相连的灰色阴影表示 1min 的 A-HFS,为了便于比较顺向与逆向诱发电位,A-HFS 期间的 APS 幅值取自每个 OTS 之约 20ms 处诱发的 APS,首个 APS 幅值是 A-HFS 首个脉冲诱发的 APS。A-HFS 结束之后,每隔 1min 交错施加一个逆向和顺向测试脉冲(两者相距 30s),用以考察恢复过程。

此实验结果显示,当 A-HFS 中的脉冲无法通过轴突的兴奋和逆向传导诱发 CA1 神经元胞体产生动作电位时,单脉冲刺激 OTS 却能够通过顺向传导和树突的突触传递,诱发这些胞体产生动作电位。这表明,A-HFS 脉冲的诱发障碍主要在于轴突部位,而不是胞体。这个实验给 HFS 诱导轴突阻滞提供了有力的证据。

图 5-2 和图 5-3 所示 APS 都是由施加 A-HFS 的刺激电极(即 ASE)在轴突上同一个刺激位点诱发的,其变化只能反映此 ASE 诱发的神经元放电减少。这种减少可能仅由 ASE 处的诱发障碍引起,而轴突可能仍然能够传导其他部位诱发的动作电位。为了排除这种可能性,我们在轴突上与 A-HFS 电极相隔足够距离的另一个位点上再放置一个刺激电极,用于施加测试脉冲,以检测 A-HFS 刺激位点之外诱发的动作电位是否可以穿越阻滞区,实验结果如下。

2. A-HFS 产生的轴突阻滞可以阻止兴奋的穿越

如图 5-4(a)所示,在 Alveus 上放置两个逆向刺激电极,记为 ASE_H 和 ASE_T,分别用于施加 A-HFS 和测试脉冲(图 5-4(b))。它们的脉冲参数相同,诱发的 APS 分别记为 APS_H 和 APS_T。ASE_T 与记录位点相距较远,在同一根轴突上,它诱发

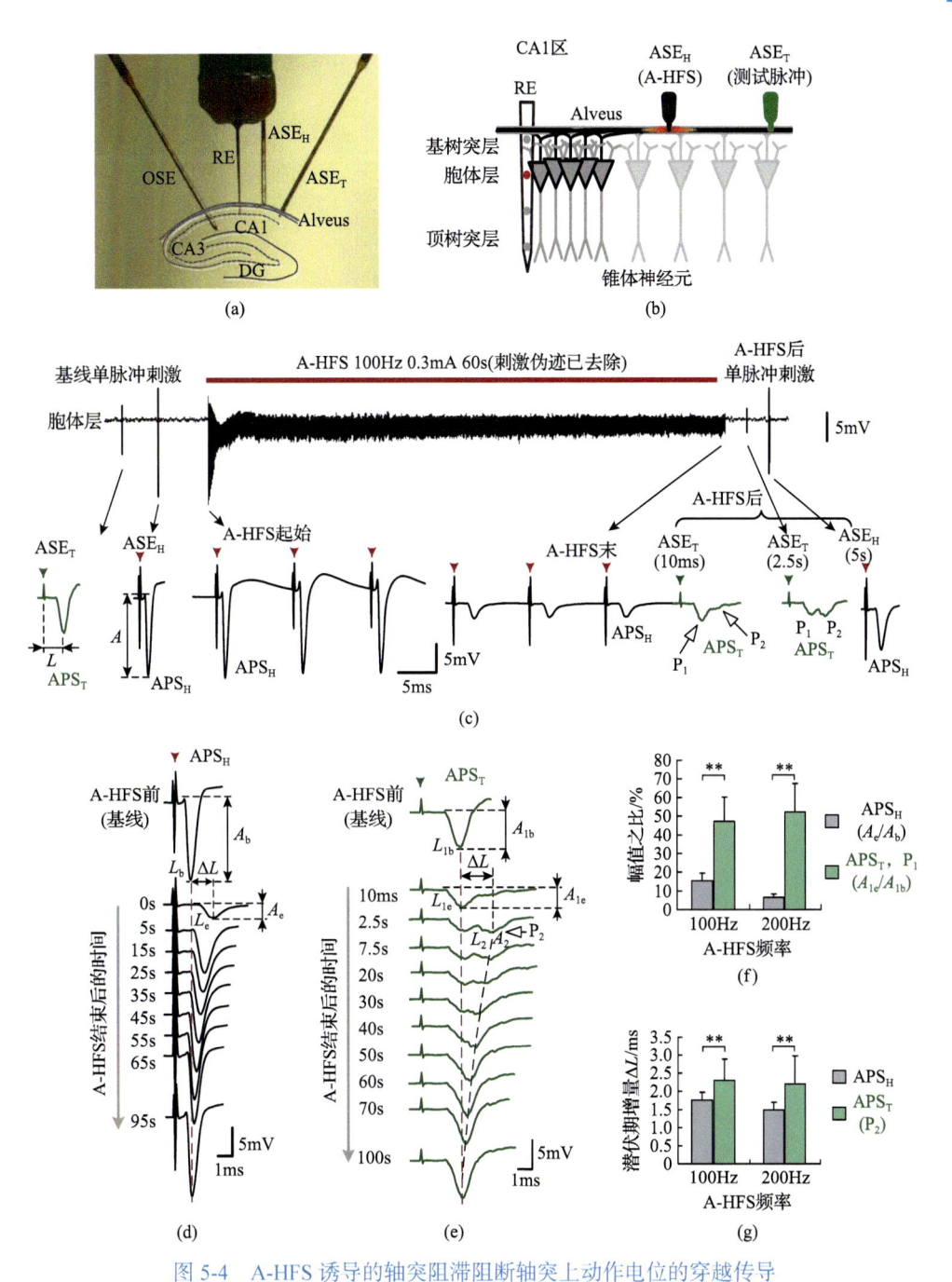

第 5 章 神经元对于轴突高频电脉冲刺激的响应

图 5-4 A-HFS 诱导的轴突阻滞阻断轴突上动作电位的穿越传导

图(d)和(e)是按照刺激伪迹对齐的 A-HFS 结束之后 ASE$_H$ 和 ASE$_T$ 电极的诱发波(APS$_H$ 和 APS$_T$)随时间的变化。图(f)和(g)中，**$P<0.01$，配对 t 检验，$n=12$ 只大鼠。图中 APS$_H$ 与 APS$_T$ 分别用黑色和绿色表示。

的动作电位需要穿过 ASE$_H$ 的作用位点，才能到达记录处的胞体。顺向刺激电极

(OSE)放置于 Schaffer 侧支。除了新添加的电极 ASE_T 之外，其他 3 根电极的放置定位与前述实验一样。从前往后 4 根电极的定位坐标一并列写如下。OSE 的定位是：前囟后 2.2mm，旁开 2.0mm，深约 2.8mm。记录电极 RE 的定位是：前囟后 3.5mm，旁开 2.7mm，深 2.1~2.5mm。ASE_H 的定位是：前囟后 4.8mm，旁开 2.7mm，深 1.8~2.1mm。ASE_T 的定位是：前囟后 5.8mm，旁开 3.0~3.3mm，深 2.0~2.2mm。ASE_T 与 ASE_H 之间的间距超过 1mm。图 5-4(a)是 3 根刺激电极和 1 根阵列记录电极的实物照片，是实验结束后拍摄各电极的相对位置，拍摄方法详见 3.2.3 节。

如图 5-4(c)所示，在 A-HFS 之前的基线状态下，分别记录 ASE_T 和 ASE_H 两个刺激电极上单脉冲诱发的 APS_T(绿色)和 APS_H(黑色)，作为基线对照。可见 APS_T 的潜伏期(L)明显大于 APS_H 的，表明 ASE_T 与记录位点相距较远。然后，在 ASE_H 上施加持续 1min 的 100Hz A-HFS(图中红色横杠所示)。起始时，间隔 10ms 的脉冲每个都可以诱发大幅值 APS_H。随后诱发的 APS_H 迅速减小，约数秒之后，降为初始幅值的约 1/5。之后，基本稳定。

在 A-HFS 结束时，距离最后一个 A-HFS 脉冲 10ms 时，通过电极 ASE_T 施加一个测试脉冲。与 A-HFS 前的基线相比，此脉冲诱发的 APS_T 不仅幅值减小，波形也发生了变化，含有双峰 P_1 和 P_2(如图 5-4(c)下行 2 个空心箭头所示)。其中，P_1 的潜伏期与基线时相似，而 P_2 的潜伏期明显延长。随后的 2.5s 时测试脉冲诱发的 APS_T 双峰更明显。再后，5s 时 ASE_H 诱发的 APS_H 逐渐恢复。如图 5-4(d)所示，与基线记录相比，在 A-HFS 结束后 5~95s 期间，单脉冲诱发的 APS_H 的幅值和潜伏期均逐渐恢复。如图 5-4(e)所示，在此期间，APS_T 也逐渐恢复至基线状态，其中所含的第二个波峰 P_2 逐渐前移，汇入 P_1，成为基线时那样的单峰。

这些 APS_H 和 APS_T 的变化表明，ASE_H 和 ASE_T 两个刺激电极在 Alveus 上激活的轴突区域没有完全重合。ASE_T 所激活的轴突之中与 ASE_H 激活区重合的那部分，由于 A-HFS 的作用而发生阻滞，潜伏期延长。因此，A-HFS 结束后的 APS_T 呈现双峰。其中，P_1 是 ASE_T 单独激活的不受 A-HFS 影响的轴突兴奋所产生，而 P_2 则是 ASE_T 与 ASE_H 共同激活区内的轴突兴奋所产生。P_2 在 A-HFS 期间被抑制，A-HFS 结束后，其延长的潜伏期和减小的幅值逐渐恢复，逐渐与 P_1 合并，就形成了图 5-4(e)所示的恢复过程。由于 APS_T 中有一部分不受 A-HFS 的影响，因此，A-HFS 结束时 APS_T 的幅值与其基线幅值之比(A_{1e}/A_{1b})显著大于 APS_H 的值(A_e/A_b)(图 5-4(f))。而且，ASE_T 比 ASE_H 距离记录点要远，APS_T 的 P_2 的潜伏期增量 ΔL 也显著大于 APS_H 的值(图 5-4(g))。注：由于 A-HFS 刚结束时 10ms 诱发的 APS_T 波中 P_2 太小，无法正确测量其幅值和潜伏期，图 5-4(g)中 P_2 的潜伏期是在 A-HFS 结束后 2.5s 时诱发的 APS_T 波上测得(见图 5-4(e))。根据 5.2.2 节和 5.2.3 节所述的幅值"快恢复"效应，此潜伏期可用于估计 A-HFS 引起的 P_2 延时。由此可见，轴突上 A-HFS 产生的轴突阻滞不仅削弱刺激位点诱发的兴奋，也可以阻止其他位点诱发的兴奋的穿越。而且，P₂潜伏期的增量表明，轴突阻滞不仅局限于 ASE_H 直接作用的位点，可能延展至更大范围；否则，APS_T 的 P₂ 与 APS_H 的潜伏期增量应该相似。

A-HFS 期间 APS 潜伏期的延长伴随着幅值的减小，即放电的神经元数量减少。那么，基线时，小强度脉冲以较弱的刺激诱发少量神经元兴奋时所产生的 APS，是否原本就会导致潜伏期延长？换言之，同步兴奋的神经元较少时，轴突兴奋并传导至胞体再使胞体放电，这个过程所需的时间是否较长？反之，同步兴奋的神经元较多时，所需时间会较短？潜伏期的变化是否由于放电量减少而引起，而不是轴突阻滞引起？下面用实验数据排除放电量影响潜伏期的可能性。

3. 基线期间和 A-HFS 期间 APS 幅值与潜伏期变化之间的关系

图 5-5(a) 所示是 1min 的 0.5mA 的 200Hz A-HFS 期间每个脉冲诱发的 APS 幅值(上图)和潜伏期(下图)的散点图。在起始 1s 的放大图(图 5-5(b))中可见幅值迅速减小，同时潜伏期延长。将其中的 0、0.25、0.5、0.75 和 1s 这 5 个不同时间点诱发的 APS 波形，按照刺激伪迹对齐并作叠合图(图 5-5(c))，明显可见 APS 幅值和潜伏期的变化。

在 Alveus 轴突纤维上施加不同强度的单个脉冲刺激，由于激活的神经元数量不同，APS 幅值会随刺激强度而变化，两者之间的关系被称为输入-输出(I-O)曲线(参见 2.3 节)。如图 5-5(d) 所示的单脉冲刺激时，随着刺激强度从 0.1mA 递增至 0.6mA，诱发的 APS 幅值逐渐增加，但其潜伏期仅稍有缩短。如图 5-5(e) 所示，将 6 种不同强度脉冲诱发的 APS 波形叠合，可见明显的幅值变化，但潜伏期变化很小。将这种 I-O 的 APS 幅值和潜伏期的变化量(即 ΔA 和 ΔL)与三种频率 A-HFS 初期 50 个脉冲期间诱发的 APS 的变化量相比较，如图 5-5(f) 所示，不同强度单

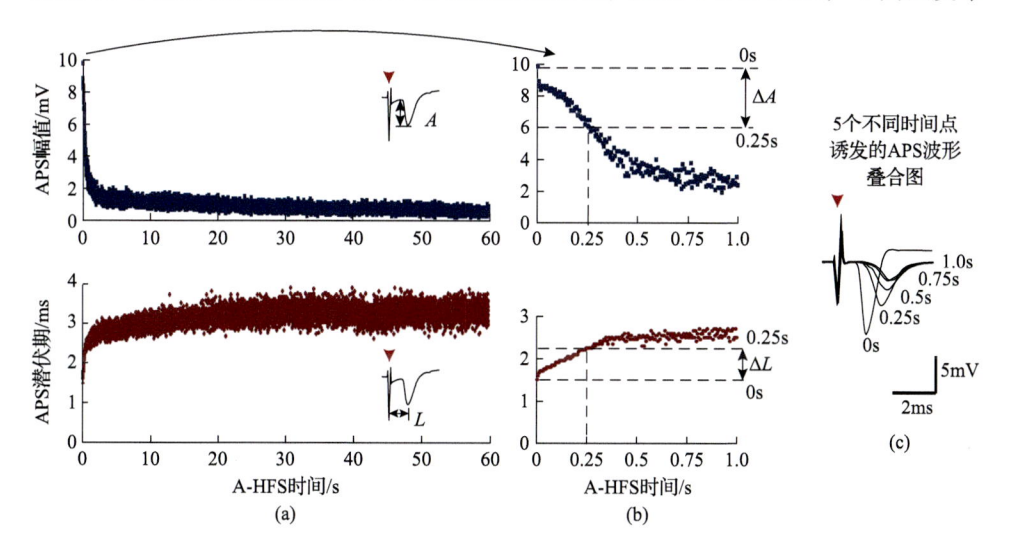

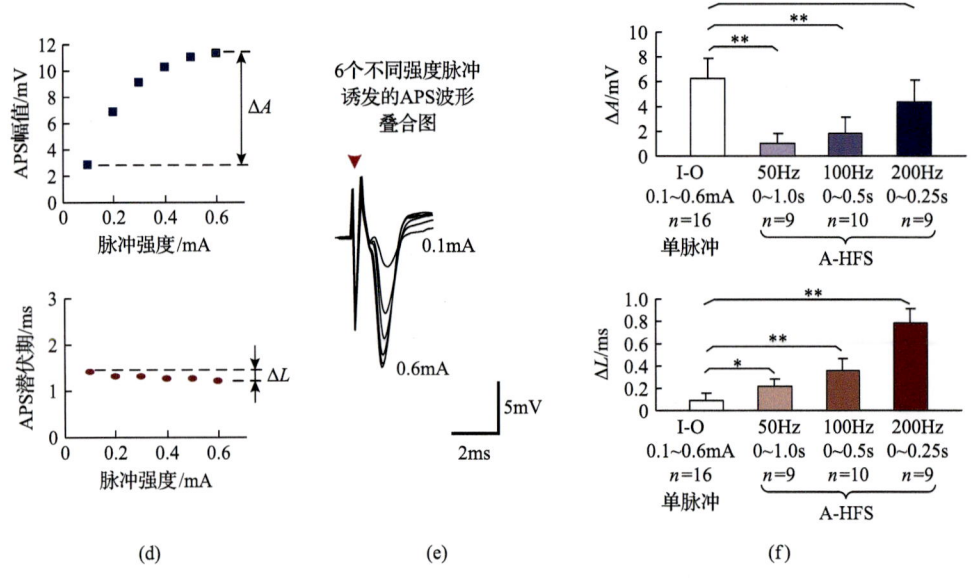

图 5-5 A-HFS 引起的 APS 变化与不同强度单脉冲 I-O 测试
引起的 APS 变化的比较（Feng et al., 2013）

图(f)中，"I-O"组的数据是 0.1mA 与 0.6mA 单脉冲刺激诱发的 APS 幅值和潜伏期变化量；三种频率"A-HFS"组的数据是 A-HFS 中第 1 个与第 50 个 APS 幅值和潜伏期的变化量。$^*P<0.02$ 和 $^{**}P<0.001$；单因素方差分析 ANOVA 和事后 Bonferroni 多重比较检验。n 为实验大鼠个数。

脉冲刺激诱发 APS 的 ΔA 显著大于 A-HFS 引起的 ΔA（上图），然而，前者的 ΔL 却显著小于后者的 ΔL（下图）。

这表明，在基线的单脉冲作用下，即使刺激强度较弱，只能激活一小部分 Alveus 轴突产生动作电位，并沿轴突逆向兴奋胞体，这个过程所需的时间与较大刺激强度时相似。也就是，只要轴突能被激活，包括轴突激活、轴突传导和胞体激活在内的整个过程所需的时间（即潜伏期）几乎不变。但是，与单脉冲 I-O 的这种结果不同，在 A-HFS 初期，即便 APS 幅值的变化量远不及 I-O 测试时的变化量，这些 APS 潜伏期的变化量（即增量）却要大得多。这意味着，Alveus 上的 A-HFS 导致轴突或/和胞体发生了改变。

5.2.2 高频脉冲刺激延长轴突的不应期

上述 A-HFS 诱导的轴突阻滞并不彻底，A-HFS 期间的每个脉冲仍然可以诱发小幅值的 APS。那么，这种 APS 是由小部分没有被阻滞的轴突始终跟随每个脉冲放电而形成的，还是不同的轴突间歇性地轮流放电形成的？如果是后者，就相当于 A-HFS 延长了轴突的不应期。如下实验可以支持此观点。

1. A-HFS 结束后存在两个不同的恢复阶段

如图 5-6(a)所示,在海马 CA1 区的 Alveus 上施加脉冲参数相同的 50、100 和 200Hz 三种不同频率的 1min 时长 A-HFS。A-HFS 起始时每个脉冲都能够诱发大幅值 APS 波。在 A-HFS 末尾,APS 都变小。并且,脉冲频率越高,APS 抑制程度越大(图 5-6(b)放大图的①和②)。在 A-HFS 结束之后施加参数相同的单脉冲的逆向测试刺激(ATS)。出乎意料的是,结束后 3s 和 13s 这两个不同时间点上的 ATS 诱发了大小相似的 APS,而且与 A-HFS 频率无关(图 5-6(b)的③和④),虽然不同频率 A-HFS 末尾的 APS 幅值差别很大。

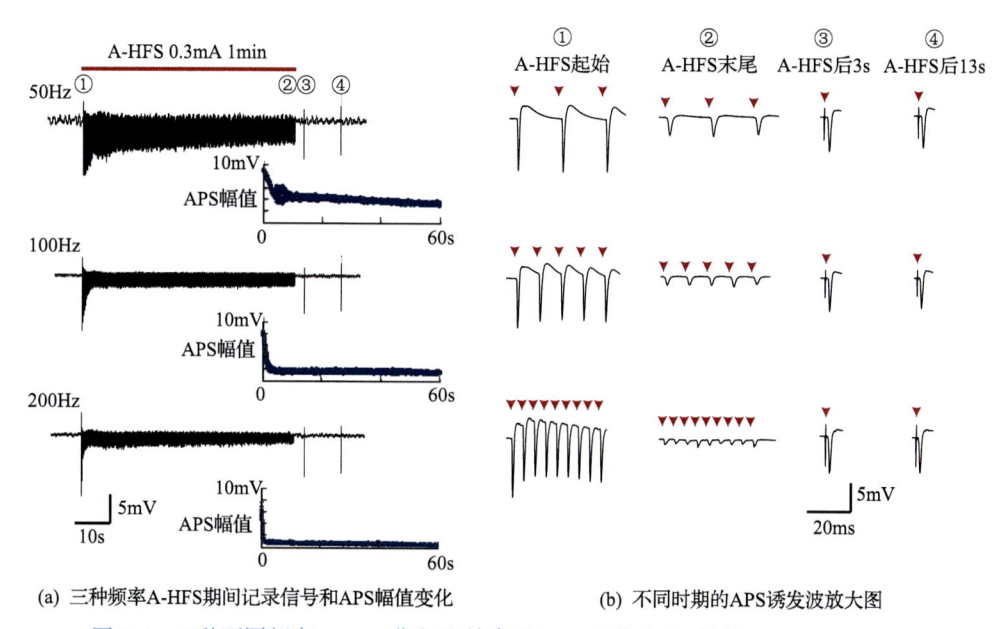

(a) 三种频率A-HFS期间记录信号和APS幅值变化   (b) 不同时期的APS诱发波放大图

图 5-6　三种不同频率 A-HFS 期间和结束后 APS 幅值变化示例(Feng et al.,2014)

为了考察不同频率 A-HFS 结束后 APS 的恢复过程,如图 5-7(a)所示,在 A-HFS 结束后的 5min 内连续施加 ATS。为了减少不同实验大鼠个体差异的影响,将 APS 幅值除以各自的基线值,得到归一化幅值。将 A-HFS 结束时刻作为时间坐标的 0 点,A-HFS 后首个 ATS 施加于约 3s 时,然后每隔 10s 施加一次,至 2min 之后,改为每隔 30s 一次 ATS。可见,APS 的恢复可以分成快、慢两个阶段。在 A-HFS 结束后数秒内,APS 幅值有个"快恢复"阶段。往后再到完全恢复却需要数分钟,记为"慢恢复"阶段。APS 幅值的恢复曲线上 3s 后会出现一个小谷点,将此谷点作为 2 个阶段的分界点(图 5-7(a)右图所示)。那么,三种频率共计 70 次 A-HFS 的谷点(分界点)的平均时间为(15.9±5.5)s,且 3 种频率的这个分界点时间之间没有显著差别。将 APS 幅值恢复至基线的 90%所需的时间记为

$T_{90\%}$（图 5-7(a) 中图所示），则 3 种频率的 $T_{90\%}$ 没有显著差别（图 5-7(b)），所有 70 次 A-HFS 的 $T_{90\%}$ 平均值为 (1.20 ± 0.37) min。

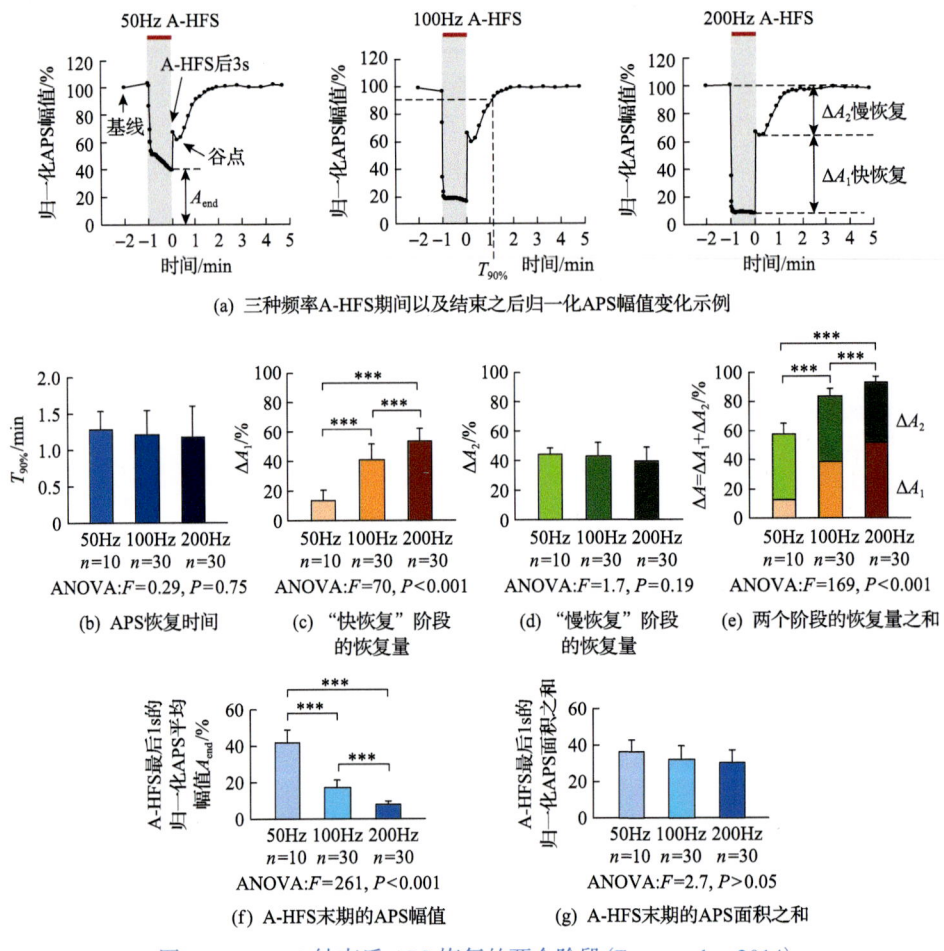

图 5-7 A-HFS 结束后 APS 恢复的两个阶段 (Feng et al., 2014)

图(a)中，上方红色横杠及阴影区表示 A-HFS 期。A-HFS 期间除了首个数据点是首个 APS 诱发波的幅值之外，其余每个数据点是每秒的平均 APS 幅值。A-HFS 结束后的数据点是各测试脉冲诱发的 APS 幅值。图(c)、(e)和(f)中，***$P<0.001$，单因素 ANOVA 和事后 Bonferroni 多重比较检验。

"快恢复"阶段的 APS 归一化幅值的恢复量 ΔA_1 与 A-HFS 频率显著相关，频率越高，ΔA_1 越大（图 5-7(c)）。从 50Hz 的 $(13\pm7.0)\%$ ($n=10$) 增加到 100Hz 的 $(41\pm11)\%$ ($n=30$)，再到 200Hz 的 $(54\pm9.0)\%$ ($n=30$)。但是，"慢恢复"阶段的恢复量 ΔA_2 却与 A-HFS 频率无关（图 5-7(d)）。两阶段的总恢复量 $\Delta A_1+\Delta A_2$（也就是 A-HFS 对 APS 幅值的抑制量）与 A-HFS 频率显著相关（图 5-7(e)）。

"慢恢复"阶段的 APS 变化与 A-HFS 频率无关的特点反映了不同频率 A-HFS 期间神经元响应具有某种共性。虽然 A-HFS 稳态时的每个 APS 幅值与脉冲频率呈负相关，但是，诱发的 APS 个数与脉冲频率呈正相关。这一增一减的变化可能相互抵消，意味着同样的时间段内诱发的神经元发放量可能相似。APS 是神经元群体同步放电整合而成的波形，其幅值和面积都可以反映波形所含动作电位的数量，也就是放电的神经元数量(Theoret et al., 1984)。为了比较三种频率 A-HFS 稳态时单位时间诱发的神经元放电量，计算最后一秒诱发的 APS 的面积之和。此外，为了减小随机干扰，提高测量的准确性，将 A-HFS 最后 1s 的 APS 平均幅值作为最后诱发的 APS 幅值，记为 A_{end}。虽然 50、100 和 200Hz A-HFS 末尾的 APS 幅值(A_{end})随着频率的增加显著递减(图 5-7(f))，但是，它们诱发的 APS 数量却递增，是 1∶2∶4。三种频率 A-HFS 最后 1s 内的累积归一化 APS 面积之间无显著差别(图 5-7(g))。这意味着不同频率 A-HFS 稳态时诱发的神经元放电总量相似，这可能是造成慢恢复阶段与频率无关的一个原因。

2. A-HFS 结束后的快恢复

为了以更高的时间分辨率考察快恢复阶段，在 A-HFS 后的 20ms 或 100ms 立即施加 ATS。为了避免短时间内重复 ATS 之间的相互影响，这两个时间点上的测试分别在不同的 A-HFS 结束后实施。对于 50Hz 的 A-HFS，其脉冲间隔(IPI)本身就是 20ms，因此，不妨将 A-HFS 的最后一个脉冲视作 20ms 的 ATS。同理，100Hz 和 200Hz 的 A-HFS 的最后一个脉冲分别视作 10ms 和 5ms 的 ATS(图 5-8(a))。

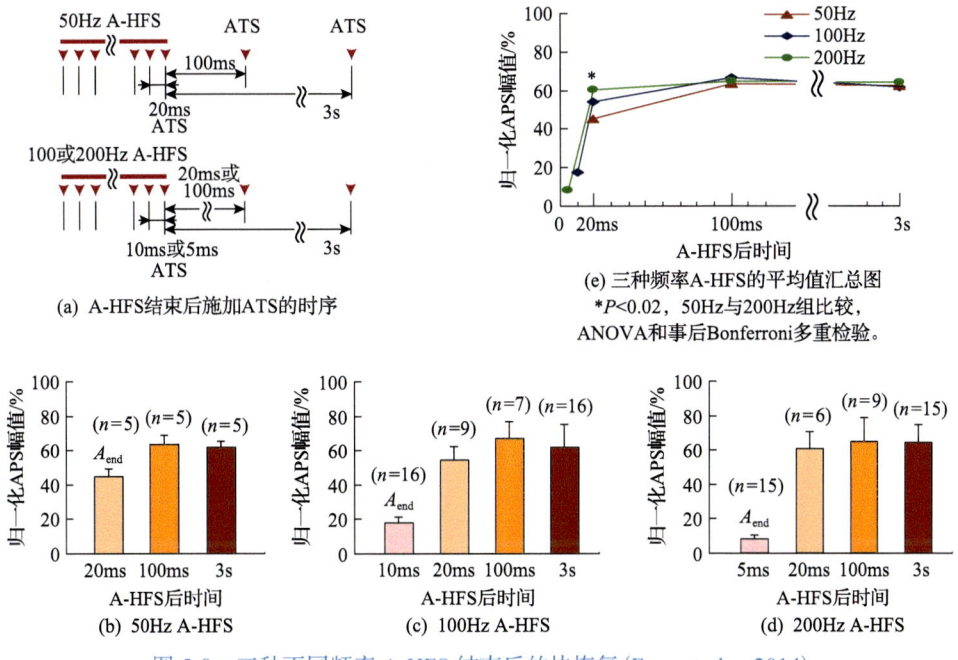

图 5-8 三种不同频率 A-HFS 结束后的快恢复(Feng et al., 2014)

将 A_{end} 与 20ms、100ms 和 3s 时 ATS 诱发的 APS 幅值进行比较, 如图 5-8(b)～(d)所示, 在三种 A-HFS 频率下, 100ms 时的 APS 幅值就已恢复至与 3s 时相似的水平了。此外, 虽然 200Hz 时的 A_{end} 显著小于 50Hz 和 100Hz 时的幅值(图 5-7(f)), 但 20ms 测试时, 其 APS 幅值却跃至高于 50Hz 和 100Hz 的水平(图 5-8(e))。

由此可见, 较高频率的 100Hz 和 200Hz 刺激引起的 APS 幅值抑制, 大部分可以在 20ms 之内恢复。这种快恢复提示 APS 的抑制与轴突不应期延长有关。A-HFS 期间轴突的不应期可能超过了 200Hz 和 100Hz 脉冲的 IPI(分别是 5ms 和 10ms), 从而导致轴突只能间歇地跟随一部分 A-HFS 脉冲放电。下面进一步设计实验来验证这个推测。

3. A-HFS 可以延长轴突的不应期

不应期(refractory period, RP)是指神经元在产生动作电位之后无法立即产生下一个动作电位的时间段。在逆向诱发 APS 时, 用连续 2 个脉冲(即双脉冲刺激)诱发的 APS 幅值之比, 可以考察 RP。我们在 A-HFS 期间插入加长的 IPI 间隙, 利用上述快恢复来获得足够大的 APS, 用于估计 RP 的变化。

如图 5-9(a)所示, 在 1min 的 200Hz A-HFS 起始时, IPI=5ms 的数个脉冲都能够诱发幅值相似的 APS, 可见 RP 小于 5ms。将起始 3 个 APS 分别记为 A_1、A_2 和 A_3。A-HFS 期间, 每隔 2s 插入一个加长间隙 IPI=100ms, 共计插入 29 个(图 5-9(a)中的红色小圆点指示)。紧随间隙之后的 APS(放大图中红色显示)的幅值也记为 A_1, 这些幅值都显著大于间隙之前的幅值(记为 A_0)(图 5-9(b))。但是, A_1 之后

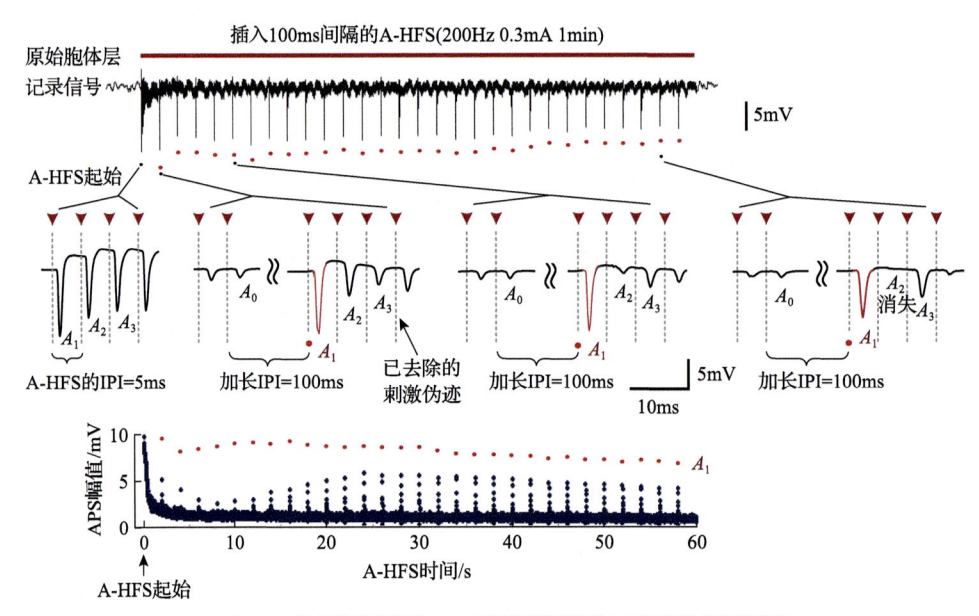

(a) 含100ms加长脉冲间隔的A-HFS记录信号及其APS诱发波的幅值变化

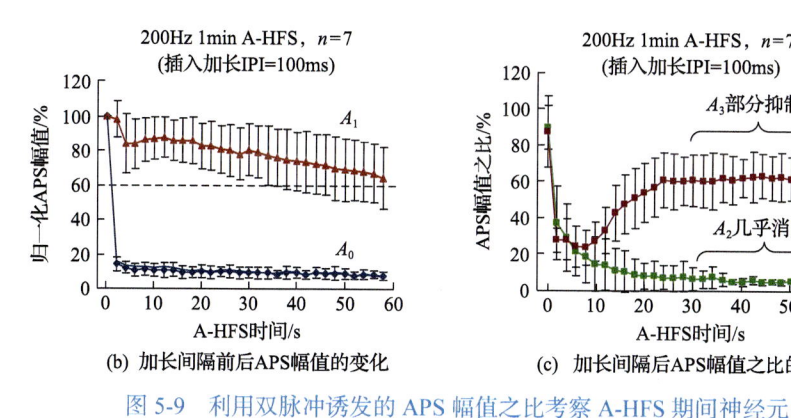

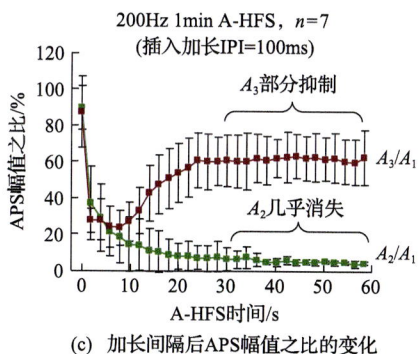

第 5 章　神经元对于轴突高频电脉冲刺激的响应

(b) 加长间隔前后APS幅值的变化

(c) 加长间隔后APS幅值之比的变化

图 5-9　利用双脉冲诱发的 APS 幅值之比考察 A-HFS 期间神经元不应期的变化 (Feng et al., 2014)

的第 2 个 APS 的幅值(记为 A_2)却明显小于 A_1；而且，在 A-HFS 后期 A_2 几乎消失(图 5-9(a)中行)。图 5-9(c)所示的统计数据表明，A-HFS 起始时的第 1 对 APS 的幅值之比 $A_2/A_1=(90\pm11)\%$($n=7$)，A_2 受抑制很少。然而，在 A-HFS 的后 30s，$A_2/A_1<7.0\%$($n=7$)，这意味着约 5ms(即 200Hz 的 IPI)后的 A_2 几乎完全被其前面的 A_1 抑制了，意味着不应期 RP 变长。A_3 位于 A_1 之后约 10ms。在 A-HFS 的后 30s，A_3/A_1 的平均值保持于 60%左右。如果忽略已变得很小的 A_2，这意味着神经元的 RP 已超过 10ms。

根据图 5-8(c)和(d)所示数据可以推测，在 100Hz 和 200Hz 的 A-HFS 期间插入 20ms 的间隙也可以使紧随间隙后的 A_1 获得较大恢复。因此，下面将 100ms 间隙缩短为 20ms。如图 5-10(a)所示，在 1min 的 100Hz A-HFS 期间，A_1 的平均归一化幅值均高于 50%，表明 20ms 间隙后的 APS 恢复较充分。然而，如图 5-10(b)所示，除了 A-HFS 起始数秒之外，其余时期插入的 20ms 间隙之后，A_2 都被明显抑制，$A_2/A_1<10\%$，这表明 A_1 后的 RP 大于 10ms。同样，如图 5-10(c)所示，在 200Hz 的 A-HFS 期间，A_1 的平均归一化幅值均高于 60%，而 $A_2/A_1<6.0\%$，且 $A_3/A_1<20\%$(图 5-10(d))。A_3 与 A_1 间隔约 10ms，因此，也表明 RP 大于 10ms。由

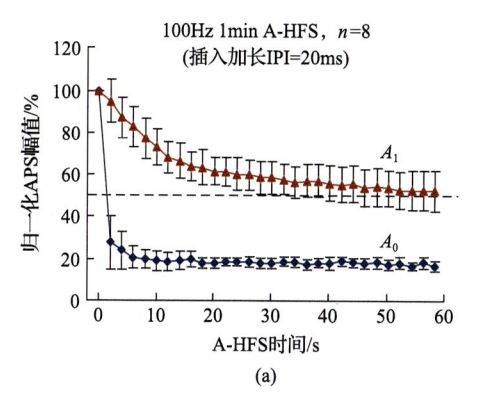

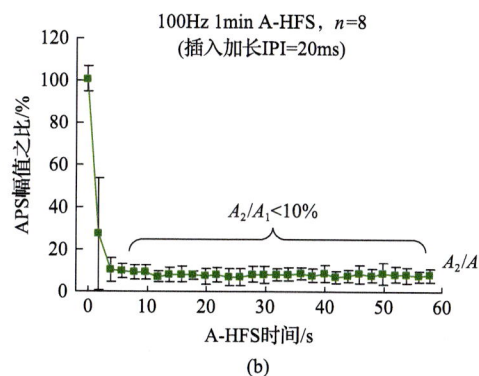

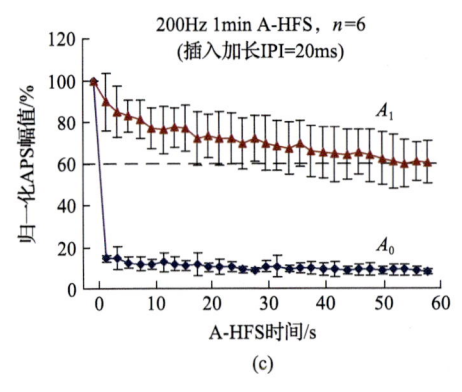

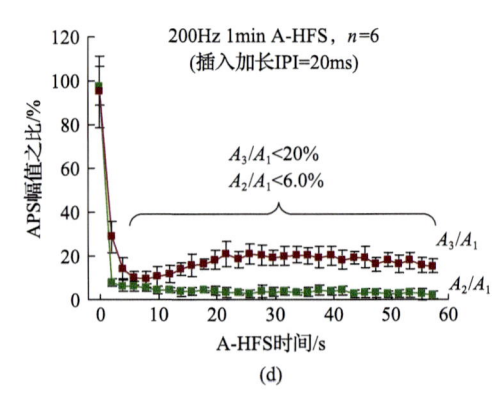

图 5-10　含加长间隔 20ms 的 100 和 200Hz A-HFS 期间诱发的 APS 变化（Feng et al.，2014）
$A_0 \sim A_3$ 的定义与图 5-9(a)所示相同。

此可见，A-HFS 可以延长神经元放电的不应期，至少达 10ms 以上。

有关 HFS 的持续作用延长轴突不应期的机制尚无定论。基于电脉冲持续兴奋轴突膜时可能导致轴周间隙内 K^+ 累积的机制（Bellinger et al.，2008），我们的计算机仿真结果表明（Guo et al.，2018；Zheng et al.，2020）：HFS 持续兴奋轴突膜，使其不断产生去极化，K^+ 通道开放，使得膜内 K^+ 外流，流入狭窄的轴周间隙后，致使轴突膜外 K^+ 浓度（$[K^+]_o$）升高。K^+ 的清除速度无法在脉冲间隔之内使 $[K^+]_o$ 恢复，造成 K^+ 累积，使得 HFS 期间 $[K^+]_o$ 维持在高于正常的水平。这种 $[K^+]_o$ 的升高使轴突膜处于一定水平的持续去极化状态，造成膜上 Na^+ 通道的部分失活（参见 1.3 节）。Na^+ 通道失活需要经过多个脉冲的 IPI 时间之后，才能恢复至可以重新产生动作电位的水平。由此形成轴突的间歇性阻滞（intermittent block），相当于不应期延长。

由此可见，IPI 为 10ms 和 5ms 的 100Hz 和 200Hz 的 A-HFS 稳态期间诱发的小 APS 不是由同一群神经元跟随每个脉冲产生，而是由不同神经元轮流放电形成的。也就是，施加于轴突上的高频脉冲刺激使得轴突处于一种间歇性放电的状态，而且，这种间歇性放电在时间上并不一定均匀分布，详见 5.2.5 节有关 A-HFS 期间单个锥体神经元锋电位放电的实验记录。此外，上述实验结果不能排除刺激导致某些神经元持续处于不放电的"静寂"状态的可能性。由于各神经元及其轴突与刺激电极之间的距离不同，每个神经元接受的刺激作用的强度各不相同，阻滞程度也不同。有些神经元由于不应期变长而间歇性地响应脉冲刺激，而另一些神经元则可能发生完全阻滞而不能响应脉冲刺激，持续处于"静寂"状态，直至刺激结束之后才能逐渐恢复响应刺激的能力。此外，A-HFS 期间插入间隙后的神经元的响应也为变频（即变 IPI）的刺激模式提供了线索，详见第 6 章有关实时变频刺激的研究。

轴突不应期延长可以解释 A-HFS 之后的"快恢复"过程。但是，"慢恢复"

过程意味着 A-HFS 还产生了其他作用。虽然 A-HFS 直接作用的是 CA1 区锥体神经元的轴突，没有直接作用于这些神经元的胞体和树突，但是，轴突上的持续刺激作用可能会波及胞体。下面我们利用电流源密度分析法 CSD（详见 4.4 节），探讨 A-HFS 期间兴奋逆向传导至胞体附近时动作电位产生和传导的变化。

5.2.3 锥体神经元轴突高频电刺激对于胞体的影响

如图 5-11(a)所示，为了在 APS 诱发波大小相当的情况下考察胞体的兴奋传导，在 1min 的 100Hz A-HFS 后期 20s，每隔 20 个脉冲删除 1 个脉冲，等效于插入一个延长的 IPI=20ms。基于上述"快恢复"，延长 IPI 后的首个脉冲诱发的 APS 的幅值（A_1）要比之前的 A_0 大一倍以上（图 5-11(a)中行所示的小段信号）。在 A-HFS 初期 2s 之内的 APS 衰减期，找到幅值相当于 A_1 的 APS（记为"A_1 等幅值"）。图 5-11(a) 左下方所示是不同颜色的 5 个 APS 的叠合图：A-HFS 起始首个脉冲诱发的 APS（黑色）、"A_1 等幅值"（绿色）、A_0（红色）、A_1（蓝色）以及 A-HFS 结束后约 2min 时已恢复的 APS（橙色），它们之间的区别很明显。图 5-11(b)所示的统计数据显示了这些 APS 的幅值（上图）和潜伏期（下图）的异同。A_1（蓝色）与"A_1 等幅

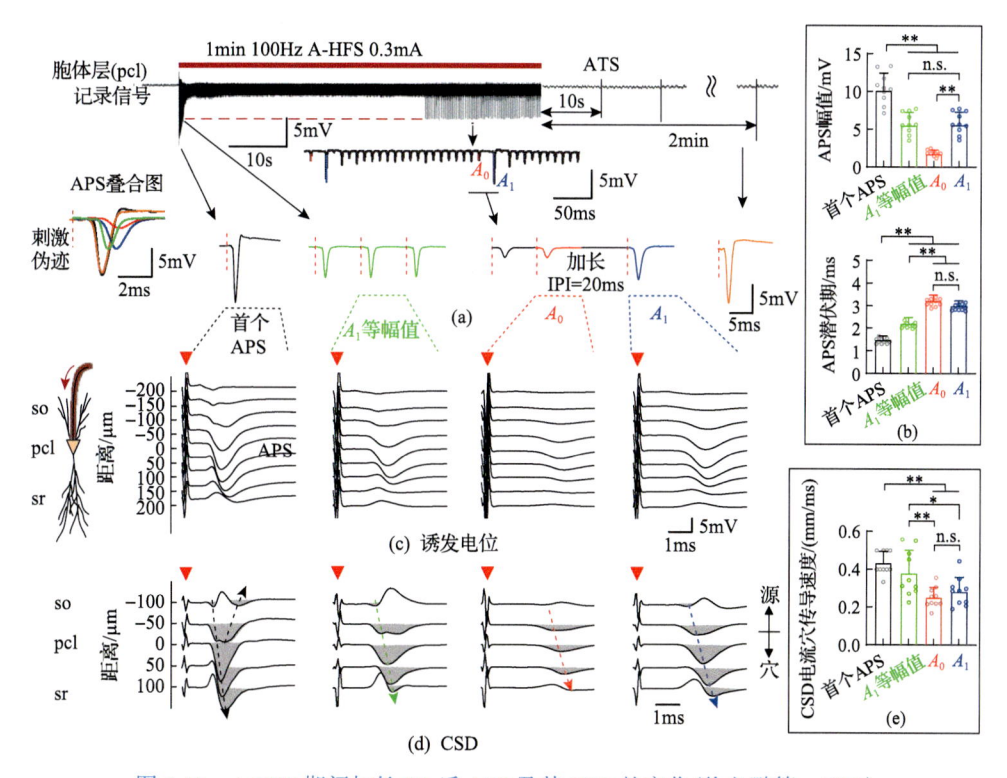

图 5-11 A-HFS 期间加长 IPI 后 APS 及其 CSD 的变化（徐义鹏等，2023）
图(b)和(e)中，n.s.表示无显著差别，$^*P<0.05$，$^{**}P<0.01$；单因素 ANOVA 和事后 Bonferroni 多重比较检验，$n=10$。

值"(绿色)这两个 APS 虽然幅值相当(即放电的神经元数量相当),但前者的潜伏期显著大于后者,而 A_1 与 A_0 的潜伏期没有显著差别,但幅值差别明显。我们推测这种潜伏期的延长可能涉及胞体附近兴奋传导速度的变化,于是,利用 CSD 考察胞体附近动作电位产生过程中电流穴的传导速度。

图 5-11(c)所示是胞体层上下 400μm 范围内 50μm 等间隔线性排列的微电极阵列上 9 个通道的记录信号,从左至右的四组 9 通道信号显示了四个不同时期的诱发电位。根据这些信号计算的 CSD 如图 5-11(d)所示(算法详见 4.4 节),其电流穴(图中阴影所示)的传导可以反映动作电位的传导。四个时期诱发电位的电流穴的传导方向一致(带箭头虚线所示),都始于胞体层上方;然后向下,依次向胞体和顶树突传导。这种传导与他人的研究结果一致(Kloosterman et al., 2001)。如图 5-11(e)所示,A_1 电流穴传导速度显著小于"A_1 等幅值"的,而与 A_0 的没有显著差别。这表明,持续刺激引起了胞体附近的变化,而且,胞体附近兴奋传导速度的恢复要慢于神经元兴奋数量的恢复。

A-HFS 可以使 Alveus 轴突上诱发的逆向兴奋在胞体附近的传导速度变慢,这意味着胞体产生了某些改变,这种改变应该同样会影响顺向诱发的兴奋的传导。为了验证此推测,如图 5-12(a)所示,在海马 CA1 区的 Schaffer 侧支上施加顺向

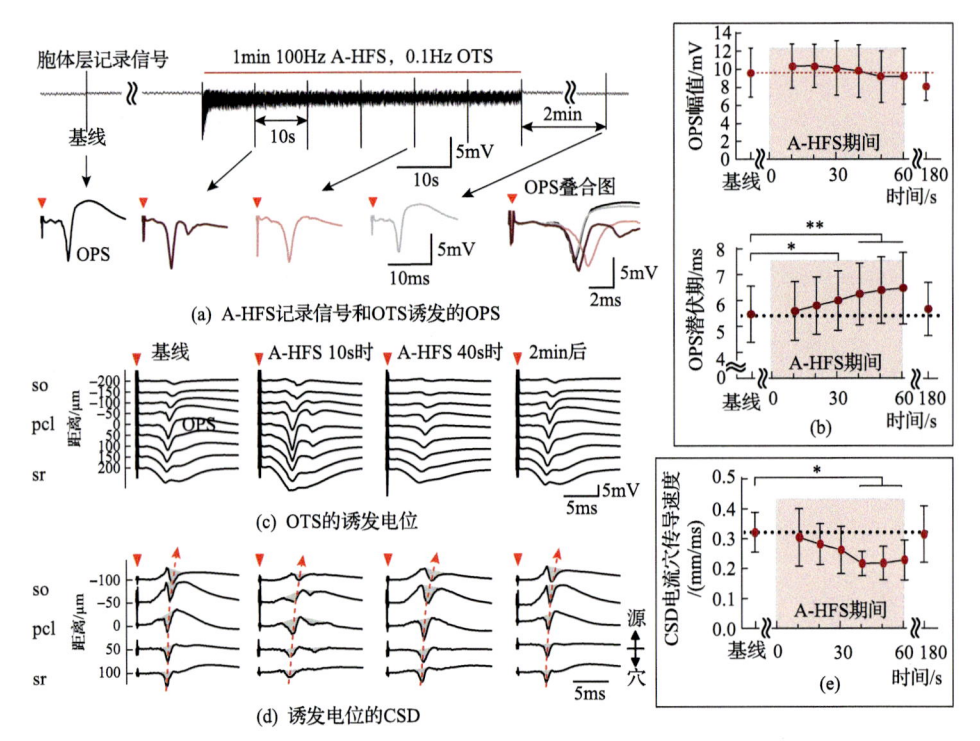

图 5-12 A-HFS 过程中顺向测试脉冲诱发的 OPS 及其 CSD 的变化(徐义鹏等,2023)

图(b)和(e)中,$^*P<0.05$,$^{**}P<0.01$,重复测量 ANOVA 和事后 Bonferroni 多重比较检验,$n=10$。

测试刺激(OTS)，电极的位置参见图 5-3(a)和图 5-4(a)。在 A-HFS 期间，每隔 10s 施加的 OTS 诱发的 OPS 幅值与基线时没有显著差别(图 5-12(b)上图)，但 OPS 的潜伏期却显著延长(图 5-12(b)下图)。A-HFS 结束后约 2min 时 OPS 潜伏期恢复至基线水平。

根据 CA1 区胞体层上、下范围内 9 个通道记录的顺向诱发电位(图 5-12(c))，计算胞体层附近的 CSD(图 5-12(d))。顺向诱发电位的 CSD 电流穴都起源于顶树突部位，然后依次传向胞体和基树突方向(图中红色带箭头虚线所示)。电流穴在胞体附近的传导速度在 A-HFS 期间逐渐并显著减小(图 5-12(e))。A-HFS 结束后约 2min 时恢复至基线水平。这表明，轴突上的 A-HFS 虽然没有显著影响胞体响应顺向兴奋的能力，但使得胞体传导顺向兴奋的速度显著减小。

胞体附近兴奋性传导速度的减慢意味着锥体神经元的兴奋性减弱，但是，A-HFS 期间 OTS 诱发的 OPS 幅值并没有明显减小，甚至会稍大(图 5-3(c)和图 5-12(b))。我们推测，这可能是由于来自 A-HFS 的不断的逆向兴奋的补充，抵消了锥体神经元胞体本身的兴奋性降低。图 5-3(c)显示，A-HFS 刚结束时 OTS 诱发的 OPS 存在短暂减小的过程，可以支持此推测。下面通过比较 A-HFS 之前和结束之后 CA1 区神经元单体的放电，即锋电位发放，来进一步考察 A-HFS 引起的神经元胞体的兴奋性变化。

5.2.4 轴突高频刺激对于神经元兴奋性的影响

如图 5-13(a)所示，为了考察各神经元单体的放电，将 CA1 区胞体层的去伪迹之后的宽频带信号进行高通滤波，获得 500Hz 以上的 MUA 信号。其中可见 A-HFS 之前和之后出现的锥体神经元和中间神经元的锋电位。虽然 A-HFS 的刺激伪迹已去除(方法详见 4.5.2 节)，但是，A-HFS 期间诱发的 APS 远大于锋电位，为了显示锋电位，图中所示 MUA 信号中 A-HFS 期间的 APS 被截顶。此外，虽然

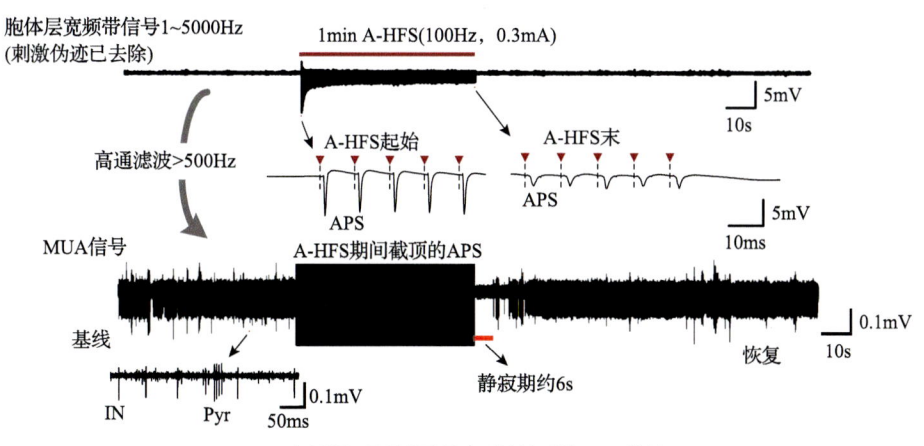

(a) 宽频带记录信号及其高通滤波后的 MUA 信号

(b) 锥体神经元平均发放率的变化　　(c) 中间神经元平均发放率的变化

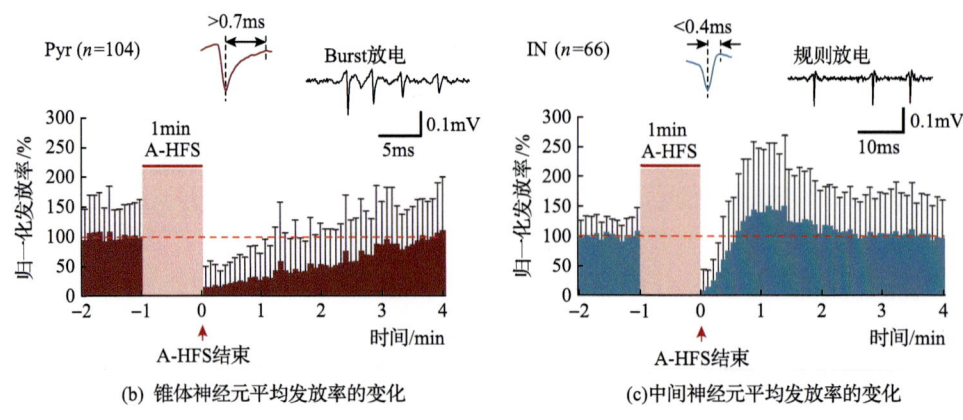

图 5-13　持续 1min 的 100Hz A-HFS 结束后神经元自发放电的抑制期(Yuan et al.，2022)

胞体层分布的锥体神经元数量远多于中间神经元，但是，中间神经元的锋电位发放率远高于锥体神经元；因此，若 MUA 信号中记录到了中间神经元，那么，很可能中间神经元锋电位的数量远多于锥体神经元，就像图 5-13(a) 所示的 MUA 信号。

图 5-13(a) 所示记录信号中呈现了一个值得注意的现象。A-HFS 前的基线记录中存在自发锋电位，A-HFS 期间每个脉冲也都能够诱发 APS。虽然 A-HFS 后期 APS 大幅减小，每个脉冲仍然能够诱发幅值约 1.5mV 的 APS，这表明在整个 A-HFS 期间一直存在锥体神经元的放电。但是，当 A-HFS 结束时，MUA 信号中却出现一段持续数秒的无锋电位的"静寂期"，然后，自发锋电位再逐渐恢复。

在 40 只大鼠实验中，利用胞体层记录的四通道 MUA 信号进行锋电位检测和分类(方法详见 4.1 节)，并根据锋电位波形和放电模式，甄别锥体神经元和中间神经元(Barthó et al.，2004)，获得来自 104 个锥体神经元(pyramidal neuron，Pyr)和 66 个中间神经元(interneuron，IN)的锋电位信号。如图 5-13(b) 和 (c) 上方所示，锥体神经元通常以 Burst 形式放电，且锋电位波形的上升支较宽；而中间神经元的放电较规则，且锋电位波形的上升支较窄。A-HFS 结束时锥体神经元的静寂期平均时长为 (21.9±22.9)s，显著长于中间神经元的静寂期 (11.2±8.9)s。

A-HFS 之前基线记录期间的锥体神经元的平均发放率为 (4.8±4.6) 个/s(n=104)，中间神经元的平均发放率为 (10.3±9.4) 个/s(n=66)。将基线记录中每个神经元各自的平均锋电位发放率作为基准，计算各个神经元每 5s 的锋电位发放率的归一化百分比。图 5-13(b) 和 (c) 分别是 1min 基线和 4min 的 A-HFS 结束后期间锥体神经元和中间神经元的每 5s 平均归一化发放率变化，误差线为 1 个标准差。A-HFS 期间用粉色阴影表示，由于存在 APS，不计算锋电位发放率。A-HFS 结束后，锥体神经元的发放率恢复至基线水平的平均时间为 (2.9±1.5)min，显著长于中间神经元的 (0.76±0.60)min。注：由于发放率以 5s 分辨率计算，图中的平均发放率不能体现紧随 A-HFS 之后的无锋电位的静寂期。

这些锋电位分析结果表明，A-HFS 刚结束时，两种神经元的兴奋性都低于刺激前的基线水平，甚至存在无锋电位的静寂期，因而会产生图 5-3(c)所示的 OTS 诱发的 OPS 幅值下降。中间神经元放电的暂停和减少，意味着锥体神经元接受的抑制性突触的作用减弱(参见 2.3 节有关 CA1 区局部抑制性回路的介绍)。这本应该导致锥体神经元的兴奋性增加，而不是减弱。这表明 A-HFS 在轴突上的持续作用会降低胞体的兴奋性。A-HFS 期间 OTS 诱发的 OPS 没有明显下降(图 5-3(c)中行和图 5-12(b))，也就是，这种兴奋性降低在 A-HFS 期间没有显现；这可能是由于 A-HFS 刺激脉冲持续不断的兴奋性输入弥补了胞体潜在的已逐渐下降的兴奋性。一旦刺激的兴奋作用撤除，胞体的兴奋性下降就显露出来。而且，在 A-HFS 期间虽然 OPS 的幅值没有明显下降，但 OPS 的潜伏期明显增加，而且，胞体附近动作电位的传导速度减小(图 5-12)，这些都反映了神经元的兴奋性下降。并且，这种胞体变化的发生和恢复的时间与前述 A-HFS 结束之后的 APS "慢恢复"的过程一致(徐义鹏等，2023)，意味着胞体变化可能是导致"慢恢复"的一个机制。可见，A-HFS 在轴突上的持续作用所导致的改变不仅局限于刺激部位，还可能延伸至胞体等神经元的其他结构。

5.2.5 轴突高频刺激诱发的锥体神经元"簇状"放电

海马 CA1 区的锥体神经元通常以爆发式(Burst)的形式产生动作电位。上述研究表明，在锥体神经元的轴突上持续施加 A-HFS 的稳态期，每个脉冲可以在胞体层诱发小 APS。APS 由一群神经元同步放电整合形成，规则的小 APS 并不一定意味着各个神经元的放电是均匀的。那么，A-HFS 期间，在恒定频率的刺激脉冲作用下，锥体神经元单体的动作电位发放是均匀的还是仍然具有爆发式的特性？我们进一步开展如下实验，考察锥体神经元单体的放电，以探讨此问题。

要在 A-HFS 期间记录刺激诱发的单个锥体神经元的锋电位，不那么容易，因为锋电位被整合于 APS 之中。我们在实验中采用 FHC 公司的同芯双极刺激电极，常用型号为 CBCSG75(详见 3.4.2 节)。施加的刺激是脉宽 100μs 的电流型脉冲，常用的电流强度是 0.3mA 左右。在基线状态时，单个脉冲刺激可以诱发幅值达 10mV 左右的 APS 大波。100Hz 的 A-HFS 期间，APS 可以减小至 1~2mV。但是，这种小 APS 的幅值仍然远大于绝大多数记录到的神经元单体的锋电位，会淹没锋电位。只有尽可能减小 APS，才能让 A-HFS 期间锥体神经元的锋电位显露出来。减小 A-HFS 的脉冲强度，以减少激活的神经元数量，就可以减小 APS，但是，这会增加记录的难度。因为，只有当这些少数几个神经元之中有胞体刚好紧邻记录触点时，才能记录到足够大的锋电位，获得可靠的结果，这增加了实验难度。

我们在实验时，先用常用强度 0.3mA 的单脉冲做测试，将刺激电极和阵列记录电极放置到位，获得满意的 APS 诱发波。再逐渐减小脉冲强度至 0.05mA 左右，并仔细微调记录和刺激电极的位置，才能在 A-HFS 期间观察到受刺激调控的锥体神经元锋电位。注：此实验是否成功，并不一定取决于基线记录的自发 MUA 信号中是否包含大幅值的锥体神经元锋电位。一方面，即便基线 MUA 中包含大幅值锋电位，这些锋电位的神经元不一定位于小强度刺激的激活范围之内，可能不受小强度 A-HFS 的调控，在 A-HFS 期间仍然以自发方式放电。另一方面，正常生理状态下，并非每个锥体神经元都一直处于放电状态，部分处于"静寂"状态的锥体神经元受到 A-HFS 刺激时会放电。因此，基线时记录不到它们的锋电位，而 A-HFS 期间却呈现受刺激调控的放电。经过多次实验尝试，我们获得了如下小强度 A-HFS 期间的锥体神经元锋电位数据。

图 5-14(a)所示是取自高通滤波后带宽为 500Hz～5kHz 的一段基线记录 MUA 信号，其中的锥体神经元自发放电常为 Burst 形式，一旦放电，就以几毫秒的间隔(ISI)连续发放数个动作电位，在其锋电位 ISI 分布图的 3～8ms 处呈现一个明显的波峰(图 5-14(b))。计算基线记录的 1min 期间单个锥体神经元的每秒发放

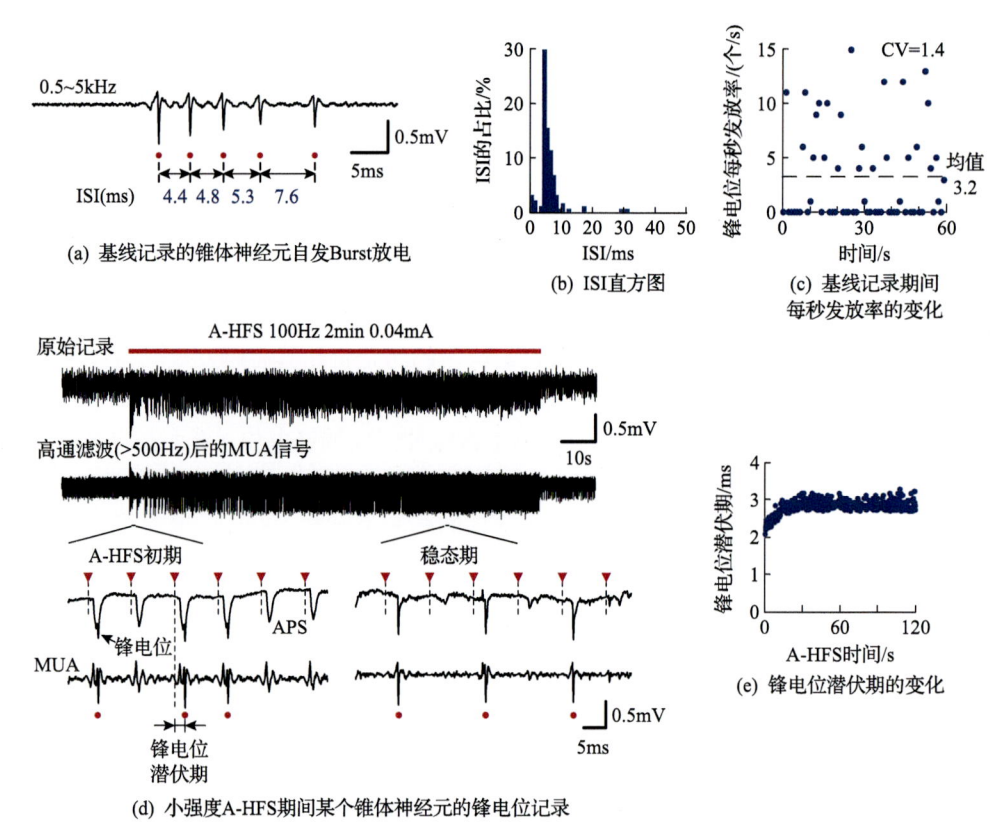

图 5-14 基线记录期间和 A-HFS 期间锥体神经元的锋电位（袁月，2023）

率(图 5-14(c)),图中水平虚线表示均值 3.2 个/s。可见 Burst 形式使得发放率变化较大,其变异系数(CV)较大。CV 等于每秒发放率的标准差与均值之比,它可用于评估神经元放电的均匀性(Di Miceli et al.,2020)。CV 越大,表示放电越不均匀。在 18 只实验大鼠的 A-HFS 前的 1min 基线记录期间,共采集到 27 个锥体神经元的自发放电,平均发放率为 (3.1 ± 1.7) 个/s。每秒发放率的平均 CV 为 1.2 ± 0.5(n=27)。

如图 5-14(d)所示,某次 2min 的 0.04mA 小强度 100Hz A-HFS 期间,记录到幅值约达 0.7mV 的一个锥体神经元的锋电位。图中第一行为 0.3Hz~5kHz 的宽频带原始记录信号,第二行为高通滤波之后的 MUA 信号,第三、四行分别为前两行的小段信号放大图。红色小三角指示已去除的刺激伪迹,红色小圆点指示锋电位。在 A-HFS 初期,该锋电位与 APS 重合,因其幅值足够大,能够在 APS 尖端显露出来。随着刺激的持续,APS 逐渐减小,该锥体神经元的锋电位越来越清晰。在高通滤波后的 MUA 信号中此锋电位清晰可辨。此锋电位叠合于 APS 之上,与 A-HFS 脉冲之间存在很强的锁相性。图 5-14(e)所示的锋电位潜伏期变化中可见,A-HFS 起始时锋电位的潜伏期约为 2ms,数秒内潜伏期逐渐变长,之后基本稳定于 3ms 左右,与图 5-2(b)和图 5-5(a)所示 A-HFS 期间的 APS 潜伏期变化相似,表明该锥体神经元的锋电位是由其轴突上的 A-HFS 直接激活产生。

在 18 只大鼠的 28 次 100Hz 小强度 A-HFS 期间,记录到受刺激调控的锥体神经元共计 42 个。刺激期间的平均锋电位发放率为 (15.5 ± 9.4) 个/s(n=42),显著高于上述基线时的 (3.1 ± 1.7) 个/s(n=27),表明刺激的兴奋作用增加了锥体神经元的放电。同时,锥体神经元在 A-HFS 期间的每秒发放率的 CV 为 0.6 ± 0.3(n=42),显著小于基线值 1.2 ± 0.5(n=27),表明 A-HFS 期间锥体神经元的放电比基线时均匀。虽然 A-HFS 期间的发放率显著增加,但仍然远低于 100Hz 刺激脉冲的频率,神经元没有跟随每个脉冲放电。而且,其放电模式可以分成均匀型和聚集型两类,在所记录的 42 个锥体神经元中两类放电模式分别有 12 和 30 个。

图 5-15 是均匀型放电模式示例。在 2min 的 A-HFS 期间,虽然该锥体神经元跟随刺激脉冲放电的 ISI 有变化(图 5-15(a)),但 ISI 的分布比较平坦(图 5-15(b))。此外,除了起始发放率较高之外,A-HFS 期间每秒发放率较平稳,发放率的 CV 仅为 0.6(图 5-15(c))。图 5-16 所示是聚集型放电模式示例。在 2min 的 A-HFS 期间,该锥体神经元要么密集地连续放电,要么暂停放电,形成一种"簇状"放电(图 5-16(a))。在 A-HFS 初期,发放率较高,簇内呈现连续跟随数个脉冲放电。稳态期发放率下降,簇内不再连续跟随每个脉冲放电,而是间隔两三个或更多个脉冲才放电一次。如图 5-16(b)所示,这种聚集型放电的 ISI 分布呈现 2 个波峰。其中一个位于 10~50ms,对应于簇内 ISI;另一个位于 100~200ms,对应于簇间 ISI。其每秒发放率变化也较平稳,在 A-HFS 初期发放率较高,而后逐渐下

降并趋于稳定，发放率 CV 仅为 0.7（图 5-16(c)）。两种放电模式的发放率变化都与前述常规强度 A-HFS 期间 APS 幅值变化的趋势相似（图 5-2(b)）。而且，锋电位的 ISI 均被调制于 10ms 脉冲间隔及其整数倍，这种强锁相性表明锥体神经元的放电直接受控于刺激脉冲。

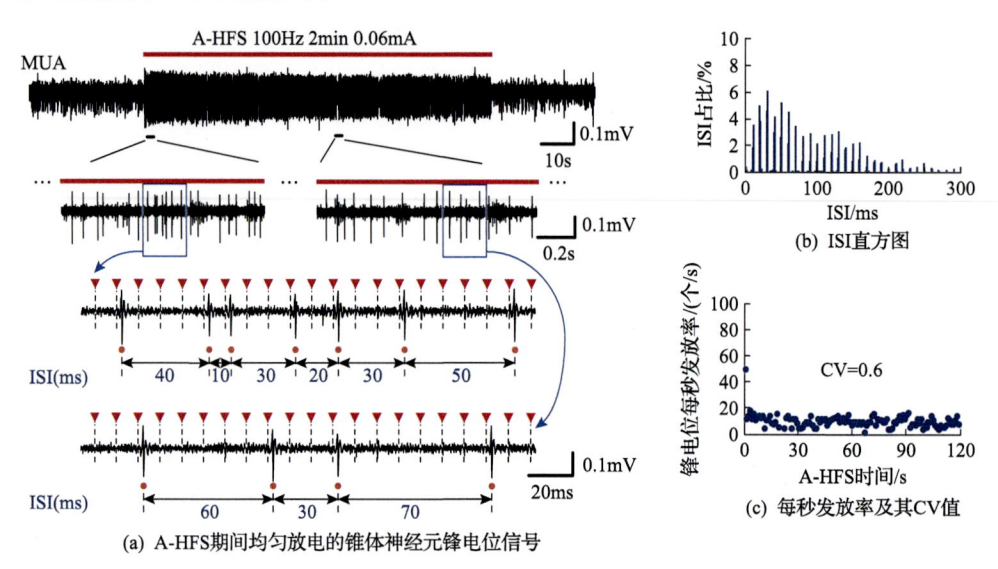

图 5-15　A-HFS 期间锥体神经元均匀型放电示例（袁月，2023）

图(a)的两级放大图中显示了 A-HFS 初期和稳态期的锋电位信号段，下方小红点指示锋电位，蓝色数字为 ISI。

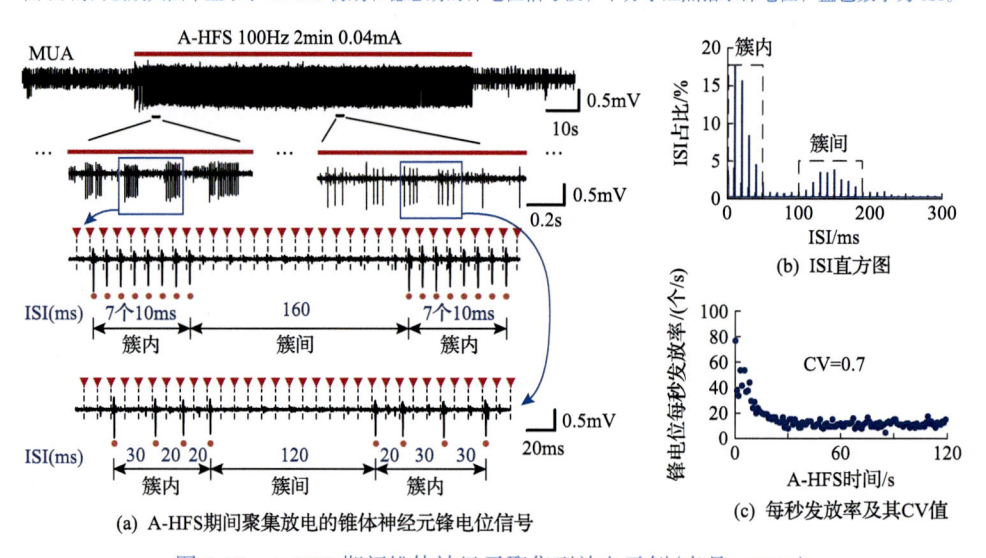

图 5-16　A-HFS 期间锥体神经元聚集型放电示例（袁月，2023）

在 50Hz、100Hz、133Hz 和 200Hz 的小强度 A-HFS 期间检测锥体神经元锋电位，这四种不同频率 A-HFS 期间的锋电位平均发放率没有显著差别。而且，神经元的放电模式不会随刺激频率而变化，也就是，聚集型放电的神经元在四种不同频率 A-HFS 期间都呈现为聚集型放电，而均匀型放电的神经元也如此（袁月，2023）。

值得注意的是，具有恒定脉冲间隔的 A-HFS 可以诱导聚集型的"簇状"放电，它与图 5-14(a) 所示的锥体神经元 Burst 自发放电存在相似性。不同的是，A-HFS 诱导的簇内锋电位的幅值没有明显变化，首个锋电位平均幅值为 $(374 \pm 178)\mu V$，最后一个为 $(336 \pm 175)\mu V$ (n=30)，而自发 Burst 放电中的锋电位幅值逐渐减小。在 18 只实验大鼠的基线记录中，自发 Burst 由 3～5 个锋电位组成，首个锋电位的平均幅值为 $(512 \pm 293)\mu V$，最后一个锋电位则为 $(342 \pm 168)\mu V$ (n=27)。这体现了两者产生机制不同。（注：基线记录与 A-HFS 期间记录的锥体神经元不完全相同，因此，神经元个数和锋电位平均幅值都不同。）海马 CA1 区的锥体神经元自发 Burst 放电是由胞体附近持续性 Na^+ 流引起，这种 Na^+ 流产生了后去极化电位（after depolarization potential，ADP），从而一再触发动作电位（Azouz et al., 1996, Yue et al., 2005）。

第 2 章的单脉冲和双脉冲刺激已表明，CA1 区的锥体神经元受到局部抑制回路的作用，诱发的 APS 仅呈现单波。当抑制性突触被 GABA 拮抗剂（如 PTX）阻断之后，APS 才呈现为 Burst 样的多波（图 2-9）。在 A-HFS 期间，锥体神经元轴突上的兴奋也可以激活反馈抑制回路的中间神经元，进而抑制锥体神经元的 Burst 放电。由此可能造成 A-HFS 期间不出现 Burst 样的放电。

虽然轴突 A-HFS 期间锥体神经元的放电受控于刺激脉冲，与脉冲之间存在很强的锁相性；但在 A-HFS 诱导的轴突阻滞期间，恒定 IPI 间隔的恒频脉冲刺激却可以诱发聚集型的非均匀放电模式，而不是均匀地间歇性放电，这可能源于轴突细胞膜离子通道的非线性动力学特性。我们的数学模型仿真结果表明（Yuan et al., 2025），由于轴突阻滞程度的不同，轴突放电所需恢复的间歇时间也不同。阻滞较深时，即 Na^+ 通道活性变化较大时，需要较长的恢复时间，才能重新获得产生动作电位的能力。这种非均匀放电可以通过神经网络传播。在 O-HFS 期间，下游突触后神经元也会呈现非均匀放电（Wang et al., 2024）。其中的机制还有待进一步深入研究。

5.3 轴突高频刺激诱导的顺向兴奋对于下游神经元的作用

前面所述为轴突 A-HFS 的神经元响应，也就是，轴突高频刺激诱导的兴奋逆向传导至胞体后，诱发胞体产生的响应。这种逆向兴奋的途径仅涉及轴突和胞体，不涉及突触传递。然而，轴突上产生的兴奋可以双向传导，除了逆向传向胞体之外，同时还顺向传导至轴突末梢，再经过突触的传递，可以激活突触后神经元产生放电。这种顺向兴奋的途径包含了轴突传导、突触传递、突触后电位整合以及突触后神经元胞体或轴突始段的激活，比逆向兴奋途径要复杂。为了研究轴突高频刺激的顺向兴奋引起的下游突触后神经元的响应，我们仍然以大鼠海马 CA1 区的神经元作为记录对象，即记录位点保持不变，而将 HFS 移至 CA1 区的传入轴突纤维 Schaffer 侧支上，记为 O-HFS(orthodromic HFS)。这样，刺激就位于记录的上游。O-HFS 诱导的兴奋经过顺向传导，可以激活下游 CA1 区的神经元。虽然 Schaffer 侧支所含轴突与 Alveus 中的轴突有所不同(Andersen et al.，2007)，但轴突 HFS 产生的效应相似，而且下述 O-HFS 实验可以进一步支持高频刺激诱导轴突阻滞的观点。

5.3.1 轴突高频刺激无法持续诱发下游突触后神经元群体的同步放电

如图 5-17 所示，在 Schaffer 侧支上施加 50Hz、100Hz 和 200Hz 的 1min O-HFS 期间，起始时神经元呈现相似的响应：首个脉冲都可以诱发大幅值顺向诱发的群峰电位 OPS，记为 OPS1。随后的数十毫秒时间内不能诱发 OPS，这是局部抑制性回路作用的结果(详见 2.3 节)。之后，OPS 又会重新出现。较低频率的 50Hz O-HFS 作用下，PS 波会不断延续，有时直至 O-HFS 结束为止(图 5-17(a))。后期的放电像痫样棘波(参见第 8 章致痫剂诱导的痫样放电)，它们与刺激脉冲之间没有明确的锁相关系。注：本书中记录的棘波也是神经元群体同步放电形成，因此，也将其称为 PS 波。如图 5-17(b)和(c)所示，在 100Hz 和 200Hz 的 O-HFS 期间，除了起始段存在 OPS 之外，后期再无明显的 OPS 或棘波。在刺激脉冲强度相似(均值约 0.4mA)，且首个脉冲诱发的 OPS 幅值也相似(均值约 8mV)的情况下，50Hz 的 O-HFS 期间，棘波持续的平均时间为 (40.7 ± 20.8) s ($n=8$)，显著长于 100Hz 的 (9.3 ± 12.8) s ($n=8$) 和 200Hz 的 (0.7 ± 1.1) s ($n=9$) (Feng et al.，2013)。这些结果表明，在同样长的 1min 时间内，虽然频率较高的 100Hz 和 200Hz 的 O-HFS 中所包含的刺激脉冲个数分别是 50Hz 的 2 倍和 4 倍；但是，它们在下游神经元群体中诱发的同步放电却远比 50Hz 的要少得多。这说明刺激频率越高，O-HFS 对于下游神经元的同步兴奋作用越小。

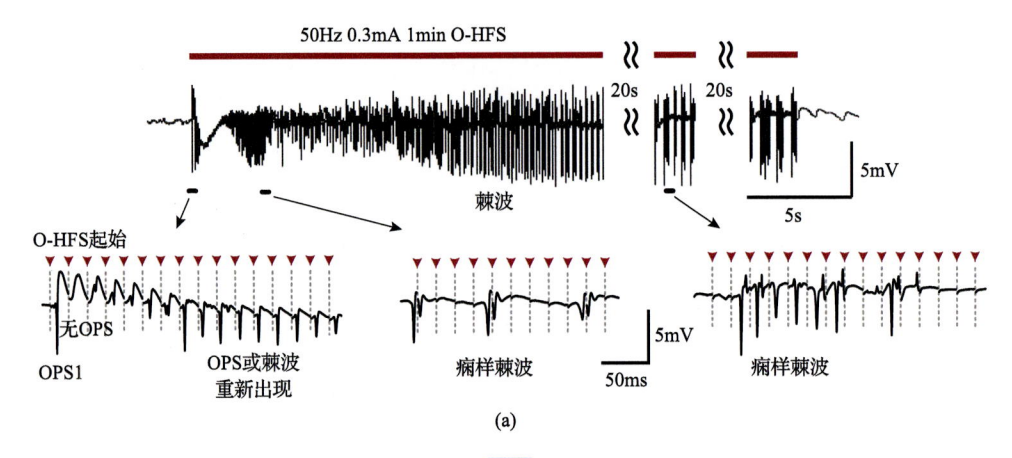

(a)

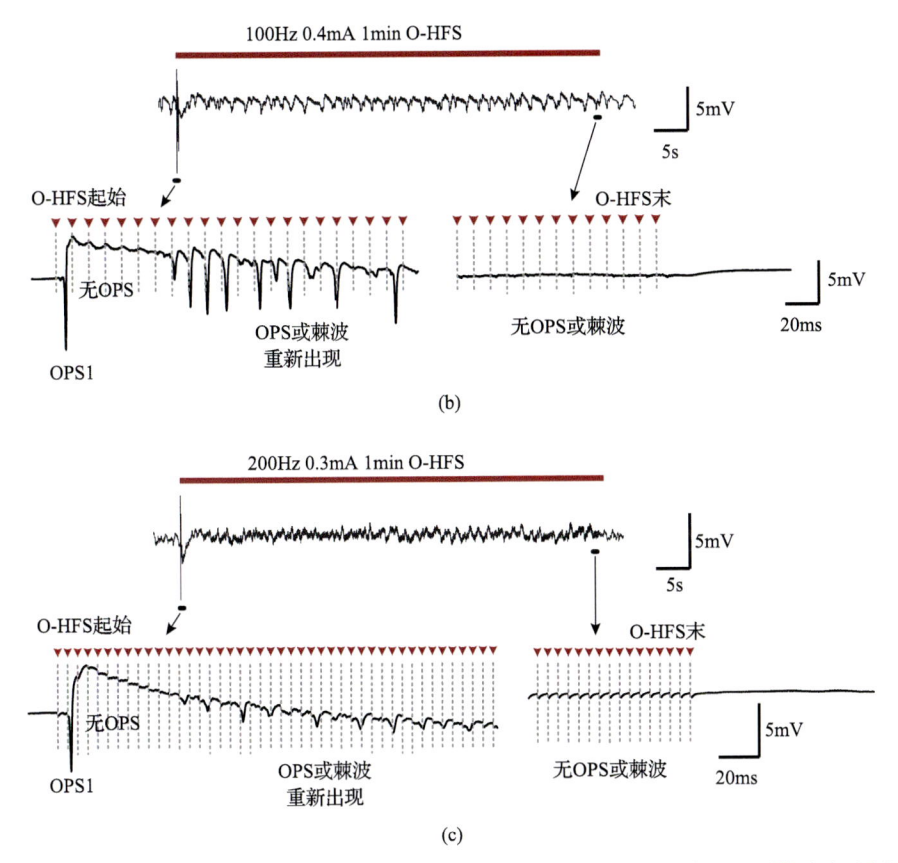

图 5-17　时长 1min 的三种频率 O-HFS 期间 CA1 区胞体层记录的神经元群体响应示例
红色横杠表示 O-HFS 期间，红色箭头和短虚线表示已去除的刺激伪迹。

可以推测，与前面所述的 A-HFS 时的情况相似，50Hz 引起的轴突阻滞较弱，因此，O-HFS 在 Schaffer 侧支的轴突上诱导的同步兴奋较强，对于下游突触后的锥体神经元的兴奋作用较强，可以持续诱发其同步放电。而 100Hz 和 200Hz 引起的轴突阻滞较深，对于下游神经元的兴奋作用较弱，不能持续诱发同步放电。

与图 5-3 所示的实验原理相似，我们设计如图 5-18(a) 所示的实验，在 Schaffer 侧支上施加 O-HFS 的同时，在 Alveus 上施加单脉冲的逆向测试刺激 ATS，用于考察无明显 OPS 诱发波时，突触后的锥体神经元群体是否仍然具有产生动作电位的能力。如果 O-HFS 刺激不能诱发 OPS 的障碍是在突触前或突触上，那么，突触后的胞体应该仍然能够响应逆向传来的 ATS 的兴奋而产生动作电位。图 5-18(b) 所示的实验结果证明了此推测。O-HFS 期间每隔 5s 施加一个 ATS，首个 ATS 的时间是 O-HFS 起始后 20ms。图下行的放大图显示了 ATS 诱发的 APS（阴影标出）和 O-HFS 初期诱发的 OPS。红色小箭头▼指示已被截短的 O-HFS 的刺激伪迹，绿色小圆点指示 ATS 的刺激伪迹。在 200Hz 的 O-HFS 脉冲不再诱发 OPS 时，ATS

却可以诱发大幅值 APS。图 5-18(c)所示的统计数据包括 4 次 100Hz 和 6 次 200Hz 的 1min O-HFS。红色横杠及相连的阴影表示 1min 的 O-HFS。左图包括基线、O-HFS 期间和 O-HFS 之后每分钟一次的单脉冲测试数据；右图是 O-HFS 期间的放大图。

(a) O-HFS和ATS刺激施加位置

(b) 200Hz O-HFS期间胞体层记录信号示例

(c) O-HFS诱发的OPS幅值和ATS诱发的APS幅值的变化

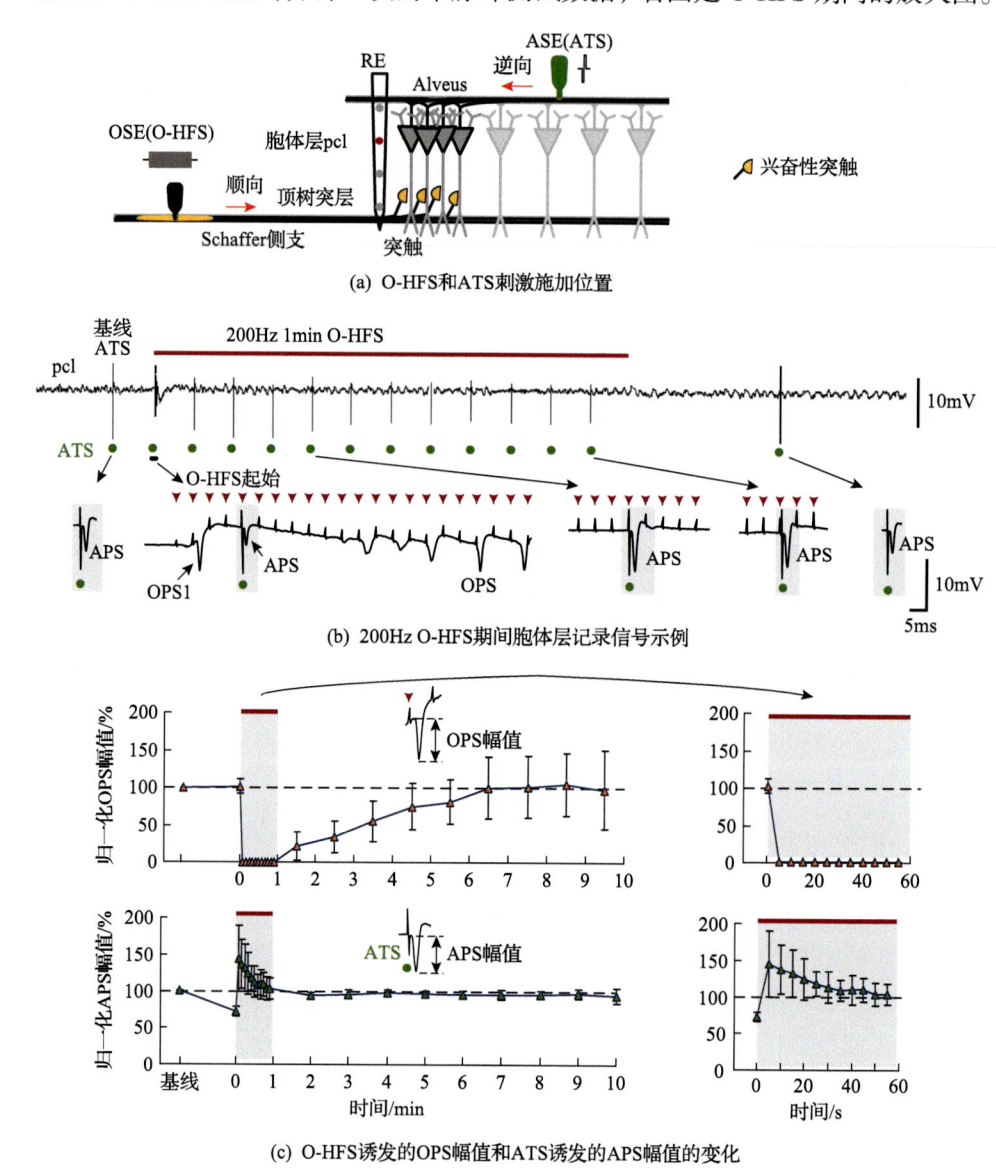

图 5-18　海马 CA1 区施加 O-HFS 期间锥体神经元群体对于单脉冲测试 ATS 逆向兴奋的响应(Feng et al., 2013)

此结果表明 O-HFS 的脉冲不能诱发 OPS 的问题不在于突触后胞体。不过，顺向传导兴奋的途径复杂，包括传入轴突（即 Schaffer 侧支）、突触前和突触后部位或者突触后电位的整合等环节。仅根据此实验结果，无法判断其中哪个或哪些环节的障碍。轴突在高频刺激下可能产生去极化阻滞，而轴突末梢的突触前也可能由于间歇性神经递质的耗竭而失效（Anderson et al.，2006；Iremonger et al.，2006），或者多种因素同时存在。

鉴于 5.2 节所述海马 CA1 区锥体神经元的轴突纤维 Alveus 上的高频刺激 A-HFS 可以诱导轴突阻滞，作为 CA3 区锥体神经元的轴突纤维 Schaffer 侧支上的 O-HFS 也很可能诱导轴突阻滞。这两种轴突有所不同，Alveus 的轴突是有较薄髓鞘的，而 Schaffer 侧支的轴突是无髓鞘的（Debanne et al.，2011）。不过，有研究表明，无髓鞘的轴突也会产生轴突阻滞，而且更易于产生轴突阻滞（Chomiak et al.，2007；Kim et al.，2012；Burke et al.，2004）。因此，我们姑且认为 Schaffer 侧支上的 O-HFS 会诱导更严重的轴突阻滞，从而使得 100 和 200Hz 的 O-HFS 后期都无明显的 OPS 或棘波出现。这意味着这些 O-HFS 无法持续诱发下游神经元群体的同步放电，但并不一定对这些神经元没有兴奋作用，它们仍然可能具有非同步放电。下面我们通过检测和分析神经元单细胞的动作电位，即锋电位，进一步考察 O-HFS 期间下游神经元的活动。

5.3.2　轴突高频刺激期间下游突触后神经元的非同步活动

如图 5-19（a）所示，在海马 CA1 区的 Schaffer 侧支上施加 1min 的 100Hz O-HFS。如前所述，除了初期有段时间会出现 PS 以外（此处将 OPS 和棘波统称为 PS），后期的 40s 不再出现 PS，但存在锋电位（放大图中红色小点所示），将此后期称为"稳态期"。将原始记录信号进行去伪迹和高通滤波处理之后，得到多单元锋电位 MUA 信号（图 5-19（a）下行）。可见 O-HFS 的稳态期持续存在单细胞的锋电位放电，而且此放电比基线时密集。不过，1min 的 O-HFS 刚结束时，却出现

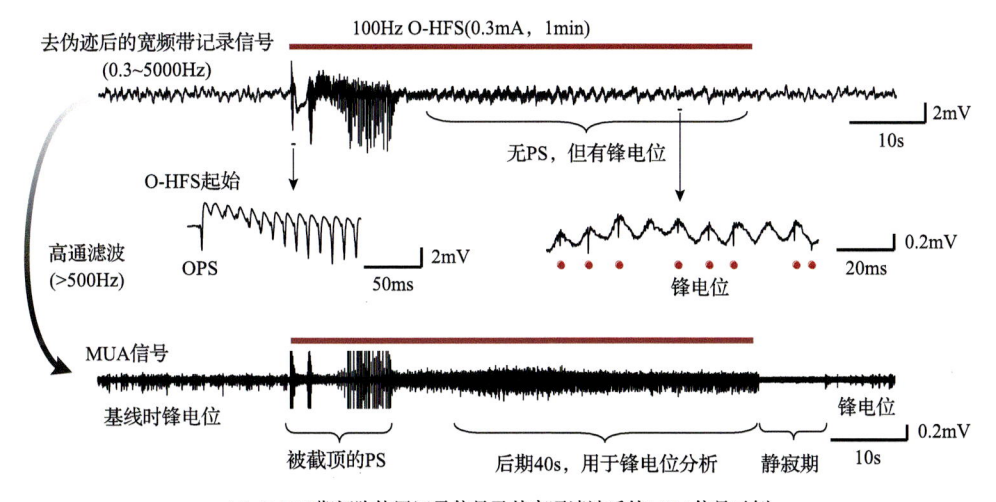

(a) O-HFS期间胞体层记录信号及其高通滤波后的MUA信号示例

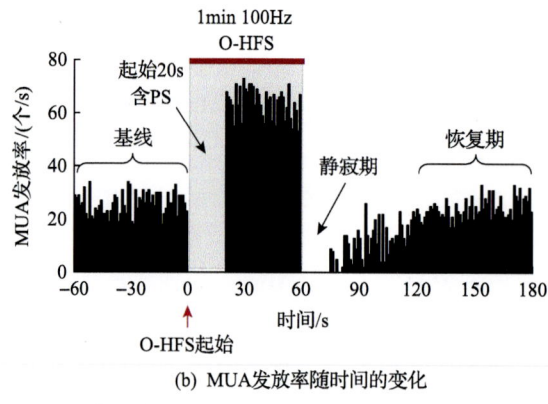

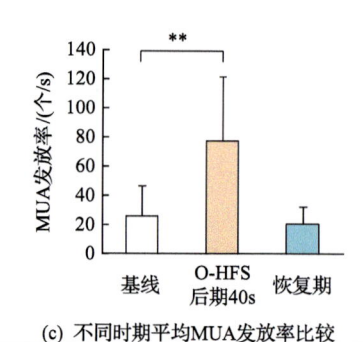

(b) MUA发放率随时间的变化

(c) 不同时期平均MUA发放率比较
**$P<0.001$，配对t检验，$n=29$。

图 5-19　大鼠海马CA1区Schaffer侧支100Hz的O-HFS期间神经元放电增加（Feng et al., 2017）

一段没有锋电位的"静寂期"。之后锋电位才逐渐恢复（图5-19（b））。实验统计数据表明，O-HFS后期40s的MUA锋电位平均发放率为(77±44)个/s，显著高于O-HFS前1min基线记录时的平均发放率(26±21)个/s（图5-19（c））。O-HFS结束时的静寂期平均持续时间为(15.6±7.7)s，结束后第2min（图5-19（c）的"恢复期"）锋电位发放率逐渐恢复。

静寂期的出现表明O-HFS期间的MUA是由刺激脉冲诱发的。而且，与基线时相比较，O-HFS诱发轴突阻滞期间的MUA不是减弱，而是增强。CA1区Schaffer侧支的轴突末梢与下游两类神经元——锥体神经元和中间神经元都存在兴奋性突触连接（见图2-6（a）），因此，O-HFS可以同时激活这两类神经元。MUA是两类神经元放电的混合信号，下面将其进行锋电位分类，研究锥体神经元和中间神经元各自的放电变化。

1. O-HFS增加锥体神经元和中间神经元的发放率

将29次实验的Schaffer侧支上的100Hz O-HFS的MUA信号进行锋电位分类之后，共获得214个神经元的锋电位。其中，72%（154个）是锥体神经元，28%（60个）是中间神经元。在1min的100Hz O-HFS稳态期（即后40s），锥体神经元的发放率为(5.7±6.5)个/s，显著高于基线时的(1.5±2.0)个/s（图5-20（a1））。同样，O-HFS稳态期中间神经元的发放率为(24.5±28.3)个/s，也显著高于基线时的(8.8±11.1)个/s（图5-20（b1））。

将O-HFS稳态期的发放率超过120%基线值的神经元定义为"兴奋"，反之，低于80%基线值的神经元定义为"抑制"，而在80%~120%的无明显变化的神经元定义为"无响应"。那么，在154个锥体神经元之中，这三类神经元的数量占比如图5-20（a2）所示；在60个中间神经元之中，这些占比如图5-20（b2）所示。即便对于"兴奋"神经元，O-HFS期间，锥体神经元的发放率仅为(6.1±5.6)个/s，中间神经元的发放率为(41.7±28.2)个/s，都远低于100Hz的脉冲频率。同样，在1min的200Hz O-HFS期间也具有类似结果，两种神经元中被"兴奋"的发放率也都远低于脉冲频率(Feng et al.，2017)。

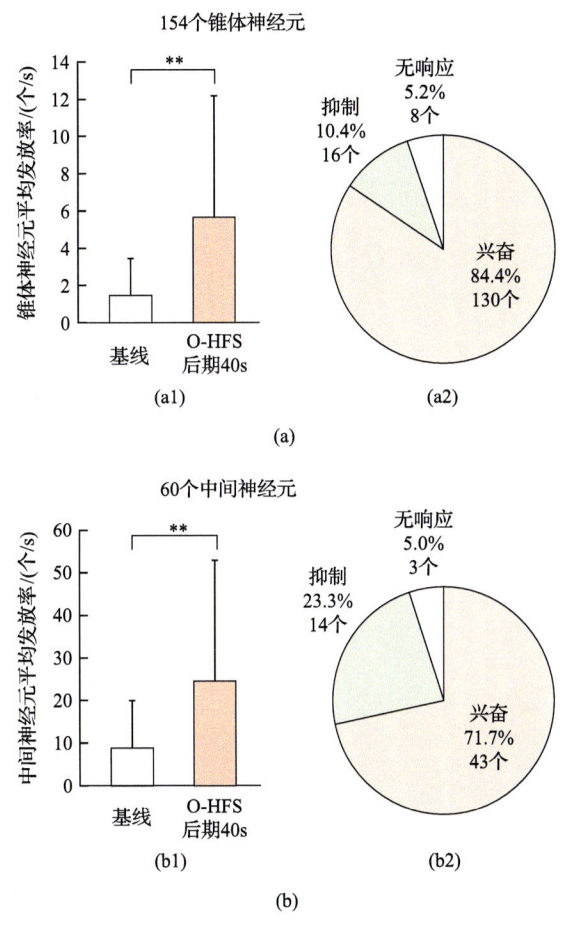

图 5-20　海马CA1区Schaffer侧支上1min的100Hz O-HFS稳态期诱发的锥体神经元和中间神经元的锋电位发放率变化(Feng et al.，2017)

图(a1)和(b1)中，**$P<0.01$，Wilcoxon符号秩检验。

2. 持续O-HFS期间CA1神经元放电模式的变化

正常生理状态下锥体神经元的放电具有Burst特性，而中间神经元的放电则较均匀(Barthó et al.，2004；Csicsvari et al.，1998)。下面考察O-HFS的作用是否会改变锥体神经元和中间神经元的放电模式。

如图5-21(a1)所示，在O-HFS之前的基线记录中，130个被"兴奋"的锥体神经元呈现Burst放电,导致其锋电位的平均ISI直方图在5ms左右出现一个尖峰，其 0～8ms 区间的 ISI 累计概率高达(45±25)%。然而,如图 5-21(a2)所示,在 100Hz 的 O-HFS 稳态期,这些锥体神经元的放电不再具有 Burst 特性,其 ISI 在 0～8ms 的概率仅为(4.6±3.4)%,没有明显的高峰。不过,在 O-HFS 的 10ms IPI 间隔的整数倍上,ISI 直方图中出现小尖峰,显示了刺激脉冲对于锥体神经元放电的调控作用。

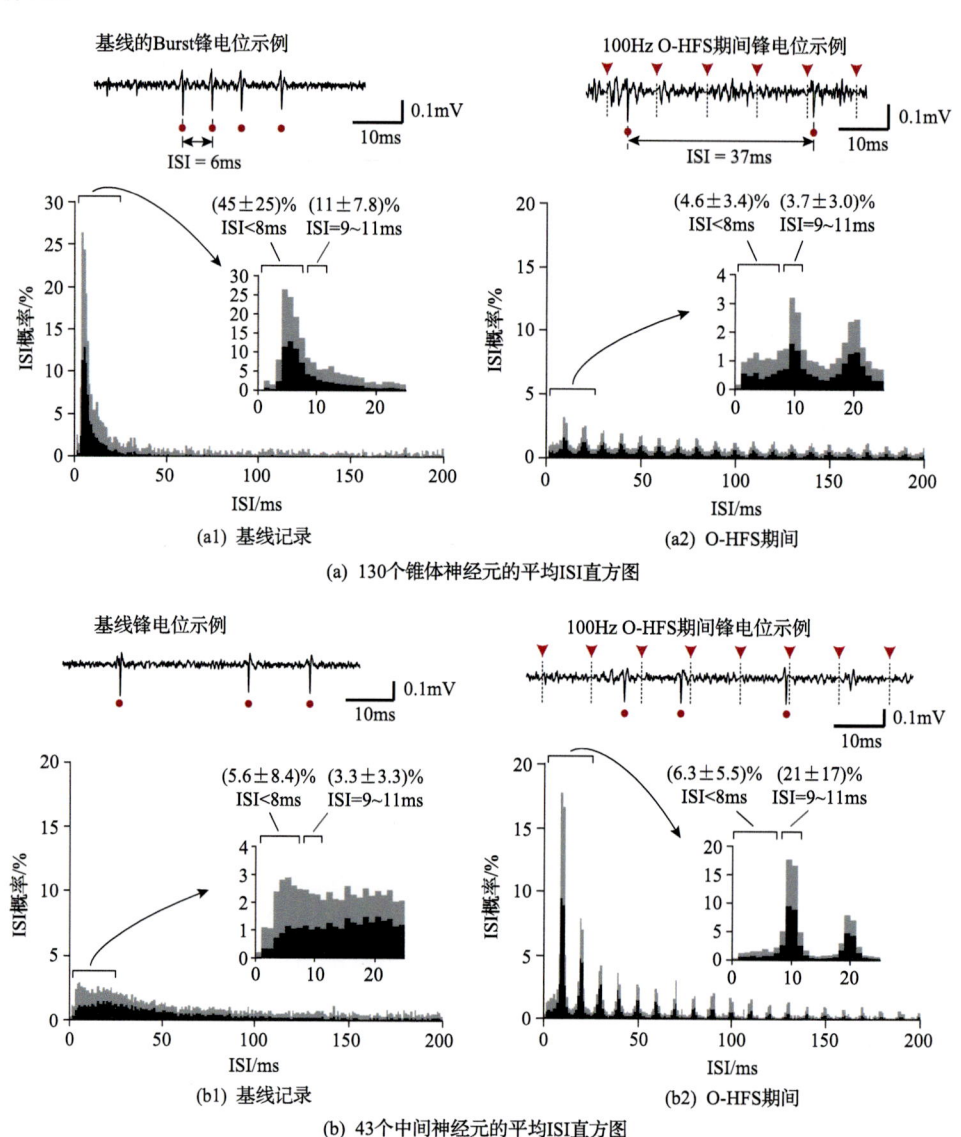

图 5-21　O-HFS 稳态期锥体神经元和中间神经元放电模式的变化(Feng et al.,2017)
4 个子图中各包含锋电位记录示例和相应的平均 ISI 直方图(灰色阴影表示一个标准差的范围),
ISI 的 0～25ms 放大图中标出了 0～8ms 和 9～11ms 两个范围内的累计概率。锋电位信号中
红色小箭头和虚线表示已去除的刺激伪迹,红色小圆点指示锋电位。

与锥体神经元不同,如图 5-21(b1)所示,在基线记录中,43 个被"兴奋"的中间神经元的平均 ISI 直方图较为平坦,在 0~8ms 的 ISI 累积概率仅为 $(5.6\pm8.4)\%$。然而,如图 5-21(b2)所示,100Hz O-HFS 稳态期的 ISI 直方图中,在 10ms 脉冲间隔的整数倍上出现尖峰。在 9~11ms(即第一个尖峰附近)的 ISI 累计概率为 $(21\pm17)\%$,显著大于基线时同样 ISI 区间内的概率 $(3.3\pm3.3)\%$ ($n=43$)。这表明中间神经元的锋电位受到刺激脉冲的调控。此外,由于中间神经元的发放率约为 40 次/s,远大于锥体神经元约 6 次/s 的发放率,因此,在 9~11ms 的 ISI 内,21% 的中间神经元锋电位占比所代表的发放量远大于相应的 3.7% 的锥体神经元锋电位占比。锥体神经元和中间神经元之间的这种差异可能源于中间神经元具有较低的动作电位阈值(Csicsvari et al., 1998)。

这些结果表明,O-HFS 期间各神经元的放电受到刺激的调控,而且总体上刺激增强了神经元的放电。此外,与单脉冲刺激不同,O-HFS 期间群峰电位 PS 的消失意味着持续轴突高频刺激可以减弱神经元放电的同步性,下面考察 O-HFS 期间各神经元之间放电的同步性变化。

3. 持续 O-HFS 期间不同神经元的非同步放电

如 4.1.4 节所述,我们采用记录电极上 4 个相邻通道的信号完成神经元锋电位的分类和甄别。为了研究神经元之间放电的同步性,分析 4 个通道上包含同时记录到的 1 对中间神经元的放电,将它们记为"神经元 1"和"神经元 2",如图 5-22(a)所示。其中,中图和右图为 4 个记录通道(Ch1~4)上 2 个中间神经元的锋电位波形叠合图(黑色)及其平均波形(红色)。两者的锋电位分别在通道 Ch2 和 Ch3 的幅值最大。因此,此两通道的信号用于分析这对神经元放电之间的时间关系。在基线记录期间,这两个神经元的自发放电是不同步的(图 5-22(b1))。将两个神经元的相邻锋电位之间的间隔记为 Δt,那么,Δt 的直方图变化平坦,没有明显的尖峰(图 5-22(b2))。两者的同步放电率仅为 8%。注:将 $\Delta t<2$ms 的放电定义为同步放电,同步放电率 $=F/(F_1F_2)^{1/2}$;其中,F 为两个神经元的相邻锋电位的间隔小于 2ms 的个数,F_1 和 F_2 分别为两个神经元的锋电位个数(Quian Quiroga et al., 2002)。

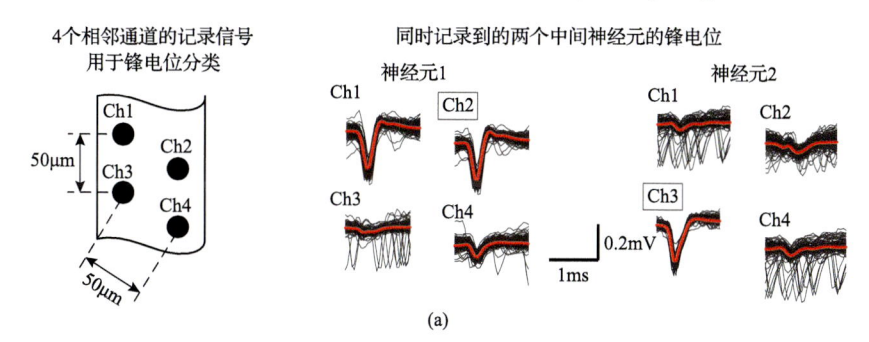

(a)

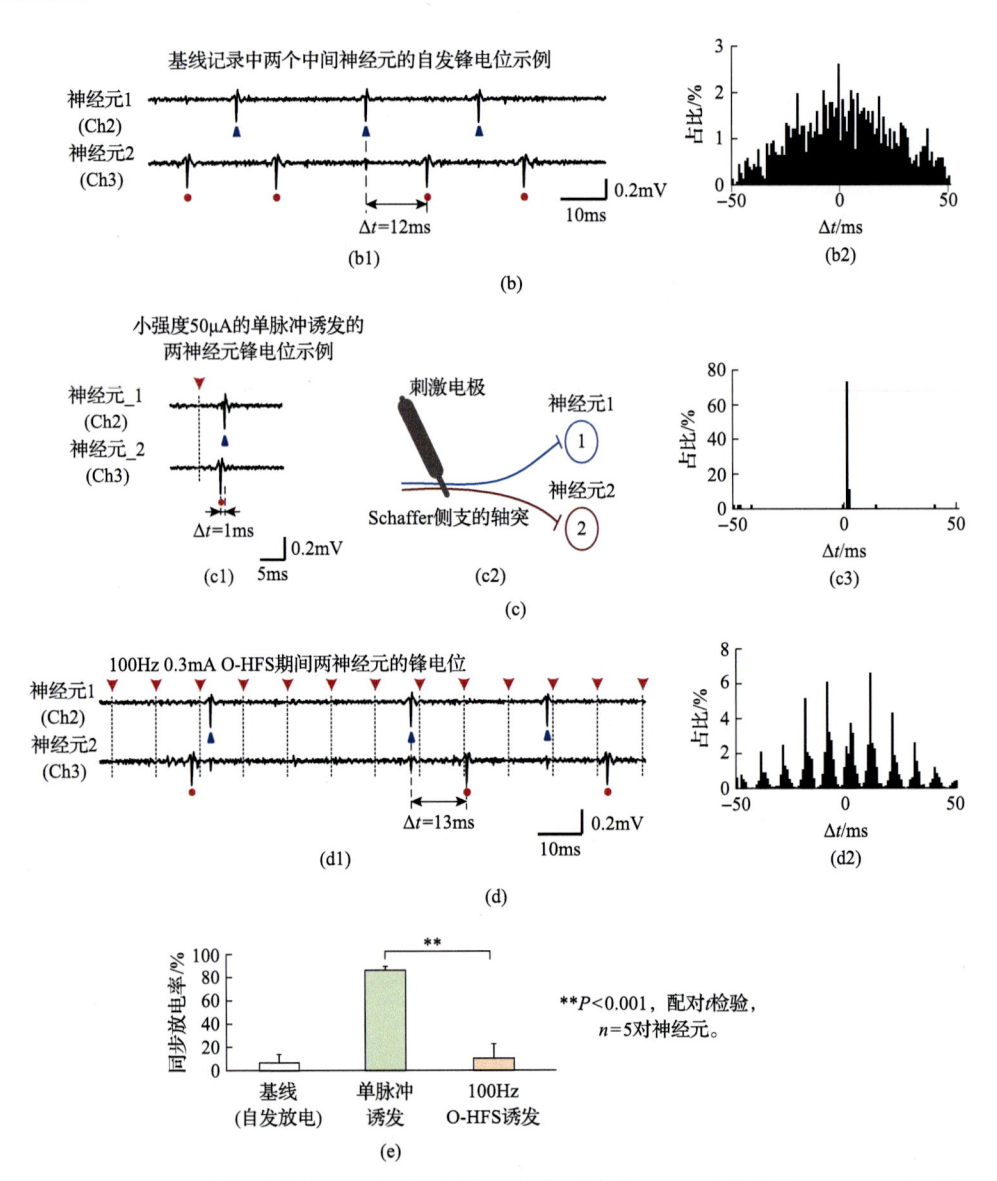

图 5-22　O-HFS 期间海马 CA1 区同时记录的两个中间神经元的异步放电（Feng et al., 2017）

图(b1)、(c1)和(d1)中，蓝色小三角和红色小圆点分别指示神经元1和神经元2的锋电位。
图(c1)和(d1)中，带虚线的红色箭头表示已去除的刺激伪迹。

如图 5-22(c1)所示，在 Schaffer 侧支上施加 50μA 的小强度单脉冲顺向测试刺激(OTS)，可以诱发这对神经元以相似的潜伏期同步放电。这表明 Schaffer 侧支上的刺激可以同时激活这两个神经元(图 5-22(c2))。诱发的锋电位的潜伏期<5ms，可见激活途径中仅含单突触传递(Buzsáki, 1984)。在 40 次重复的小强度单脉冲刺激中，同步放电率约为85%，使得 Δt 直方图的 0ms 附近呈现一个尖峰(图 5-22(c3))。

注：为了避免诱发群峰电位而干扰锋电位的检测，使用的 OTS 刺激强度很小，不能确保总是能够诱发这两个神经元同时放电。因此，其他约 15% 的 OTS 中至少有一个神经元没能跟随脉冲放电，使得 Δt 直方图中出现了与刺激脉冲不锁相的自发放电。

与 OTS 的诱发不同，在 1min 的 100Hz O-HFS 后期 40s 期间，即便采用的是大强度 0.3mA，脉冲刺激也很少在同一个 IPI 内同步诱发这两个神经元的放电（图 5-22(d1)）。Δt 直方图中出现间隔约 10ms 的小尖峰，显示了 100Hz 高频刺激对于神经元放电的调控作用（图 5-22(d2)）。同步放电率仅为 9%，表明 Schaffer 侧支上的持续 O-HFS 诱发神经元产生非同步放电。在 5 只大鼠实验中获得的 5 对中间神经元记录中，在 100Hz O-HFS 期间的平均同步放电率为 $(10.4\pm12.4)\%$，显著小于 40 次小强度 OTS 诱发的同步放电率 $(86.0\pm3.3)\%$，而与基线自发状态下的同步放电率 $(6.8\pm7.1)\%$ 相似（图 5-22(e)）。这表明，与单脉冲刺激中诱发同步响应不同，在持续 O-HFS 期间，中间神经元倾向于异步放电。

刺激 Schaffer 侧支可以通过单突触传递同时激活下游 CA1 区的锥体神经元和中间神经元。中间神经元的动作电位阈值比锥体神经元要低。并且，中间神经元的数量远少于锥体神经元，仅占 10% 左右，分布较稀疏（Andersen et al., 2007; Csicsvari et al., 1998）。因此，在基线状态下，施加小强度的单脉冲 OTS，可以在不诱发明显的群峰电位的情况下，较为可靠地诱发中间神经元的放电，清楚地识别两个中间神经元的锋电位，不受群峰电位的干扰（图 5-22(c)）。但是，锥体神经元分布密度高，且具有较高的动作电位产生阈值，OTS 难以在不诱发 OPS 的条件下同时激活两个锥体神经元用于同步性分析。因此，使用细胞外在体记录的方法，对于锥体神经元，无法重复图 5-22(c) 所示小强度单脉冲的基线对照的 OTS 测试。

不过，对于基线的自发锋电位和 O-HFS 期间的锋电位，可以计算同一次实验中同时记录的数个神经元中两两配对神经元的同步放电率。例如，在某次实验中采集到 4 个锥体神经元的锋电位，两两配对共可以获得 6 对组合，计算它们的锋电位同步放电率。在 29 只大鼠实验中，每次基线记录采集到 3～11 个锥体神经元的锋电位，共获得 648 对神经元的数据。同理，对于 100Hz 和 200Hz 的 O-HFS 期间采集到的"兴奋"型神经元（包括锥体神经元和中间神经元），也进行同样的配对分析。如图 5-23 所示，对于两种神经元，两种频率 O-HFS 期间的同步放电率都很小，锥体神经元的平均同步放电率小于 3%，而中间神经元的则小于 7%，都与基线无显著差别。

由此可见，单脉冲可以诱发下游神经元同步放电，而持续 O-HFS 则诱发异步放电。突触后神经元的异步放电反映了传入通道上的间歇性轴突阻滞而导致的突触前的异步的兴奋性输入。

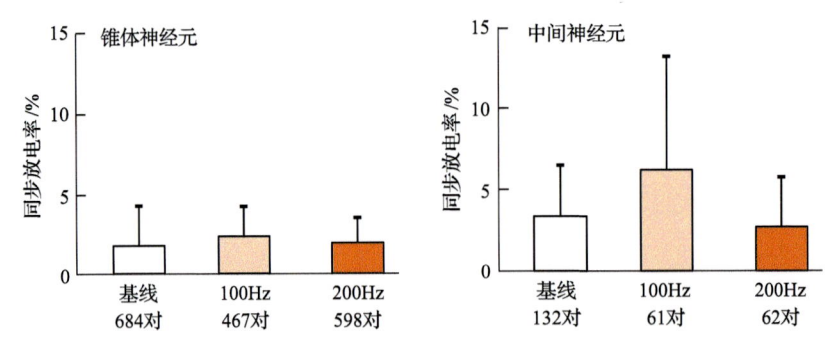

图 5-23　基线和两种频率 O-HFS 稳态期的两种神经元的配对神经元同步放电率比较(Feng et al., 2017)

5.3.3　较高频率的轴突刺激诱发的神经元放电更具随机性

我们在大鼠海马 CA1 区的 O-HFS 实验中，通过分析不同刺激频率下神经元锋电位发放的分布，进一步考察了高频刺激的非同步兴奋。如图 5-24(a)~(c)所示，分别记录 Schaffer 侧支上施加 O-HFS 刺激时下游 CA1 区细胞层(pcl)诱发的 OPS 和顶树突层(sr)诱发的 fEPSP。施加 50Hz、100Hz 和 200Hz 三种不同频率的 O-HFS 时，起始首个脉冲都诱发了大幅值 OPS 和 fEPSP，体现了下游神经元群体的高度同步响应(放大图①)。当刺激频率为较低的 50Hz 时，O-HFS 起始阶段不断诱发痫样棘波 PS，持续时间较长。随着 O-HFS 频率的升高，起始诱发 PS 的持续时间缩短。等到 PS 消失之后，在胞体层可以记录到单元锋电位。在顶树突层，50Hz 和 100Hz 的 O-HFS 期间存在与刺激脉冲锁相的小幅值振荡波，反映顶树突层 O-HFS 脉冲通过 Schaffer 传入的兴奋诱发的突触电位(图 5-24(a)和(b)中放大图②)。随着 O-HFS 频率的升高，这种振荡的幅值显著减小，200Hz 时已无明显振荡波(图 5-24(c)放大图②)。将 1min 的 O-HFS 起始时首个脉冲诱发的 fEPSP 幅值记为 A_1，并将 O-HFS 最后 1s 突触后电位的平均振荡幅值记为 A_2。那么，在 50Hz、100Hz 和 200Hz 刺激下，A_2 分别仅为 A_1 的约 15%、2% 和 0.2%(图 5-24(d))。这意味着，随着脉冲频率的升高，每个脉冲引起的突触后电位的波动减小。(注：A_2 的数值并不反映突触后电位的大小，仅表示 IPI 内 LFP 的波动。高频刺激连续诱发的 fEPSP 会融合起来(见图 5-24(a)、(b)和(c)的放大图①的 sr 记录信号的变化)，它形成的直流分量在 0.3~5000Hz 的交流耦合记录不呈现。)图 5-24(e)所示是基线与 O-HFS 后期 30s 期间胞体层多单元锋电位 MUA 发放率的比较，可见无 OPS 诱发波的刺激后期，三种频率的刺激作用下 MUA 发放率均显著高于 O-HFS 之前的基线水平。不过，三种频率 O-HFS 期间平均 MUA 发放率之间并没有显著差异。

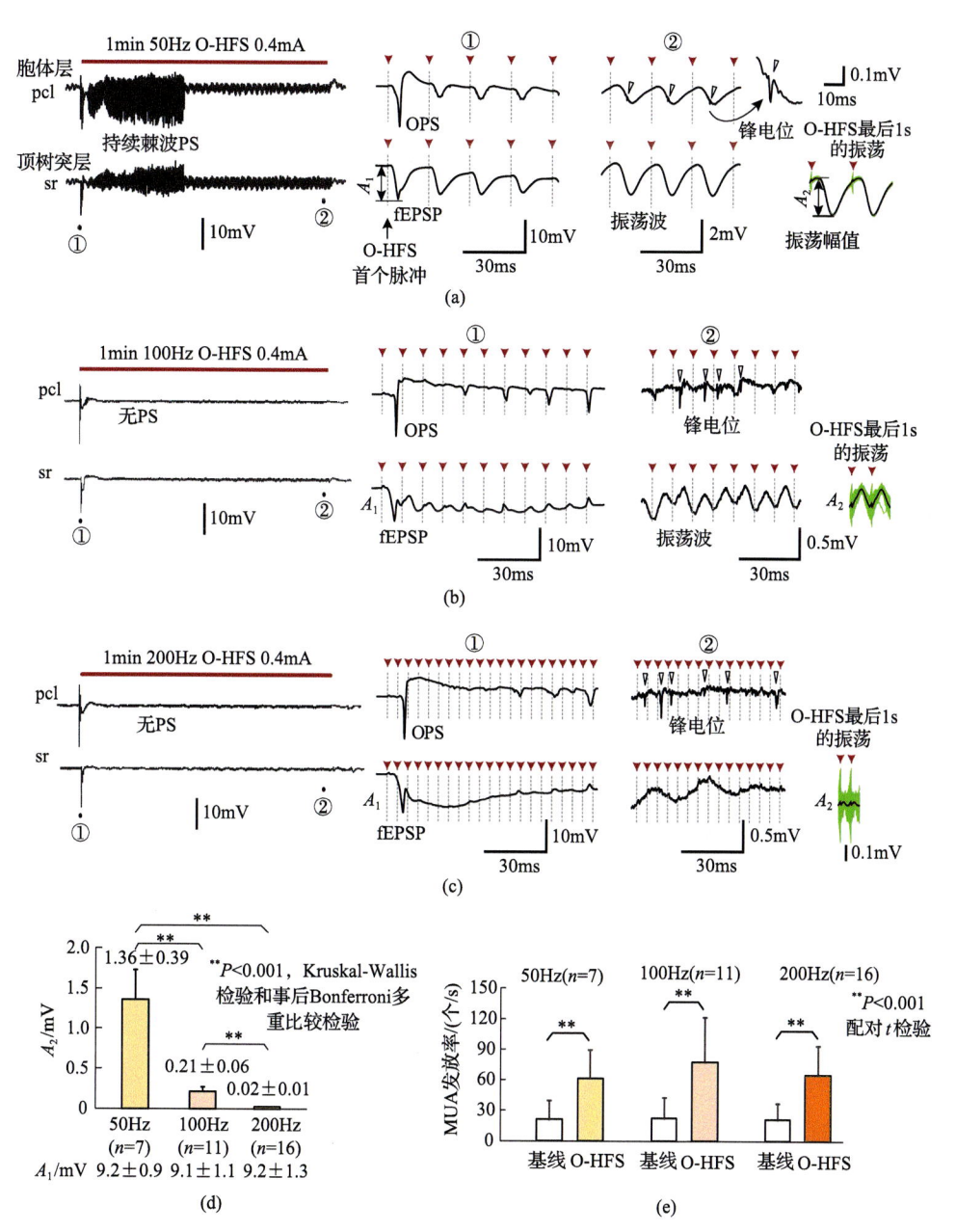

第 5 章　神经元对于轴突高频电脉冲刺激的响应

图 5-24　大鼠海马 CA1 区 Schaffer 传入纤维上的 O-HFS 期间下游突触后诱发电位的变化（Wang et al.，2018）

图(d)中 A_2 是 O-HFS 最后 1s 期间的平均振荡幅值，其计算方法如图(a)~(c)右下角所示：先以脉冲间隔为周期将最后 1s 信号叠加平均，再求得平均波的幅值 A_2。图中绿色曲线为叠加的信号，黑色曲线为平均波。为了便于观察振荡，图中重复绘出两个脉冲周期，红色小箭头指示刺激伪迹。图(d)下方列出了 O-HFS 起始首个脉冲诱发的 fEPSP 的幅值 A_1。

这些结果表明，O-HFS 的脉冲频率在一定范围内变化时，不会导致下游神经元 MUA 发放率的显著改变；但是，O-HFS 单个脉冲诱发的突触后电位的波动与脉冲频率相关（图 5-24(d)），这可能引起神经元放电模式的不同。不同频率的脉冲刺激可能调节了神经元的放电时间，而不是改变平均发放率。为了验证此推测，下面分析不同频率 O-HFS 期间 MUA 的刺激后时间直方图(PSTH)的变化。

如图 5-25(a)所示，作为对照，在基线记录的 MUA 信号上添加虚拟的 100Hz 的 10ms 间隔(左下图虚线所示)，用于计算模拟的 PSTH。可见 MUA 在虚拟脉冲间隔内分布均匀(右图)，这表明无刺激作用时神经元的放电随机分布。同理可求得脉冲间隔分别为 20ms 和 5ms 的 50Hz 和 200Hz 刺激的基线放电的模拟 PSTH，

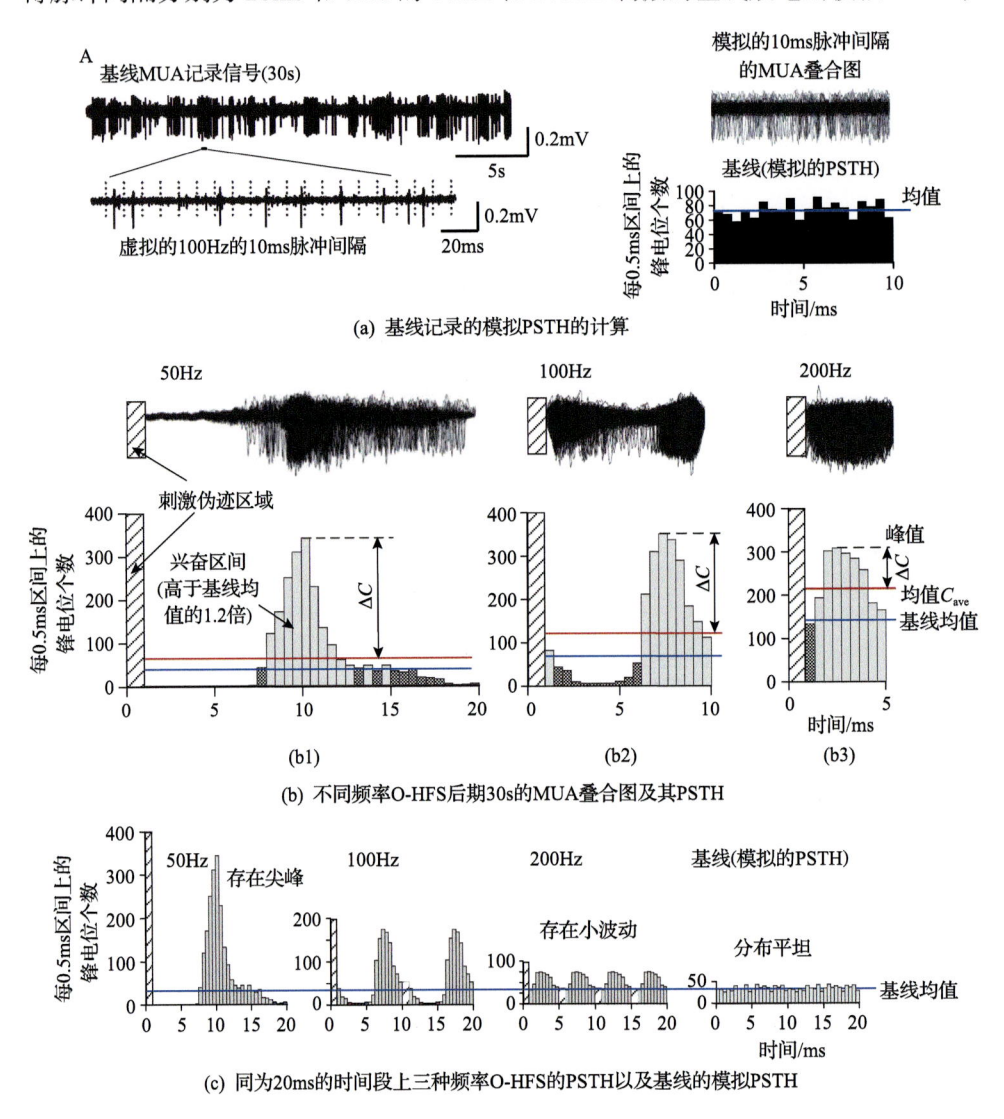

(a) 基线记录的模拟PSTH的计算

(b) 不同频率O-HFS后期30s的MUA叠合图及其PSTH

(c) 同为20ms的时间段上三种频率O-HFS的PSTH以及基线的模拟PSTH

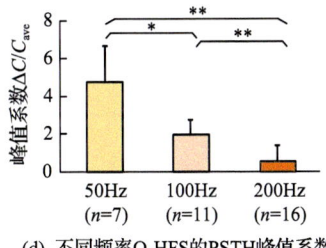

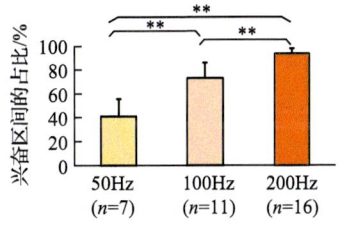

(d) 不同频率O-HFS的PSTH峰值系数　　(e) 不同频率O-HFS的PSTH兴奋区间占比

图 5-25　不同频率 O-HFS 期间 MUA 的 PSTH 分布(Wang et al., 2018)
图(d)和(e)中，*$P<0.05$，**$P<0.001$，ANOVA 和事后 Bonferroni 多重比较检验。

也是均匀分布。

如图 5-25(b1)所示，在 50Hz 的 O-HFS 期间，MUA 的 PSTH 在 20ms 脉冲间隔的约 10ms 处存在尖峰，多数锋电位出现于 8~13ms。随着刺激频率升高至 100Hz 和 200Hz，PSTH 的分布逐渐趋于均匀化(图 5-25(b2)和(b3))。这三种不同脉冲频率的 PSTH 是将 O-HFS 后期 30s 信号中的锋电位数量分别累计于 20ms、10ms 和 5ms(时长之比是 4∶2∶1)的时间内得到。为了在相同时间跨度下比较三种频率的 PSTH 分布，将 100Hz 和 200Hz 的 PSTH 分别除以 2 和 4，均匀分成 2 份和 4 份，再连接起来，形成与 50Hz 相同的 20ms 时间上的 PSTH(图 5-25(c))。同理，计算 20ms 的基线 MUA 的模拟 PSTH 作为对照(图 5-25(c)右图)。这些具有同样时间跨度的 PSTH 清楚地显示，随着刺激频率的升高，MUA 在脉冲间隔内的分布变得越来越平坦，而且，锋电位与 O-HFS 脉冲之间的锁相性减弱。

为了定量描述 PSTH 的变化，用峰值系数指标 $\Delta C/C_{ave}$ 描述 PSTH 分布的不均匀性(图 5-25(b))。其中，C_{ave} 为 PSTH 的均值，ΔC 为 PSTH 峰值与均值之差。PSTH 的尖峰越高，峰值系数越大；PSTH 越平坦，则峰值系数越接近于 0。此外，用 PSTH 中兴奋区间的占比来描述刺激诱发锋电位的集中程度。兴奋区间定义为锋电位个数大于 120%均值的 PSTH 区间(Wang et al., 2018)，其占比是 PSTH 所包含的 0.5ms 的区间总数中兴奋区间个数的百分比。统计数据表明，随着刺激频率的升高，峰值系数的均值显著减小(图 5-25(d))；并且，兴奋区间的占比显著增加(图 5-25(e))。这些结果表明，在 O-HFS 诱发的 MUA 发放率相似的情况下(图 5-24(e))，较低频率的 50Hz 刺激会诱发锁相性较强的放电，而较高频率的 100Hz 和 200Hz 刺激所诱发的放电越来越随机化。

上述 MUA 信号包含来自一群神经元的动作电位，MUA 的分布不一定能够代表其中各个神经元单体的行为。MUA 放电时间的随机化可能由每个神经元放电时间的随机化产生，也可能由不同神经元彼此之间放电时间的差异产生，而各自的放电仍然可能与脉冲之间存在锁相性。因此，需要进一步考察 MUA 的锋电位分类之后的单元活动(single unit activity，SUA)的放电分布。分析结果表明，随着

O-HFS 频率的升高,锥体神经元和中间神经元的 SUA 的 PSTH 变化与 MUA 的相似,峰值系数也都显著减小,兴奋区间的占比显著增加(Wang et al., 2018)。因此,较高频率 O-HFS 使得 MUA 分布随机化源于各个神经元放电的随机化。由此可见,在足够高的频率下,轴突 HFS 对于刺激下游的神经元会产生时间上随机的兴奋作用,而不是与刺激脉冲锁相的兴奋作用,从而产生神经元放电的去同步效应。

这些实验结果表明,O-HFS 可以引起 Schaffer 侧支的轴突阻滞,且在 50~200Hz 的脉冲频率范围内,O-HFS 对于下游突触后神经元仍然具有兴奋作用,增加它们的发放率。而且,脉冲频率越高,神经元放电的随机性越高。虽然三种频率的 O-HFS 期间神经元的平均发放率没有显著差别,但是,在 100Hz 时最大,200Hz 时有下降趋势(图 5-24(e))。已有研究表明,当脉冲频率高达上千赫兹后,可以完全阻断外周神经的轴突膜放电(McGee et al., 2015)。可以推测,比 200Hz 更高的脉冲频率会导致神经元发放率下降更多。

深部脑刺激(DBS)治疗帕金森病等疾病的临床实践表明,脉冲频率高于 90Hz 的疗效较好,而低于 60Hz 通常无效甚至加重症状(McConnell et al., 2012;Birdno et al., 2008a;Kuncel et al., 2006)。也有研究报道,130Hz 左右的高频刺激控制癫痫要比低频刺激有效(Vonck et al., 2013;Jobst, 2010a)。早先研究 DBS 机制时主要关注刺激靶点的神经元是被兴奋还是被抑制(Vitek, 2002;Florence et al., 2016),也就是神经元放电率的增减。后来,DBS 采用的 HFS 所具有的去同步作用引起了广泛关注(Medeiros et al., 2014;Popovych et al., 2014)。许多脑神经系统疾病,如运动障碍和癫痫等,都与神经元群体的同步放电和节律性振荡放电的增加有关(Hammond et al., 2007;Gatev et al., 2006;Rampp et al., 2006;Jiruska et al., 2013)。已有研究表明,HFS 可以减少刺激靶点神经元的病理性振荡和同步放电活动(Eusebio et al., 2011;Wingeier et al., 2006;Deniau et al., 2010;Medeiros et al., 2014)。因此,DBS 的疗效可能源于 HFS 的去同步作用,而不限于改变神经元的发放率(Hashimoto et al., 2003;McCairn et al., 2009)。上述大鼠海马区不同频率 O-HFS 诱导的神经元放电的同步性的变化可以佐证高频刺激的去同步作用。

5.4 海马 CA1 区传出纤维轴突上的高频刺激兴奋中间神经元

5.3 节讲述的是,海马 CA1 区主要的兴奋性通路之一——Schaffer 侧支上的高频刺激对于下游突触后神经元放电的调控。脑神经网络中,除了兴奋性神经投射通路之外,还有局部神经回路,如 2.3 节所述的海马 CA1 区的局部抑制性回路。如图 5-26(a)所示,CA1 区锥体神经元轴突(Alveus)上逆向传导的兴奋除了直接激活神经元自身胞体之外，是否也可以激活局部抑制性回路的中间神经元呢？下面通过检测 A-HFS 期间的中间神经元(IN)的锋电位(即 SUA)，来探讨这个问题。

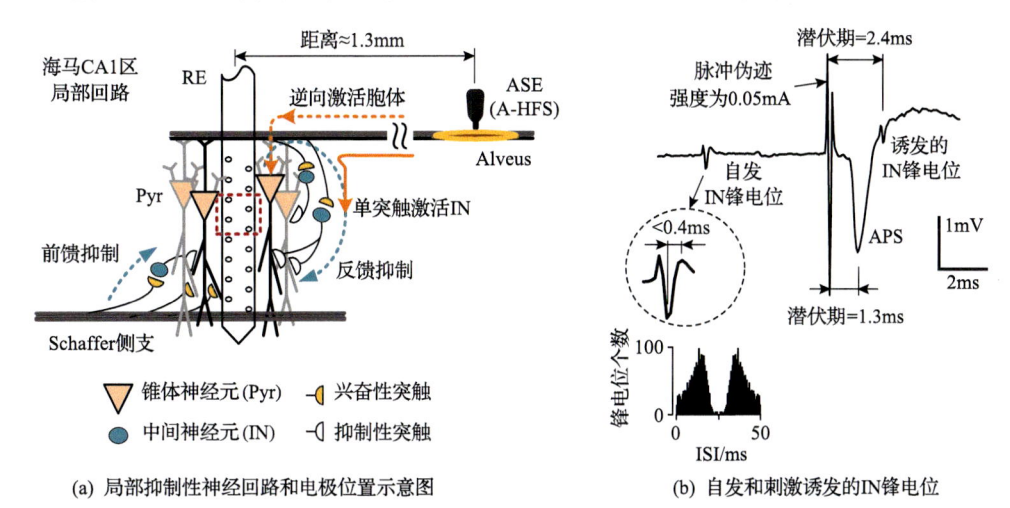

(a) 局部抑制性神经回路和电极位置示意图

(b) 自发和刺激诱发的 IN 锋电位

图 5-26 大鼠海马 CA1 区中间神经元(IN)对于 Alveus 刺激的响应(Ye et al., 2022)

海马 CA1 区的主神经元——锥体神经元的兴奋性受到前馈和反馈两种局部抑制性回路的调节(Pelkey et al., 2017)。如图 5-26(a)所示，前馈回路的中间神经元与锥体神经元一起接收来自传入通路的激活，然后，被激活的中间神经元通过其抑制性突触再抑制锥体神经元(图中左侧带箭头的蓝色虚线所示)。而反馈回路的中间神经元则由邻近的锥体神经元的轴突分支激活，然后通过抑制性突触再反过来抑制锥体神经元(图中右侧带箭头的蓝色虚线所示)。在 A-HFS 实验中，刺激电极(即 ASE)与记录电极相距约 1.3mm(各电极植入位置的坐标详见 5.2.1 节和图 5-4(a))，因此，A-HFS 在传出纤维 Alveus 上诱导的兴奋需要先在轴突上逆向传导至记录电极(RE)附近，才能激活 RE 所记录到的邻近区域的中间神经元(IN)的放电(图中右侧带箭头的橙色实线所示)。

如图 5-26(b)所示，在 Alveus 上施加一个 0.05mA 的小强度单脉冲刺激，可以激活一束轴突，并逆向传导至 RE 附近的锥体神经元胞体，一群胞体产生的动作电位形成 APS。在此 APS 诱发波之后，紧跟着一个 IN 的锋电位，其潜伏期约为 2.4ms。由于诱发 IN 锋电位需要经过突触传递，其潜伏期比 APS 的潜伏期(约1.3ms)要长。此 IN 的潜伏期与单级突触传递的延迟相符(Csicsvari et al., 1998)，因此可以认为 IN 位于图 5-26(a)所示的反馈抑制回路之中。虽然 IN 锋电位的幅值远小于群峰电位 APS 的幅值，利用 IN 激活的潜伏期与锥体神经元直接逆向激活的潜伏期之间的时间差，图 5-26(b)中也能够分辨出 APS 之后的 IN 锋电位。

不过，由于 IN 锋电位紧随 APS 之后，仍然很容易被大幅值 APS 淹没。为了确保锋电位检测的正确性，实验中需要仔细微调 RE 的位置，获得幅值较大（>100μV）的 IN 锋电位。此外，锋电位与 APS 的频谱范围相似，无法利用滤波法去除 A-HFS 期间的 APS 来提取锋电位。因此，利用 4.1.5 节介绍的窗口检测法，直接在原始 0.3～5000Hz 的宽频带记录信号中检测锋电位。然后，利用胞体层 4 个通道的锋电位波形（图 5-26(a)阵列电极上红色虚线框所示），进行后续的锋电位分类。最后，根据锋电位上升支小于 0.4ms 的特点以及基线记录中较平缓的 ISI 直方图分布（图 5-26(b)左下图），来确定 IN 的锋电位。

在 19 只大鼠的实验中分别采集到一个 IN 的锋电位数据，这些 IN 都受到 Alveus 刺激的调控，平均潜伏期为(2.7±0.45)ms。幅值最大的记录通道中，IN 锋电位的平均幅值为(287±110)μV。即便对于这些比多数常规 IN 记录大得多的"特大"锋电位，仍然会淹没于大强度 A-HFS 初期所诱发的大幅值 APS 之中。因此，研究 A-HFS 期间 IN 的放电时，在其中 9 只大鼠实验中，采用了平均强度为(0.06±0.02)mA 的小强度刺激，以考察 A-HFS 全程 IN 的放电。而在其他 10 只大鼠实验中则采用平均强度为(0.33±0.08)mA 的大强度刺激，用于考察 A-HFS 稳态期 APS 减小之后 IN 的放电。其中，小强度刺激采用的电流大小需要反复进行单脉冲测试后才能确定。强度过小，无法可靠地调控所记录到的 IN；反之，强度过大，就会在 A-HFS 初期诱发过大的 APS，难以检测 IN 锋电位。单脉冲测试时，从小到大调节脉冲的电流强度，从不诱发到偶尔诱发，直到连续 6 次单脉冲刺激都能够可靠诱发 IN 锋电位的电流为止，此电流就作为小强度 A-HFS 的脉冲电流。

图 5-27 所示为小强度组的实验结果。在基线记录的高通滤波之后的 MUA 信号中，大幅值的 IN 自发锋电位清晰可辨，如图 5-27(a)所示。图中的 2min 基线记录期间，IN 的平均发放率为 9.4Hz。为了研究 A-HFS 对此 IN 的作用，如图 5-27(b)所示，在 Alveus 上施加 2min 的 100Hz A-HFS，脉冲强度为 0.05mA。在 A-HFS 起始，每个脉冲诱发幅值约为 1.9mV 的较小 APS，多数 APS 之后可见基线记录到的那个 IN 的锋电位（图 5-27(b)左下放大图中的蓝色小点指示）。此锋电位的发放与 A-HFS 脉冲的耦合率约为 80%。随着 A-HFS 的进行，诱发的 APS 幅值下降，IN 锋电位的发放率和耦合率也下降（见图 5-27(b)右下）。A-HFS 期间 APS 幅值减小，潜伏期延长（图 5-27(c)）。

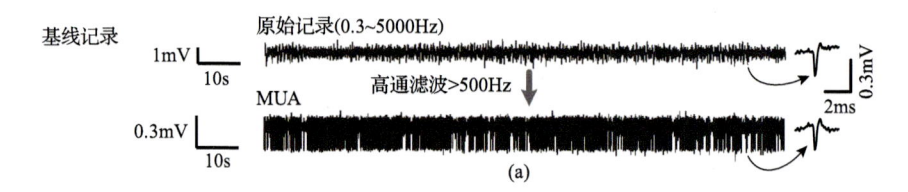

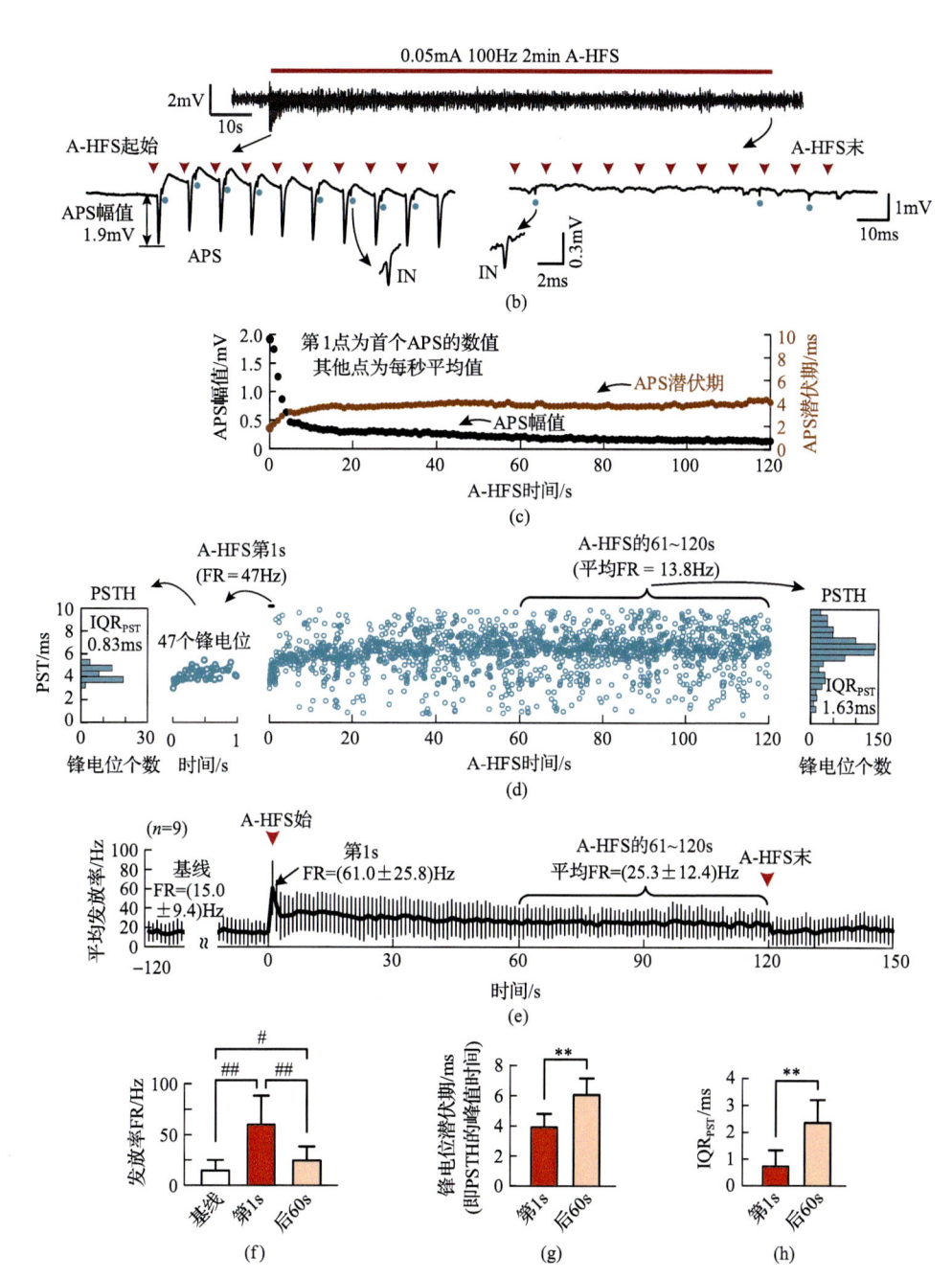

第 5 章　神经元对于轴突高频电脉冲刺激的响应

图 5-27　Alveus 上的小强度 A-HFS 调控 IN 放电（Ye et al., 2022）

图(e)中的短竖线表示的误差线是一个标准差的值。图(f)中，$^\#P<0.05$，$^{\#\#}P<0.01$，重复测量单因素 ANOVA 和事后 Bonferroni 检验，$n=9$。图(g)和(h)中，$^{**}P<0.01$，配对 t 检验，$n=9$。

图 5-27(d)的中图所示是锋电位的二维光栅图，每个蓝色小圈代表一个锋电位。可见，随着 A-HFS 的持续，IN 的发放率下降，其锋电位与脉冲之间的锁相性减弱。二维光栅图显示的是 A-HFS 期间每个锋电位在 10ms 的 IPI 内出现的时间，即刺激后时间(post-stimulation time，PST)。利用 PST 数据可以获得刺激后时间直方图 PSTH(详见 4.2.4 节)，其分辨率(bin)设为 0.5ms。为了定量描述锋电位与脉冲之间锁相性的强弱，计算 PSTH 分布的四分位数间距(interquartile range，IQR)，记为 IQR_{PST}，也就是位于 PSTH 中间的一半数量的锋电位的 PST 数值范围。IQR_{PST} 越小，表明锋电位与 A-HFS 脉冲之间的锁相性越强。

如图 5-27(d)的左图所示，在 A-HFS 的第 1s，IN 的发放率(firing rate，FR)为 47Hz，且锋电位集中于 10ms IPI 的 3.0～5.5ms，IQR_{PST} 仅为 0.83ms，表明此 IN 的放电与 A-HFS 脉冲之间具有较强的锁相性。不过，在 A-HFS 的后 60s 期间，IN 的平均发放率降至 13.8Hz，虽然仍高于基线发放率 9.4Hz，但 IQR_{PST} 增加至 1.63ms，IN 的一部分放电不再与刺激脉冲锁相。并且，随着 APS 潜伏期的逐渐增加，IN 锋电位的潜伏期也从 A-HFS 起始时的 3.00ms 增加到后 60s 时的平均值 6.75ms(图 5-27(d)右图所示 PSTH 的峰值时间)。

如图 5-27(e)和(f)所示，统计结果表明，小强度 A-HFS 第 1s 的 IN 平均发放率显著高于基线和 A-HFS 的后 60s 的平均值，A-HFS 后 60s 的发放率也显著高于基线值。此外，A-HFS 后 60s 诱发的锋电位潜伏期显著长于第 1s 时的数值(图 5-27(g))。并且，后 60s 的 IQR_{PST} 显著大于第 1s 时的数值(图 5-27(h))。这些结果表明，在小强度 A-HFS 期间，刺激对于 IN 的激活和调控作用逐渐减弱。

将刺激脉冲的强度增大，使得单脉冲刺激能够诱发的 APS 幅值达到最大值的 3/4 左右。这种大强度 A-HFS 对于 IN 的调控作用增强。如图 5-28(a)所示，基线记录与小强度刺激时相似，IN 自发锋电位清晰可见。在 0.3mA 的 100Hz A-HFS 起始(图 5-28(b))，由于每个脉冲都诱发大幅值 APS，IN 的锋电位被淹没。经过约 11s 刺激后，APS 衰减(图 5-28(c))，同时锋电位的潜伏期延长，使得刺激诱发的 IN 锋电位在 APS 后逐渐显露出来(图 5-28(b)放大图中蓝色小点所示)。在 A-HFS 的第 11s 时，IN 的发放率为 92Hz(图 5-28(d))，PSTH 的 IQR_{PST} 仅为 0.60ms(左图)。直至 2min 的 A-HFS 结束时，IN 的发放率仍然保持较高水平。在 A-HFS 的后 60s 期间，平均发放率为 78.0Hz，IQR_{PST} 为 0.75ms(右图)，仍然较小。从第 11s 到 A-HFS 的后 60s，APS 潜伏期略有延长，从 3.10ms 延长至 3.43ms(图 5-28(c))。同时，IN 锋电位的潜伏期从 5.25ms 延长至 6.25ms(见图 5-28(d)左、右两侧所示 PSTH 的峰值时间)。这表明两种潜伏期的变化之间存在正相关。

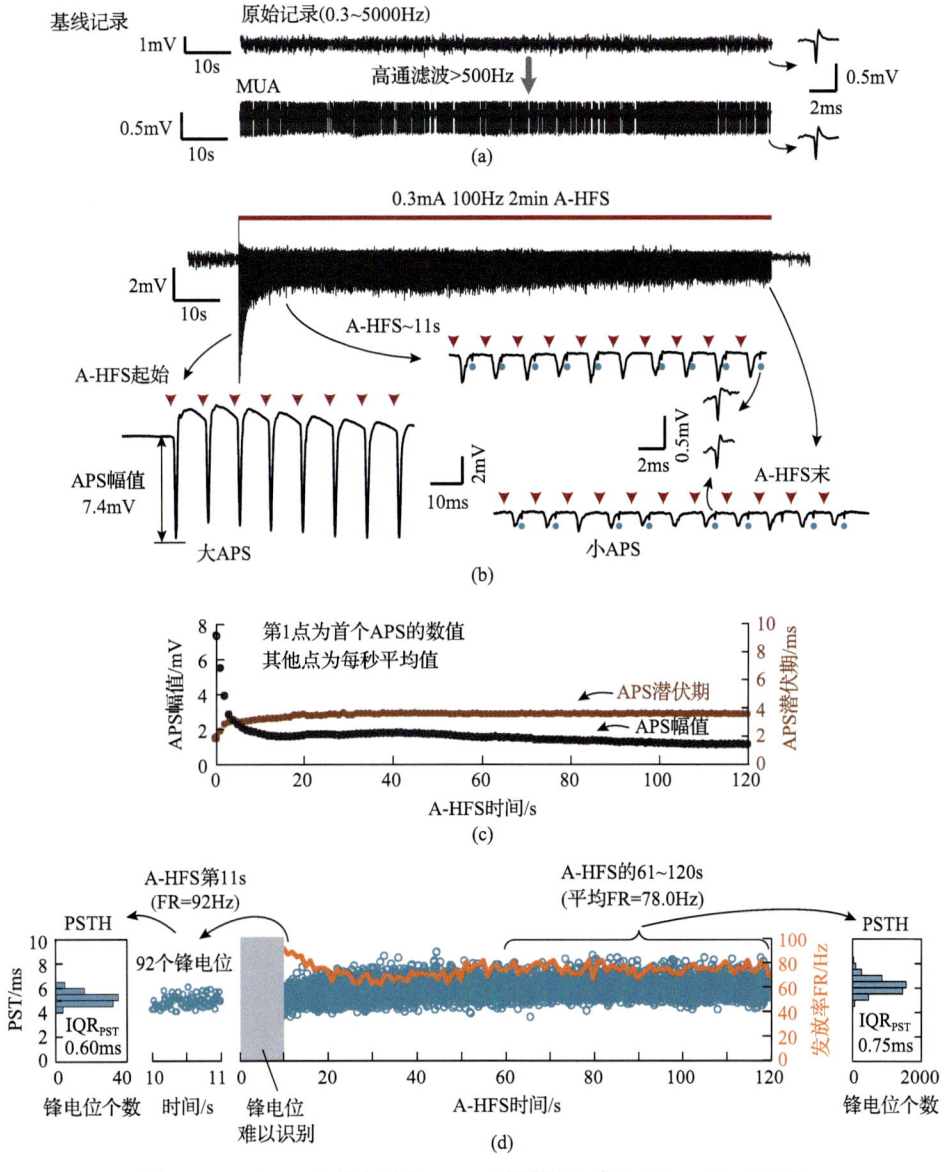

图 5-28 Alveus 上的大强度 A-HFS 调控 IN 放电（Ye et al.，2022）

如图 5-29 所示，比较大小两种强度 A-HFS 组的数据，大强度 A-HFS 组首个脉冲诱发的 APS 平均幅值显著大于小强度组的值（图 5-29(a)）。A-HFS 后期 APS 大幅衰减之后，两组 APS 幅值之间仍然存在显著差别（图 5-29(b)）。这反映了不同强度刺激所激活的锥体神经元数量之间的显著差别。虽然 A-HFS 使得 APS 潜伏期延长约一倍，由于激活途径相同，两组的 APS 潜伏期始终没有显著差别（图 5-29(c) 和 (d)）。

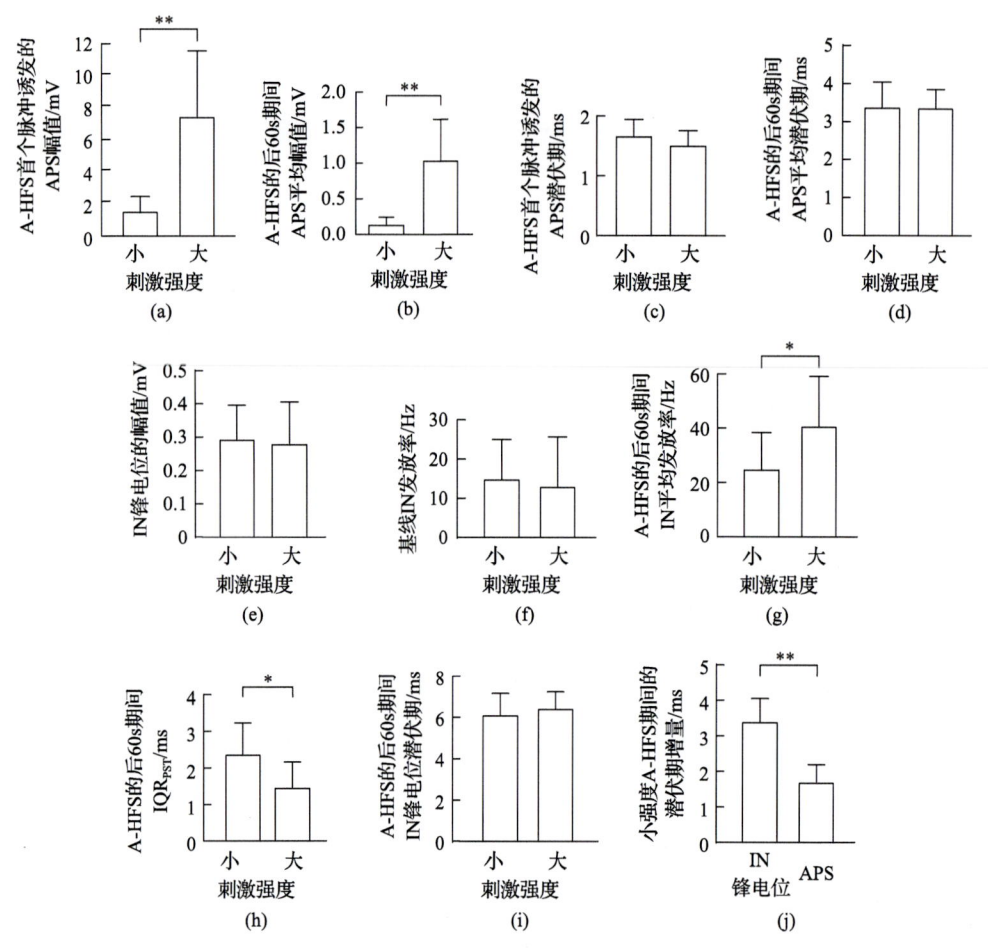

图 5-29 两种强度 A-HFS 作用的比较(Ye et al., 2022)

图中，*P<0.05，**P<0.01，t 检验，小强度组 n=9 只大鼠，大强度组 n=10 只大鼠。

两组实验中记录到的 IN 锋电位幅值和 IN 的基线发放率均无显著差别（图 5-29(e)和(f)）。但在 A-HFS 的后 60s 期间，大强度组 IN 的平均发放率显著高于小强度组（图 5-29(g)）。此外，大强度组的 IQR$_{PST}$ 显著小于小强度组（图 5-29(h)），表明大强度组的 IN 放电的锁相性较强。不过，由于激活途径相同，两组 IN 锋电位的潜伏期没有显著差别（图 5-29(i)）。但是，IN 与 APS 的激活途径不同，它们的潜伏期增量存在显著差别。在可以全程考察 IN 锋电位的小强度 A-HFS 期间，IN 锋电位的潜伏期增量(3.41±0.61)ms 显著大于 APS 潜伏期的增量 (1.71±0.45)ms(n=9，图 5-29(j))，表明包含突触传递的 IN 激活途径中产生的延时显著大于锥体神经元逆向激活途径中的延时。

与 5.3 节介绍的 Schaffer 侧支上的 O-HFS 顺向激活下游的 IN 不同，本节介绍的 A-HFS 实验结果表明，大鼠海马 CA1 区传出纤维 Alveus 上的 A-HFS 能够增加位于刺激上游局部抑制回路中的 IN 的放电。如图 5-26(a)所示，根据 CA1 区神经回路的结构可以推测，此刺激脉冲的激活过程包括先激活 Alveus 的轴突，产生的兴奋沿轴突逆向传导，再转向轴突分支，改为顺向传导至轴突末梢的突触，经过突触传递，再激活反馈抑制回路中的 IN(图中橙色带箭头曲线所示)。由于持续 A-HFS 产生轴突的去极化阻滞，使得 APS 的幅值显著下降(图 5-27(c)、图 5-28(c)、图 5-29(a)和图 5-29(b))。轴突阻滞同时也会减少传向 IN 的兴奋作用，使得小强度 A-HFS 后期 IN 的发放率显著减小(图 5-27)。但是，在大强度 A-HFS 后期 IN 仍然可以保持平均约为 40Hz 的发放率(图 5-29(g))，对于 100Hz 的 A-HFS 而言，此 IN 放电与脉冲的耦合率约为 40%。而 A-HFS 后期 APS 的幅值(反映锥体神经元放电数量)仅约为初始值的 15%(图 5-29(a)和图 5-29(b))。

A-HFS 后期已被显著减弱的兴奋作用仍然足以激活 IN 产生较高的发放率，这与 IN 的特性有关。虽然海马 CA1 区的 IN 数量仅为锥体神经元数量的 10%左右(Andersen et al.，2007)，由于每个 IN 都接受来自众多锥体神经元的兴奋性输入，而且，由于 IN 的激活阈值较低，诱发 IN 产生动作电位仅需要同时到达的少数兴奋性输入即可(Csicsvari et al.，1998)；因此，即使对于小强度 A-HFS，在刺激初期(第 1s)IN 的平均发放率仍然能够高达约 60 个/s(图 5-27(f))，大强度 A-HFS 后期 IN 也可以维持较高发放率。

轴突阻滞会延长神经元响应的潜伏期，包括 APS 潜伏期和 IN 锋电位的潜伏期。对于同样的激活途径，潜伏期的延长相似。但是，IN 的激活途径由于涉及轴突分叉处兴奋传导的转向以及突触传递等环节，IN 响应时间延长更多。

5.5 本 章 小 结

神经元的组成中，轴突膜的时值最小，它最易于被神经电刺激常用的窄脉冲激活。通常认为轴突能够"高速"传导神经元的动作电位。不过，在持续的高频脉冲刺激下，轴突会产生去极化阻滞，无法跟随每个刺激脉冲产生动作电位。本章介绍了我们在大鼠脑内海马 CA1 区验证高频刺激引起间歇性轴突阻滞的实验：当锥体神经元轴突上的逆向高频刺激 A-HFS 中的脉冲无法通过轴突的兴奋和逆向传导诱发 CA1 神经元胞体同步产生动作电位时，输入通路上单个脉冲刺激经过树突上的突触传递，却能够顺向诱发这些胞体同步放电。这个在体实验清楚地证明了高频刺激会导致轴突阻滞。而且，在同一束轴突上安放 2 根刺激电极的实验结果表明，轴突上产生的阻滞不仅可以削弱施加高频刺激的电极所诱发的兴奋，也可以阻止其他位点诱发的兴奋的传导。

A-HFS 期间插入加长间隙的实验结果表明，高频脉冲刺激可以延长轴突的不应期，使得轴突处于间歇性阻滞状态。并且，持续的轴突高频刺激不仅在轴突上引起阻滞效应，还会引起胞体兴奋性的改变，导致刺激期间胞体传导兴奋的速度变慢。而且，刺激撤除时出现的神经元放电"静寂期"也表明神经元的兴奋性降低。此外，轴突高频刺激期间的单元锋电位分析结果表明，尽管刺激是恒定频率的脉冲，但是在轴突间歇性阻滞的情况下，锥体神经元放电可以呈现出非均匀的"簇状"放电。这种放电由刺激调控，与锥体神经元的 Burst 特征性放电不同。

大鼠海马 CA1 区主要输入通路 Schaffer 侧支上的顺向高频刺激 O-HFS 的实验结果表明，轴突阻滞可以减弱电刺激对于下游神经元的兴奋作用，从刺激初期诱发同步性的棘波(PS)放电，变成稳态期诱发非同步的放电。不过，持续刺激期间下游突触后神经元(包括锥体神经元和中间神经元)的发放率都增加，表明持续的 O-HFS 仍然具有兴奋作用。在 50～200Hz 范围内刺激频率越高，神经元的放电就越趋于随机化，与刺激脉冲之间的锁相性越弱。O-HFS 撤除时 CA1 神经元也会出现放电的"静寂期"，这表明 O-HFS 期间的神经元放电是由刺激产生。而且，根据 A-HFS 撤除时的"静寂期"可知，O-HFS 之后的"静寂期"应该源于轴突受 O-HFS 作用的 CA3 锥体神经元的胞体在刺激撤除时的"静寂期"。失去了上游 CA3 锥体神经元的兴奋驱动，下游 CA1 神经元就无放电。

在 50Hz、100Hz 和 200Hz 三种脉冲频率的刺激稳态期，神经元的平均发放率没有显著差别，但消耗的电能相差达 2～4 倍。本章的实验研究表明，电脉冲刺激诱导神经元去同步放电需要较高的脉冲频率，这与临床上 DBS 治疗帕金森病时诱导去同步效应需要足够高频率的刺激一致(Brown et al., 2004b)。较高频率的刺激所输送的电能中，部分用于随机化神经元的放电，以避免锁相的同步放电，而不是增加神经元的动作电位发放率。高频刺激实现这种功能的机制可能就是神经元细胞膜的间歇性去极化阻滞，刺激的大量电能用于维持这种去极化阻滞状态。

许多脑疾病与神经元的同步放电和节律性放电有关。例如，帕金森病的运动障碍与基底核和丘脑神经元的同步爆发式放电和低频振荡放电的增加相关(Birdno et al., 2008b；Gale et al., 2008)。癫痫发作与神经元群体的过度同步放电相关(Le Van Quyen et al., 2003；Lopes da Silva et al., 2003)。已有许多研究表明，神经元放电的去同步化可能是 DBS 治疗的重要机制(Wilson et al., 2011；McConnell et al., 2012；Medeiros et al., 2014)。例如，治疗运动障碍的有效 DBS 利用高频刺激诱导的神经活动模式，替代病理性的振荡和同步活动(Llinás et al., 1999；Birdno et al., 2008b)。也有电刺激疗法通过去同步致痫神经网络的电活动，来调控癫痫发作(Cota et al., 2009，Medeiros et al., 2014)。本章介绍的实验结果证实了高频脉冲刺激具有去同步作用，可以支持 DBS 去同步机制的观点。

此外，我们的实验结果表明，传入通路和传出通路上的高频刺激都可以增强局部神经回路中的中间神经元(IN)的放电。通过前馈和反馈抑制回路，这些 IN 的活动可以反过来调控较大范围内的锥体神经元。特别是海马区传出通路上刺激诱导的效应，为脑刺激位点的选择提供了线索。海马体是癫痫的常见病灶脑区之一。由于海马 CA3 区的兴奋性锥体神经元相互之间存在许多兴奋性突触的连接，该区域兴奋性较高，锥体神经元易于出现痫样活动(Andersen et al., 2007)。通过兴奋性连接通路 Schaffer 侧支，CA3 区的痫样活动可以传播到下游 CA1 区，然后通过传出纤维 Alveus 传播至其他脑区。如果施加于传出纤维的电刺激能够通过激活 IN 来抑制 CA1 区的锥体神经元，那么痫样活动的传播就会被中止或消除。不过，此设想需要进一步研究来验证。

第 6 章　神经元对于时变参数脉冲刺激的响应

　　设计和开发新型电刺激波形和模式，是提高和改善神经调控的疗效、拓展其应用范围的重要发展方向之一(Grill，2018；Gilbert et al.，2023)。理论上，电刺激可以干预各种脑神经系统的活动，从而调控和缓解神经系统疾病的症状。但是，自 1987 年开创 DBS 的临床应用(Benabid et al.，1987)以来，目前 DBS 已在世界范围内获得广泛应用的治疗主要限于帕金森病及运动障碍疾病，迟迟没有在更多脑疾病治疗中获得推广。除了 DBS 作用机制复杂，尚未完全明了，以及不同脑疾病的发生机理千差万别且人类认识不足等原因，另一个重要原因是，刺激模式较为单一，阻碍了脑刺激调控技术的发展和应用。

　　数十年以来，临床 DBS 常规使用的刺激模式是 100Hz 左右或者更高频率的窄脉冲序列。虽然治疗期间可以通过程控来调节刺激参数，例如，调节脉冲强度，以调节刺激的作用范围，调节脉冲频率，以试探疗效等，但是，一旦刺激参数选定之后，就以参数恒定不变的模式进行刺激。各种脑疾病的发病机理不同，需要具有不同"药效"和不同"剂量"的多样化刺激模式，给临床应用提供更多选择，以拓展脑刺激神经调控技术的应用。时变参数电刺激模式的设计是一个重要途径。脑神经系统对于电刺激的响应具有非线性特性，时变参数的刺激可以产生更多种不同的作用效果，为开发具有不同疗效的刺激新模式提供了广阔的开发空间。不过，神经系统的非线性特性是"双刃剑"，它会引起刺激作用效应的复杂变化，给尝试时变参数电刺激造成不确定性和困难。我们实验室开展了一系列时变参数的电脉冲刺激作用的研究，揭示了神经元及其网络对于时变参数刺激的响应和其中的某些特性。本章介绍如下。

6.1　渐变频率和渐变强度的刺激改变起始响应

　　5.2 节所述 100Hz 和 200Hz 的 A-HFS 起始阶段，存在诱发波 APS 快速下降的过程，约数秒钟之后神经元的响应才达到稳态。在 5.3 节所示的 O-HFS 期间，表现为起始诱发大幅值 OPS 或棘波，之后的稳态期则无明显棘波，只是 MUA 增加。这种刺激起始的短暂过渡期在外周神经电刺激中被称为"起始响应"(onset response)。外加的高频刺激从无到有，可以视作一种阶跃式的激励输入。根据控制理论的原理，系统对于外界阶跃激励的响应可以分成暂态和稳态两个阶段，起始需经历暂态过程(即过渡期)，才能进入稳态期。在外周运动神经纤维上施加上千赫兹的脉冲刺激时，在进入轴突传导被完全阻滞的稳态期之前，刺激初期诱发的起始响应会导致大量神经元轴突产生高度同步的群体放电，从而使得这些运动神经支配的肌肉产生强直性痉挛而引起疼痛感(Bhadra et al., 2005)。

虽然脑内电刺激中未见这种起始响应的说法。不过，临床 DBS 治疗中已观察到瞬时副作用这一现象，如感觉异常(Kuncel et al., 2006)，这意味着 DBS 治疗中可能也存在类似的起始响应现象，如同第 5 章所述的 A-HFS 和 O-HFS 初期诱发的神经元同步放电形成的大幅值棘波 PS 那样。只是，对于目前常用的持续数小时以上的 DBS 模式而言，这种过渡期瞬间即逝，可能没有什么影响。不过，对于自适应式刺激或者闭环式刺激等需要频繁开启和关闭的刺激模式(Hosain et al., 2014; Ansó et al., 2022)，每次开启时都经历起始响应阶段，就可能存在隐患。

采用变强度和变频率的刺激模式，或许可以避免和缓减起始响应。例如，在外周神经高频正弦波电刺激时，刺激起始段采用较高频率和较大强度相结合的刺激，用于快速诱导轴突传导的阻滞，然后再减小刺激频率和强度。这样可以缩短起始响应所持续的时间，从而减小其影响(Bhadra et al., 2009; Gerges et al., 2010)。但也有动物实验和数学模型仿真的结果表明，线性变强度的正弦波刺激并不能避免起始响应现象(Miles et al., 2007)。为了考察脑神经系统的轴突高频电刺激中是否可以采用变参数的刺激模式来避免起始响应，我们利用自行设计的刺激系统(详见 3.5.5 节)，在大鼠海马 CA1 区轴突逆向高频刺激 A-HFS 实验中，尝试了多种时变参数的电刺激模式，以改变起始响应(Cai et al., 2017; 2018)。

6.1.1 强度递增的刺激模式

图 5-2～图 5-6 等都显示了大鼠海马 CA1 区锥体神经元的轴突纤维 Alveus 上施加恒强度 A-HFS 时，逆向兴奋胞体诱发群峰电位 APS 的变化过程。在 100Hz 的 A-HFS 起始时每个脉冲诱发的 APS 幅值约为稳态时的 5 倍以上。换成变强度刺激时，如图 6-1(a)所示，在 1min 时长的 100Hz A-HFS 的前 10s，将脉冲强度从 0.02mA 开始，逐渐线性增至 0.2mA，然后保持此强度 50s 至刺激结束。那么，由于起始强度 0.02mA 太小，几乎不诱发明显的 APS，随着刺激强度的逐渐增加，才逐渐出现 APS，且幅值逐渐增大。这样，在整个 1min 的 A-HFS 期间，始终不会出现基线时 0.2mA 单脉冲诱发的那样大 APS(幅值约 10mV)。在这种变强度 A-HFS 的约 6s 时诱发的 APS 为最大，幅值仅约 3mV(图 6-1(b)虚线所指黑色散点图的峰值)，此时刺激强度线性增至约 0.13mA。而同一次大鼠实验中进行的 0.2mA 恒强度 A-HFS 刺激初期诱发的大 APS 幅值超过 10mV(图 6-1(b)灰色散点图的起始峰值)。

变强度与恒强度这两种 A-HFS 的统计数据表明，变强度 A-HFS 中诱发的最大 APS 均出现于起始 10s 的变强度期间，其幅值仅为恒强度 A-HFS 起始诱发的最大 APS 幅值的 $(41.0\pm7.7)\%$ ($n=8$ 只大鼠)，两者之间存在显著差别。此外，两种 A-HFS 的后续 10～60s 期间所诱发的 APS 的平均幅值无显著差别(Cai et al., 2017)。由此可见，将起始刺激强度由较小值逐渐递增至所需的刺激强度，可以避免 A-HFS 期间诱发过大的神经元群体的同步放电。

(a) 变强度的100Hz A-HFS示例

(b) 变强度与恒强度A-HFS期间诱发的APS幅值的比较

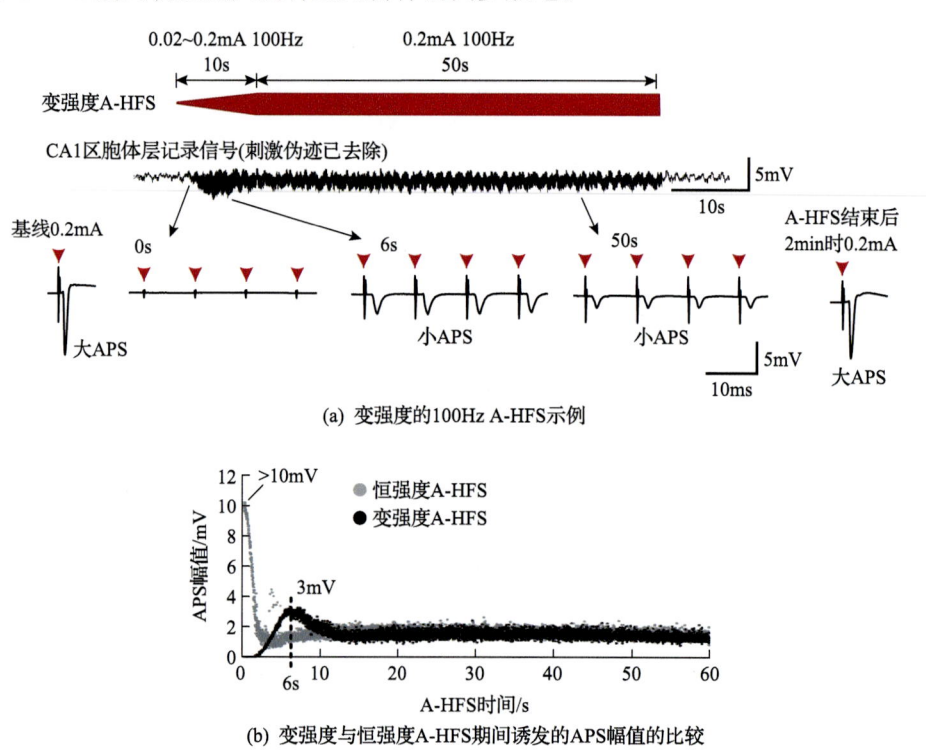

图 6-1　变强度与恒强度 A-HFS 诱发的 APS 比较(Cai et al., 2017)

图 6-1(a)所示变强度"过渡期"的时长为 10s。如果缩短"过渡期"的时长，使刺激强度更快速达到所需强度，意味着刺激作用区域能够更快地扩大到所需激活范围。图 6-2(a)所示是变强度(0.03～0.3mA)的"过渡期"分别设为 1s、5s 和 10s 时，100Hz 的 A-HFS 诱发的每个 APS 的幅值散点图。可见，1s 的变强度过渡期只能将最大 APS 幅值降低至恒强度时的 90%左右，而 5s 和 10s 过渡期则将最大 APS 幅值分别降至恒强度时的约 55%和约 45%(图 6-2(b))。因此，仅缩短过渡期的时长，仍然会导致大幅值 APS 的出现。如果同时提高刺激频率，则可以进一步抑制大幅值 APS。如图 6-2(c)和(d)所示，同为 1s 的短过渡期，A-HFS 的刺激频率提高至 400Hz 时，其间诱发的最大 APS 幅值就显著小于 100Hz 和 200Hz 时的值。如此看来，如果将变强度与变频率两者相结合，在 A-HFS 起始变强度的过渡期采用较高频率(如 400Hz)，或许采用较短的过渡期就足以避免大幅值 APS，如下实验证实了此推测。

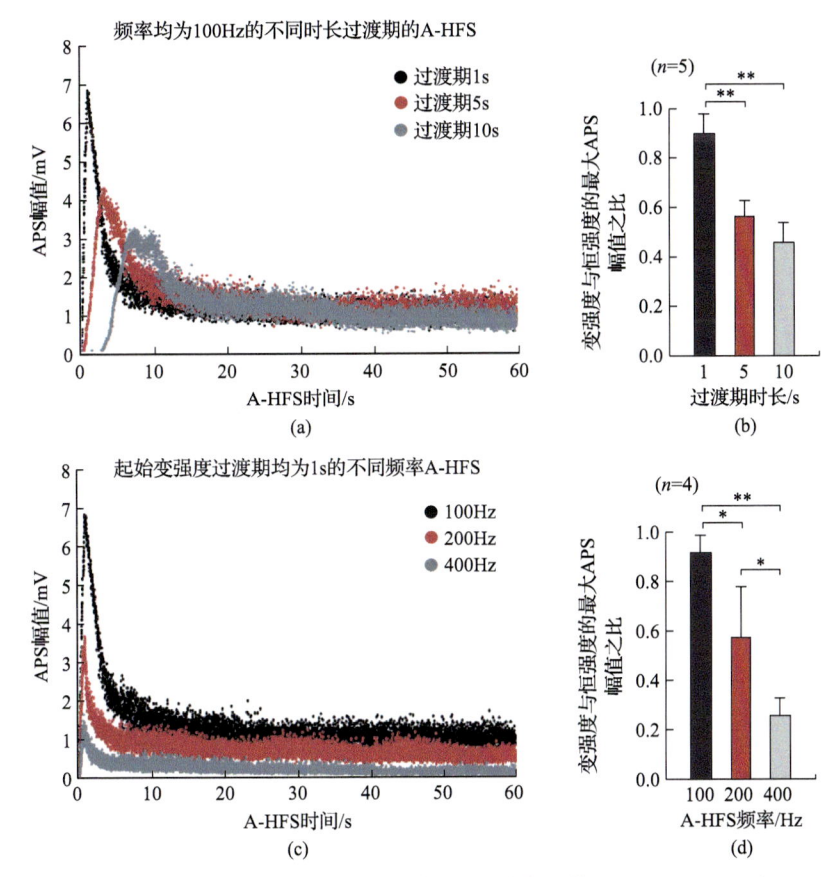

图 6-2　不同时长和不同频率的变强度过渡期比较(Cai et al.，2017)

图(b)和(d)中，*P<0.05，**P<0.01，单因素 ANOVA 和事后 Bonferroni 多重检验，n 为实验大鼠个数。

6.1.2　强度递增与变频率相结合的刺激模式

如图 6-3 所示，在总时长为 100s 的 A-HFS 期间，初期 10s 频率为 400Hz，强度从 0.03mA 逐渐增至 0.3mA，后 90s 频率降为 100Hz 且强度保持 0.3mA 不变。在起始 400Hz 的强度渐增的 10s 期间，没有诱发大幅值 APS。但是，当保持 0.3mA 刺激强度不变，而频率从 400Hz 突降至 100Hz 时，由于 IPI 从 2.5ms 突变为 10ms，仍然出现了较大幅值的 APS，其幅值约为基线时的 1/2。而后 APS 再逐渐减小至稳态值。

为了避免这种频率突变引起的大幅值 APS，将 A-HFS 依次设计为 3 段：起始 1s 高频 400Hz、强度从 0.03mA 线性递增至 0.3mA；紧接着是 10s 的恒强度 0.3mA，而频率从 400Hz 逐渐降至 100Hz(IPI 线性递增，脉冲频率则呈倒数曲线衰减)；最后是 49s 的恒强度 0.3mA 且恒频率 100Hz 的刺激。总长为 60s。

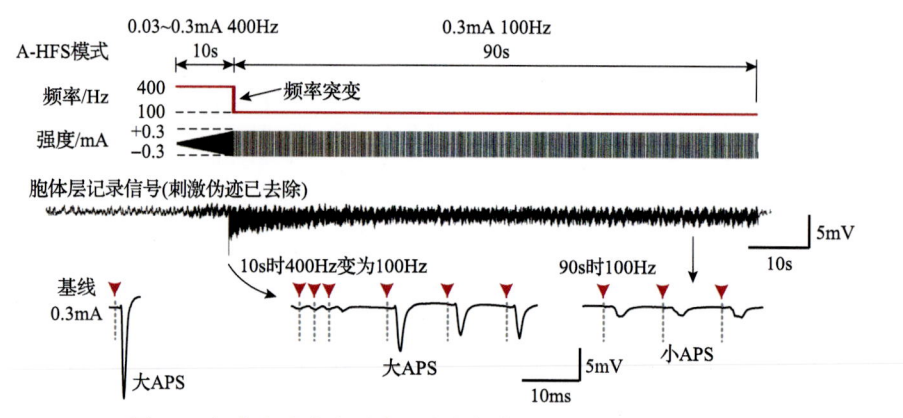

图 6-3 初期包含渐变强度和突变频率的 A-HFS 诱发的 APS

图 6-4(a)为某次实验示例。起始 1s 的 400Hz 变强度期间诱发的最大 APS 幅值仅为 3.2mV,在随后的频率逐渐下降的 10s 过渡期,APS 的幅值稍有增加。最

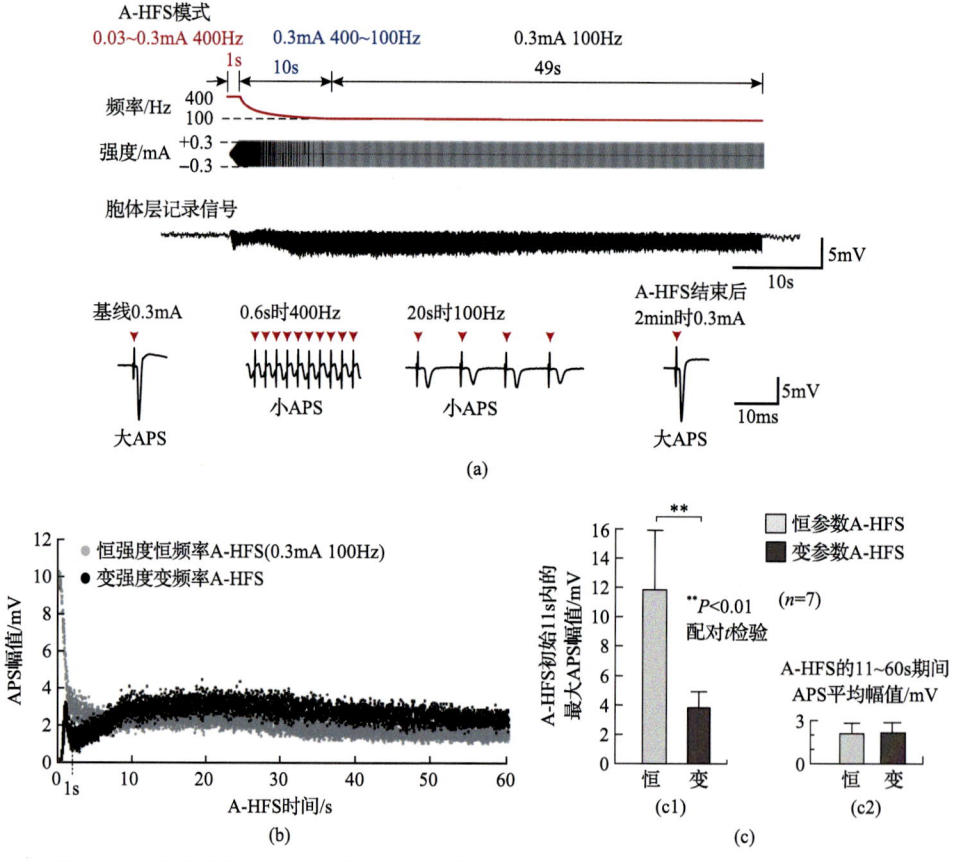

图 6-4 初期为变强度变频率的 A-HFS 诱发的 APS 及其与全程恒参数 A-HFS 的比较

(Cai et al., 2017)

后，在49s恒参数刺激期间，APS的幅值始终保持较小的水平。在恒参数(0.3mA的100Hz)的对照实验中(图6-4(b)灰色散点图所示)，A-HFS起始诱发的最大APS幅值达10.3mV。全程恒参数的对照A-HFS的后期与变参数A-HFS后期的恒参数阶段没有显著差异(图6-4(b))。图6-4(c)所示的7只大鼠实验的统计数据表明：A-HFS的前11s变参数期间诱发的最大APS幅值仅为恒参数对照组的$(33\pm5.0)\%$(图6-4(c1))，而两组A-HFS在其余11～60s期间的APS平均幅值相似(图6-4(c2))。

  上述结果表明，A-HFS起始使用变参数模式的刺激，将强度逐渐由小变大而频率由高变低，可以改造A-HFS初期的神经元群体响应模式，避免出现神经元大群体的同步放电。初始过小的强度无法激活足够多的轴突数量，因此不能诱发明显的APS。随着强度的增加，刺激作用区逐渐扩大，越来越多的轴突被激活。然而，即便强度上升至与恒强度A-HFS时一样，A-HFS期间诱发的APS始终没有增大至基线时(即恒强度刺激起始时)那样大；而且，强度上升较慢(图6-2(a)和(b))或脉冲频率较高(图6-2(c)和(d))时，APS幅值的峰值就更小。此结果可以用高频刺激诱导的轴突阻滞来解释。在强度逐渐增大致使激活区扩大的过程中，较早就被激活的轴突陆续进入阻滞状态。等到强度递增至最大值时，已有部分轴突处于阻滞，因此，诱发的APS幅值就远小于基线状态。强度上升越缓慢，就越有充分的时间使得更多轴突进入阻滞状态。

  但是，为了在A-HFS起始时快速达到足够大的作用区域，应尽快增大脉冲强度。脉冲频率越高，可以更快速地使得轴突进入阻滞状态(参见5.2节)。因此，起始采用较高的脉冲频率就可以缩短变强度期，而后再将频率逐渐降至所需的较低频率。如此两种变参数阶段相结合的刺激模式，既可以快速达到足够大的刺激作用区域，同时又可以避免神经元大群体同步放电(图6-4)。

  这些实验结果表明，具有时变参数的刺激模式可以通过逐渐诱导的轴突阻滞来调控刺激诱发的神经元群体活动。不过，上述A-HFS逆向诱发胞体兴奋的途径中不存在突触传递，对于涉及突触传递的顺向兴奋，情况要复杂些，还有待于深入研究。类似的刺激模式已用于外周神经电刺激，以减小起始响应(Bhadra et al., 2005；Miles et al., 2007；Bhadra et al., 2009；Gerges et al., 2010)。但在脑内刺激疗法中尚未见临床应用。神经元高度同步放电产生的痫样棘波活动对脑组织具有潜在危害。临床上已发现，以短于1min的间隔频繁开启和关闭刺激会降低DBS控制帕金森病的疗效(Khandhar et al., 2005)。周期性循环的DBS缓解患者震颤的效果不如常规DBS(Kuncel et al., 2012)。这些现象的机制尚不清楚。"起始响应"或许是原因之一。

6.2　双参数脉冲交替刺激下神经元的非线性分岔响应

5.2 节已讲述 A-HFS 稳态期每个脉冲诱发 APS 的大小与刺激频率成反比，与脉冲间隔（IPI）成正比。50、100 和 200Hz 的 IPI 之比为 4:2:1，对于同样的起始诱发的 APS 幅值，这 3 种频率 A-HFS 稳态期的 APS 幅值之比也约为 4:2:1（图 5-7(f)）。对于单脉冲诱发的 APS，在一定的脉冲强度变化范围之内，APS 幅值随脉冲强度的变化也接近线性的正比关系（图 2-8）。但是，在非稳态期，如 6.1 节所述的 A-HFS 初期的变强度期间，APS 幅值并不是随强度单调变化（图 6-1 和图 6-2）；不过，在刺激脉冲参数渐变的过程中，APS 幅值增加和减小的变化是平滑的，没有出现突变。

由于脑内的神经电活动具有非线性动力学特性，神经元的放电会呈现分岔、混沌和随机共振等非线性活动（Fan et al., 1993; Deco et al., 2008; De Maesschalck et al., 2015）。其中，分岔（bifurcation）的定义是，当神经元的状态接近某个被称为分岔点的特殊状态时，外界输入或周围环境的微小变动就会引起神经元放电速率或者放电模式的显著变化（Yang et al., 2006; Rabinovich et al., 2006; Atherton et al., 2016），分岔属于一种突变。例如，刺激电流从 0.3mA 到 0.4mA 的微小增加，可以使神经元的动作电位发放率从大约 30 个/s 突增至 80 个/s（Yang et al., 2006）。胞外钾离子浓度$[K^+]_o$增加或者钙离子浓度$[Ca^{2+}]_o$减小使得细胞膜去极化到达某种程度时，也会导致类似的神经元发放率的突变（Yang et al., 2006; Gu et al., 2014; Jia et al., 2017）。如果神经元状态远离分岔点，同样大小的刺激电流的增加只能导致约为 10%此分岔突变量的变化。此外，持续的电脉冲刺激也可以改变神经元的状态，导致神经元放电的分岔。例如，微小的膜电位变动或者突触输入的波动，就可以使得神经元在某个较高的发放率与完全静寂的不放电之间来回跳变，不存在中间水平的放电过程（Zhang et al., 2020; Zhang et al., 2019; Gu et al., 2015）。数学模型的仿真也再现了这种神经元放电的非线性分岔变化（Atherton et al., 2016; Hahn et al., 2001; Paydarfar et al., 2006; Ma et al., 2017）。

以往这些有关神经元放电分岔现象的报道，描述的都是单细胞的放电活动，不是群体活动。我们推测，当 A-HFS 驱使轴突细胞膜处于间歇性的去极化阻滞状态时，神经元的状态可能就是位于某种分岔点附近，刺激参数的微小变化也可能导致诱发波 APS 的突变。下面介绍我们在这方面的实验研究结果。

6.2.1　双间隔交替的 A-HFS 期间 APS 幅值的分岔

为了考察脉冲间隔的变化对于神经元群体响应的影响，如图 6-5(a)所示，在

第 6 章 神经元对于时变参数脉冲刺激的响应

大鼠海马 CA1 区的 Alveus 上施加刺激并检测胞体层的群峰电位 APS。作为对照，先测试基线状态下不同 IPI 的双脉冲刺激诱发的 APS（图 6-5(b)）。当 IPI 在 5～50ms 范围内变化时，同样强度 0.3mA 的双脉冲诱发的 2 个 APS 都很相似。即使 IPI 仅为 5ms，第二个 APS（记为 APS_2）的平均幅值也达到第一个 APS（记为 APS_1）的 85% 以上。可见 APS_1 对于 APS_2 没有太大影响。当 IPI 超过 12ms 之后，两个脉冲诱发的 APS 幅值之比（APS_2/APS_1）就接近 100%，APS_1 对于 APS_2 没影响。这是因为，基线状态下 CA1 区锥体神经元的不应期小于 5ms，而逆向刺激沿轴突直接激活胞体的途径不涉及突触整合，受局部抑制性回路的影响很小。这与施加于 CA1 区传入通路 Schaffer 侧支上的双脉冲刺激的响应不同（详见 2.3 节）。

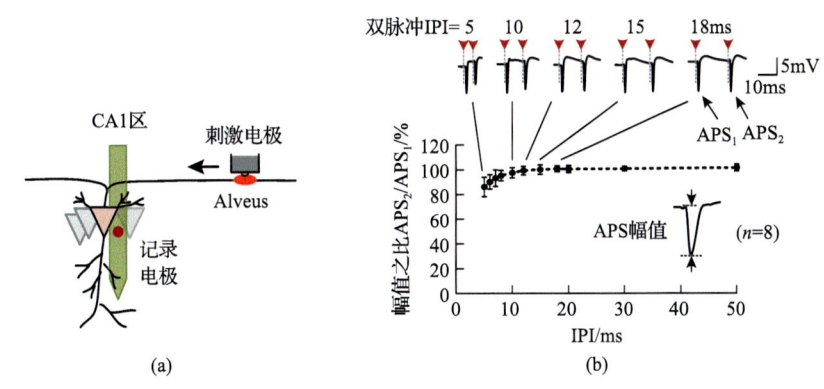

图 6-5 基线时大鼠海马 CA1 区神经元群体对于不同 IPI 的双脉冲逆向激活的响应
（Wang et al.，2022）

图(b)上方为 APS 诱发波示例，红色三角指示已去除的刺激伪迹。

如图 6-6(a) 所示，对于刺激脉冲参数恒定不变的 1min 的 A-HFS，即使 IPI 长达 15ms（即脉冲频率为 66.7Hz），也只有刺激起始期可以诱发幅值基本不变的大 APS。刺激约 1s 之后，APS 幅值就明显下降。约 10s 之后，APS 幅值基本稳定，保持于初始幅值的约 25%，直至 1min 刺激结束为止。值得注意的是，在 APS 幅值变动较大的 1～10s 期间，虽然刺激参数完全一样，但相邻两个脉冲诱发的 APS 幅值却出现了明显的分岔，一大一小交替出现（图 6-6(a) 右上图和(b)）。在共计 16 只大鼠的 16 次同样的 A-HFS 实验中，有 6 次（约 38%）出现了这种 APS 幅值的分岔现象，并且都仅维持数秒时间，随即消失，变成均匀的小幅值 APS。分岔组的 APS 稳态值与无分岔组之间没有显著差异。

如果用 12ms 和 18ms 两种 IPI（$\Delta IPI=6ms$）交替构成 1min 的双 IPI 的 A-HFS，其平均脉冲频率仍然为 66.7Hz。基线时这两种 IPI 的双脉冲刺激诱发的两个 APS 相似（图 6-5(b)）。但在 A-HFS 期间，只有初期每个刺激脉冲都能诱发相似的大幅

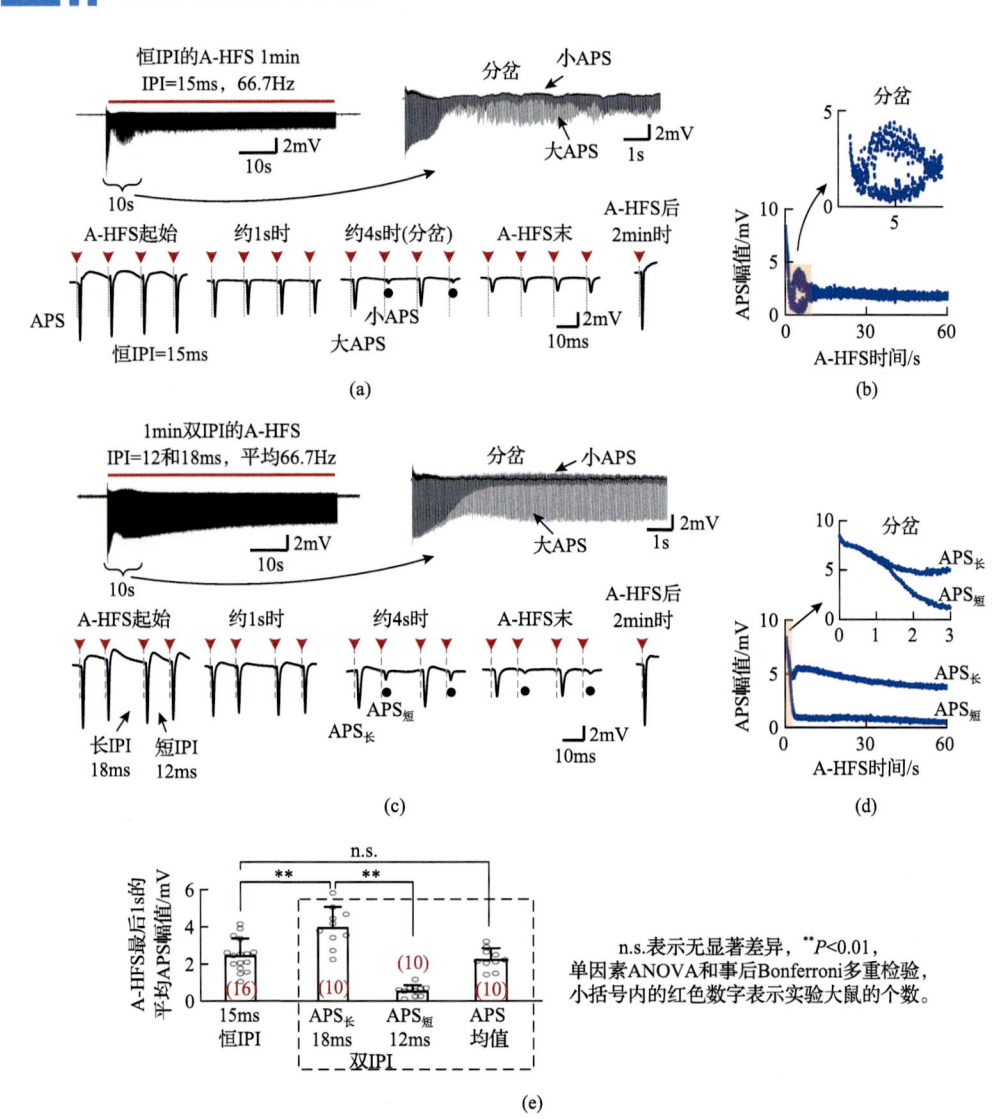

图 6-6 两种 A-HFS 期间出现的神经元群体响应的分岔(Wang et al., 2022)

值APS(图6-6(c)),约2s之后,随着APS幅值的下降,相邻脉冲诱发的APS幅值出现了分岔,并一直保持至A-HFS结束(图6-6(d))。在A-HFS的稳态期,短IPI(12ms)后诱发的APS(记为APS短)幅值仅为长IPI(18ms)后诱发的APS(记为APS长)的(14.8±9.1)%(n=10只大鼠)。此幅值之比远小于两个IPI之比12/18=67%。此外,APS长的稳态幅值显著大于相同频率66.7Hz的恒IPI的A-HFS诱发的APS稳态幅值(图6-6(e))。不过,双IPI和恒IPI的A-HFS稳态期的APS平均幅值之间没有显著差别。由于平均频率相同,这表明稳态时两种A-HFS诱发的神经元放电总量相似。

这些结果表明，即使IPI恒定不变，有些A-HFS期间也会出现短暂的APS幅值一大一小交替的分岔，而且，分岔出现在APS稳定之前的幅值下降过程中。这种短暂分岔常出现于脉冲频率为50～70Hz的恒频A-HFS期间。频率升高至100Hz和200Hz，或者降低至20Hz和10Hz时都不会出现。而A-HFS期间一长一短两种IPI交替出现时，会导致短IPI后的神经元放电显著少于长IPI之后，而且，可以稳定持续至A-HFS结束。这种分岔看起来像是初始阶段跟随短IPI的神经元放电逐渐转移至跟随长IPI的过程。持续A-HFS期间的APS幅值衰减是由轴突的间歇性去极化阻滞引起，而且幅值衰减的程度与脉冲频率相关（参见5.2节），下面考察分岔与脉冲频率之间的关系。

将双IPI的比值固定为$IPI_{短}/IPI_{长}=2/3$，也就是，两个IPI之差（ΔIPI）与平均IPI之比为40%。并将平均脉冲频率设于16～200Hz，对应于ΔIPI的变化范围25～2ms。注：此处姑且将这些频率的刺激都称为"A-HFS"，不过，在中枢神经系统电刺激中通常将50Hz及以上的脉冲刺激称为HFS（Durand et al., 2001）。如图6-7(a)所示，在具有不同平均脉冲频率和ΔIPI的双IPI的A-HFS初期，虽然长短IPI交替出现，但每个脉冲诱发的APS大小都相似（左图）。随着A-HFS的持续，APS幅值开始下降，平均脉冲频率越高，幅值下降越快（右图）。A-HFS末的平均APS幅值（即稳态值）均显著小于初始幅值（图6-7(b)）。

平均频率为16Hz的低频刺激期间，APS幅值仅略有下降，至1min的A-HFS结束时APS的幅值仍然保持初始值的50%以上。而且，16Hz的刺激具有最大的IPI之差25ms，其间始终没有出现明显的APS幅值分岔。

当平均脉冲频率增至50Hz及以上时，如66.7Hz、100Hz、133Hz和200Hz，随着频率的增加，APS幅值的下降速度也加快。APS幅值的半衰期从50Hz时的约20s大幅缩短为200Hz时约0.2s（图6-7(c)）。注：半衰期是APS幅值衰减为初始值的一半时的A-HFS时间。而且，在APS幅值下降的过程中都出现了明显的分岔，并持续至A-HFS结束（图6-7(a)）。平均脉冲频率越高，分岔出现得越早。50Hz时约6s后才开始分岔，而200Hz时约0.1s就开始分岔（图6-7(d)）。此外，虽然两种IPI之比始终为2/3，但是随着平均频率的增加，越来越多原本属于$APS_{短}$的神经元放电转移至$APS_{长}$，当频率增加至133Hz及以上时，$APS_{短}$几乎消失，只有长IPI后的脉冲才诱发APS（图6-7(a)和(e)）。

此实验结果表明，当平均脉冲频率足够高时，双IPI中微小的ΔIPI就可以诱导神经元的响应产生稳定的分岔。临床上DBS的常用脉冲频率范围是100～200Hz，特别是130Hz左右的HFS，因此，下面将平均脉冲频率设为133Hz（即平均IPI=7.5ms），考察不同ΔIPI的双IPI的A-HFS诱导的APS幅值分岔，研究产生分岔所需的ΔIPI。

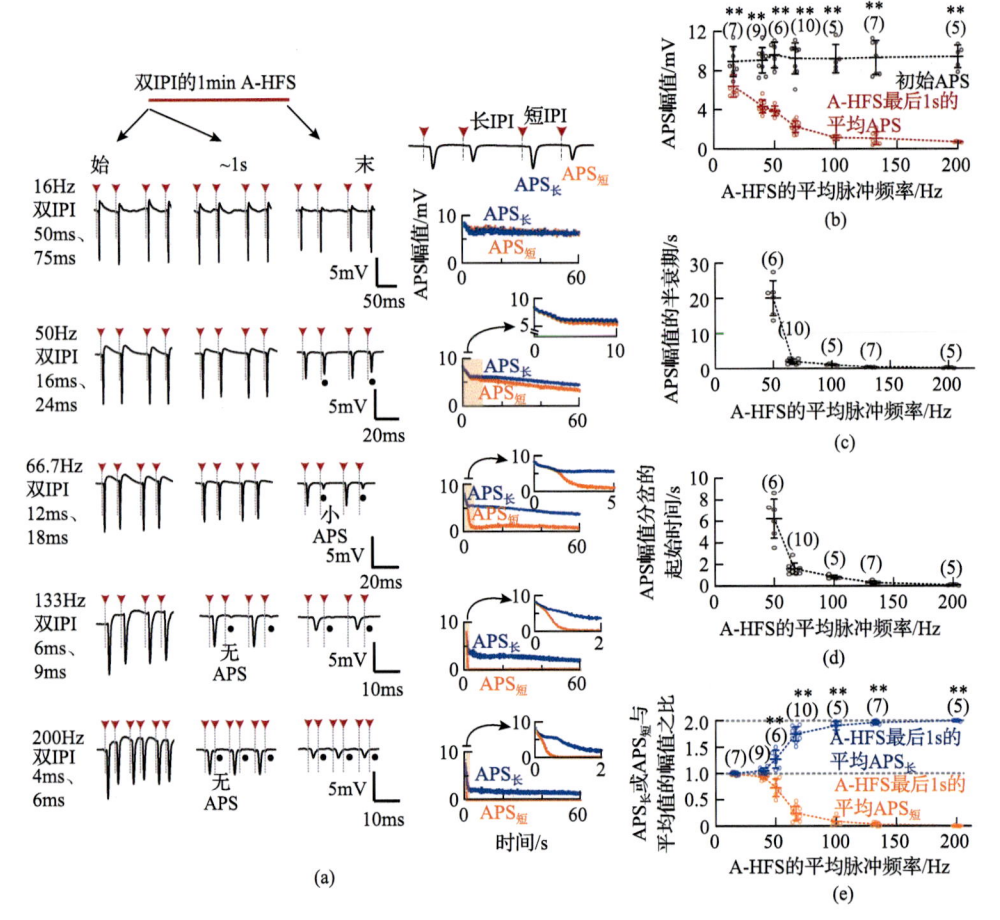

图 6-7 具有不同平均脉冲频率的双 IPI（比值恒定）A-HFS 诱发波变化（Wang et al., 2022）

图 (b)~(e) 中，小括号内的数字表示实验大鼠个数。图 (b) 和 (e) 中，**$P<0.01$，配对 t 检验。

如图 6-8(a) 所示，从上至下分别为 ΔIPI=0ms、0.2ms、1ms 和 3ms 的双 IPI 的 A-HFS 不同时期的 APS 示例。在图右侧所示的 APS 幅值散点图中可见，当 ΔIPI=0ms（作为对照的单 IPI），诱发的 APS 幅值没有分岔（图 6-8(a1)）。然而，其他 3 种 ΔIPI 的 A-HFS 开始不久就出现了分岔，并保持至刺激结束（图 6-8(a2)~(a4)）。在 1min A-HFS 的最后 1s，长 IPI 后诱发的 APS$_长$ 幅值显著大于短 IPI 后的 APS$_短$ 幅值（图 6-8(b)，注：统计数据中增加了 ΔIPI=5ms 的数据）。特别是，两个 IPI 分别为 7.4 和 7.6ms 时，ΔIPI 仅为 0.2ms，ΔIPI/平均 IPI=2.7%。在如此微小的 IPI 差别之下，仍然有约 20% 的神经元放电从 APS$_短$ 转移至 APS$_长$。当 ΔIPI 增加至 3ms（ΔIPI/平均 IPI=33%）及以上时，APS$_短$ 完全消失；也就是，短 IPI 后不再诱发 APS（图 6-8(a) 和 (b)）。

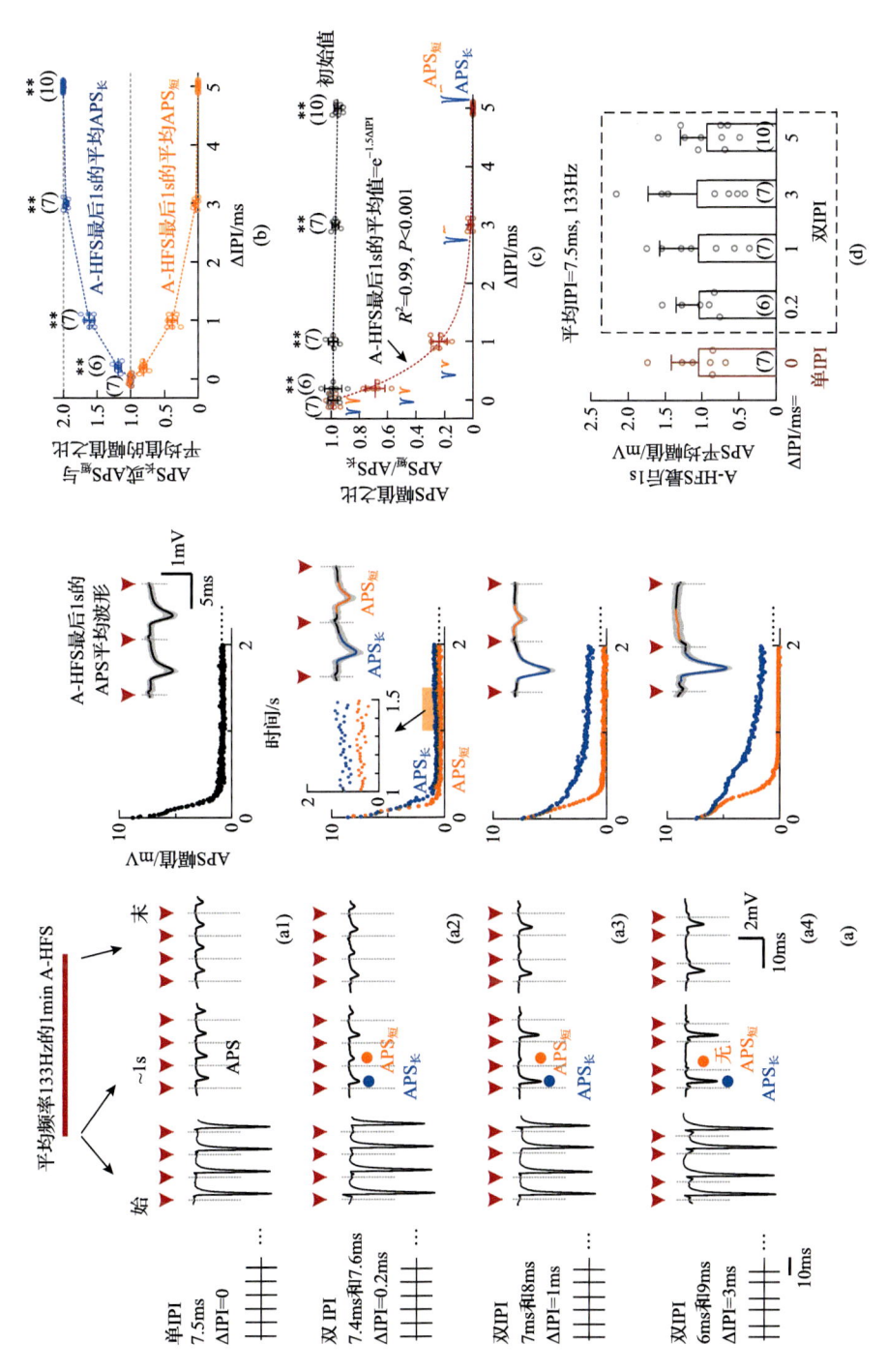

图6-8 平均频率为133Hz的不同ΔIPI的双IPI A-HFS期间的神经元群体响应(Wang et al., 2022)

图(b)和(c)中，**P<0.01，配对检验。

在 5 种 ΔIPI 的 A-HFS 开始时，长短 IPI 后诱发的 APS 幅值均接近（APS$_{短}$/APS$_{长}$≈1.0），但 4 种 ΔIPI 不为 0 的 A-HFS 最后 1s 的 APS$_{短}$/APS$_{长}$平均值都显著小于 1.0（图 6-8(c)）。并且，ΔIPI 越大，APS$_{短}$/APS$_{长}$比值越小，该比值随 ΔIPI 的增加按指数下降（图 6-8(c)）。此外，ΔIPI 为 0ms、0.2ms、1ms、3ms 和 5ms 这 5 种双 IPI 的 A-HFS，最后 1s 的 APS 平均幅值（即 APS 幅值之和/脉冲数）之间没有显著差异（图 6-8(d)），这表明这些具有相同的 133Hz 平均频率（即相同脉冲个数）的双 IPI 刺激所诱发的神经元放电总量相似，而不同的 ΔIPI 调节了两种 IPI 之后脉冲诱发的放电量的比例，从而调控神经元群体响应的时间模式。

而且，在同一个 A-HFS 进行之中，将一小一大的双 IPI 的顺序做个变换，变成一大一小，APS 的大小也会跟随变换。如图 6-9 所示，在平均频率仍为 133Hz，强度为 0.3mA 的双 IPI 的 A-HFS 期间，前期 30s 是先 7.4ms 后 7.6ms 的双 IPI。稳态时，7.6ms 的长 IPI 后诱发的 APS 的幅值比 7.4ms 的短 IPI 后的大 1 倍左右。在 30s 时切换为先 7.6ms 后 7.4ms。切换处连续出现 2 个长 IPI，在第二个 7.6ms 的 IPI 之后（图中红色箭头所示），诱发的 APS 较小，即 APS 幅值没有即刻跟随 IPI 的切换而变化。但是，随后经过数个 IPI 之后，神经元放电很快重新调整为长 IPI 后诱发较大 APS。在 APS 幅值的散点图上，奇数脉冲诱发的 APS（蓝色点）与偶数脉冲诱发的 APS（橙色点），在 IPI 切换后呈现出一个"交叉"变化，前者减小，后者增加。注：图 6-9 的上图中带小箭头的虚线表示已去除的刺激脉冲伪迹，相邻脉冲之间较粗和较细的红色小杠分别表示相差 0.2ms 的长、短 IPI。中图是双

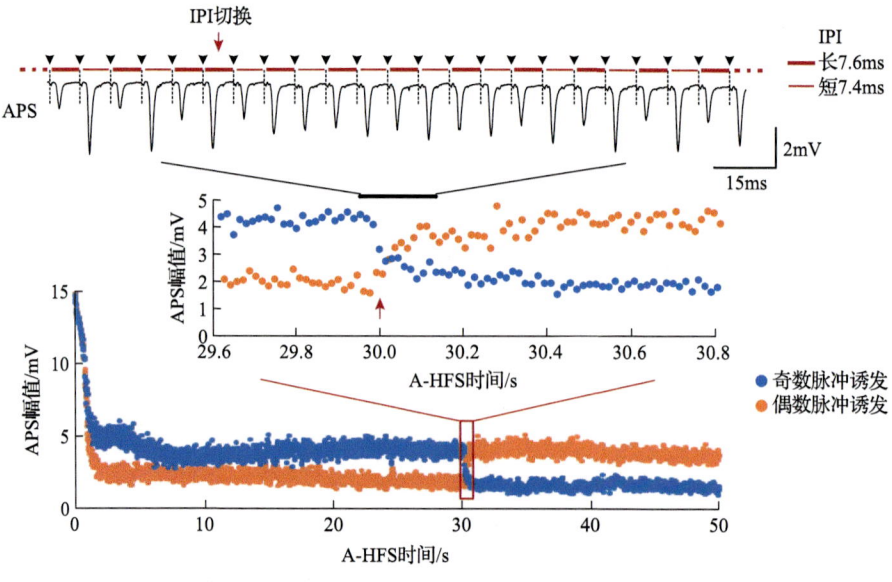

图 6-9 同一个双 IPI 的 A-HFS 中期 APS 跟随双 IPI 的切换而变化

IPI 顺序切换处附近的 APS 幅值散点图。下图是持续 50s 的 A-HFS 期间每个脉冲诱发的 APS 幅值散点图。

这些结果表明,当平均频率足够高时,亚毫秒的 IPI 差别也可以在双 IPI 的 A-HFS 期间引起神经元群体响应的分岔。除了 IPI 之外,A-HFS 其他参数的微小改变是否也可以引起神经元响应的分岔呢?下面考察双强度 A-HFS 期间的神经元响应。

6.2.2 双强度交替的 A-HFS 期间 APS 幅值的分岔

如图 6-10 所示,设置 3 对具有微小差别的脉冲强度:0.1mA 与 0.11mA、0.3mA 与 0.31mA 以及 0.6mA 与 0.62mA。在基线的单脉冲测试刺激中,这些脉冲诱发的 APS 幅值随着脉冲强度的增加而增加(图 6-10(a))。在 IPI 为 7.5ms 的双强度的双脉冲刺激中(图 6-10(b)),对于强度较小的 0.1mA 与 0.11mA 脉冲,第二个脉冲(0.11mA)诱发的 APS_2 的幅值略大于第一个脉冲(0.1mA)诱发的 APS_1 的幅值,两者之比 APS_2/APS_1 略大于 1(图 6-10(c))。但是,其他强度较大的两对脉冲,幅值之比 APS_2/APS_1 都稍小于 1,这表明,IPI 为 7.5ms 时,脉冲强度较大时,APS_1 对于 APS_2 稍有抑制作用。

用这 3 对强度的脉冲分别组成双强度交替的 1min A-HFS,脉冲频率均设为 133Hz(即 IPI=7.5ms)。如图 6-10(d1)~(d3) 所示,这些 A-HFS 起始后诱发的 APS 幅值都快速下降,并且刺激强度越大,幅值下降得越快,APS 幅值的半衰期之间存在显著差异(图 6-10(e))。随着 APS 幅值的衰减,所有 3 种双强度的 A-HFS 诱发的 APS 幅值都出现了分岔。与基线测试结果相同,脉冲强度为 0.3mA 与 0.31mA 以及 0.6mA 与 0.62mA 时,A-HFS 起始第一对脉冲诱发的 APS 幅值为 APS_2 略小于 APS_1。但在 APS 幅值分岔之后,对于 3 对强度,都是较大强度脉冲诱发的 APS_2 的幅值远大于较小强度脉冲诱发的 APS_1 的幅值(图 6-10(d))。APS_2/APS_1 在 A-HFS 起始时约为 1,至最后 1s 时增加至约为 3(图 6-10(f))。由此可见,双强度之间的 10%(1.0mA 与 1.1mA)或者 3%(0.3mA 与 0.31mA,0.6mA 与 0.62mA)

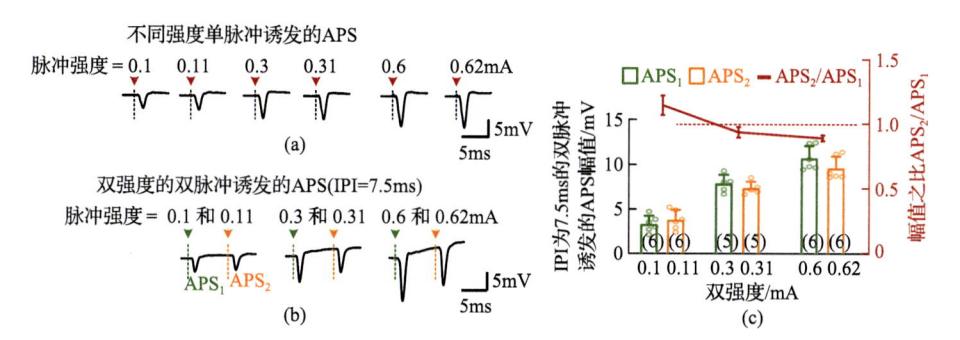

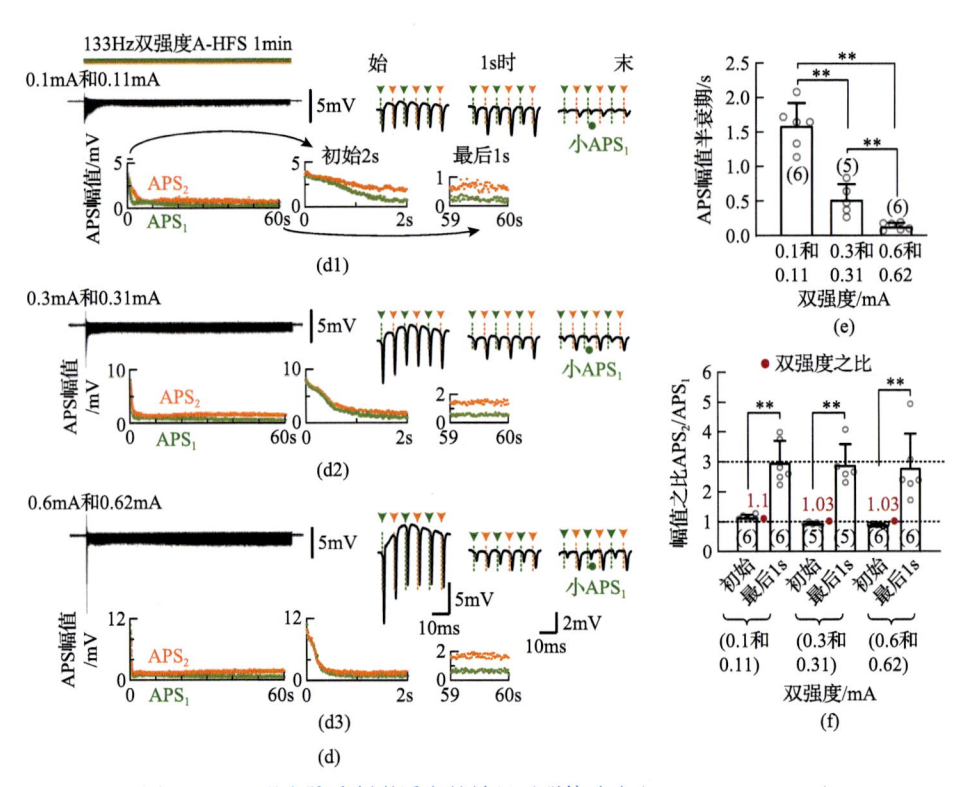

图 6-10 双强度脉冲刺激诱发的神经元群体响应(Wang et al., 2022)

图(c)、(e)和(f)中小括号中的数字是实验大鼠个数。图(e)中，**$P<0.001$，单因素 ANOVA 和事后 Bonferroni 多重比较检验。图(f)中的红色圆点表示双强度之比(即 1.1、1.03 和 1.03)；**$P<0.001$，配对 t 检验。

的微小差别，可以引起 APS 幅值的约 200%的变化。可见，持续的双强度 A-HFS 也可以诱导神经元群体的放电呈现非线性变化。

这表明，与双 IPI 的刺激相似，虽然脉冲强度的微小变化在基线状态或者 A-HFS 初期都没有诱发神经元群体响应的显著差异，但是在持续 A-HFS 期间，这些微小变化都会导致神经元群体响应的分岔。

6.2.3 相似 APS 序列下的不同神经元状态

上述双 IPI 和双强度的 A-HFS 期间 APS 的分岔导致多数神经元放电跟随成对的两个脉冲之一，其产生的 APS 序列相当于脉冲频率减半的 A-HFS 所诱发的 APS 序列。那么，双 IPI 和双强度的 A-HFS 中那些几乎不诱发 APS 的脉冲有什么作用呢？下面利用插入测试脉冲的方法，来比较这些 A-HFS 与频率减半的单参数 A-HFS 期间神经元的兴奋性之间的区别。

如图 6-11(a)~(c)所示，将脉冲强度相同的 133Hz 的双 IPI(5ms 和 10ms) A-HFS 与 66.7Hz 的单 IPI(15ms) A-HFS 进行比较。当 133Hz 的双 IPI 刺激期间只

第 6 章 神经元对于时变参数脉冲刺激的响应

有较长的 10ms 的 IPI 后能够诱发 APS 时，也就是，在 1min A-HFS 的第 9s 开始，每隔 9s 插入一个测试脉冲。测试脉冲与 A-HFS 的脉冲完全相同，插入位置是 10ms 的 IPI 的中间。在 66.7Hz 的单 IPI 刺激的同样位置也插入测试脉冲。由于稳态时双 IPI 中较短的 5ms IPI 之后几乎不诱发 APS，因此，10ms 的 IPI 之后诱发的 APS 幅值与单 IPI 期间诱发的相似(图 6-11(b))。将 APS 幅值记为 A，有 $A_{双}/A_{单} \approx$ 100%。但是，在 133Hz 的双 IPI 刺激期间测试脉冲诱发的 APS 幅值(记为 $A_{双test}$)远小于 66.7Hz 的单 IPI 刺激期间测试脉冲诱发的 APS 幅值(记为 $A_{单test}$)。在 1min 刺激的 6 次插入测试中，比值 $A_{双test}/A_{单test}$ 均显著小于相应时间上的比值 $A_{双}/A_{单}$ (图 6-11(c))。这表明，在较高频率 A-HFS 的脉冲间隙，神经元的兴奋能力小于较低频率 A-HFS 期间。

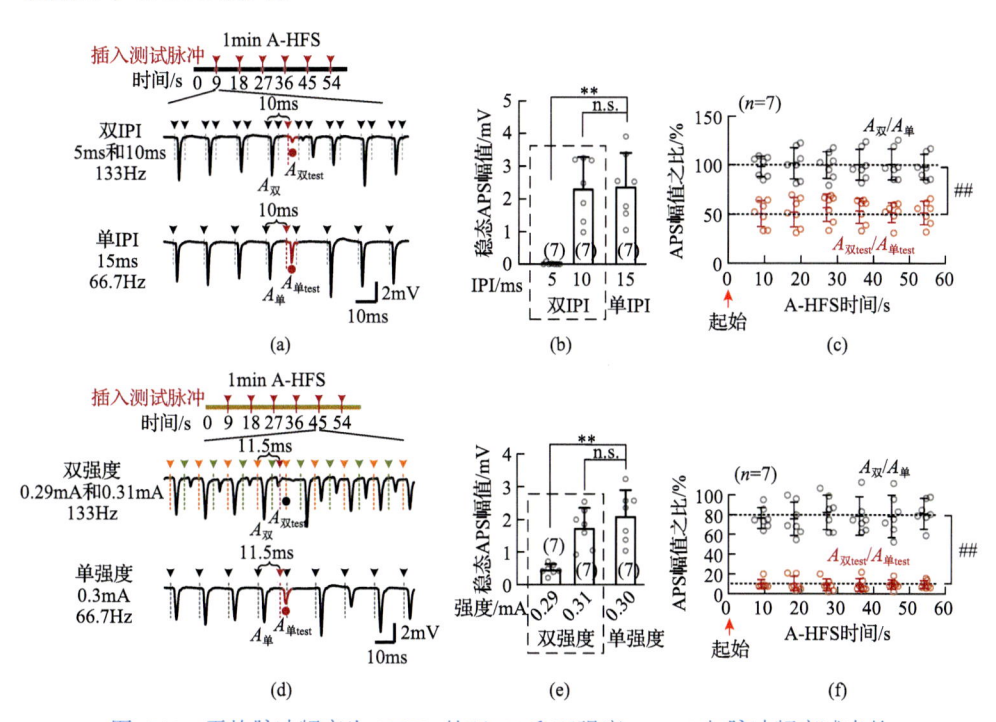

图 6-11 平均脉冲频率为 133Hz 的双 IPI 和双强度 A-HFS 与脉冲频率减半的单 IPI 和单强度 A-HFS 的比较(Wang et al.，2022)

图(b)和(e)中，n.s.表示无显著差异，**$P<0.001$，ANOVA 和事后 Bonferroni 检验。

图(c)和(f)中，##$P<0.001$，配对 t 检验。

同样，将平均脉冲强度同为 0.3mA 的双强度 133Hz A-HFS 与单强度 66.7Hz A-HFS 进行比较(图 6-11(d)~(f))，也利用插入脉冲的方法来测试神经元的兴奋状态。这两种 A-HFS 均为单 IPI，IPI 分别为 7.5ms 和 15ms。如图 6-11(d)所示，插入脉冲位于 0.29mA 的较小强度脉冲之后的 IPI 的中间位置，在 0.3mA 的单强度刺激中就是与前一个 A-HFS 脉冲相距 11.5ms 处。稳态时，133Hz 双强度 A-HFS 的较弱脉冲诱发的 APS 显著减小，使得较强脉冲诱发的 APS 接近频率减半的单强度 A-HFS 期间诱发的 APS（图 6-11(e)）。此时，测试脉冲在双强度 A-HFS 期间几乎不能诱发 APS，其幅值（$A_{双\,test}$）显著小于频率减半的单强度 A-HFS 期间诱发的 APS 幅值（$A_{单\,test}$）。在 1min A-HFS 的 6 次插入测试中，比值 $A_{双\,test}/A_{单\,test}$ 都显著小于相应时间上的比值 $A_{双}/A_{单}$（图 6-11(f)）。这同样表明，较高频率 A-HFS 的脉冲间隙神经元的兴奋能力小于较低频率 A-HFS。

图 6-11 所示的实验表明，在脉冲频率相差一倍的 A-HFS 稳态期，虽然诱发的 APS 序列相似，但频率较高的双 IPI 和双强度 A-HFS 期间，神经元在脉冲间隙的可兴奋性减弱。这意味着，较高频率刺激中多一倍的脉冲可以诱导程度更深的轴突阻滞。而这种双参数刺激诱发的神经元放电量却与频率减半的刺激相似，此结果与 5.2.2 节所述的 50~200Hz 的 A-HFS 稳态期诱发的神经元放电量相似的结果一致（图 5-7(g)）。

6.2.4　神经元群体分岔响应的机制分析

分岔是神经元放电的频率或/和时间模式上发生的一种根本性变化，但它却由微小的外界输入扰动或者微小的系统参数变化等引起。这是因为，非线性系统在分岔点附近是不稳定的，当神经元的状态处于分岔点附近时，微小的变化就会导致显著不同的结果（Yang et al.，2006；Rabinovich et al.，2006；Atherton et al.，2016）。之前有关神经元放电的分岔研究考察的对象通常是单个神经元，而我们的上述研究考察的是神经元群体放电的分岔，发现了双参数 A-HFS 中的微小 IPI 和微小强度变化可以导致神经元群体活动的分岔，而且揭示的是在体的完整脑内神经元活动的分岔现象。与之前的离体研究相比，这种在体动物实验的结果对于临床应用更具有借鉴意义。根据 A-HFS 引起轴突间歇性阻滞的机制，可以推测，去极化阻滞使得轴突细胞膜的状态处于分岔点附近。因为，在去极化状态下，Na^+、K^+ 等离子通道的激活状态变化速度要比静息时快得多且很灵敏（Hodgkin et al.，1952b；Kocsis et al.，1983；Zheng et al.，2020），刺激脉冲的 IPI 或强度等兴奋输入参数发生的微小变化就可以导致神经元放电的分岔。而基线状态时这些微小变化原本不会引起神经元放电如此大的改变。

此外，海马 CA1 区输出轴突通路 Alveus 上施加的单个脉冲可以同时激活一束轴突。相邻轴突之间存在的耦合作用可能也是导致群体放电分岔的原因之一。已有研究表明，海马脑区的轴突之间存在电耦合，这种电耦合可以引起神经元群体极快速的同步活动（Blankenship et al.，2010；Molchanova et al.，2016；Schmitz et al.，2001）。据此可以推测，在这种耦合机制作用下，A-HFS 期间越来越多的轴突放电会聚集到有利于诱发放电的较长 IPI 或较强脉冲之后，从而扩大双参数脉冲之间放电量分布的差异,导致分岔现象。

总之,在 A-HFS 诱导的间歇性去极化阻滞和轴突耦合这两种机制的共同作用下,仅含微小差别的双参数交替 A-HFS 就可以改变神经元群体的放电模式。此外,虽然其中较"弱"参数的脉冲没能直接诱发明显的神经元放电,但是这些"弱"脉冲可以维持细胞膜处于去极化阻滞水平,从而阻止神经元在脉冲间隙响应外界的兴奋激励(图 6-11)。

值得注意的是,图 6-11(a)和(d)所示的插入测试脉冲的实验中,与插入前相比,测试脉冲的插入引起了后续 A-HFS 所诱发的一系列 APS 的改变。这提示我们,单个脉冲的变动也可以产生较大的神经元活动调控作用。高频刺激作用下的轴突或许就像被绷紧的弦,细微的触动,就可能诱发较大的波动。沿着这一思路,下面研究恒频的高频刺激期间插入和删除脉冲的作用。

6.3 恒频刺激序列中插删脉冲引起的神经元响应变化

6.3.1 A-HFS 期间删除或插入脉冲引起的 APS 变化

为了考察大鼠海马 CA1 区 Alveus 上的 A-HFS 期间删除单个脉冲的作用,如图 6-12(a1)所示,在 100Hz 恒频 A-HFS 期间 APS 衰减后的稳态期,删除一个脉冲,也就是将一个 10ms 的 IPI 延长至 20ms。将 A-HFS 首个诱发波记为 APS_{init}。并且,将删脉冲之前的脉冲记为 P_0,其诱发波记为 APS_0;被删除的脉冲记为 P_1,其原本应诱发的波为 APS_1;以此类推,将之后的脉冲依次诱发的 APS 分别记为 APS_2、APS_3、…、APS_k。那么,由于 P_1 不存在,APS_1 的幅值为 0。图 6-12(a2)所示是整个 2min 的 A-HFS 期间的 APS 幅值散点图,上方显示了删脉冲前后的局部放大图。可见,延长的 IPI 使得其后脉冲诱发的 APS_2 幅值明显变大,显著增加至 APS_0 幅值的 3 倍左右,约为 APS_{init} 幅值的 1/2(图 6-12(a3))。而 APS_2 之后的 APS_3 又变小,后续一段时间内 APS 一大一小地振荡。

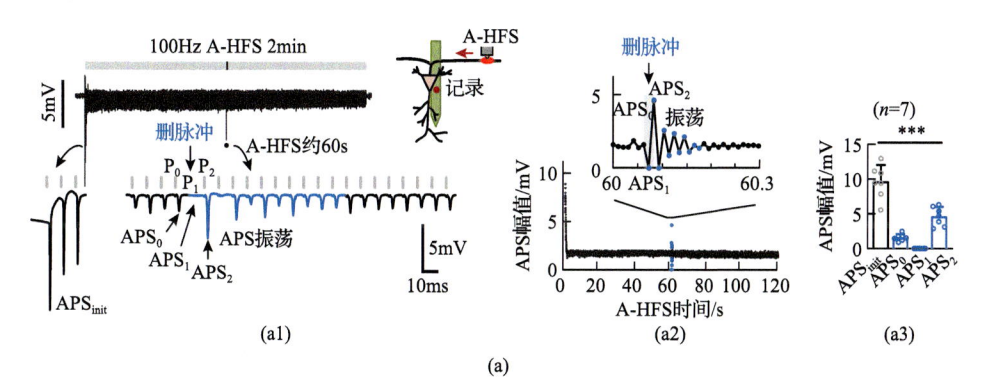

(a)

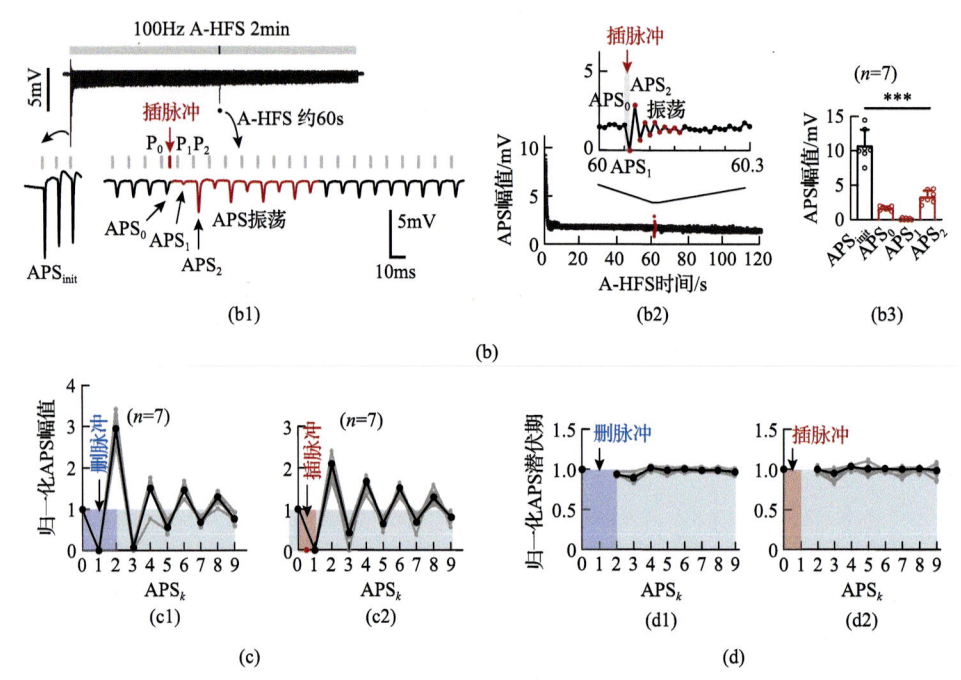

图 6-12 在 A-HFS 稳态期删除或插入单个脉冲引起的 APS 变化(Hu et al., 2023a)

图(a1)和(b1)中，灰色小竖条指示已去除的刺激伪迹，删脉冲和插脉冲及其引起的变化分别用蓝色和红色表示。图(c)和(d)中，灰色点是各次实验数据，黑色点是平均值($n=7$)。图(d)中，因 APS$_1$ 不存在或者太小，无潜伏期。图(a3)和(b3)中，***$P<0.001$，单因素重复 ANOVA 和事后 Bonferroni 多重检验。

APS$_2$ 幅值的增加是由于删脉冲延长的 IPI 使得神经元对于脉冲的响应能力获得较多恢复(参见 5.2.2 节)。据此，如果反过来，插入一个脉冲将 IPI 缩短，那么，紧随的 APS 就应该减小。实验结果不出所料，如图 6-12(b1)和(b2)所示，插脉冲前后脉冲和 APS 的定义与上述删脉冲时相似。在 10ms IPI 的中间插入一个脉冲会抑制后续 P$_1$ 脉冲诱发的 APS$_1$，使其几乎消失。而且插脉冲本身不诱发 APS。但是，插入后第二个脉冲 P$_2$ 诱发的 APS$_2$ 显著增大，变为插入前 APS$_0$ 幅值的 2 倍左右，约为 APS$_{init}$ 幅值的 1/3(图 6-12(b3))。而且，自 APS$_2$ 开始的 APS 也呈现一大一小的振荡(图 6-12(b2)上方放大图)，这使得插入脉冲产生的 APS 序列与删除脉冲的相似，也就是两种截然相反的操作可以导致类似的神经元群体放电模式，这是出乎意料的。

以 APS$_0$ 幅值为基准，对删、插脉冲后诱发的 APS 幅值进行归一化。APS$_1$ 至 APS$_8$ 的平均归一化幅值中，奇数下标的 APS$_1$、APS$_3$、APS$_5$ 和 APS$_7$ 显著下降，而偶数下标的 APS$_2$、APS$_4$、APS$_6$ 和 APS$_8$ 则显著增加(图 6-12(c1)和(c2))。并且，删脉冲后的归一化 APS$_2$ 平均幅值(3.0 ± 0.38, $n=7$)显著大于插脉冲后的值(2.0 ± 2.22, $n=7$; t 检验，$P<0.001$)。删、插脉冲后 APS 的潜伏期没有显著变化(图 6-12(d1)和(d2))。此结果表明，在 100Hz 的 A-HFS 稳态期，缩短 IPI 的插脉冲与延长 IPI

第 6 章 神经元对于时变参数脉冲刺激的响应

的删脉冲一样，都能够在随后诱发的 APS 中引起明显的幅值振荡。

为了研究插入的脉冲在 IPI 中所处的时间点对于后续 APS 序列的影响，如图 6-13(a)所示，在 100Hz 的 A-HFS 稳态期，在 10ms 的 IPI 中与前一个脉冲相距不同的 9 个时刻（Δt=1ms, 2ms, ⋯, 9ms）分别插入脉冲，考察后续 APS 的变化。每次实验的 2min A-HFS 的后 60s 中以 5s 的间隔，按照随机顺序实施这 9 个不同时刻的插入。当 Δt=1~7ms 时，插入的脉冲（图 6-13(a)中红色小竖条指示）本身不诱发明显的 APS，随后的 A-HFS 脉冲（即 P_1）诱发的 APS_1 减小。而且，随着 Δt 的增加，APS_1 减小至几乎消失。但再后的 P_2 脉冲诱发的 APS_2 则逐渐增大。当 Δt=8ms 和 9ms 时，插入的脉冲会诱发 APS（姑且仍记为 APS_1），但 P_1 不再诱发 APS。

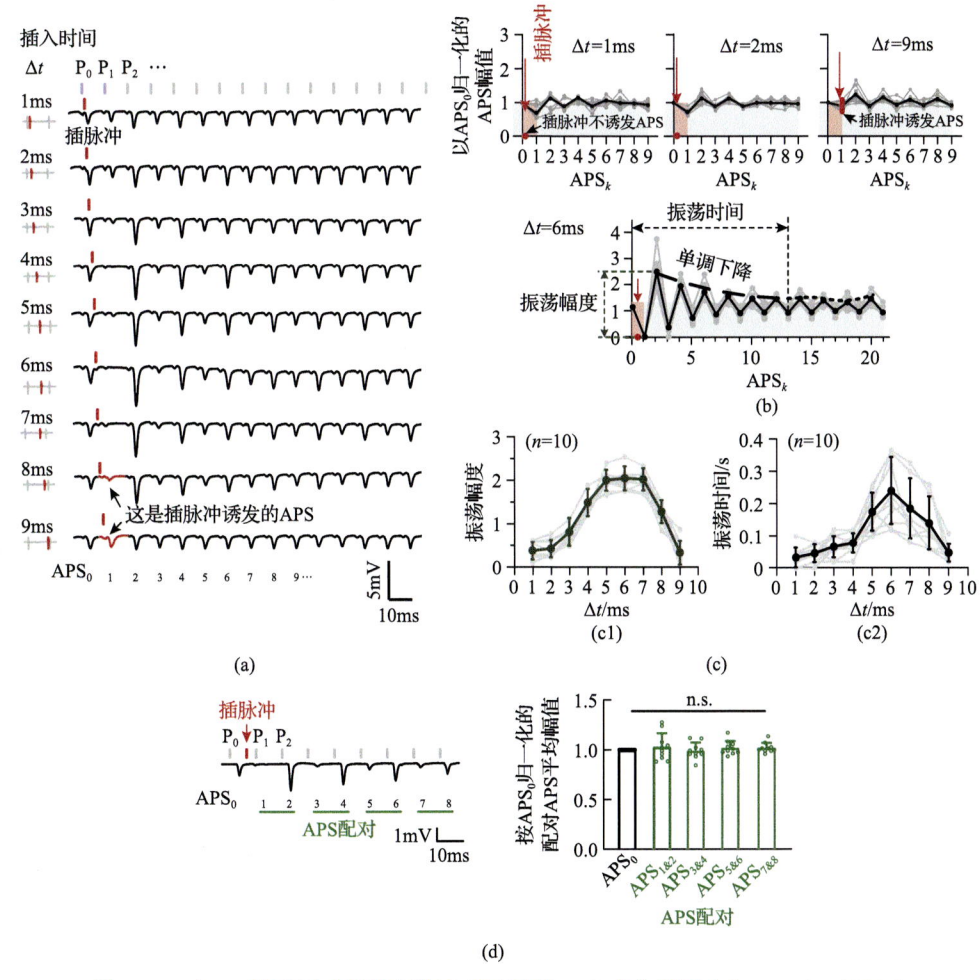

图 6-13 在 IPI 的不同时刻插入脉冲对于后续 APS 变化的影响（Hu et al.，2023a）
图(b)和(c)中，灰色点表示各次实验的数值，深色点表示平均值（n=10）。图(d)中，n.s.表述 $P>0.05$，单因素 ANOVA 检验，n=10。

当插入的脉冲位于 10ms IPI 的中间(如 Δt=6ms)时，随后的 APS 振荡幅度较大。如图 6-13(b)下图所示，用振荡幅度和振荡时间这 2 个指标来描述插入脉冲之后归一化 APS 幅值的振荡。其中，振荡幅度定义为最大与最小 APS 幅值之差，即 APS_2 与 APS_1 的归一化幅值之差。振荡时间定义为较大的 APS(即具有偶数下标的 APS)单调减小的过程所持续的时间。这 2 个指标随着插入时刻 Δt 的增加呈现为非单调变化，先增后降(图 6-13(c))。而且，当 Δt=1ms 和 9ms 时，振荡的平均幅度和持续时间都很小，两个插入时间点之间没有显著差别。不过，Δt=1ms 时，APS_1 由 A-HFS 原有脉冲诱发，而 Δt=9ms 时 APS_1 则由插入脉冲诱发。在 IPI 的中间位点(Δt=6ms)插入脉冲可以引起最大的后续 APS 变化。

插入脉冲引起的 APS 振荡意味着神经元放电的重新分布。以 Δt=6ms 时的插入为例，插入脉冲后，APS 一小一大交替出现，但相邻 APS 两两配对后的平均幅值与 APS_0 幅值相似(图 6-13(d))。这表明插入脉冲并没有改变神经元放电的总量，只是将原本 APS_1 的放电延迟至 APS_2，随后在逐渐复原的过程中，APS 序列呈现一种逐渐衰减的"振荡"。

为了考察多次插入脉冲是否可以持续推延神经元放电，在连续 4 个 IPI 的 Δt=6ms 时刻分别插入一个脉冲，并在同一次 A-HFS 的 60s、80s 和 100s 重复这种"四连插"。如图 6-14(a)所示，将 4 个插入脉冲分别记为 p_1、p_2、p_3 和 p_4。其中，p_1 以及紧随其后的原 A-HFS 脉冲不诱发 APS，这与上述单脉冲插入时的结果一致。紧随各插入脉冲之后的 4 个原 A-HFS 脉冲均不诱发明显的 APS(图 6-14(a)下方幅值散点图中蓝色阴影区底部的 4 个绿点指示)。不过，插入脉冲 p_2、p_3 和 p_4 诱发了 APS。整个"四连插"结束之后的 APS 序列(仍然记为 $APS_{1,2,\cdots,k}$)一小一大振荡，与插入单个脉冲的情况相似(图 6-14(b))。"四连插"诱发的 APS 的平均振荡幅度和振荡时间均与单次插入时无显著差别(图 6-14(c))。

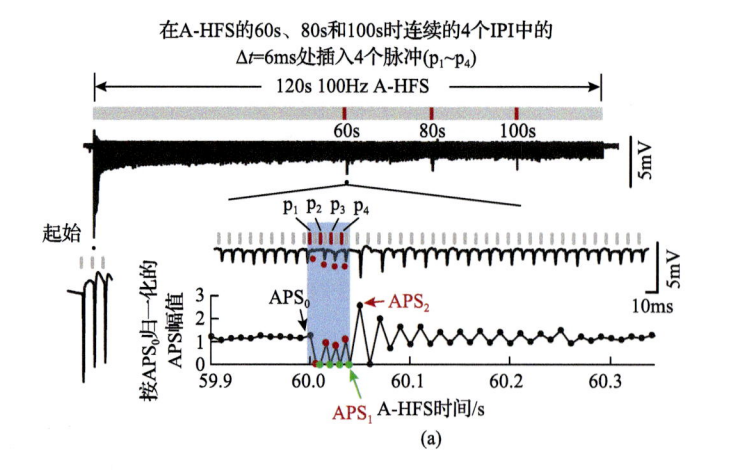

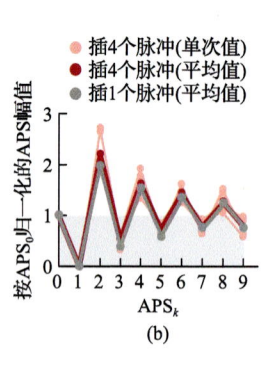

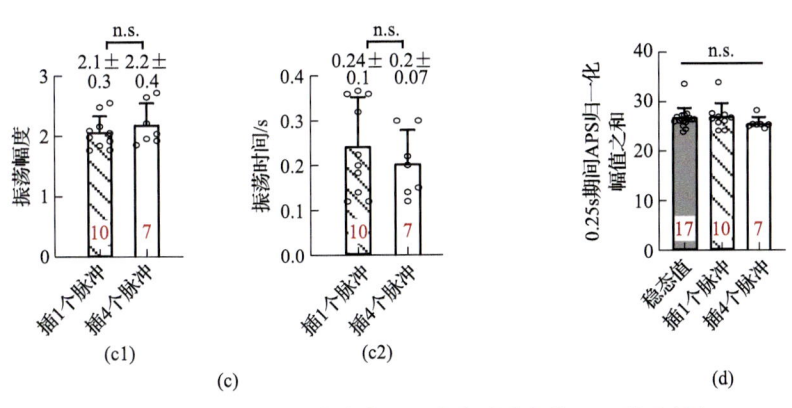

第 6 章 神经元对于时变参数脉冲刺激的响应

图 6-14 100Hz 的 A-HFS 稳态期插入单脉冲和四脉冲后诱发的 APS 的比较(Hu et al.，2023a)
图(c)和(d)中，n.s.表述 $P>0.05$，t 检验或单因素 ANOVA 检验，柱条上的红色数字是实验大鼠个数。

从"四连插"开始到 APS 振荡结束的平均持续时间约为 0.24s，其中包括 0.04s 的插入期和 (0.20 ± 0.07) s 的振荡时间(图 6-14(c2))。单脉冲插入的相应时间约为 0.25s，包括 0.01s 插入期和 (0.24 ± 0.10) s 振荡时间。为了比较神经元放电的总量，计算单脉冲和四脉冲插入以及插入前 A-HFS 稳态期在相同的时长 0.25s 内的 APS 幅值之和(按 APS_0 归一化)。这 3 个 0.25s 中的 APS 幅值之和无显著差异(图 6-14(d))。

这些结果表明，插入脉冲只是暂时调整了神经元跟随各个脉冲的放电分布，并未显著改变神经元放电的总量。并且，与单脉冲插入相比，连续多个 IPI 中的多次插入既不能推迟更多的神经元放电，也不能诱导更强的后续 APS 振荡。

6.3.2 O-HFS 期间插入脉冲诱发的 OPS

上述施加于海马 CA1 区轴突纤维 Alveus 上的 A-HFS 逆向诱发 APS 的兴奋途径不涉及突触传递。下面将同样的脉冲序列施加于 CA1 区的 Schaffer 侧支作为 O-HFS，用于考察插脉冲引起的轴突活动沿轴突传导后，再经过单突触传递，顺向激活突触后 CA1 锥体神经元的放电过程(图 6-15(a)左上图所示)。

在 O-HFS 稳态期的 60s、80s 和 100s 处各插入单个脉冲，插入时刻为 IPI 的 $\Delta t=6\text{ms}$(图 6-15(a)右图)。将紧随插入脉冲之后的原 O-HFS 脉冲依次记为 P_1、P_2 和 P_3 等，则 P_2 之后出现了 OPS，记为 OPS_2。将 3 次插入脉冲诱发的 OPS_2 波形叠加之后求平均。OPS_2 的平均幅值显著小于 O-HFS 首个脉冲诱发的 OPS_{init} 的平均幅值(图 6-15(b1))。类似地，在前述具有同样插入脉冲的刺激序列的 A-HFS 期间，APS_2 的平均幅值显著小于 APS_{init} 的平均幅值(图 6-15(b2))。但是，幅值之比 $OPS_2/OPS_{init}\approx 2/3$ 显著大于具有同样刺激序列的 A-HFS 时的比值 $APS_2/APS_{init}\approx 1/3$(图 6-15(b3))。

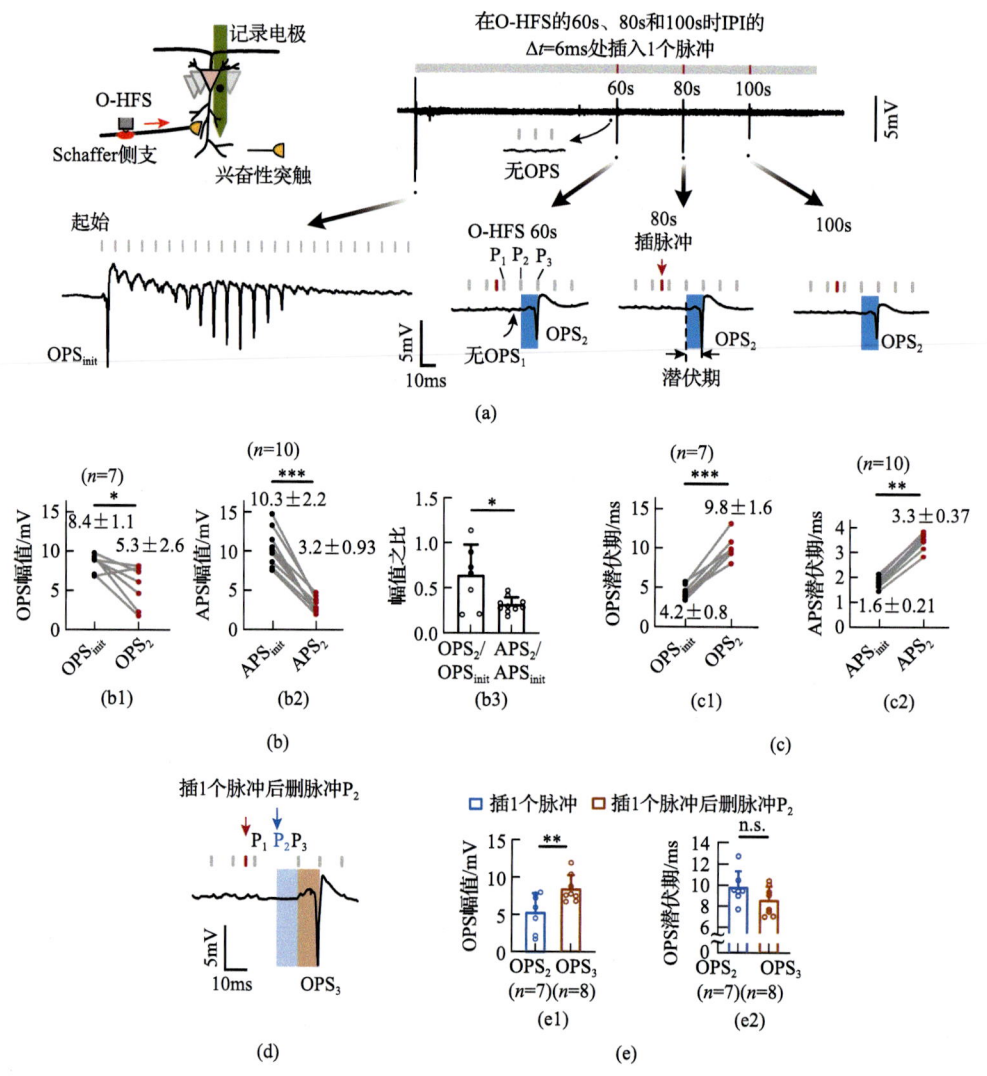

图6-15 海马CA1区Schaffer侧支上的100Hz O-HFS稳态期插入单个脉冲诱发的群峰电位(Hu et al., 2023a)

图(b)、(c)和(e)中，n.s.表述$P>0.05$；$^*P<0.05$、$^{**}P<0.01$和$^{***}P<0.001$，t检验或配对t检验。

值得注意的是 OPS_2 出现的时间不是紧随插入脉冲或者其后的 P_1，而是在 P_2 之后(图6-15(a)右下图所示)，距离 P_2 的潜伏期为 $(9.8±1.6)$ ms($n=7$)，这表明，OPS_2 是由脉冲 P_2 而不是 P_1 诱发的。而且，OPS_2 的潜伏期显著长于 OPS_{init} 的潜伏期 $(4.2±0.83)$ ms($n=7$，图6-15(c1))，在具有同样插入单脉冲的A-HFS中诱发的 APS_2 的潜伏期也显著延长(图6-15(c2))。

为了进一步验证 OPS_2 是由 P_2 诱发的，而不是 P_2 之前的脉冲诱发，将O-HFS

序列中的 P_2(即插入脉冲之后的第二个脉冲)删除；那么，在原 P_2 与 P_3 之间的间隙就不再出现 OPS(图 6-15(d)中蓝色阴影所示)。而 P_3 之后出现了 OPS(记为 OPS_3，图 6-15(d)中棕色阴影所示)，OPS_3 平均幅值显著大于在具有 P_2 的 O-HFS 中诱导的 OPS_2(图 6-15(e1))。OPS_3 的平均潜伏期则比 OPS_2 的稍短(图 6-15(e2))。此结果证明了 OPS_2 确实是由 P_2 诱发的。这与 A-HFS 的结果一致，意味着插入的脉冲将原本 P_1 激活的兴奋推延并合并至 P_2 之后，此增加的轴突兴奋诱发出 OPS_2。删除 P_2，也就是延长 IPI，使得轴突阻滞的恢复较充分，因此，OPS_3 会更大。

将前述 A-HFS 的"四连插"刺激序列用于 O-HFS，在进行"四连插"的 40ms 时间内没有诱发 OPS(图 6-16(a)下方放大图的虚线框所示)。而插入结束后的第二个 O-HFS 脉冲(即 P_2)诱发了 OPS_2。OPS_2 与 OPS_{init} 的平均幅值之间没有显著差异(图 6-16(b1))。而 OPS_2 的平均潜伏期显著长于 OPS_{init} 的值(图 6-16(b2))。

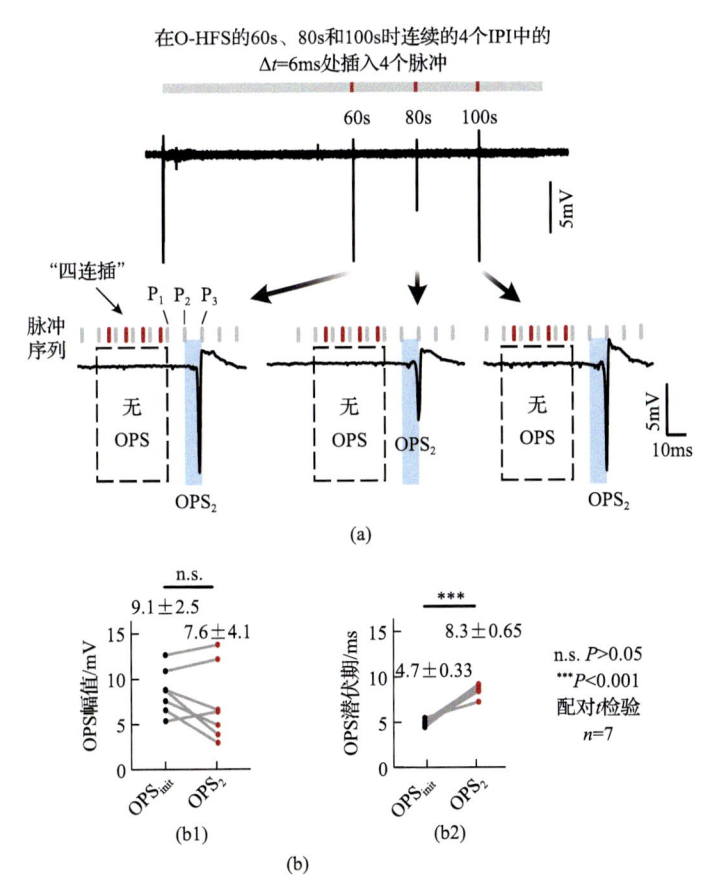

图 6-16 在 100Hz O-HFS 的稳态期由"四连插"诱发的群峰电位(Hu et al., 2023a)

这些结果表明，单脉冲和四脉冲插入都能够在原本无明显 OPS 的 O-HFS 稳态期诱发出 OPS。并且，两种插入诱发的 OPS 都由插入结束后的第二个 O-HFS 脉冲 P_2 诱发，且诱发的 OPS 的潜伏期都比 O-HFS 起始时的值（即基线值）明显延长。

6.3.3 神经元群体对于高频刺激期间插删脉冲响应的机制分析

上述 A-HFS 和 O-HFS 稳态期删除和插入脉冲的实验表明，在具有恒定 IPI 的刺激序列中，即使改变单个脉冲，也可以改变后续一段时间的神经元响应，表现为神经元放电的重新分布，产生幅值增大的群峰电位。利用 HFS 诱导的轴突阻滞可以解释此实验现象。去极化阻滞导致轴突细胞膜的不应期延长，使得每根轴突只能间歇地响应 HFS 序列中的一部分脉冲而产生动作电位（参见 5.2 节）。A-HFS 对于神经元胞体的激活不涉及突触传递，稳态期每个脉冲都诱发衰减的 APS。在刺激序列中删除一个脉冲，也就是延长脉冲间隔，这延长的时间使得更多轴突从去极化阻滞状态中解脱出来，从而导致下一个 APS 增大（图 6-12(a) 的 APS_2）。

有意思的是，与删除脉冲相反的操作，插入一个脉冲，缩短脉冲间隔，也可以产生类似的后续 APS 响应，包括幅值增大的 APS（图 6-12(b) 和图 6-12(c2)）。此结果也可以用轴突阻滞机制来解释。插入的脉冲所产生的兴奋作用可以加深轴突膜的去极化阻滞，导致原本应被随后的 P_1 脉冲激发的神经元放电被推延至下一个脉冲 P_2 之后再放电，从而产生增大的 APS_2（图 6-12(b)）。此外，APS_2 的增大程度与脉冲插入的时间有关（图 6-13）。仅当插入位于 IPI 的中间位置时，APS_2 才明显增大。这是因为，当插入的脉冲靠近其前面的 A-HFS 脉冲（即图 6-13(a) 所示 P_0）时，它不会影响刚被 P_0 激活的神经元的放电。而当插入的脉冲靠近后面的 A-HFS 脉冲（即图 6-13(a) 所示 P_1）时，它可以取代 P_1，抢先诱发神经元放电。因此，只有位于 IPI 中间的插入脉冲所产生的兴奋作用，才能最大限度地将轴突的激活从 P_1 推延至 P_2 之后。这种激活的重新分布导致 APS 产生一大一小的衰减性振荡（图 6-13(b)）。振荡期 APS 幅值之和无明显变化，意味着神经元放电总量不变，也表明单脉冲插入和"四连插"所诱导的 APS 振荡是由神经元放电的重新分布所致（图 6-13(d) 和图 6-14(d)）。此外，与单脉冲插入相比，"四连插"不能累积和推延更多的放电以产生更大的 APS_2，这可能是由于多个 IPI 期间的插入脉冲 p_2、p_3 和 p_4 诱发的 APS 已释放了部分神经元的放电（图 6-14(a)）。

同理，与 A-HFS 相同的刺激序列的 O-HFS 期间，插入脉冲也会导致受刺激的 Schaffer 侧支的轴突上的放电的重新分布。在单脉冲插入和"四连插"之后的第二脉冲 P_2（而不是第一脉冲 P_1）诱发了大幅值的 OPS_2（图 6-15(a) 和图 6-16(a)），这与 A-HFS 期间增大的 APS_2 的出现时间一致（图 6-12 和图 6-13）。OPS_2 和 APS_2 的幅值和潜伏期的变化趋势相似也支持此推测（图 6-15(b) 和 (c)）。

不过，O-HFS 的激活途径除了轴突传导之外，还包括突触传递（图 6-15(a)）。之前有研究报道，HFS 可能导致神经递质损耗等引起突触传递效率降低（Anderson et al.，2006；Iremonger et al.，2006；Rosenbaum et al.，2014）。这意味着，持续 O-HFS 期间 OPS 的消失可能由突触传递失效引起，而不是轴突阻滞引起。插入脉冲之后产生的大幅值 OPS_2 可能是加入脉冲引起的递质释放的补充增强了突触传递。如果如此，那么，这个大 OPS 应该由插入脉冲或由其后的 P_1 脉冲诱发，而不是由 P_2 脉冲诱发而出现于 P_2 之后。且 OPS_2 与插入脉冲相隔时间>20ms，已不能充分利用插入脉冲可能增强的突触传递。因为，基线时 OPS 的潜伏期（即 OPS_{init} 的潜伏期，其中包含由突触传递引起的延时）仅为 5ms 左右（图 6-15(c1) 和图 6-16(b2)）。此外，在插入脉冲后删除 P_2，后续脉冲 P_3 可以诱发幅值更大的 OPS_3（图 6-15(d) 和 (e1)），而 OPS_3 与插入脉冲相隔时间更长（>30ms），更不可能用插入脉冲增强突触传递的机制来解释。但可以利用轴突阻滞机制解释：删除 P_2 延长了 IPI，给 HFS 诱导的轴突阻滞提供了加长的恢复时间，而之前的插入脉冲又推延了部分轴突的放电，这两种效应的结合产生了大幅值 OPS_3。

虽然上述 A-HFS 和 O-HFS 期间插入脉冲所引起的神经元群体响应，都可以利用高频刺激诱导的轴突阻滞机制来解释，但 O-HFS 激活途径中突触传递的参与也导致了两种 HFS 期间神经元响应的差别。差别之一是，插入脉冲诱导的 OPS_2 的相对幅值大于 APS_2 的值（图 6-15(b3)）。而且，在插入脉冲前的 O-HFS 稳态期已不诱发 OPS，而在 A-HFS 的稳态期每个脉冲仍然诱发小幅值 APS。这可能是突触传递的阈值效应引起的（Spruston，2008），参见 2.3 节的单脉冲诱发 OPS 的幅值随刺激强度变化的"S形"曲线（图 2-7(b)）。在插入脉冲之后的后续脉冲中，O-HFS 的脉冲 P_2 诱导的轴突兴奋应该最强（对应于 A-HFS 中诱发的幅值最大的 APS_2），该兴奋使得许多突触传递超过阈值，从而诱导大量突触后神经元放电，形成大 OPS_2。阈值效应使得 OPS 从无到有，且变化幅度大于 A-HFS 期间。而且，Schaffer 侧支的传入轴突上 O-HFS 的顺向兴奋可以通过轴突的许多分支及其末梢支配大量突触后神经元，而锥体神经元自身轴突上 A-HFS 的逆向兴奋只能直接激活神经元自身的胞体。这也是导致插入脉冲诱导的 OPS_2 大于 APS_2 的又一个原因。差别之二是，APS 序列中出现振荡（图 6-12～图 6-14），而 OPS 没有（图 6-15 和图 6-16），这可以用局部抑制回路的作用来解释。在海马 CA1 区具有前馈抑制和反馈抑制局部神经回路（详见 2.3 节），O-HFS 的刺激脉冲和/或锥体神经元的放电都可以激活这些回路的抑制作用，从而阻止 OPS_2 之后继续出现 OPS。而局部抑制回路的作用几乎不影响 APS 的诱发，因为 APS 不涉及突触整合。

总之，基于高频刺激诱导的轴突阻滞机制，利用插入脉冲调节轴突放电的分布，可以显著改变 A-HFS 和 O-HFS 稳态期的神经元响应模式。而且，O-HFS 激活途径中的突触传递和局部抑制性神经回路的作用，可以将来自输入通路的轴兴奋进行非线性的阈值函数式的变换，导致 O-HFS 诱导的突触后神经元放电模式不同于 A-HFS 期间逆向激活直接诱导的神经元胞体放电。上述研究提供了一种变 IPI 的刺激模式设计方法，只须在恒频脉冲序列中偶尔插入脉冲就可以改变神经元响应。许多临床试验和动物实验结果表明，变 IPI 的脉冲序列可以产生多种不同的刺激效果，给神经调控提供更多选择(Brocker et al., 2013b; Akbar et al., 2016; Karamintziou et al., 2016; Grill, 2018; Santos-Valencia et al., 2019; Okun et al., 2022)。下一节继续介绍我们在大鼠实验中考察的随机时变 IPI 的刺激作用。

6.4　随机时变脉冲间隔的刺激作用及其机制

由 6.3 节介绍的插入脉冲的实验可以推测，对于瞬间变频(即变 IPI)的刺激，神经元的放电量不一定与前导 IPI 呈正相关，如下介绍的随机变频实验也证实了这一点。在考察随机变频的作用效应时，我们仍然分别将刺激施加于大鼠海马 CA1 区锥体神经元自身的轴突纤维 Alveus 和输入通路的轴突纤维 Schaffer 侧支上，分别考察逆向刺激 A-HFS 和顺向刺激 O-HFS 的情况。

6.4.1　随机变频脉冲逆向刺激诱导的神经元群体响应

1. IPI 变化较大的随机变频 A-HFS

如图 6-17(a)所示，为了在同一次 A-HFS 中比较变频刺激和恒频刺激，将 A-HFS 分为 3 段：前期 50s 为 100Hz 恒频刺激，使神经元的响应达到稳态；然后切换为 10s 的 20～600Hz 的随机变频刺激；最后再返回 100Hz 恒频刺激 20s 后结束。整个 A-HFS 共计长 80s。其中，20～600Hz 随机变频的平均脉冲频率也是 100Hz，所对应的 IPI 变化范围为 1.67～50ms。

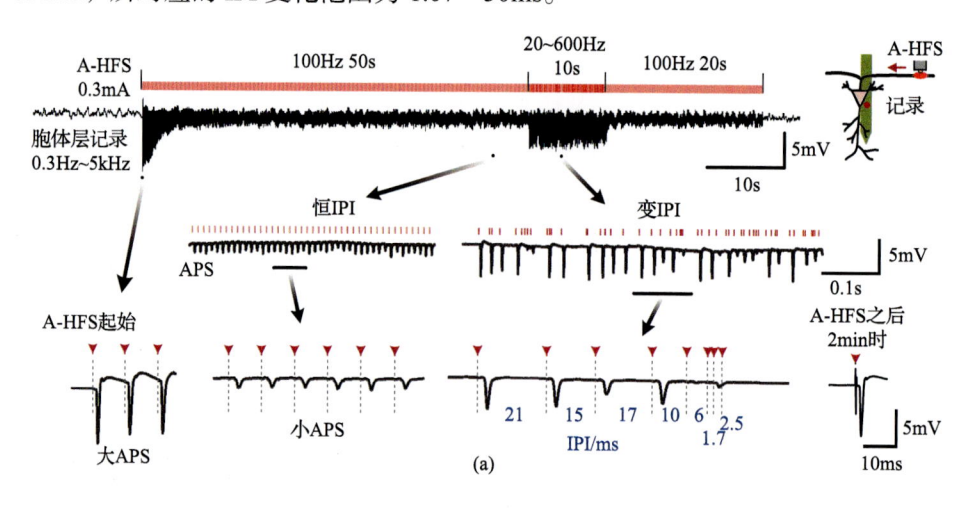

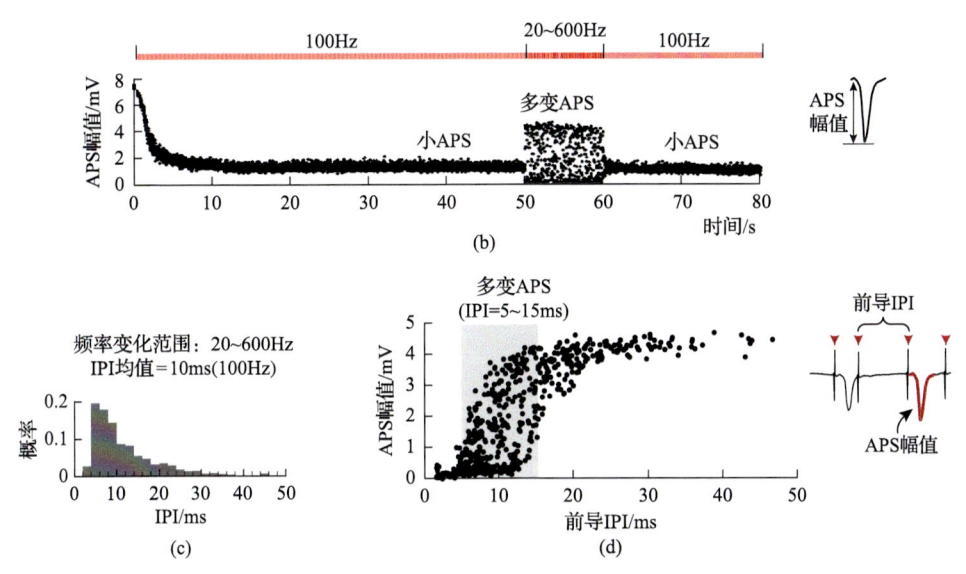

图 6-17　大鼠海马 CA1 区神经元群体对于随机变频 A-HFS 的响应(Feng et al., 2019)

图 6-17(a)的记录信号示例中，前期 50s 的恒频 A-HFS 期间诱发的 APS 变化与之前所述相似：起始每个脉冲均可诱发大幅值 APS，数秒之后 APS 幅值迅速下降至稳态水平。至 50s 的 100Hz 恒频刺激结束时，APS 的幅值稳定于初始幅值的 20%左右(图 6-17(b))。切换至 10s 变频刺激期间，IPI 在 1.67～50ms 内按照泊松分布随机变化(图 6-17(c))，每个脉冲诱发的 APS 幅值不再稳定，而是在 0～4.5mV 的范围内跳变(图 6-17(b)和(d))。直至刺激重新返回恒频刺激时，APS 也重新回到稳定的小幅值水平。A-HFS 结束后约 2min 时，单个测试脉冲诱发的 APS (图 6-17(a)右下角)与 A-HFS 起始时诱发的 APS 相似，表明神经元的响应恢复至刺激前的基线状态。

在 10s 变频期间，虽然其平均频率与恒频时一样，但 APS 的幅值变化很大，且总体变化趋势与前导 IPI 呈正相关。幅值大于 4mV 的 APS 仅出现于前导 IPI>25ms 时；而前导 IPI<5ms 时只能诱发幅值小于 1mV 的 APS(图 6-17(d)的幅值散点图和图 6-17(a)的放大图)。这表明，较长的脉冲间隔有利于紧随其后的脉冲诱发较大的 APS。但是在 IPI=5～15ms 的小范围内，APS 幅值变化与前导 IPI 的长度之间没有明显的相关性(图 6-17(d)阴影区所示)。较短的 IPI 之后可以出现较大的 APS，反之亦然。此结果意味着：即使所有 IPI 的长度都很短，IPI 的微小变化也可以导致不规则的神经元群体的放电活动，产生较大幅值的 APS。下面将 IPI 的变化范围缩小为 5～10ms，也就是脉冲频率在 100～200Hz 变动，以考察 APS 幅值与 IPI 之间的关系。出乎意料的是，神经元群体对于实时随机变频刺激与恒频刺激的响应差别很大。

2. 仅含微小 IPI 变化的随机变频 A-HFS

如图 6-18(a)所示，经过前期 50s 的 100Hz 恒频对照刺激之后，当诱发的 APS 稳定于小幅值水平时，将 A-HFS 切换至 100~200Hz 的随机变频模式。在此 10s 变频期间，随机变化的 IPI 为均匀分布，平均脉冲频率为 133Hz，高于恒频 100Hz 的频率。并且，随机变频的 IPI 为 5~10ms，也就是，没有比恒频的 10ms 更长

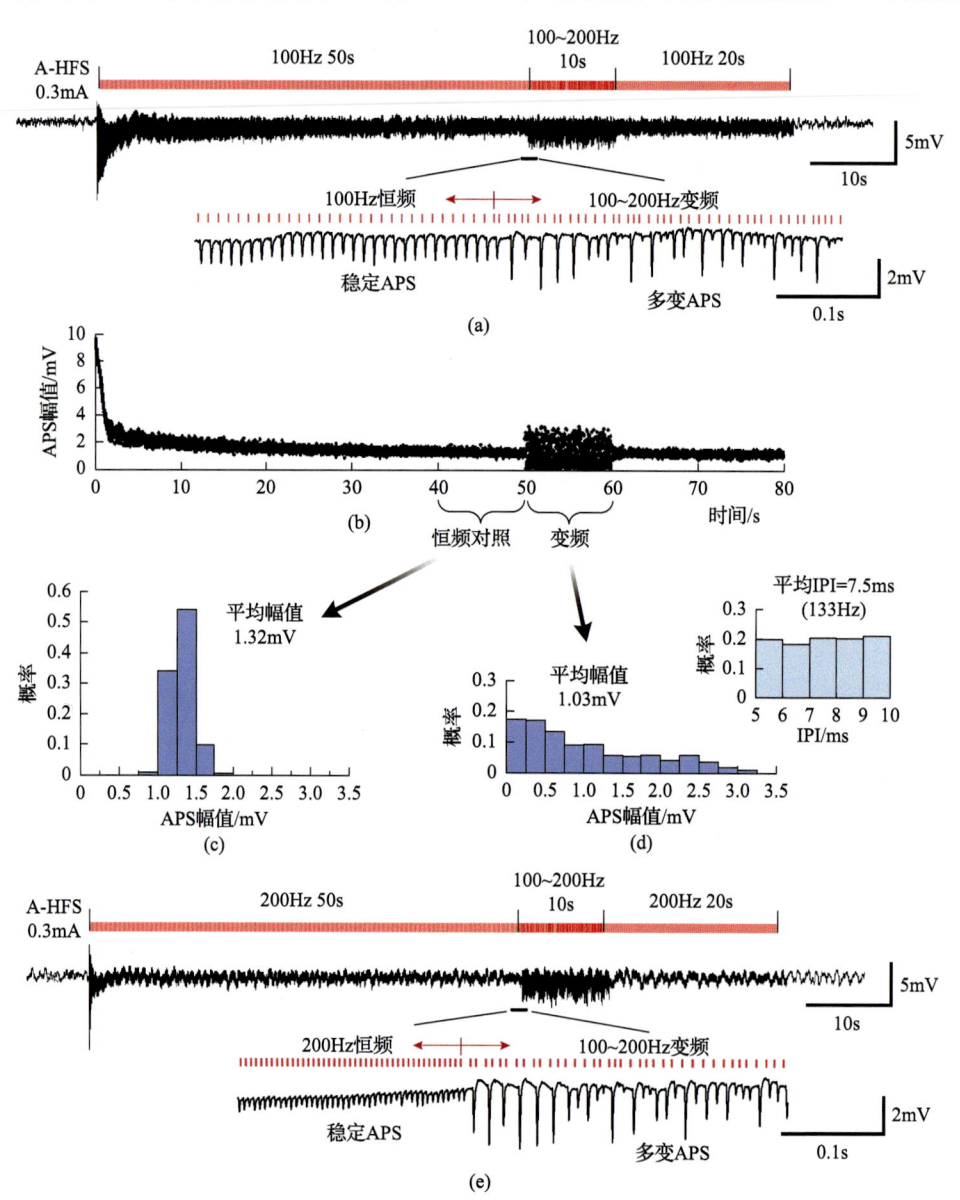

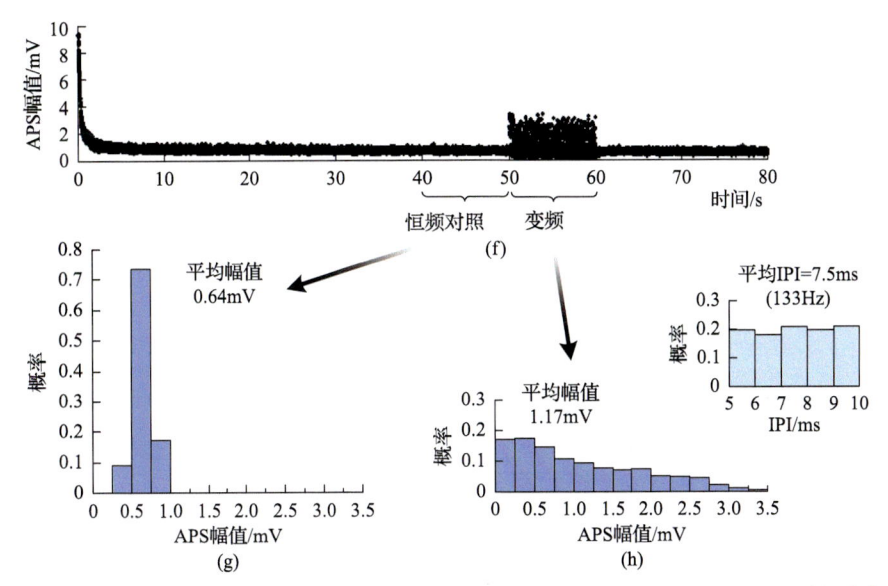

图 6-18 大鼠海马 CA1 区神经元群体对于 100Hz 恒频 A-HFS 和 100～200Hz 随机变频 A-HFS 的响应（Feng et al.，2019）

的 IPI。但是，变频期间却诱发了许多大于恒频期间的 APS，这与恒频 A-HFS 期间 IPI 越大诱发的 APS 越大的规律不同。而且，变频期间许多脉冲几乎不诱发 APS（图 6-18(a) 和(b)）。

为了比较恒频和变频期间神经元响应的差别，考察 A-HFS 中相邻的 10s 恒频（40～50s）和 10s 变频（50～60s）这两段刺激期间的 APS 幅值分布。以图 6-18(a) 所示记录信号为例，恒频期间的 APS 幅值分布接近正态分布（图 6-18(c)），在 0.83～1.90mV 小范围内变动，平均幅值为 1.32mV。而在变频期间，虽然 IPI 的分布是均匀的（图 6-18(d) 右上图所示）；但是，APS 幅值却呈现递减分布，变化范围增大至 0～3.22mV，平均幅值为 1.03mV（图 6-18(d)）。这种 APS 幅值的递减分布与随机 IPI 的均匀分布不一致，表明神经元的响应与 IPI 长度之间不是简单的正相关。

100～200Hz 随机变频的平均频率 133Hz 比 100Hz 恒频对照要高。将作为对照的恒频刺激的频率升高至 200Hz，保持 A-HFS 的其他参数不变；如图 6-18(e) 和(f)所示，在 40～50s 的恒频期间，稳态 APS 的平均幅值降为 0.64mV，其变化范围限于 0.36～1.15mV（图 6-18(g)）。但是，在 50～60s 变频期间 APS 幅值的变化范围仍然增大至 0～3.38mV，平均幅值为 1.17mV（图 6-18(h)），与恒频对照为 100Hz 时的情况相似。

如图 6-19(a)所示，统计数据表明，在 A-HFS 首个脉冲诱发的 APS 幅值相似的情况下（即神经元的基线响应相似），200Hz 恒频 A-HFS 期间 APS 的平均稳态幅值显著小于 100Hz 恒频时的数值。在变频前和变频结束后分别截取的 10s 恒频

A-HFS期间(即40～50s段和60～70s段)的APS幅值比较的结果都是如此。此结果符合恒频刺激时较小IPI诱发较小APS的规律,这是由于较高的脉冲频率产生较深的轴突阻滞。不过,10s变频期间APS幅值的均值和四分位数间距与其前导恒频对照刺激的频率(100Hz或200Hz)无关(图6-19(b))。这表明,当刺激从恒频切换到变频时,神经元群体对于随机变化的IPI的响应与其之前已达到的APS抑制水平无关。

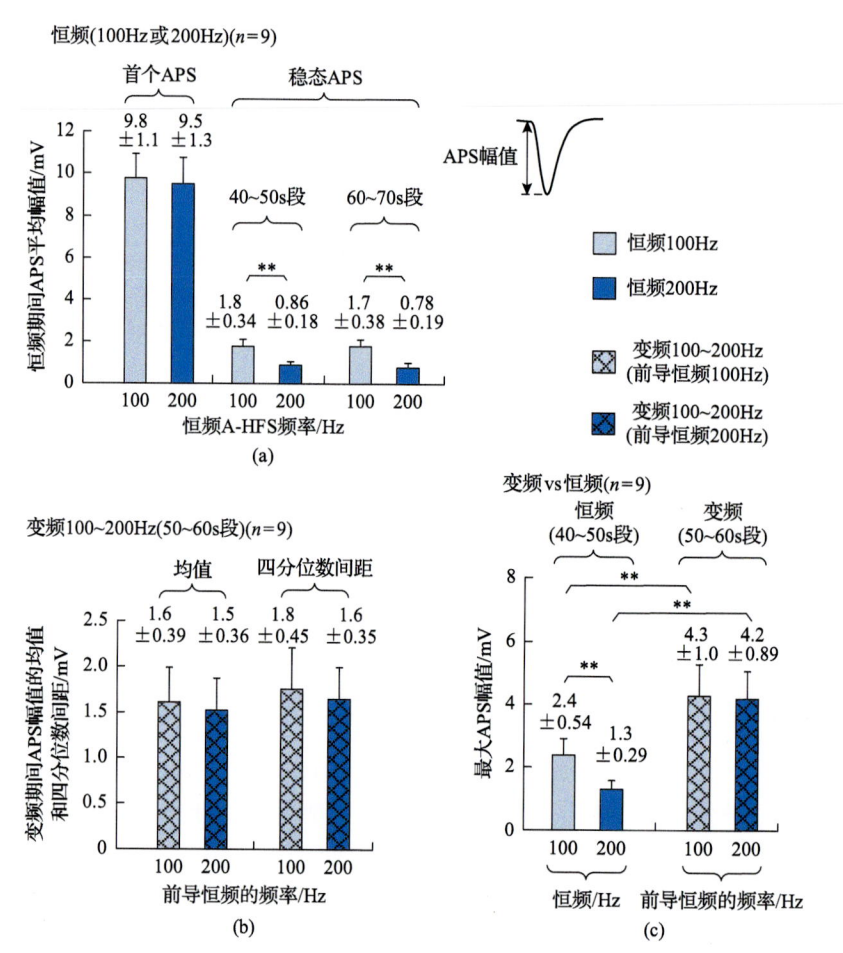

图6-19 A-HFS变频期和恒频期APS幅值比较(Feng et al.,2019)
图(a)中,**$P<0.01$,t-test。图(c)中,**$P<0.01$,ANOVA和事后Bonferroni多重比较检验。

值得注意的是,图6-19(c)所示的恒频和变频的APS最大幅值统计数据表明:虽然变频刺激的频率范围仅限于100～200Hz,相应的IPI随机变化范围限于5～10ms(在两种前导恒频刺激IPI的范围之内);但是,变频期间却诱发了显著大于恒频期间的APS。而且,变频期间许多脉冲几乎不诱发APS,APS最小幅值为0;

而恒频期间每个脉冲都能诱发 APS（图 6-18）。因此，变频期间 APS 的幅值变化范围显著大于恒频期间。如图 6-20(a)所示，将恒频刺激的频率改成 133Hz，与变频刺激的平均频率一样。并且，用更能够反映放电的神经元数量的 APS 面积作为衡量指标(Theoret et al., 1984)，随机变频期间的每秒 APS 面积之和与恒频期间的数值之间没有显著差别（图 6-20(b)）。但是，随机变频期间 APS 面积分布的四分位数间距却显著大于恒频期间的数值（图 6-20(c)）。这些结果表明，IPI 的微小随机变化引起的 APS 幅值变化显著超出恒频刺激的稳态 APS 幅值所对应的范围。而且，IPI 的变化只是导致了神经元放电时间的改变，并没有显著改变神经元放电总量。注：除特别说明之外，本书中通常采用的刺激脉冲强度是诱发 APS 或 OPS 为 3/4 最大幅值的强度，常为 0.3mA 左右。在这种非饱和区的刺激强度下，APS 或 OPS 的幅值与面积之间线性相关(Theoret et al., 1984)。因此，本书多处采用直观的 APS 幅值指标来比较参与放电的神经元数量的相对大小。

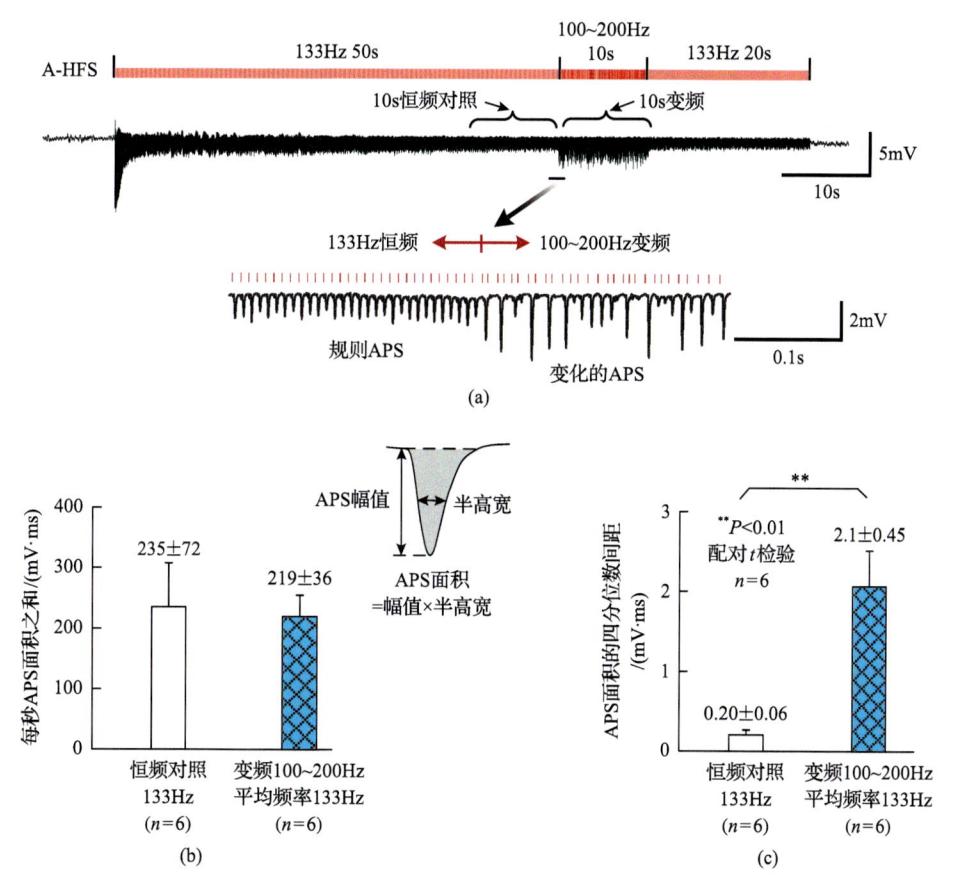

图 6-20 平均频率为 133Hz 的随机变频与同样频率 133Hz 恒频（对照）的 A-HFS 期间 APS 面积的比较(Feng et al.，2019)

3. 随机变频 A-HFS 的微小 IPI 变化改变了神经元的放电时序

变频刺激期间神经元放电时间的改变与前导 IPI 的长短以及前导 APS 的大小存在一定关系。基于图 6-21(a)所示的下列定义：当前 APS、前导 APS 以及当前 IPI 和前导 IPI。下面利用散点图来分析随机变频期间 APS 幅值与 IPI 之间的关系。

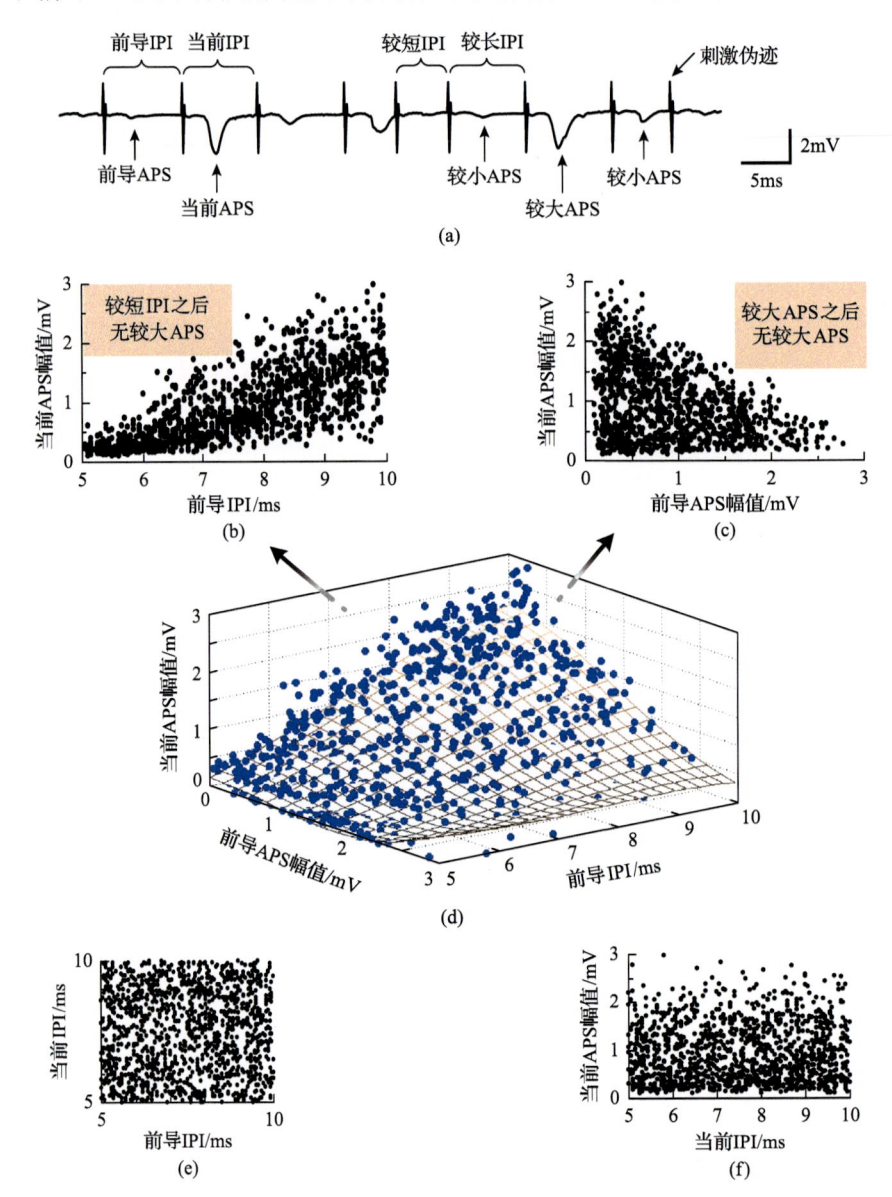

图 6-21 随机变频 A-HFS 期间 APS 幅值与 IPI 长度之间的关系(Feng et al., 2019)
图(d)的网格拟合面显示了 APS 幅值的变化趋势。

在 IPI=5～10ms(即 100～200Hz)的小范围内随机变频的 A-HFS 期间,前导 IPI 较短时(5～7.5ms),其后没有幅值大于 1.8mV 的 APS(图 6-21(b)的橙色区)。较大的 APS 几乎都跟随较长的 IPI(7.5～10ms)。虽然较长 IPI 之后也会出现较小 APS,但是,这些较小 APS 之前往往已诱发较大 APS(图 6-21(c)和(d))。两个较大 APS 不会连续出现(图 6-21(c)的橙色区)。如图 6-21(e)所示,均匀分布的随机 IPI 中存在连续两个较长的 IPI,但是,它们不会都诱发较大 APS。这表明,一旦出现较大的 APS,那么,它就会阻止下一个脉冲再次诱发较大 APS。也就是,神经元的放电与其放电"历史"有关。较长 IPI 只是较大 APS 出现的必要条件,但不是充分条件。也就是,某些较长 IPI 之后不能诱发较大 APS。这是由于最长 IPI 也只有 10ms,不够长。如图 6-17(d)所示,如果 IPI 足够长(>20ms),那么,长 IPI 之后就总会诱发较大 APS。

变频 IPI 的范围为 5～10ms,由于刺激脉冲逆向诱发动作电位的潜伏期不会超过 5ms(参见图 5-2);因此,这里所涉及的 APS 总是由紧邻其前的脉冲诱发,不可能由更早的脉冲诱发。此外,APS 与其之后出现的脉冲无关,也就是,当前 APS 幅值的大小与当前 IPI 的长短无关(图 6-21(f))。

这些实验结果表明,轴突上施加的 A-HFS 逆向兴奋神经元胞体时,脉冲间隔 IPI 的微小变化可以显著改变神经元的放电时间,产生某种程度的"随机"性。

4. 同一组变频 IPI 的不同排列诱发不同的神经元响应

根据图 6-21 所示的实验结果可以推测,对于同样一组 IPI,在构成 A-HFS 时各 IPI 出现的顺序不同,则其后诱发的 APS 也会不同。下面将 IPI 从长到短依次排列的渐变频刺激与随机排列的变频刺激进行比较,以验证此推测。

两种变频刺激的时长均为 10s,由同一组 IPI 排列而成。脉冲序列生成方法如下:变频范围仍然为 100～200Hz,相应的 IPI 变化范围为 5～10ms。设刺激脉冲的时间分辨率为 0.05ms,即 20kHz,与实验中记录信号的采样频率一致。在此分辨率下,5～10ms 的范围可分成 101 种 IPI 长度。设 IPI 为均匀分布,那么,每种 IPI 长度重复 13 个,再每隔 5 种 IPI 长度多加一个 IPI。这样,脉冲序列共由 101×13+21=1334 个 IPI 组成,总时长为 10.005s。将此 1334 个 IPI 按照从长到短的顺序依次排列,就构成脉冲频率由低变高(100～200Hz)的渐变频刺激序列。将此 1334 个 IPI 按照随机顺序排列,就成为随机变频刺激。其中,随机顺序可利用 MATLAB 函数 randperm 生成,此函数每次生成不同的随机数序列。(注:如果要在实验中获得同样的 APS 变化序列,就要采用同样的随机 IPI 序列。)可见,这种方法产生的渐变频和随机变频刺激完全由同一组 IPI 构成,只是 IPI 出现顺序不同。

如图 6-22 所示,A-HFS 起始为 20s 的 100Hz 恒频刺激,使得 APS 进入稳态期后，转为 10s 变频（渐变频或者随机变频）。在 20s 恒频刺激的后 10s 期间，每个脉冲诱发的 APS 幅值基本稳定于初始值的 20%左右，以此稳态期的平均 APS 幅值作为基准，计算此 10s 恒频以及紧随其后的变频期间每个脉冲诱发的 APS 的归一化幅值。在 10s 渐变 IPI 期间（图 6-22(a1)），归一化 APS 幅值从 1 减小至约 0.3（图 6-22(a2)）。由于 IPI 在 5～10ms 内均匀分布，IPI 随时间的变化并非完全线性下降，姑且称为准线性（图 6-22(a3)）。APS 幅值与其前导第一个 IPI 的长度（记为 IPI_1）显著相关，相关系数为 0.94（图 6-22(a4)）。如果在此渐变频刺激后继续施加 IPI 从 5ms 增至 10ms 的渐变频刺激，那么，APS 的幅值就重新变大。

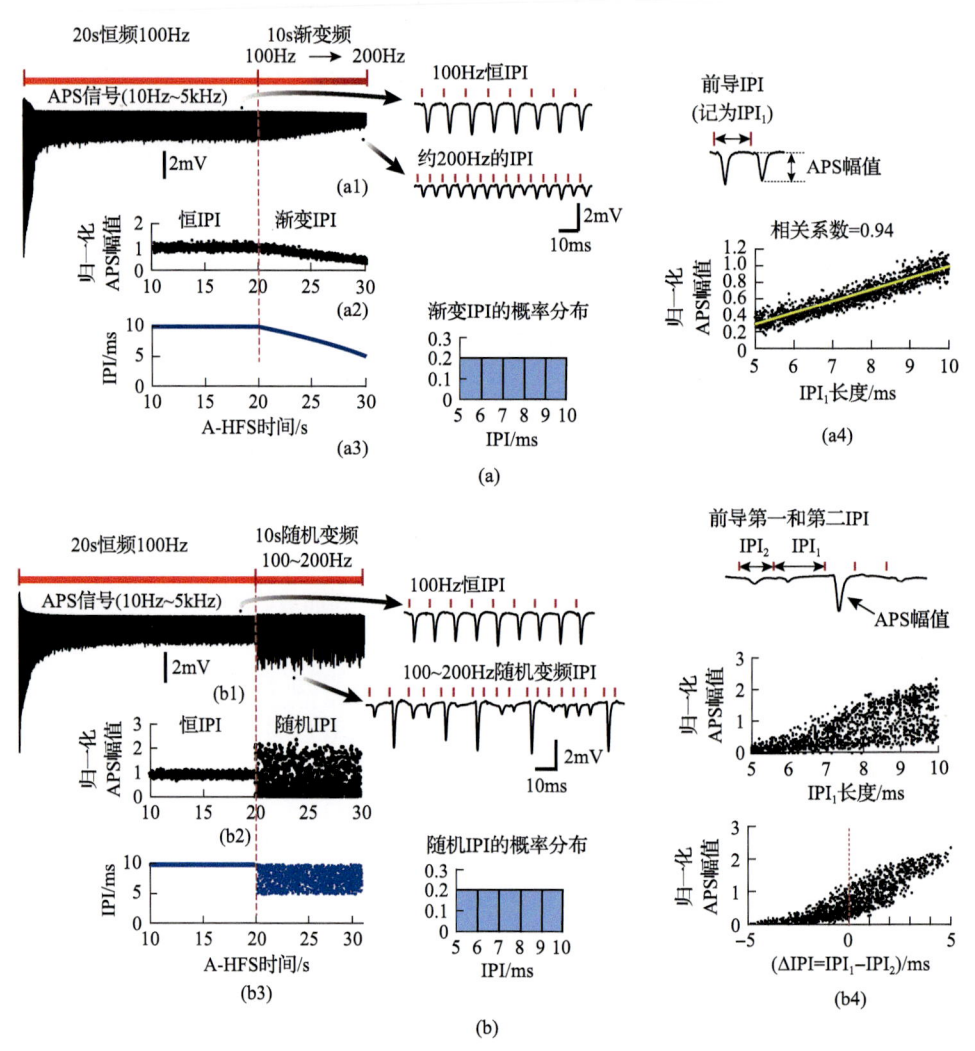

图 6-22　渐变频与随机变频 A-HFS 期间 APS 幅值与 IPI 长度之间的关系（Zheng et al.，2020）
图(a1)和(b1)所示 APS 信号的频带为 10～5000Hz，10Hz 以下的低频信号已被滤波去除。

如图 6-22(b1)所示，将 10s 变频改为随机变频时，其间诱发的 APS 的归一化幅值在 0~2.4 范围内"随机"跳变(图 6-22(b2))，而渐变频时的变化范围仅为 0.2~1。随机变频的 IPI 分布(图 6-22(b3)右图)与渐变频的完全相同；但是，随机变频的 APS 幅值与 IPI$_1$ 之间的关系却与渐变频时明显不同，较长的 IPI 之后出现了许多较小幅值的 APS(图 6-22(b4)上图)。不过，APS 幅值与 ΔIPI=IPI$_1$–IPI$_2$ 之间具有较好的正相关性(图 6-22(b4)下图)，这表明较短的 IPI$_2$ 后接较长的 IPI$_1$ 时出现较大 APS 的概率较高。此实验相关的统计数据详见文献(Zheng et al., 2020)。

实时变频刺激可以产生多样化的刺激效果，从而给临床应用提供更多的选择，具有良好的发展前景。但是，IPI 序列的设计尚缺乏理论指导。我们的实验结果表明，APS 的诱发主要与前导间隔 IPI$_1$ 和 IPI$_2$ 相关。根据此结论，在小范围 5~10ms 内设计不同的 IPI 序列，可以产生不同的 APS 序列，这为编程刺激模式以满足神经调控的不同需求提供了一种新方法。我们曾经尝试过这方面的设计，详见文献(Zheng et al., 2021；郑吕漂，2022)。

5. 随机变频 A-HFS 期间 APS 潜伏期无明显变化

图 6-23(a)所示的时长 80s 的 A-HFS 的前期 50s 和后期 20s 均为 133Hz 恒频刺激，中间 50~60s 段是 100~200Hz 的随机变频刺激(平均频率也是 133Hz)。变频期间 APS 幅值变化明显(图 6-23(b1))，但是，APS 的潜伏期却没有明显变化，与变频前后的恒频期间相似(图 6-23(b2))。图 6-23(c)所示是 A-HFS 两个不同时期每个 APS 潜伏期与幅值之间关系的二维散点图。可见 A-HFS 起始 0~4.5s 恒频期间(图 6-23(c1))，随着幅值的下降，潜伏期逐渐延长，两者之间存在明显的负相关，决定系数为 R^2=0.97。而 A-HFS 的 50~60s 段 100~200Hz 随机变频期间，虽然 APS 幅值也存在较大变化，但潜伏期变化很小，幅值与潜伏期之间的决定系数仅为 R^2=0.27(图 6-23(c2))，不存在相关性。5.2.3 节曾经讲到 A-HFS 期间插入延长的间隔时，APS 幅值(即神经元放电的数量)存在"快恢复"，而潜伏期则没有(图 5-11(b))。变频期间潜伏期无明显变化的现象与此一致。

6. 全程随机变频的 A-HFS

上述有关变频的 A-HFS 刺激，起始均设为恒频(即恒 IPI)，当诱发的 APS 衰减并进入稳态期后，再将恒频刺激切换成一段变频刺激。设计这种刺激序列，一是为了更直接地比较变频与恒频之间的区别。将恒频作为对照，与变频放在同一个刺激序列中，可以排除更多干扰因素。二是为了利用先导的恒频刺激将神经元的状态置于高频刺激响应的稳态期，从而可以关注两种刺激模式稳态响应的区别。不过，这里存在一个疑问，那就是，恒频刺激切换成变频刺激时可能存在暂态变

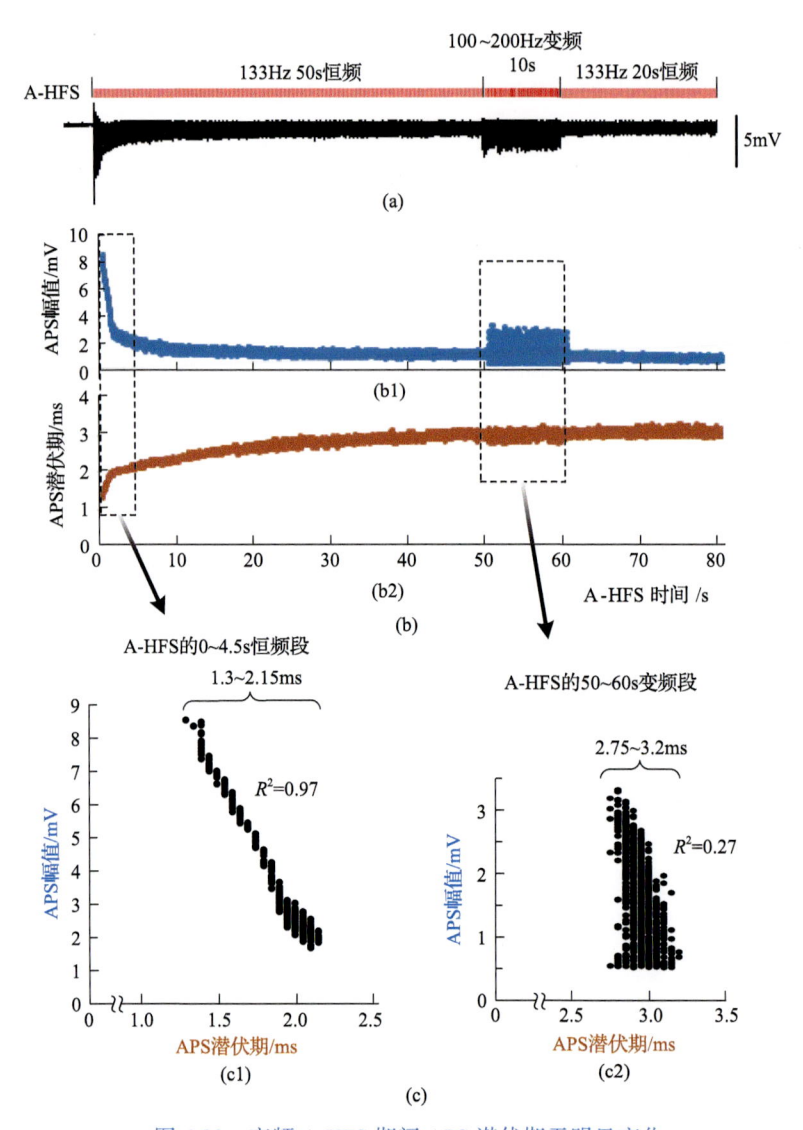

图 6-23 变频 A-HFS 期间 APS 潜伏期无明显变化

因幅值太小的 APS 的潜伏期测不准,图中所示数据的 APS 检测阈值设为 0.5mV,图(b)和(c2)变频期间的数据不包括幅值<0.5mV 的 APS。

化过程(即"过渡期"),这些 10s 小段变频期间的神经元响应是否只是"过渡期"的表现,并非变频刺激的稳态响应? 为了排除这种可能性,下面考察全程变频的 A-HFS 期间的神经元响应,并将其与全程恒频 A-HFS 进行比较。

图 6-24(a)的左图所示是平均频率为 133Hz 的全程 100~200Hz 的随机变频 A-HFS 示例(IPI 的分布与图 6-22(b3)相同),右图所示是作为对照的 133Hz 恒频 A-HFS 示例。A-HFS 起始两种刺激的每个脉冲都能诱发大幅值 APS。经过约 4s

刺激后，APS 幅值都明显衰减。此时变频刺激各脉冲诱发的 APS 大小差别较大，而恒频刺激诱发的 APS 大小相似，这种差别一直保持至刺激结束。如图 6-24(b) 所示，变频(左图)和恒频(右图)A-HFS 的每 0.1s 的 APS 平均幅值的变化(图中红色散点)，可以用指数函数的拟合曲线来描述(红色曲线)，在 A-HFS 初期都迅速减小，两者的半衰期均小于 1s(变频为 0.31s，恒频为 0.50s)。两种刺激的每 0.1s 的 APS 最大幅值(图中蓝色散点)也可以用指数函数拟合(蓝色曲线)，其半衰期却存在明显差别，变频为 3.4s，恒频为 0.52s。多组 A-HFS 实验的统计数据表明，变频和恒频 A-HFS 初期 APS 平均幅值的半衰期无显著差别，但 APS 最大幅值的半衰期之间存在显著差别，且 A-HFS 后期变频刺激诱发的 APS 最大幅值都显著高于恒频刺激，详见文献(胡一凡等，2021)。

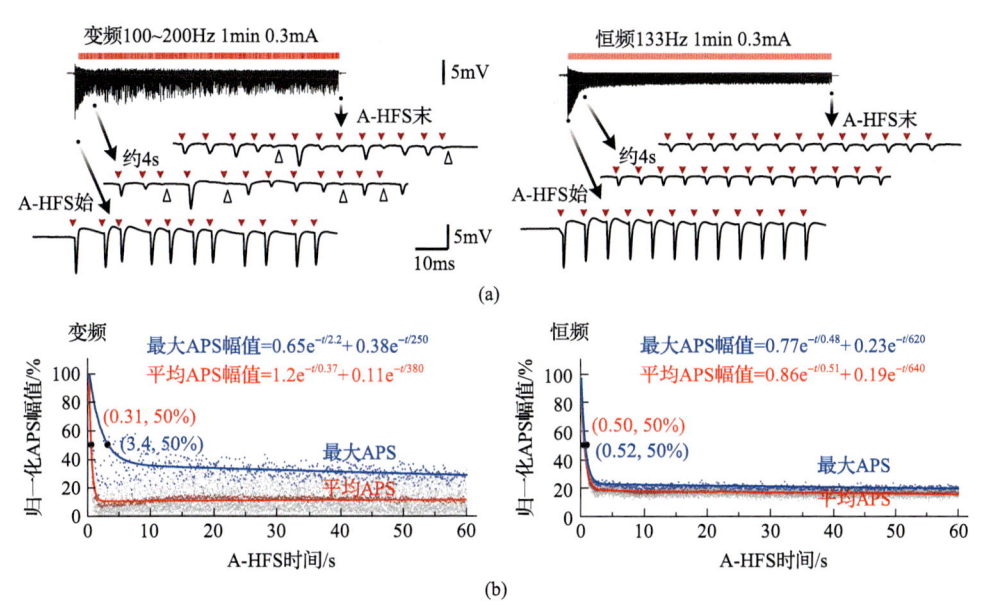

图 6-24　平均频率与恒频 A-HFS 相同的全程随机变频 A-HFS 期间的神经元响应示例
(胡一凡等，2021)

图(a)放大图中的红色小三角指示已去除的刺激伪迹，左图中的空心三角指示无诱发 APS。图(b)中，灰色散点是以首个 APS 幅值为基准的每个 APS 的归一化幅值，红色和蓝色散点分别是每 0.1s 归一化 APS 的平均幅值和最大幅值。红色和蓝色曲线分别是平均幅值和最大幅值的双指数拟合曲线，曲线上的黑点表示幅值为 50%的位置(即半衰期)。

此结果表明，全程变频 A-HFS 与恒频 A-HFS 一样，也具有初始的暂态过渡期和稳态期。而且，变频 A-HFS 脉冲间隔在 5~10ms 内的微小变动就可以显著延缓神经元群体最大响应的衰减速度。虽然变频刺激期间的平均神经元响应与恒频刺激无明显差别，但是，变频期间频繁出现的较大 APS 意味着较多神经元的同步放电，具有较强的兴奋作用。此外，随机变频刺激诱导的神经元群体的同步响应具有随机性，或许可用于消除节律性较强的神经元活动，例如帕金森病等疾病呈现的病理性节律活动。

6.4.2 随机变频脉冲顺向刺激诱导的神经元群体响应

前面讲述的轴突 A-HFS 逆向诱发 APS 的途径不存在突触传递。下面考察轴突上的随机变频刺激，经顺向传导并经突触传递后，在下游突触后神经元群体中诱发的响应。也就是，仍然考察 CA1 区锥体神经元的响应，将脉冲序列作为 O-HFS 施加于其突触前的输入通路 Schaffer 侧支上。

1. 恒频和变频组合的 O-HFS 期间的神经元响应

与上述 A-HFS 相似，顺向刺激 O-HFS 的脉冲序列由恒频和变频组合而成。如图 6-25(a)所示，为了更清晰直观地比较恒频与变频之间的区别，两种刺激模式之间的切换重复两轮。也就是，O-HFS 序列包括前期 50s 的 100Hz 恒频刺激，然

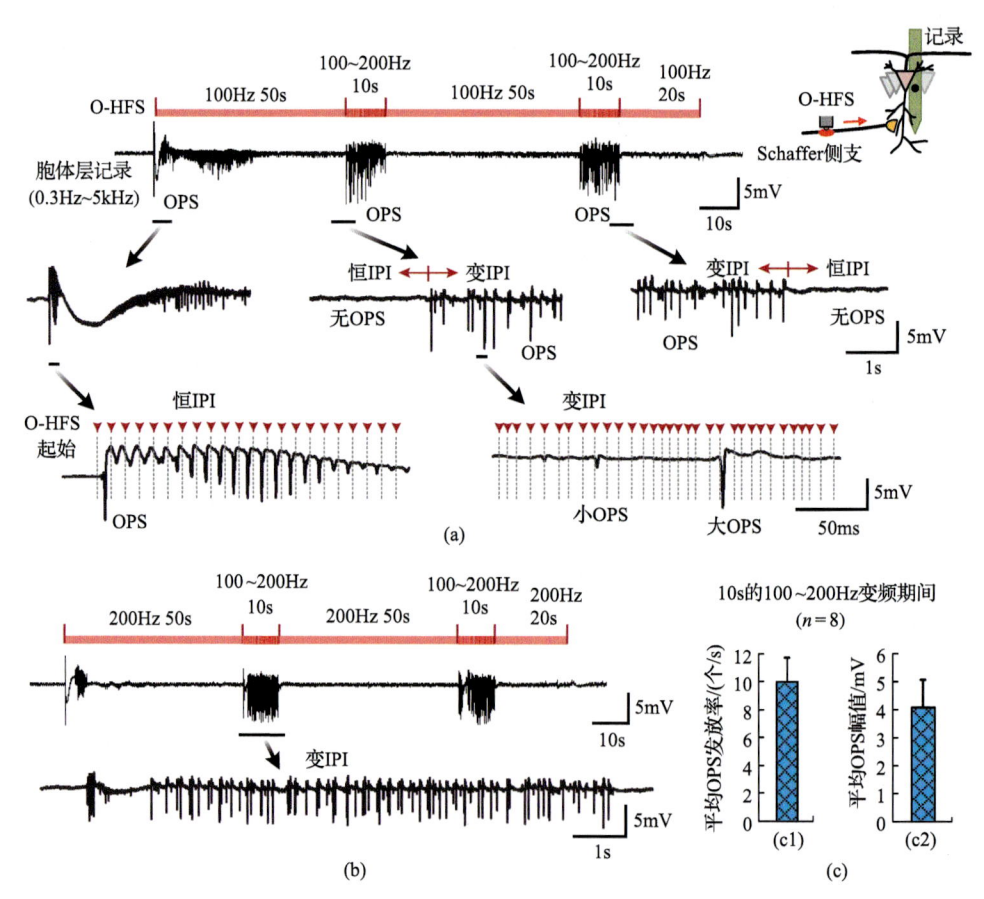

图 6-25 大鼠海马 CA1 区顺向高频刺激 O-HFS 中随机变频诱发的群峰电位(Feng et al., 2019)

后切换为10s的100~200Hz随机变频；接着返回恒频刺激，将此前的60s序列再重复一遍；最后再加上20s恒频刺激。这样，整个O-HFS序列总长为140s。其中2段随机变频的IPI均为5~10ms的均匀分布，与图6-22(b3)所示相同。

在O-HFS起始时，首个脉冲诱发大幅值OPS，紧接着的诱发波变化与5.3节所述相似。50s恒频刺激的后期神经元的响应进入稳态期，不再出现明显的OPS。但是，一旦恒频刺激切换为随机变频刺激，OPS重新出现，并且在10s变频期间一直存在。之后，当刺激重新返回100Hz恒频刺激时，OPS又消失。重复的第二轮刺激也是如此。如图6-25(b)所示，将作为对照的恒频刺激的脉冲频率由100Hz升高至200Hz，并保持其他刺激参数不变。OPS同样出现于两次10s随机变频期间。而200Hz恒频刺激的稳态期不存在明显的OPS。随机变频的平均频率为133Hz，如果将恒频刺激的频率也设为133Hz(即IPI恒为7.5ms)，结果与恒频为100Hz和200Hz时的相同，详见文献(胡汉汉等，2019)。此外，变频期间并非每个刺激脉冲都诱发OPS，OPS的发放率远小于刺激频率(图6-25(c1))，表明多个脉冲刺激的累积作用才能诱发同步的神经元放电。并且，OPS的大小变化较大，其平均幅值小于O-HFS首个脉冲诱发的OPS(图6-25(c2))。

此结果表明，在输入通路轴突纤维上的持续高频刺激期间，随机变频的脉冲可以"随机"地诱发下游神经元群体产生类似痫样的同步放电。而在持续恒频刺激的稳态期则不会诱发这种同步活动。那么，随机变频O-HFS期间，OPS幅值与前导IPI长度之间是否相关呢？

图6-26(a)所示是一段10s长的100~200Hz随机变频O-HFS期间诱发的OPS，有些OPS孤立出现(见左下放大图)，而有些OPS则是成串出现(见右下放大图)。串发放是锥体神经元爆发式(Burst)放电的体现，串内OPS的幅值逐渐减小。将每个OPS之前的4个前导脉冲依次记为P_1、P_2、P_3和P_4，且将4个前导IPI依次记为IPI_1、IPI_2、IPI_3和IPI_4。随机变频的IPI在5~10ms内均匀分布。OPS幅值和出现概率在IPI_1和IPI_4长度上的分布较均匀(图6-26(b1)和(b4))，这表明OPS的出现及其幅值大小与IPI_1和IPI_4无明显相关性。但是，它们与IPI_2和IPI_3具有一定相关性。IPI_2较大时或IPI_3较小时，OPS出现的概率较大，且幅值较大的比较多(图6-26(b2)和(b3))。图6-26(c)所示三维散点图也显示了这种关系。

将IPI对半分成5~7.5ms(短)和7.5~10ms(长)两个分区。统计结果表明，OPS在IPI_2的长分区出现的概率约为短分区的2倍(图6-26(d)左图)；而OPS在IPI_3短分区出现的概率显著大于长分区(图6-26(d)右图)。此结果表明，OPS的诱发与IPI_2和IPI_3的长度变化存在相关性，这意味着OPS由脉冲P_2或P_3诱发的可能性较大。这是由于轴突上的脉冲刺激顺向诱发下游神经元产生动作电位时，需要经过突触传递，诱发OPS的潜伏期较长。基线情况下，单脉冲刺激诱发OPS的潜伏期大于4ms，持续HFS的作用会延长脉冲诱发OPS的潜伏期。在变频O-HFS

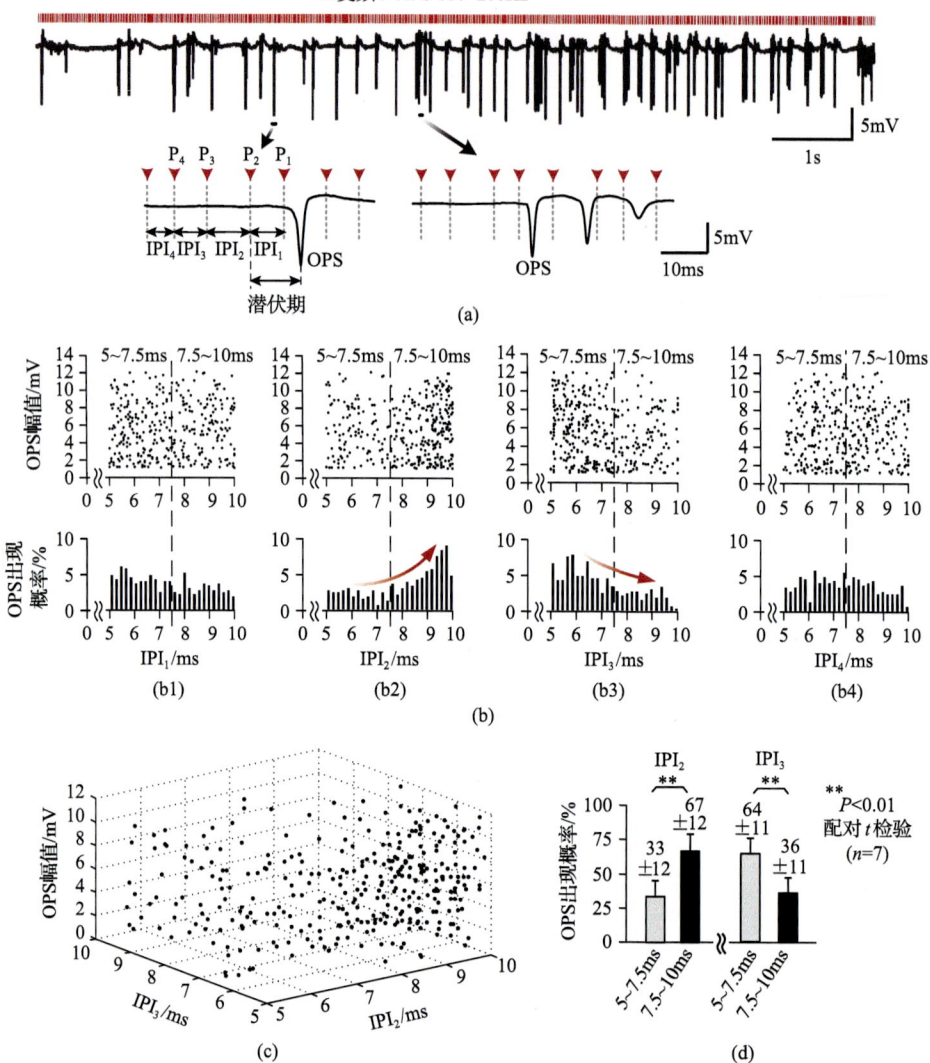

图 6-26 随机变频 O-HFS 期间 OPS 的出现与 IPI 之间的关系(胡汉汉等,2019)
图(b)上排:OPS 幅值与各前导 IPI 长度之间的关系,每个小点表示一个 OPS;下排:相应的 OPS 出现的概率分布,每个柱子为所处 IPI 的 0.2ms 区间上 OPS 个数在总数中的占比。

期间,OPS 的潜伏期会超过 5~10ms 的 IPI。因此,OPS 由脉冲 P_1 诱发的概率很小,多数由 P_2 或 P_3 诱发。如果 P_3 诱发 OPS,那么,潜伏期就大于 IPI_2 与 IPI_1 之和,即大于 10ms。我们的研究表明,持续的轴突 O-HFS 期间下游神经元放电的潜伏期超过 10ms 的较少(Wang et al.,2018)。因此,由 P_3 诱发 OPS 的概率也较小,而由 P_2 诱发 OPS 的概率最大(图 6-26(a)左下放大图所示)。当 P_2 之前的 IPI_2 较长、IPI_3 较短时有利于 P_2 诱发大幅值 OPS,图 6-26 的实验数据证实了这一点。

2. 全程随机变频 O-HFS 期间的神经元响应

上述考察的是在恒频 O-HFS 的稳态期嵌入 10s 变频时诱发的 OPS，下面考察 O-HFS 全程为随机变频刺激时的神经元响应。如图 6-27(a)所示，在 CA1 区的 Schaffer 侧支上施加 3min 的全程 100～200Hz 随机变频 O-HFS(IPI 为 5～10ms 均匀分布)。刺激前期持续不断产生 OPS，直至约 65s 时才停止。期间 OPS 的平均发放率为 16 个/s(图 6-27(b))。此 OPS 的持续时间远长于 100 和 200Hz 的恒频 O-HFS 起始时的 OPS 持续时间，状态与痫样放电相似。在 3min 的 O-HFS 后期，虽然无明显的 OPS，锋电位发放(即 MUA)仍然存在，且比刺激前基线时要密集(图 6-27(a)中行的 500Hz 高通滤波后的 MUA 信号小段示例)。如果随机变频 O-HFS 的施加时间较短(如 1min)，那么，O-HFS 结束后还可能跟出一段包含棘波(PS)的痫样放电，就像 8.1 节将介绍的后放电，强烈的痫样放电甚至会导致扩散性抑制(SD)的出现，详见文献(胡汉汉，2020)。

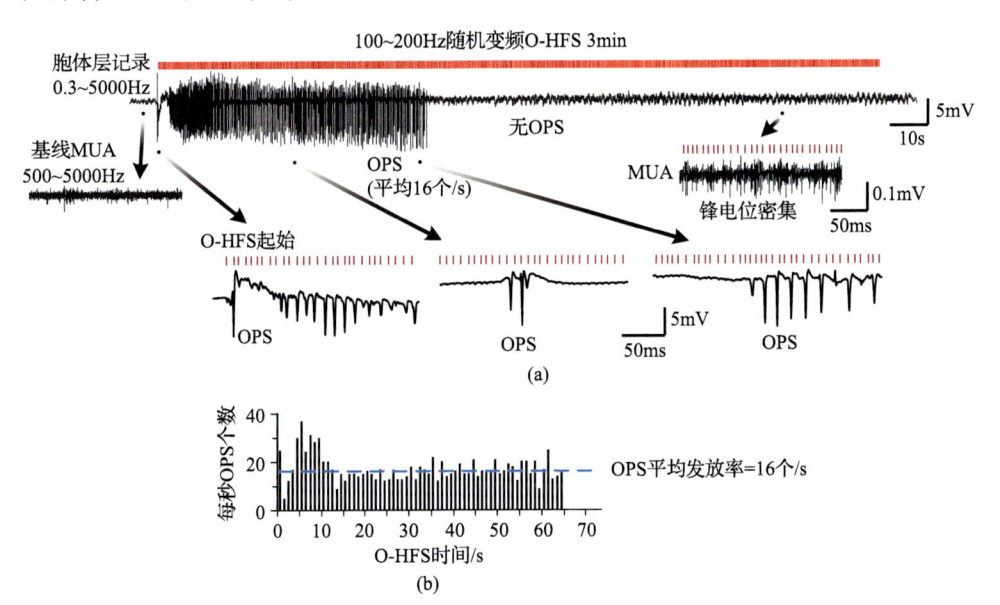

图 6-27 海马 CA1 区神经元群体对于全程 100～200Hz 随机变频 O-HFS 的响应
图(a)放大图中的红色短竖条指示已去除的刺激伪迹。图(b)是图 A 所示 O-HFS 的前期 70s 期间每秒的 OPS 个数。

由此可见，随机变频刺激所包含的微小 IPI 的随机变化，可以大大增强高频刺激对于下游神经元的兴奋作用，诱发下游神经元长时间产生同步放电，如同尚未发生轴突阻滞的恒频 O-HFS 起始时期的兴奋作用。这意味着，这种变频刺激可以克服持续高频刺激引起阻滞而导致的兴奋作用减弱，这种持续的兴奋或许在治疗某些疾病的应用中可以发挥作用。

3. 顺向和逆向随机变频期间神经元响应的重复性

轴突上 A-HFS 逆向兴奋神经元自身胞体的途径中没有突触传递，而轴突上 O-HFS 顺向兴奋下游神经元时需要经过突触传递。兴奋途径不同，同一个随机变频刺激序列诱发神经元的响应不同，而且响应的重复性也不同。如图 6-28(a) 所示，将 IPI 均匀分布于 5～10ms 的同一个 1min 随机变频脉冲序列用于 A-HFS 和 O-HFS，两种刺激期间都持续诱发群峰电位。在 6 只大鼠实验中都施加此序列的 A-HFS 和 O-HFS 各一次。每次刺激起始时各脉冲的诱发波模式一样。之后，A-HFS 诱发的 APS 虽然忽大忽小，幅值变化较大，但每次实验的 APS 变化规律

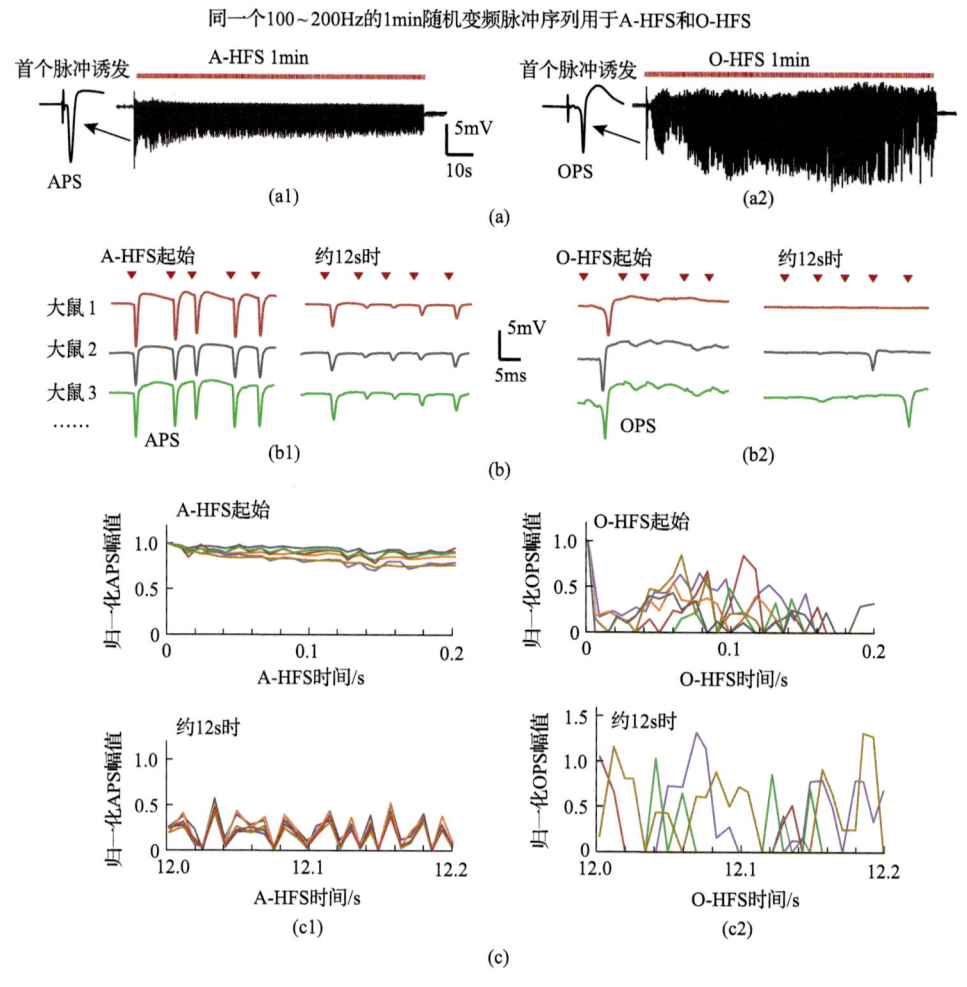

图 6-28 同一个随机变频脉冲序列用于 A-HFS 和 O-HFS 时神经元响应的重复性比较
图(c)中用不同颜色表示 6 只大鼠的相应 APS 和 OPS 数据。

相同，诱发的 APS 序列一致，重复性较好(图 6-28(b1)和(c1))。而 O-HFS 期间，除了起始数个刺激脉冲之外，之后诱发的 OPS 在每次实验中出现的时间和幅值都不一致，不具有明确的重复性(图 6-28(b2)和(c2))。此结果表明，随机变频刺激在直接受刺激的神经元上可以诱导比较确定的放电模式，据此可以反过来，根据所需放电模式来设计变频序列，详见文献(Zheng et al., 2021)。而经过突触传递之后，诱发的神经元活动具有不确定性，除了刺激的起始阶段之外，无重复性。

6.5 本章小结

为了给神经调控的电刺激新模式的开发提供理论指导和线索，本章介绍了我们实验室在时变参数的电脉冲刺激研究中取得的一些结果，包括脉冲强度和频率渐变的刺激、双参数脉冲交替刺激、恒频中插删脉冲的刺激以及小范围内随机变频的刺激等。

在高频刺激初期利用强度和频率渐变的模式，可以逐渐扩大刺激的作用范围，避免引起大量神经元同步放电形成的"起始响应"。在不涉及突触传递的逆向激活中(即 A-HFS 期间)，渐变模式的刺激诱发的神经元响应呈现为平缓的渐变过程，没有突变。其他几种刺激模式诱导的神经元响应却呈现出某些突变特性，反映了神经元细胞膜在去极化阻滞状态下的非线性动力学特性。例如，双间隔交替(即双 IPI)和双强度交替的 A-HFS 稳态期间，APS 诱发波的幅值都呈现非线性分岔效应。两种刺激参数中微小的差别被放大，导致神经元响应的显著差别。在恒频刺激脉冲序列中偶尔插入或者删除一个脉冲，也可以显著改变后续一段时间内的神经元响应。而神经元对于随机变频刺激模式的响应更是出乎意料，与恒频刺激稳态期的响应不同。微小的 IPI 变化，就可以导致神经元放电时间较大的变动，显著改变神经元群体的放电模式。我们利用包含轴周间隙钾离子累积机制的神经元仿真模型，仿真了神经元单体和群体对于随机变频刺激的响应，与实验结果相符，揭示了其中的离子通道非线性动力学的作用机制，详见参考文献(Zheng et al., 2020)。除了类似于 1.3 节所述 HH 模型描述的离子通道的非线性动力学特性以外，包括离子通道等的神经系统各结构水平上所具有的随机特性，又称"噪声"(Mino et al., 2002; Faisal et al., 2008)，也可能是形成我们实验中所见这些神经元放电变化的因素。

在保持轴突阻滞作用的同时，这些时变参数的刺激可以产生一部分同步性增强的神经元群体放电，从而在兴奋投射区的神经元群体中产生较强的调控作用，可以调节刺激作用的"剂量"，进而满足不同脑神经系统疾病治疗的需求。例如，随机变频刺激可能有利于改善最小意识状态(Quinkert et al., 2012)，是一种亟待开发的 DBS 新模式(Hess et al., 2013; Gunduz et al., 2017; Grill, 2018)。根据本章的研究结果可见，在持续高频脉冲刺激诱导的间歇性去极化阻滞状态下，轴突就像被绷紧的弦，稍有变化的外加刺激的"拨动"就可以产生不同的"曲调"。这些大鼠海马区神经元群体对于时变参数高频电脉冲刺激的不同响应，为开发具有不同作用效果的刺激模式提供了线索。

第 7 章　两种极性电脉冲在高频刺激期间的激活作用

　　细胞外电刺激方式下，负脉冲比正脉冲容易激活细胞膜。因为，负脉冲可以去极化紧邻电极周围近区域的细胞膜，而正脉冲则会超极化近区域细胞膜，同时去极化较远区域的细胞膜。由于刺激脉冲产生的电场强度随着距离迅速衰减，对于同样的刺激强度，正脉冲在较远区域的去极化作用远小于负脉冲在近区域的去极化。因此，负脉冲的激活效率远高于正脉冲。不过，临床神经电刺激应用中通常不采用单相脉冲，而是采用电荷平衡的先负后正的双相脉冲，以避免长时间持续单相脉冲刺激带来的组织损伤和电极腐蚀的风险（参见 1.4.4 节）。双相脉冲中的前相负脉冲起激活作用，而后相正脉冲则起平衡电荷的作用。

　　在负相引起去极化的区域，正相产生的作用正好相反，是超极化。那么，紧随负相之后的正相是否会抵消或者削弱负相的作用呢？如果在负相引起的去极化尚未完全启动动作电位时就转成正相，正相引起的超极化就会干扰甚至中断动作电位的产生（Cappaert et al.，2013）。为了减小正相可能造成的影响，提高双相脉冲的激活效率，有时采用不对称的电荷平衡波形。例如，窄方波的负相之后用较小幅值的加宽方波或非方波的正相波形（Montgomery，2017；Foutz et al.，2010；Haji Ghaffari et al.，2020）。此外，在负相与正相之间添加一个相间隔（inter-phase gap，IPG），使负相引起的去极化有充分的时间启动动作电位，也可以减小正相的影响（Gorman et al.，1983；Weitz et al.，2014；Carlyon et al.，2005；Deprez et al.，2018）。不过，有研究表明，对于脑内的有髓鞘神经纤维而言，可能受到超极化干扰的、所谓的动作电位"脆弱期"的窗口仅为 100μs 左右。而且，对于强度和脉宽足够的阈上负脉冲刺激，"脆弱期"几乎不存在。这意味着，双相脉冲中紧跟前相出现的正后相不太会对前相的作用产生影响（van den Honert et al.，1979）。我们的大鼠海马 CA1 区的轴突纤维的电刺激实验结果也证实了这一点，每相脉宽为 100μs 的强度足够大的脉冲测试实验中，先负后正的双相脉冲的兴奋作用与单相负脉冲的相似（胡娜等，2015），甚至在某些情况下后相的正脉冲还可能有利于前相负脉冲的激活作用（Zheng et al.，2022）。此外，IPG 的作用可能还与单极和双极的刺激模式有关，对于我们实验中采用的双极刺激（目前临床上也多采用双极刺激），添加 IPG 并不能提高前相负相的效率，甚至反而会减弱其效率（Eickhoff et al.，2021）。因此，双相脉冲中的正相不一定会降低刺激效率。

　　不过，即使正相对于负相的效应没有不利的影响，正相平衡相的使用也会使耗电量加倍。在某些情况下是否可以利用正脉冲的激活作用呢？特别是，在神经电刺激治疗中常用的高频刺激(HFS)期间，正、负两种极性脉冲的作用是否会发生改变？单相的正脉冲本身具有去极化细胞膜的作用，只是它的激活区域与负脉冲不同。对于细长的神经元轴突而言，正脉冲使得轴突上紧邻电极的膜产生超极化，同时在超极化区域的两侧膜上产生去极化，进而可以诱发轴突膜产生动作电位，并向两边传导出去。这被称为"虚拟阴极"激活(Ranck，1975；Rattay，1989；Basser et al.，2000)。虽然在正常情况下正脉冲的激活效率比负脉冲要小得多，但我们在大鼠海马 CA1 区的轴突刺激实验中却发现，当持续刺激导致轴突间歇性阻滞时，正脉冲的激活作用并不弱，甚至会胜过负脉冲(Feng et al.，2022；Hu et al.，2023b)。下面介绍我们的实验结果以及利用数学模型仿真揭示的可能机制。

7.1 两种极性单相脉冲交替的 A-HFS 期间各脉冲的激活作用

7.1.1 单相负正脉冲交替的 A-HFS 稳态期正脉冲的作用

为了研究两种极性脉冲在高频刺激期间的作用，我们将高频刺激的双相脉冲的负相与正相分开，在两者之间加入间隔 IPG，变成单相负、正脉冲交替的刺激序列。将这种序列施加于大鼠海马 CA1 区锥体神经元的轴突纤维 Alveus 上作为 A-HFS。如图 7-1(a)所示，记录电极与刺激电极的定位坐标与前述 A-HFS 实验相同，两者相距约 1.3mm。记录电极是双列阵列(图 3-12(c))，刺激电极是双极同芯电极，内芯直径仅为 75μm，两极间距仅为 100μm(图 3-13)。刺激的作用范围局限于电极内芯附近的轴突，不会直接作用到记录电极周围区域。而且，从实验后脑组织切片染色所呈现的结果可见(图 7-1(a)右图)，刺激电极位于海马体背侧 Alveus 上方，没有进入海马内。

仍然将 CA1 区胞体层记录的每个脉冲逆向诱发的群峰电位 APS 作为分析对象。基线测试时，在脉冲强度相同的情况下(如 0.3mA)，负脉冲(以下记为⊤)诱发的 APS⊤比正脉冲(以下记为⊥)诱发的 APS⊥要大得多(图 7-1(a)左图)，表明⊤脉冲的激活效率较高。

1. 负正脉冲交替的 A-HFS 稳态期正脉冲仍然具有激活作用

对于 100Hz 单相负正脉冲交替 A-HFS(以下记为 A-HFS⊤⊥)，其中⊤和⊥两种脉冲的频率各为 50Hz。在 2min 的 A-HFS⊤⊥初期，两种脉冲分别诱发大 APS 和小 APS(图 7-1(b))，与基线时单脉冲刺激诱发波相似。随着刺激的持续，APS 幅值

第 7 章　两种极性电脉冲在高频刺激期间的激活作用

迅速下降，其间⊥脉冲诱发的 APS⊥ 先降至几乎消失，然后又稍变大并稳定，而⊤脉冲诱发的 APS⊤ 则单调下降至稳定水平。当刺激持续约 40s 后，两种脉冲诱发的 APS 幅值相似（图 7-1(b) 和 (c1)）。统计数据表明，A-HFS⊤⊥ 起始时，两种脉冲诱发的初始 APS 幅值（$A_{⊤init}$ 和 $A_{⊥init}$）之间存在显著差别（图 7-1(c2)），$A_{⊥init}$ 平均值约

279

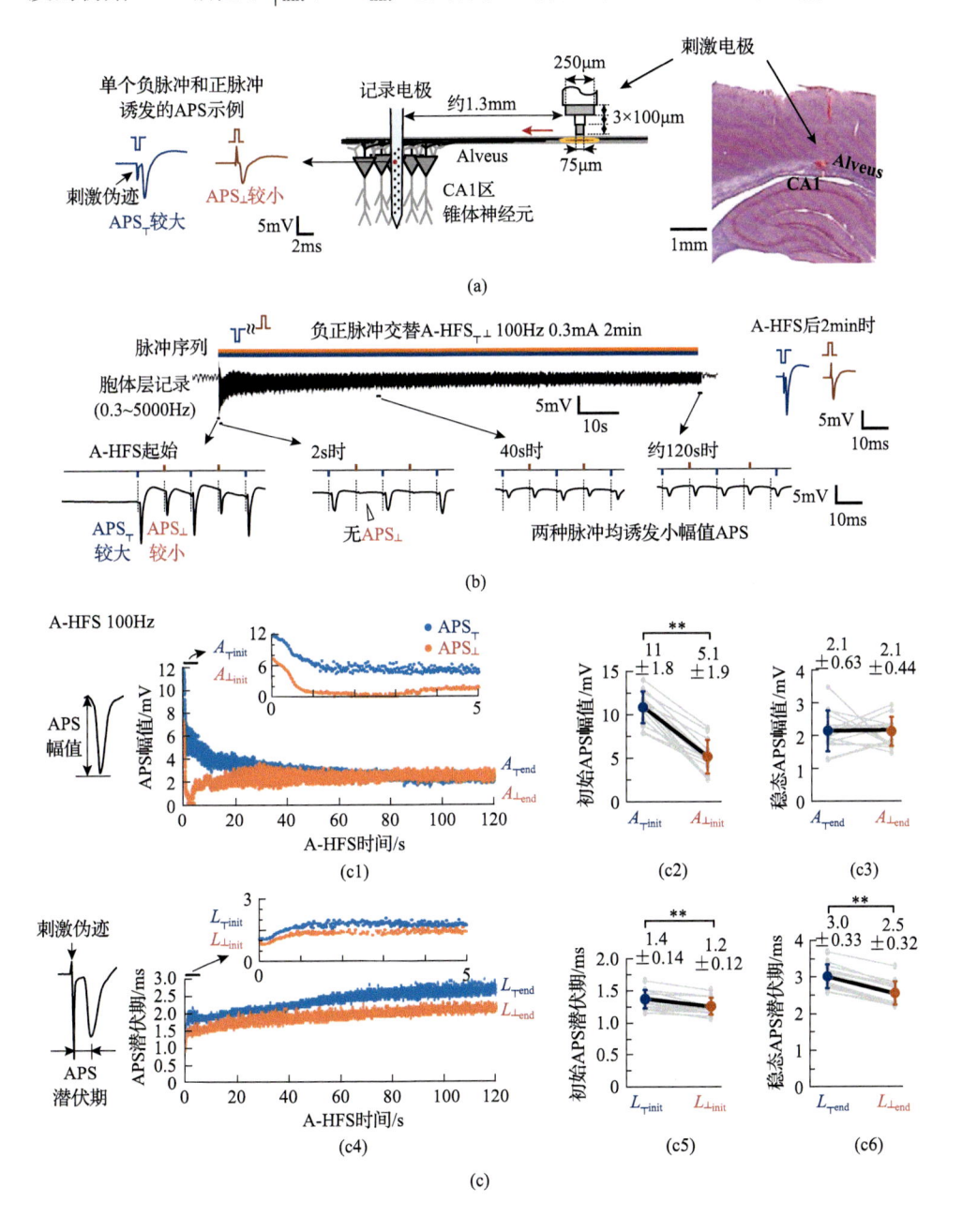

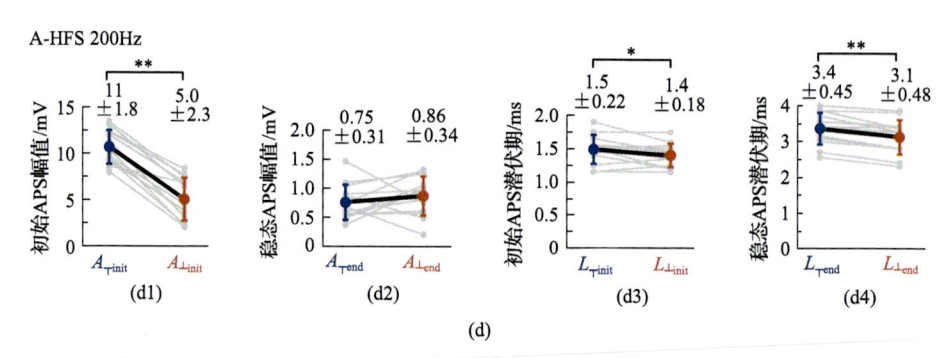

图 7-1 大鼠海马 CA1 区锥体神经元在 100Hz 和 200Hz 单相负正脉冲交替
A-HFS⊤⊥期间的响应(Feng et al., 2022)

图(c)和(d)中，$A_{\top end}$、$A_{\bot end}$、$L_{\top end}$ 和 $L_{\bot end}$ 是 A-HFS⊤⊥最后 1s 的平均值。*$P<0.05$，**$P<0.01$，配对 t 检验，$n=15$(100Hz 的 A-HFS⊤⊥)或 $n=13$(200Hz 的 A-HFS⊤⊥)。

为 $A_{\top init}$ 的一半。然而，在稳态期，两种脉冲诱发的 APS 幅值相似(图 7-1(c3))。两种 APS 的幅值之差从初始值($\Delta A_{init}=A_{\top init}-A_{\bot init}=(5.8\pm2.0)$mV)显著减小至稳态值($\Delta A_{end}=A_{\top end}-A_{\bot end}=(0.04\pm0.81)$mV, $n=15$)。其中，$A_{\top end}$ 和 $A_{\bot end}$ 分别为各自初始值 $A_{\top init}$ 和 $A_{\bot init}$ 的 20%和 40%左右(图 7-1(c2)和(c3))，表明两种脉冲的 APS 衰减率不同。

此外，A-HFS⊤⊥期间，APS 的潜伏期都逐渐增加，APS⊥的潜伏期比 APS⊤的潜伏期要短(图 7-1(c4))。在整个 2min 的 100Hz 刺激期间，两种脉冲诱发的 APS 平均潜伏期之间都存在显著差异(图 7-1(c5)和(c6))。而且，两种 APS 的潜伏期从其初始值到稳态值几乎延长了一倍，致使两潜伏期之差从初始值($\Delta L_{init}=L_{\top init}-L_{\bot init}=(0.12\pm0.06)$ms)显著增加至稳态值($\Delta L_{end}=L_{\top end}-L_{\bot end}=(0.48\pm0.08)$ms, $n=15$)。A-HFS⊤⊥结束后，单个⊤和⊥脉冲的测试刺激显示，诱发的 APS 在刺激后 2min 内都恢复至基线水平(图 7-1(b)右上角)。

将 A-HFS⊤⊥的脉冲频率从 100Hz 增加至 200Hz 时，APS 幅值的变化过程与 100Hz 时的情况相似(图 7-1(d1)和(d2))。两种 APS 的幅值之差从初始值($\Delta A_{init}=(5.7\pm1.7)$mV)显著减小至稳态值($\Delta A_{end}=(-0.11\pm0.43)$mV, $n=13$)。APS⊤幅值下降至初始值的 10%左右，APS⊥幅值降至初始值的 20%左右，这些比率大约是 100Hz 时的一半。同样，APS⊥潜伏期显著短于 APS⊤潜伏期(图 7-1(d3)和(d4))。两种潜伏期之差从初始值($\Delta L_{init}=(0.08\pm0.14)$ms)显著增加至稳态值($\Delta L_{end}=(0.23\pm0.15)$ms, $n=13$)。

这些结果表明，虽然在刺激初期两种极性的脉冲对于神经元的激活作用存在显著差别，但是，在持续刺激作用下，当诱发的 APS 衰减至稳定后，⊥的激活作用并不比⊤弱。那么，A-HFS⊤⊥期间的诱发波变化与前面所述的双相脉冲 A-HFS 期间(以下记为 A-HFS⊤⊥)的变化是否相似？

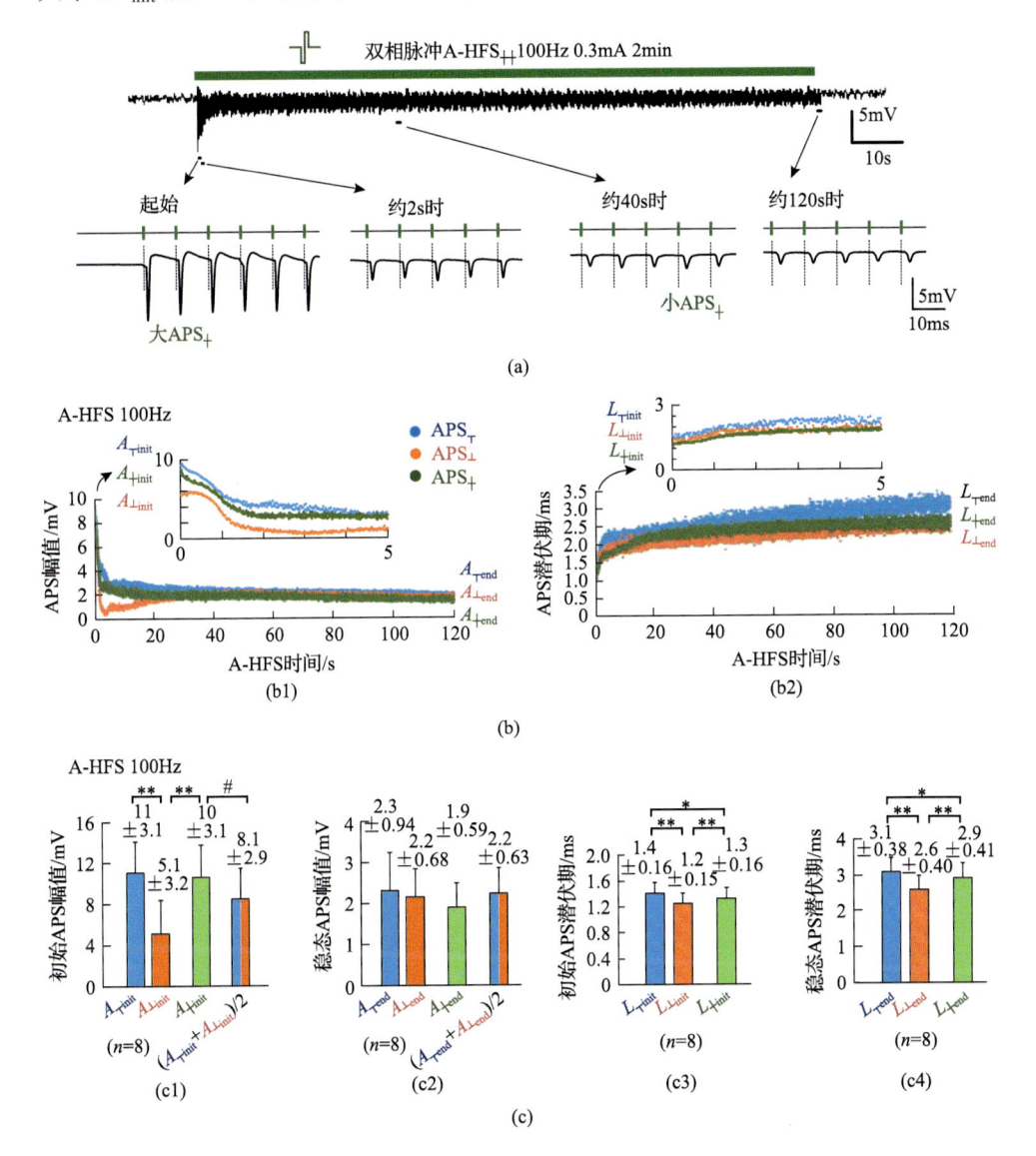

2. 单相负正脉冲交替 A-HFS 与双相脉冲 A-HFS 的比较

为了便于对比，图 7-2(a)再次显示一例 100Hz 的 A-HFS$_{+}$，其间每个脉冲诱发的 APS 记为 APS$_{+}$。稳态期，APS$_{+}$幅值下降至与 A-HFS$_{\perp}$稳态期的 APS 相似的水平(图 7-2(b1))。同时，APS$_{+}$潜伏期逐渐增加至稳态水平，并介于 A-HFS$_{\perp}$期间的 APS$_{\perp}$和 APS$_{\top}$的潜伏期之间(图 7-2(b2))。

统计数据表明，初始 APS 幅值 $A_{\top\text{init}}$ 和 $A_{+\text{init}}$ 之间无显著差别，且两者均显著大于 $A_{\perp\text{init}}$(图 7-2(c1))。在 A-HFS 稳态期，这种显著差别消失(图 7-2(c2))。此

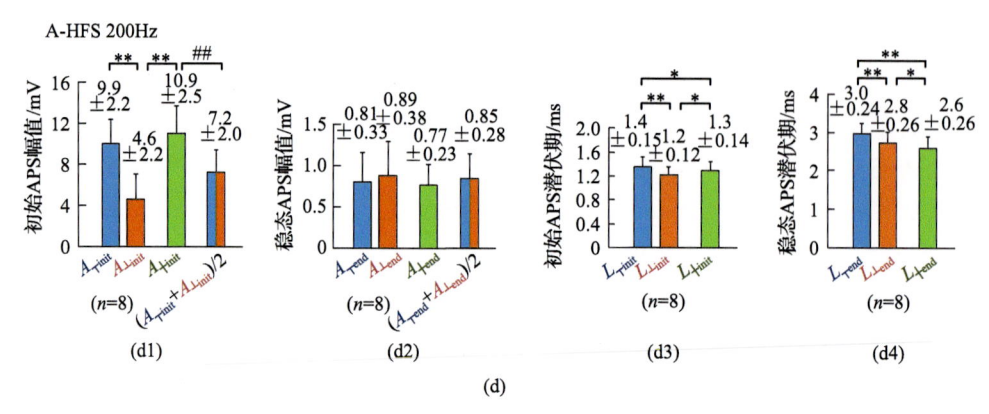

图 7-2 单相负正脉冲交替 A-HFS⊤⊥和双相脉冲 A-HFS╫期间诱发的
APS 幅值和潜伏期的比较(Feng et al., 2022)

图(c)和(d)中，*$P<0.05$，**$P<0.01$，双因素 ANOVA 和事后 Bonferroni 检验。#$P<0.05$，##$P<0.01$，配对 t 检验。

外，在 A-HFS 初期和稳态期，三种脉冲诱发的 APS 潜伏期都存在显著差别。APS╫潜伏期($L_{╫init}$ 和 $L_{╫end}$)显著长于 APS⊥潜伏期($L_{⊥init}$ 和 $L_{⊥end}$)，并显著短于 APS⊤潜伏期($L_{⊤init}$ 和 $L_{⊤end}$)(图 7-2(c3)和(c4))。在较高的 200Hz 频率的 A-HFS 期间，除了 APS╫潜伏期 $L_{╫end}$ 明显短于 $L_{⊤end}$ 和 $L_{⊥end}$ 之外，三种脉冲的 APS 幅值和其他潜伏期的比较结果与 100Hz 的 A-HFS 类似(图 7-2(d))。

为了比较 A-HFS⊤⊥和 A-HFS╫诱发的神经元放电的相对数量多少，计算 A-HFS⊤⊥期间的 APS⊤和 APS⊥幅值的平均值(图 7-2(c1)、(c2)、(d1)和(d2)最右侧数据柱)。在 100 和 200Hz 这两种频率的 A-HFS 初期，单相脉冲诱发的 APS 平均幅值($A_{⊤init}+A_{⊥init}$)/2 都显著小于 APS╫幅值 $A_{╫init}$(图 7-2(c1)和(d1))；在稳态期，单相脉冲的($A_{⊤end}+A_{⊥end}$)/2 却与 APS╫的 $A_{╫end}$ 无显著差别(图 7-2(c2)和(d2))，表明稳态时两种 A-HFS 诱发的神经元放电量相似，但 A-HFS╫的耗电量是 A-HFS⊤⊥的 2 倍。

3. 单相负正脉冲交替刺激的安全性

A-HFS⊤⊥期间，两种极性脉冲之间存在间隔，100Hz 和 200Hz 时分别为 10ms 和 5ms。这种间隔是否会削弱正脉冲的电荷平衡作用而导致神经元受损？下面考察 10ms 较长间隔(即 100Hz)的 A-HFS⊤⊥刺激结束之后神经元活动的恢复，并与双相脉冲 A-HFS╫进行比较，初步评估 A-HFS⊤⊥的安全性。在 A-HFS 结束后以约 30s 的间隔施加与 A-HFS 所采用脉冲相同的单脉冲的测试刺激。两种 A-HFS 结束后 2min 之内，APS 幅值和潜伏期的恢复均超过 90%，表明这些 A-HFS 都没有引起明显的神经元损伤(图 7-3)。

图 7-3(a)是两种 A-HFS 的神经元响应示例。下方的时间轴表示测试脉冲和

A-HFS 施加的时间，放大图显示不同时期测试脉冲诱发的 APS 波形。图 7-3(b) 和(c)是以基线值作归一化的平均 APS 幅值的变化。在 A-HFS 期间，第一个数据点取自单个 APS，其他数据点是每 5s 的最后 1s 的 APS 幅值的平均值。A-HFS 结束之后的数据点来自间隔 30s 的单脉冲测试。图 7-3(d)是利用线性插值计算的三种脉冲诱发的 APS 幅值恢复至基线值 90%的平均时间($T_{90\%}$)的比较，三者之间无显著差别。图 7-3(e)~(g)是相应于图(b)~(d)的 APS 潜伏期的数据，潜伏期的

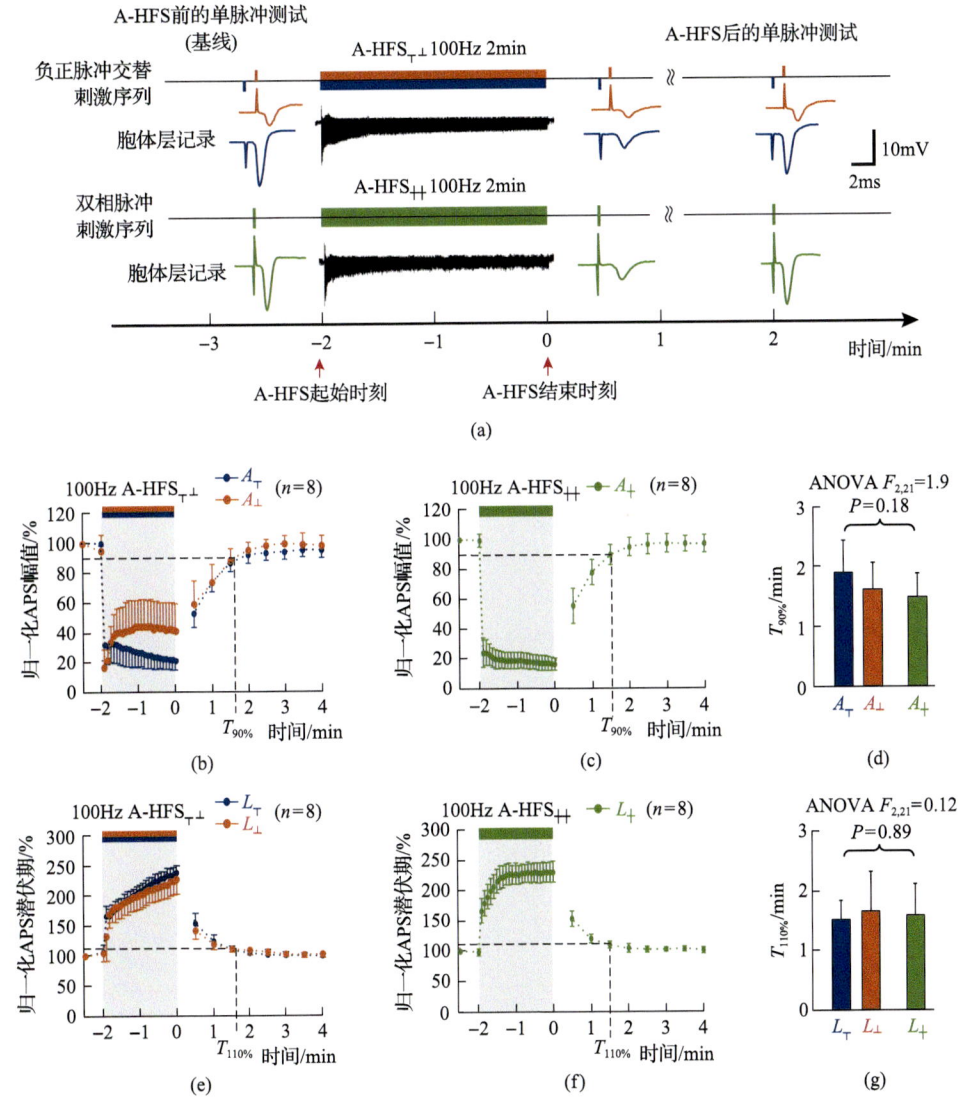

图 7-3 A-HFS$_{\top\bot}$和 A-HFS$_{++}$结束后的恢复期间神经元群体对于测试脉冲的响应(Feng et al.，2022)

恢复时间以其恢复至基线值的 110% 的时间 ($T_{110\%}$) 来评价。

7.1.2 两种极性脉冲各自激活不同的神经元子群

上述结果表明，虽然 A-HFS 初期存在显著差异，但是，A-HFS$_\top\bot$ 和 A-HFS$_{\bot\bot}$ 的稳态期，APS 衰减后的幅值平均水平相似。APS 的衰减意味着稳态期每个脉冲仅激活刺激所作用范围内神经元群体的一小部分。由于 $\top$ 和 $\bot$ 脉冲在轴突上的激活位点不同 (Brocker et al., 2013a；Ranck, 1975；Rattay, 1999)，我们推测，在 A-HFS$_\top\bot$ 稳态期，$\top$ 和 $\bot$ 脉冲诱发的小 APS 可能分别源于不同神经元子群的激活，与 A-HFS$_{\bot\bot}$ 的作用有所不同。下面验证此推测。

利用神经元产生动作电位之后的不应期效应，可以判断两个相邻脉冲是否激活同一群神经元。如图 7-4(a) 所示，在基线测试中，施加成对的双相脉冲，并逐渐缩短 2 个脉冲之间的 IPI。当 IPI 为 1.5ms 时，成对脉冲的第二个脉冲诱发的

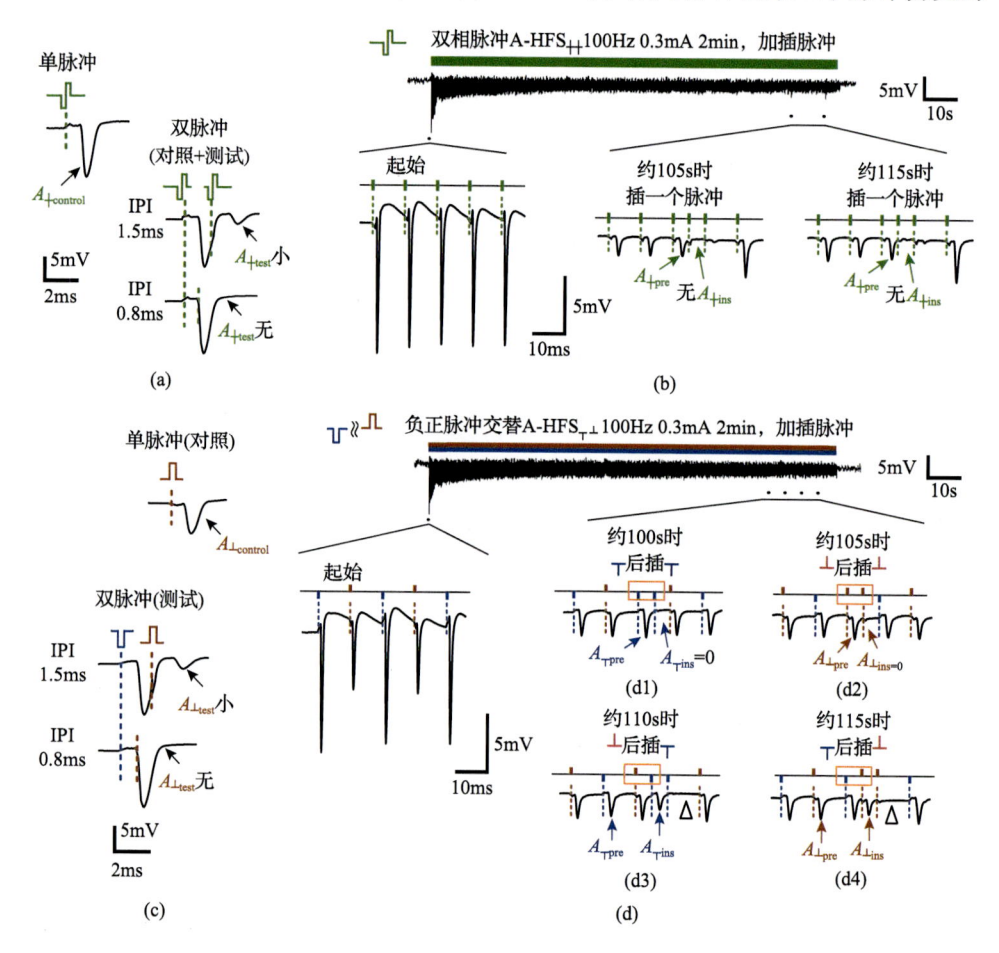

第 7 章　两种极性电脉冲在高频刺激期间的激活作用

┼后插┼: $A_{\text{┼ins}}/A_{\text{┼pre}}$　0±0　　(n=5)
┬后插┬: $A_{\text{┬ins}}/A_{\text{┬pre}}$　0±0
⊥后插⊥: $A_{\text{⊥ins}}/A_{\text{⊥pre}}$　0±0
⊥后插┬: $A_{\text{┬ins}}/A_{\text{┬pre}}$　(62±18)%　　}(n=10)
┬后插⊥: $A_{\text{⊥ins}}/A_{\text{⊥pre}}$　(72±13)%

APS 幅值之比/%
(e)

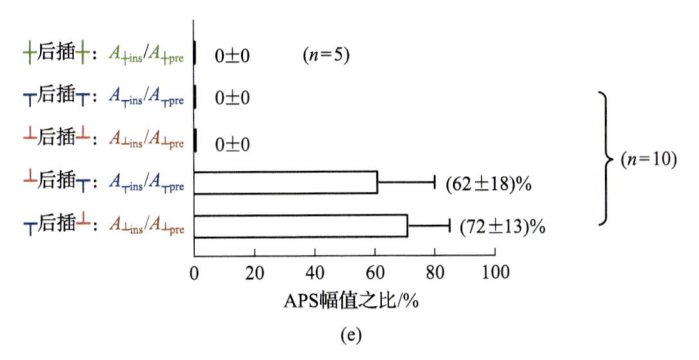

图 7-4　A-HFS$_\text{┬}$⊥和 A-HFS┼┼以不同模式激活神经元群体(Feng et al., 2022)
图中 $A_{\text{*pre}}$ 和 $A_{\text{*ins}}$ 分别表示插入前同样极性的脉冲和插入脉冲诱发的 APS。

APS(记为 $A_{\text{┼test}}$)变得很小，远小于单脉冲(或第一个脉冲)诱发的对照 APS(即 $A_{\text{┼control}}$)。当 IPI 为 0.8ms 时(小于不应期)，$A_{\text{┼test}}$ 消失。在具有相同参数的脉冲组成的 100Hz 的 A-HFS┼┼的稳态期，在两个相邻刺激脉冲的 10ms 间隔中间插入一个脉冲，此脉冲也不能诱发 APS(图 7-4(b)的 $A_{\text{┼ins}}$)。这是因为 A-HFS 延长了神经元放电的不应期(详见 5.2.2 节)，此时不应期已超过 5ms。

将负、正两种单相脉冲组成先负后正的成对脉冲。如图 7-4(c)所示，基线测试时，当 IPI 为 1.5ms 时，⊥脉冲(即第二个脉冲)仅诱发小 APS(记为 $A_{\text{⊥test}}$)；当 IPI 缩短为 0.8ms 时，$A_{\text{⊥test}}$ 消失。这表明，基线时⊥脉冲激活的神经元群体包含于┬脉冲激活区域之内。当 IPI 小于不应期时，第一个脉冲┬已激活过这群神经元，随后的⊥脉冲就无法再次激活。

在 100Hz 的 A-HFS$_\text{┬}$⊥稳态期，也在两个相邻刺激脉冲的 10ms 间隔中间插入一个脉冲。如图 7-4(d)所示，当插入脉冲的极性与其前面的脉冲相同时，插入脉冲不诱发 APS(图 7-4(d1)和(d2))，这与图 7-4(b)所示 A-HFS┼┼期间插入脉冲的结果相同。但是，当插入脉冲的极性与其前面的脉冲相反时，插入脉冲却可以诱发 APS(图 7-4(d3)和(d4))，其幅值约为前一个具有同样极性的脉冲诱发的 APS 的 60%~70%(图 7-4(e))。而且，紧随插入脉冲之后，与其极性相同的脉冲不诱发 APS(图 7-4(d3)和(d4)空心三角所示)。这再次体现了不应期效应，表明延长的不应期超过了 5ms。

这些结果意味着，对于极性相反的两种单相脉冲，虽然在基线时⊥激活的仅是┬激活区域内的一部分神经元，但在 A-HFS$_\text{┬}$⊥期间，这两种单相脉冲却分别激活不同的神经元子群。以下实验可以进一步佐证此分析：将 IPI 为 2.5ms 的两种极性成对脉冲以 50Hz 的频率重复，构成负正脉冲交替 A-HFS$_\text{┬}$⊥序列(图 7-5(a))，也就是，2.5ms 和 17.5ms 两种 IPI 交替出现。⊥脉冲前是短 IPI=2.5ms，而┬脉冲前是长 IPI=17.5ms。在 A-HFS$_\text{┬}$⊥初期，由于受到相对不应期的影响，紧随短 IPI 的 APS⊥明显小于其基线的对照(左上图的 APS$_{\text{⊥control}}$)，且显著小于长 IPI 之后的

APS$_⊤$。随后，在刺激的约 0.6～17s 期间，APS$_⊥$几乎消失。不过，之后又会重新出现，幅值达到与 APS$_⊤$相似。刺激初期，APS$_⊥$的归一化幅值显著小于 APS$_⊤$；而稳态期却相反，APS$_⊥$的归一化幅值显著大于 APS$_⊤$（图 7-5(b)），APS$_⊥$的衰减率（约 65%）小于 APS$_⊤$的衰减率（约 81%）。（注：此处的归一化幅值是两种 APS 与各自基线时幅值之比。）如果此两种 IPI 交替的序列用于双相脉冲的 A-HFS$_{⊤⊥}$，那么，短 IPI 之后诱发的 APS 会消失（详见 6.2.1 节所述）。此 A-HFS$_⊤$$_⊥$实验进一步支持两种极性脉冲分别激活不同神经元子群的推测。那么，两种脉冲分别激活了哪些神经元呢？

图 7-5　两种 IPI 交替的 A-HFS$_⊤$$_⊥$期间神经元的响应（Hu et al.，2023b）

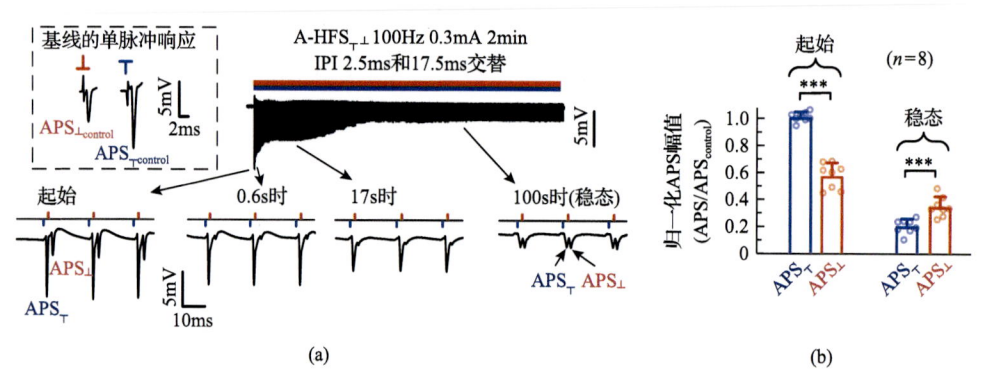

图(b)中，$^{***}P<0.001$，配对 t 检验，$n=8$。

根据 5.2.1 节所述，50Hz 双相脉冲 A-HFS 期间，APS 的衰减率为 60%左右。上述 100Hz 的 A-HFS$_⊤$$_⊥$中$_⊥$脉冲的频率也是 50Hz，稳态期 APS$_⊥$的衰减率也是 60%左右（图 7-5(b)）。据此可以推测，对于基线时$_⊤$脉冲能够激活的区域，在 A-HFS$_⊤$$_⊥$稳态期可能仅由$_⊥$脉冲激活，而$_⊤$脉冲反而不能激活。基线时，$_⊤$脉冲的激活区大于$_⊥$脉冲，且包含$_⊥$脉冲的激活区，难道持续的 A-HFS$_⊤$$_⊥$刺激反而使得$_⊥$脉冲的激活能力胜过$_⊤$脉冲？我们设计如下实验，使得基线时两种脉冲的激活区一致，来验证此推测。

7.1.3　仅正脉冲能够激活原本两种极性脉冲均可激活的神经元

脉冲强度相同时，$_⊤$脉冲的激活区大于$_⊥$脉冲的，因此，为了使两种极性脉冲的激活区一致，要减少$_⊤$脉冲的强度。但是，在两种极性相反的脉冲脉宽同为 100μs 的情况下，如果强度不同，所输送的负、正电荷就不平衡。为了保持 A-HFS 期间电荷平衡，如图 7-6(a1)所示，先将$_⊤$和$_⊥$脉冲都各自加上平衡相。平衡相紧随前相，强度是前相的 1/40，而宽度是前相的 40 倍。将这种脉冲称为"准"（Quasi-）单相脉冲，用"Q"标记。两种不对称的电荷平衡的准单相脉冲分别记为$_⊤$$_Q$和$_⊥$$_Q$，它们诱发的 APS 则分别记为 APS$_⊤$$_Q$和 APS$_⊥$$_Q$。基线时这两种脉冲诱发的 APS 幅

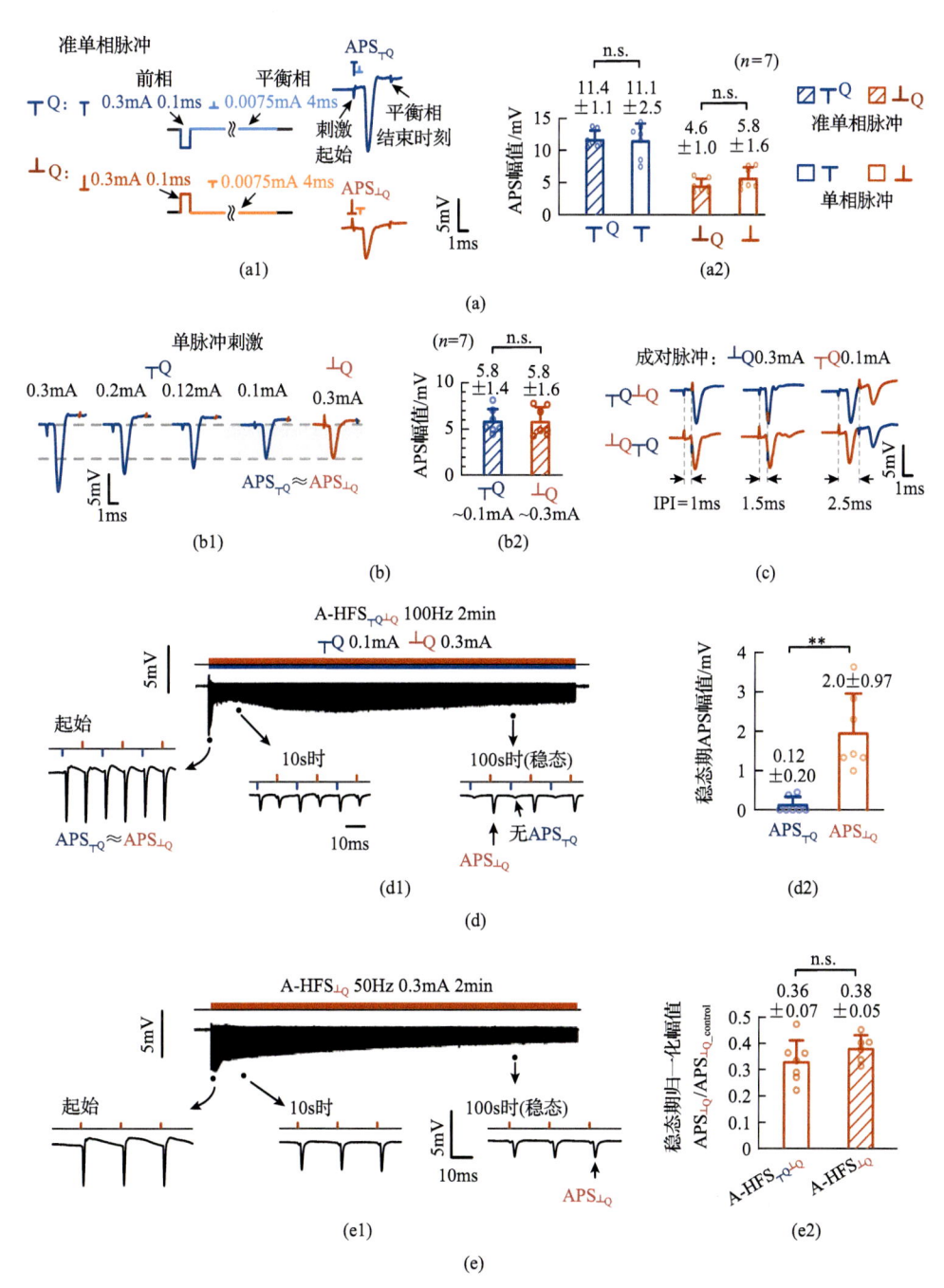

图 7-6 激活区一致的两种极性的准单相脉冲构成的 A-HFS$_{TQ⊥Q}$ 期间的神经元响应
（Hu et al.，2023b）

图(a2)、(b2)、(d2)和(e2)中，n.s. 表述 $P>0.05$；**$P<0.01$，配对 t 检验，$n=7$。

值与无平衡相的单相$\top$和$\bot$脉冲诱发的没有显著差别（图 7-6(a2)），由此可见平衡相对于前相的作用没有明显的影响。

基线的单脉冲测试时，将$\top_Q$的强度从 0.3mA 逐渐减小，寻找与$\bot_Q$诱发的 APS 幅值相当的脉冲强度。当$\top_Q$的强度约为 0.1mA 时与 0.3mA 的$\bot_Q$诱发的 APS 幅值相当（图 7-6(b1)和(b2)）。将这两种脉冲组成 1~2.5ms 的短 IPI 的先负后正和先正后负的成对脉冲"$\top_Q\bot_Q$"和"$\bot_Q\top_Q$"（图 7-6(c)）。此成对脉冲的实验结果表明，无论是负脉冲还是正脉冲，第一个脉冲都可诱发大小相似的 APS。IPI=1ms 时，第二个脉冲诱发的 APS 被完全抑制，且随着 IPI 的增加，第二个 APS 逐渐出现。这表明$\top_Q$和$\bot_Q$的激活范围相似且重合。

利用此$\top_Q$和$\bot_Q$组成负正脉冲交替的 A-HFS，记为 A-HFS$_{\top_Q\bot_Q}$，IPI 恒定为 10ms（见图 7-6(d1)）。刺激初期诱发的 APS$_{\top_Q}$和 APS$_{\bot_Q}$幅值相似。之后，两种 APS 均逐渐减小。在刺激的稳态期，APS$_{\top_Q}$基本消失，仅存在 APS$_{\bot_Q}$，两种 APS 的幅值存在显著差别（图 7-6(d2)，$n=7$）。将此 100Hz 的 A-HFS$_{\top_Q\bot_Q}$中的$\top_Q$删除，变成仅由 50Hz 的$\bot_Q$组成的 A-HFS$_{\bot_Q}$（图 7-6(e1)）。按基线时的 APS 幅值作归一化，A-HFS$_{\top_Q\bot_Q}$和 A-HFS$_{\bot_Q}$稳态期诱发的归一化 APS 幅值相似（图 7-6(e2)）。这些实验结果表明，在 A-HFS$_{\top_Q\bot_Q}$稳态期，神经元主要响应$\bot_Q$脉冲产生动作电位，与包含同频率$\bot_Q$脉冲而无$\top_Q$脉冲的 A-HFS$_{\bot_Q}$的稳态期相似。

此外，如图 7-7 所示，统计数据表明，在 A-HFS$_{\top_Q\bot_Q}$后期 APS$_{\top_Q}$下降至小于 APS$_{\bot_Q}$之前，有一段时间（约 2~15s 期间），APS$_{\top_Q}$的平均幅值大于 APS$_{\bot_Q}$。也就是，在两种脉冲的激活作用都逐渐下降的过渡期，先出现$\bot_Q$的激活作用小于$\top_Q$，而后$\bot_Q$再反超$\top_Q$。由于现有实验技术的限制，难以在脑内在体跟踪神经元单根轴突上脉冲诱发的动作电位的发生和传导过程。下面我们利用轴突的数学计算模型，来仿真两种极性脉冲交替的刺激过程中轴突的响应，以探讨其中的可能机制。

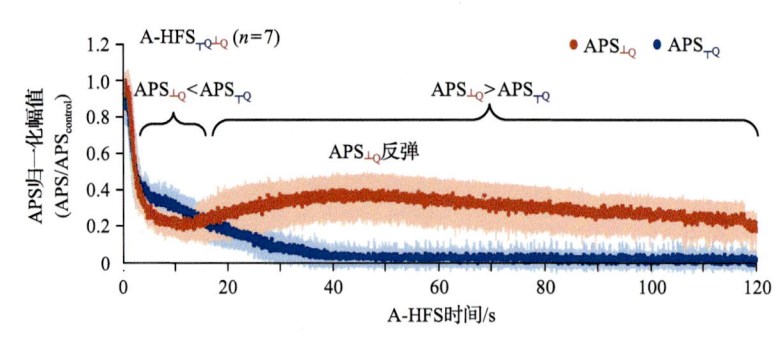

图 7-7 A-HFS$_{\top_Q\bot_Q}$期间每个$\top_Q$和$\bot_Q$脉冲各自诱发的 APS$_{\top_Q}$和 APS$_{\bot_Q}$的归一化平均幅值的散点图（Hu et al., 2023b）

图中，浅色区域表示一个标准差的范围，$n=7$。

7.2 单相负正脉冲交替刺激期间轴突活动的仿真研究

仿真模型计算的是细胞内电位变化。与胞外记录的锋电位相区别，胞内记录的动作电位记为 AP(action potential)。根据上述实验结果可知，轴突上施加 A-HFS_⊥期间神经元响应的衰减是源于轴突而不是胞体。否则，假如轴突能够可靠地跟随每个┬和⊥脉冲产生并传导 AP，也就是，假设 APS 的衰减是由胞体的响应失败所致；那么，在这种情况下，对于基线时两种脉冲都能激活的神经元群体，除了响应的潜伏期可能有微小差别之外，轴突上由两种脉冲引发的 AP 传至胞体后就不会有其他差别，也就不会产生胞体仅响应⊥脉冲而不响应┬脉冲的结果(图 7-6)，不会形成两种脉冲分别调控不同的神经元子群的结果(图 7-4 和图 7-5)。换言之，胞体无法区分轴突上最初由哪种极性脉冲诱导的 AP，因为轴突上如果无阻碍作用，到达胞体的 AP 都几乎一样。因此，上述两种极性脉冲诱发的 APS 之间的差别主要产生于轴突。鉴于此，我们利用有髓鞘轴突模型(Guo et al., 2018)，在 NEURON 环境中仿真研究神经元轴突响应 A-HFS_┬⊥的机制，暂且不考虑胞体机制。

如图 7-8(a)所示，仿真模型中的轴突包含 21 个郎飞氏结(node of Ranvier, Node)和 20 个有髓鞘的结间段。各郎飞氏结依次命名为 $Node_0$~$Node_{20}$。此模型所包含的轴突及其膜的形态学参数、被动和主动电学参数，以及轴周间隙内的钾离子累积和清除机制等详见文献(Beurrier et al., 2001; Bellinger et al., 2008; Guo et al., 2018)。模型中的刺激电极的结构和材料与实验所采用电极一致(图 3-13)。利用 COMSOL Multiphysics 5.3(COMSOL Inc. Sweden)计算 0.3mA 脉冲强度的 A-HFS_┬⊥的刺激脉冲所产生的电场电位(图中背景所示)，然后加载到 NEURON 程序中，用于模拟大鼠实验的双极刺激，详见文献(Zheng et al., 2020)。刺激电极内芯底端的中心点位于轴突中央结点($Node_{10}$)正上方。为了分析轴突的响应机制，记录每个结点的轴突膜动力学的相关仿真数据，包括膜电位 V_m、钠离子通道失活因子 h_Na 和轴周钾离子浓度 $[K^+]_o$ 等。

其中，h_Na 是细胞膜离子通道的 HH 模型中的描述 Na^+ 通道失活状态的 h 门控因子(详见 1.3 节)。细胞膜去极化时会引起电压门控 Na^+ 通道开放，进而诱发动作电位。Na^+ 通道开放之后短时间内就会自动进入失活状态，不再响应外界刺激。直到膜电位复极化之后，失活的 Na^+ 通道才会摆脱失活状态，进入关闭状态，此时才可以重新被激活。如果细胞膜持续处于去极化状态，那么，Na^+ 通道就无法彻底摆脱失活状态。h_Na 取值为 0~1，h_Na 的值越小表示 Na^+ 通道的失活程度越严重，越不易诱发动作电位。因此，下面通过分析高频刺激期间 h_Na 的变化，来了解神经元兴奋能力的变化。

(a)

(b)

(c)

(d)

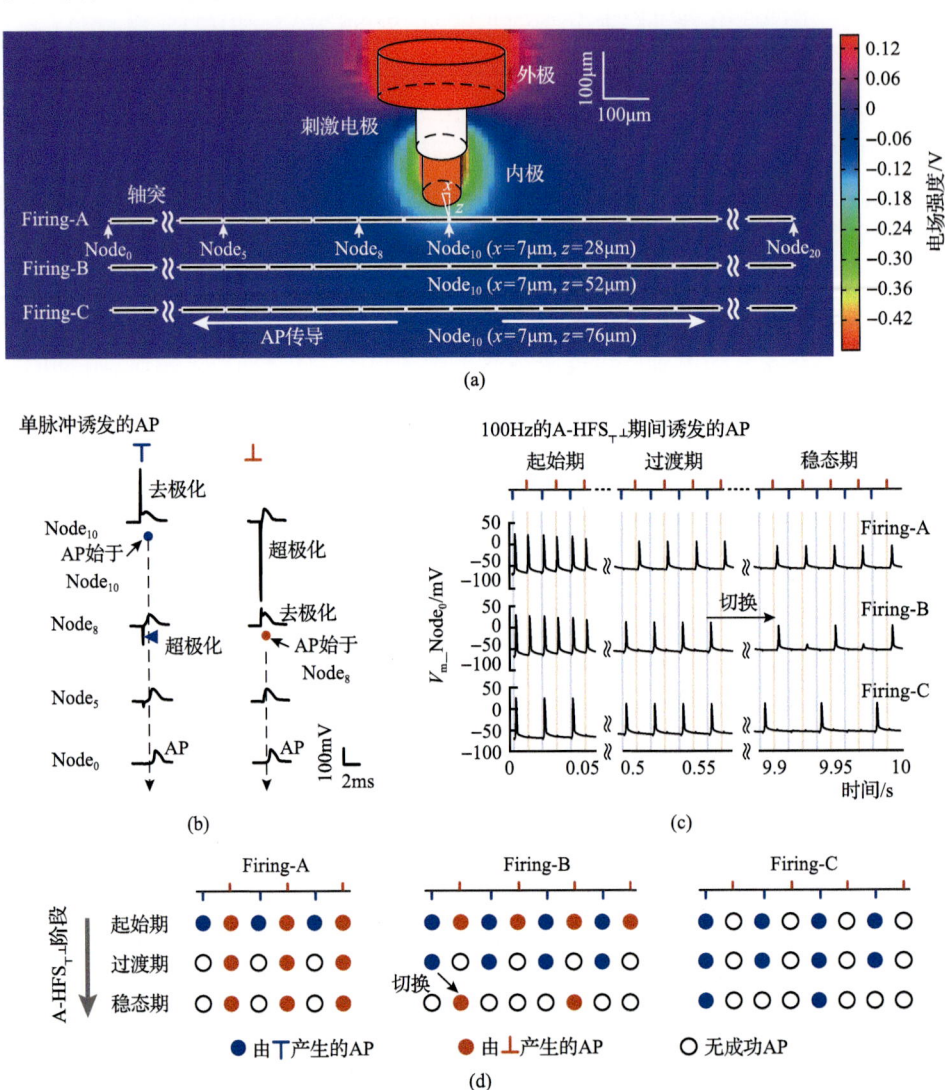

图 7-8　刺激电极和轴突的仿真模型以及不同距离下的轴突对于 A-HFS$_\perp$ 的响应
(Hu et al.，2023b)

如图 7-8(b)左图所示，⊤脉冲通过去极化刺激电极正下方的 Node$_{10}$ 的轴突膜，在此结点发起 AP，并沿轴突向两个方向传导。由于轴突模型的结构对称，图中仅显示向 Node$_0$ 的传导。⊤脉冲在去极化 Node$_{10}$ 的同时会使两侧的结点（如 Node$_8$ 等）发生超极化，如图 7-8(b)中"◀"所示。相反，⊥脉冲通过去极化两侧结点（如 Node$_8$ 等）发起 AP，同时使 Node$_{10}$ 产生超极化（图 7-8(b)右图）。对于强度足够大的单个脉冲刺激，⊤和⊥诱发的 AP 都可以成功地传导至轴突末端 (Node₀)。只是⊤脉冲在 Node₁₀ 发起的 AP 必须足以克服 Node₈ 处的超极化阻碍，才能够传导出去 (Kiernan et al.，2000；van de Steene, 2020；Zheng et al.，2022)。我们将能够成功地传导至 Node₀ 的激活定义为激活成功，反之则为激活失败。

图 7-8(c)所示是 A-HFS⊤⊥期间 3 根轴突的 Node₀ 处记录的膜电位 V_m_Node₀，显示了图 7-8(a)所示的与刺激电极相距不同距离的轴突上的 3 种不同放电，分别记为 Firing-A、Firing-B 和 Firing-C。前两种轴突位于⊤和⊥两种脉冲的重叠激活区，而 Firing-C 的轴突只能由⊤脉冲激活，它距离刺激电极最远。Firing-A 的轴突距离刺激电极最近。注：为了显示清晰，图 7-8(a)中显示的轴突位置与标注的 x 和 z 仿真坐标值不符，只是示意图。

图 7-8(c)所示的 Firing-A 中，A-HFS⊤⊥起始时轴突可以跟随每个⊤和⊥脉冲成功产生 AP 并传导出去。而后，在过渡期，只有⊥可以，⊤不能；并保持至稳态期。Firing-B 中，A-HFS⊤⊥起始时与 Firing-A 相似。而在过渡期，轴突只能成功响应⊤脉冲。然后再切换为仅成功响应⊥脉冲，并保持至稳态期。Firing-C 中，整个 A-HFS⊤⊥期间轴突都只能成功响应⊤脉冲。

图 7-8(d)总结了这三种轴突放电类型，蓝色和红色圆点分别表示⊤和⊥脉冲诱发成功的 AP，黑圈表示激活失败。可见，在起始时(相当于基线时)能够被⊤和⊥脉冲共同激活的轴突在 A-HFS⊤⊥稳态期只能由⊥成功激活。而且，即使在过渡期⊤能够胜过⊥，也会切换为仅由⊥成功激活。这与图 7-7 所示的实验统计结果一致。这个现象颠覆了⊤脉冲比⊥脉冲激活能力强的"常识"。下面我们分析仿真结果中轴突膜的动力学变化过程，来揭示其中可能的机制。

图 7-9 所示的仿真结果表明，轴周[K^+]ₒ 的增加是导致 A-HFS⊤⊥期间轴突响应失败的关键因素。以⊤脉冲在 Node₁₀ 诱发 AP 的情况为例。随着 A-HFS⊤⊥的持续，Node₁₀ 处的轴周[K^+]ₒ_Node₁₀ 增加(图 7-9(a))，从而导致轴突膜上 Na^+ 通道的部分失活，h_Na_Node₁₀ 减小(图 7-9(b))，再导致⊤脉冲在 Node₁₀ 诱发的 AP 逐渐减小(图 7-9(c)蓝色方框所示)，以至于发生 AP 不能成功地传导至 Node₀，⊤脉冲激活失败(图 7-9(d)蓝色阴影和箭头指示)。

对于⊥脉冲，在 100Hz A-HFS⊤⊥起始期间可以成功诱发能够传导至 Node₀ 的 AP。随着[K^+]ₒ 和 h_Na 的持续变化，⊥脉冲的激活也应该会发生衰减和阻滞，为什么原本两种脉冲都能激活的神经元，最终总是只有⊥脉冲可以激活成功呢？下面通过考察各个结点的 AP 以及 Node₁₀ 和 Node₈ 的 h_Na 等参数的变化，来分析图 7-8 所示的 Firing-A 和 Firing-B 放电类型中两种极性脉冲激活过程中的相互作用。Firing-C 神经元仅由负脉冲激活，不在正脉冲激活区之内，就不再详细分析。

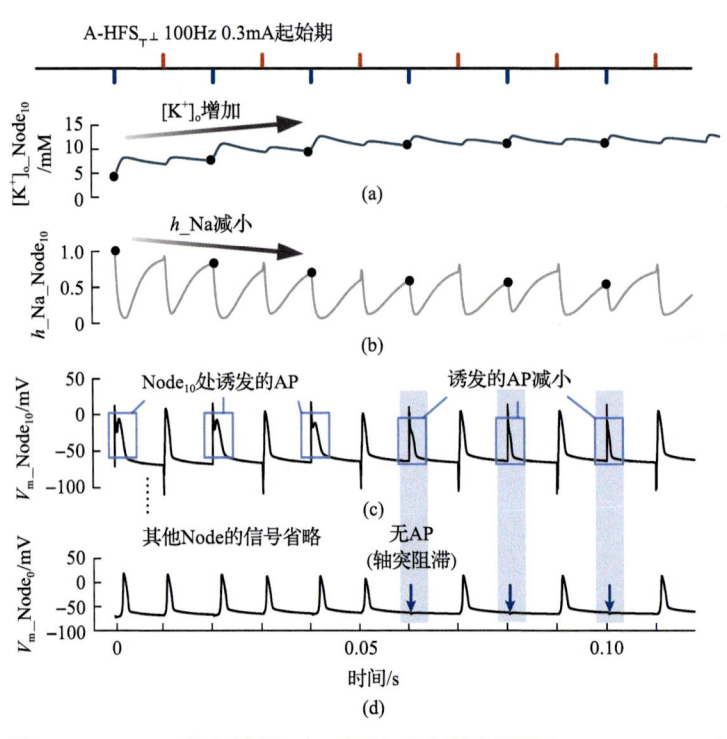

图 7-9 A-HFS$_\top\bot$期间轴周[K$^+$]$_o$的增加引起轴突阻滞(Hu et al., 2023b)
图(a)和(b)中，曲线上的黑点指示$_\top$脉冲施加时刻。

图 7-10 所示是 A-HFS$_\top\bot$期间呈现 Firing-A 放电的轴突示例，从上至下分别是 Node$_{10}$ 至 Node$_0$ 的仿真数据。起始期间(图 7-10(a))，轴突跟随每个$_\top$和$_\bot$脉冲分别在 Node$_{10}$ 和 Node$_8$ 发起 AP，且 AP 可以成功地传导至轴突末端(即 Node$_0$)。在过渡期(图 7-10(b))，随着 h_Na_Node$_{10}$ 的逐渐减小，由$_\top$脉冲诱发的 AP 逐渐减小，因而 AP 的传导能力降低，最终由于沿途 Node$_8$ 等结点的超极化阻碍，使得传导失败(图中蓝色阴影条和◀所示)。然而，这种$_\top$脉冲时期 AP 至 Node$_8$ 的传导减弱，有助于 h_Na_Node$_8$ 的恢复(橙色箭头所示)，使得其后$_\bot$脉冲来临时 Node$_8$ 诱发的 AP 增大(橙色方框所示)，并成功地传导至 Node$_0$。同时，此 AP 反向传至 Node$_{10}$ 并在 Node$_{10}$ 诱发 AP (图 7-10(b)中红色▲所示)，该 AP 甚至大于前一个$_\top$脉冲诱发的 AP，致使下一个$_\top$脉冲来临时 h_Na_Node$_{10}$ 进一步减小。如此反复，由于$_\bot$脉冲诱发的 AP 对于 Node$_{10}$ 的作用，每当$_\top$脉冲来临时，h_Na_Node$_{10}$ 一再减小，直至$_\top$脉冲不再在 Node$_{10}$ 诱发 AP，导致诱发失败(图 7-10(c))。由此可见，一旦$_\top$脉冲出现激活失败(图 7-10(b)蓝色阴影条所示)，后续$_\top$脉冲就再也不能诱发可成功传导的 AP。

在图 7-10(c)所示的 A-HFS$_\top\bot$稳态期，轴突各结点的 h_Na 已衰减至稳定状态。每当$_\top$脉冲来临时，由于 h_Na_Node$_{10}$ 太小，无法诱发 AP。相反，$_\bot$脉冲仍然可

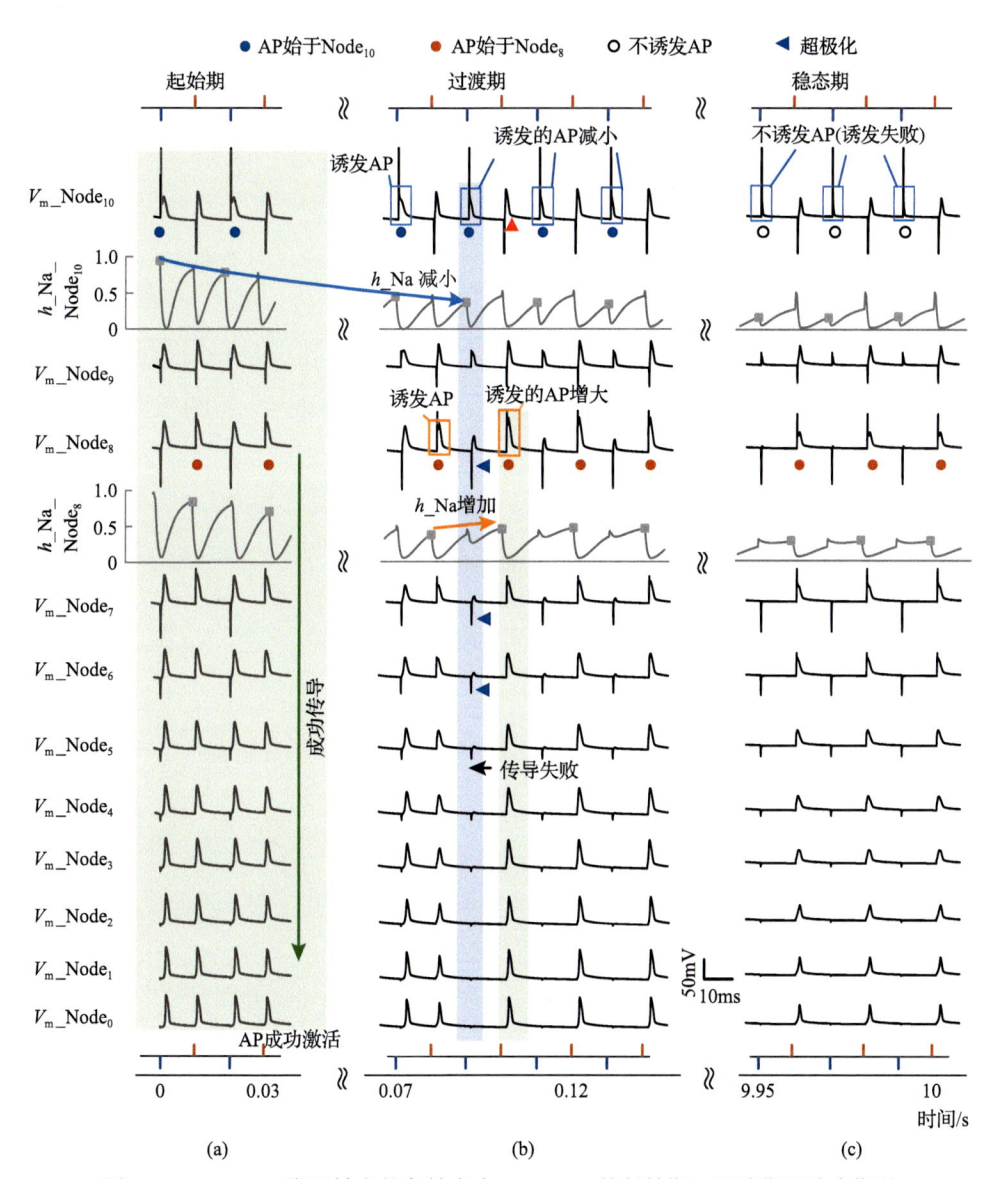

第 7 章　两种极性电脉冲在高频刺激期间的激活作用

图 7-10　Firing-A 类型轴突的各结点在 A-HFS$_\perp$的起始期、过渡期和稳态期的放电变化(Hu et al., 2023b)

Node$_{10}$ 和 Node$_8$ 的 Na$^+$通道失活因子曲线 h_Na_Node$_{10}$ 和 h_Na_Node$_8$ 分别显示在此两节点的膜电位曲线下方，两条 h_Na 曲线上的小方点分别指示⊤和⊥脉冲来临时的值。

以在 Node$_8$ 诱发 AP。虽然 h_Na_Node$_8$ 也减小，使得 Node$_8$ 诱发的 AP 幅值较小，但由于传向轴突末端(Node$_0$)的途中没有超极化阻碍，此 AP 仍然能够成功地传导出去。

图 7-11 所示是 A-HFS$_\perp$ 期间呈现 Firing-B 放电的轴突示例。起始时（图 7-11(a)），轴突跟随每个 ⊤ 和 ⊥ 脉冲分别在 Node$_{10}$ 和 Node$_8$ 诱发 AP，且 AP 可以成功地传导至 Node$_0$。在过渡期（图 7-11(b)），随着 h_Na 的减小，诱发的 AP 逐渐减小。此类轴突上，AP 传导失败首先出现于 ⊥ 脉冲诱发的 AP（图 7-11(b) 橙色阴影条所示），而不是 ⊤ 脉冲。这是因为，此轴突与刺激电极的距离比上述

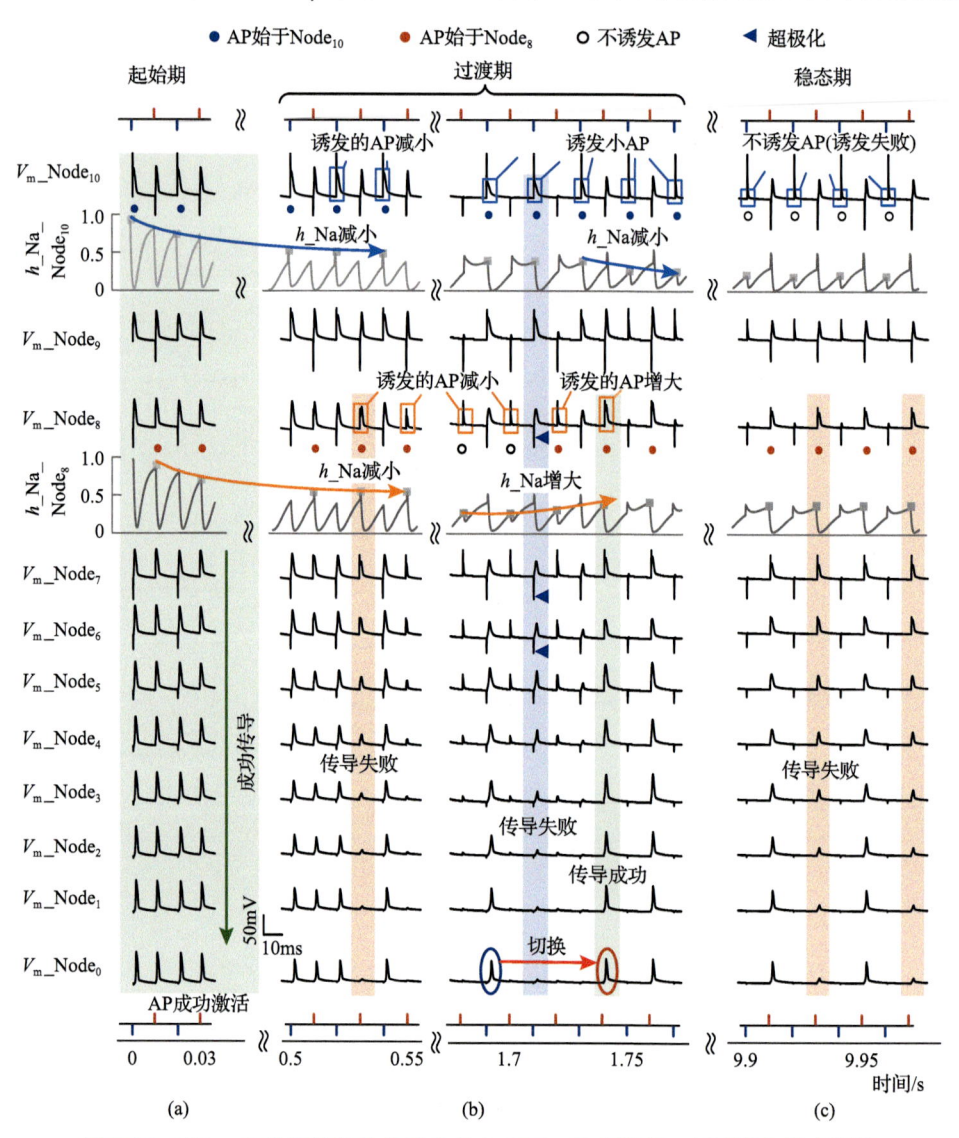

图 7-11 Firing-B 类型轴突的各结点在 A-HFS$_\perp$ 的起始期、过渡期和稳态期的放电变化（Hu et al.，2023b）

Node$_{10}$ 和 Node$_8$ 的 Na$^+$ 通道失活因子 $h\_Na\_Node_{10}$ 和 $h\_Na\_Node_8$ 曲线上的小方点分别指示 ⊤ 和 ⊥ 脉冲来临时的值。

Firing-A 类型的轴突要远，⊤脉冲在中央结点 Node$_{10}$ 两侧产生的超极化较弱。虽然此时⊤脉冲在 Node$_{10}$ 诱发的 AP 也已减小，但两侧的超极化尚不能阻止 AP 外传。因此，去极化能力较弱的⊥脉冲所诱发的 AP 首先发生传导失败。

不过，再经过约 1.2s 的 A-HFS$_{⊤⊥}$刺激后，随着 h_Na_Node$_{10}$ 进一步减小，由⊤脉冲在 Node$_{10}$ 诱发的 AP 最终还是无法克服其传导途径上的超极化阻碍，发生了传导失败(图 7-11(b)蓝色阴影条所示)。一旦⊤脉冲不能生成可传导的 AP，每次⊤脉冲的失败都有助于随后的⊥脉冲来临前 h_Na_Node$_8$ 的恢复，直至⊥脉冲可以重新诱发成功传导的 AP(图 7-11(b)绿色阴影条所示)。而⊥脉冲的成功反过来会进一步减小⊤脉冲来临时的 h_Na_Node$_{10}$，使得⊤脉冲不再有成功的机会。于是，神经元的响应就从仅跟随⊤脉冲放电，切换至仅跟随⊥脉冲放电(图 7-11(b)下方红色箭头线和圈出的 AP 所示)。随后的过程与 Firing-A 类型轴突相似，直至稳态期(图 7-11(c))，仅⊥脉冲可以成功诱发 AP，只是诱发率较低，存在周期性的传导失败(图中橙色阴影条所示)。而⊤脉冲不再诱发 AP，在 Node$_{10}$ 就发生诱发失败。

上述仿真结果表明，AP 的传导失败和诱发失败是 A-HFS$_{⊤⊥}$期间引起轴突响应衰减的两个原因。两者都源于持续刺激诱导的轴周[K$^+$]$_o$增加所致的膜电位上升，从而使得 Na$^+$通道部分失活，引起 AP 传导能力下降，传导失败；或者使得 Na$^+$通道严重失活，导致 AP 无法产生(即诱发失败)。刺激持续期间，随着 AP 的逐渐衰减，由于传导途中存在超极化阻碍，⊤脉冲诱发的 AP 迟早会出现传导失败。一旦出现传导失败，由于受到⊥脉冲诱导的 AP 的反传影响，后续⊤脉冲就再也不能诱发成功传导的 AP。即便在过渡期⊥脉冲诱发的 AP 首先发生传导失败，这种⊥脉冲处于劣势的状态也是暂时的，它不能阻止随后出现的⊤脉冲诱发 AP 的传导失败。因此，在 A-HFS$_{⊤⊥}$的稳态期总是只有⊥脉冲可以诱发成功的 AP。这些仿真结果能够较好地解释持续高频刺激中正脉冲胜过负脉冲的实验现象，包括图 7-7 所示实验数据所呈现的过渡期正脉冲暂时处于劣势(即 APS⊥<APS⊤)的现象。不过，此仿真模型仅包含轴突，没有轴突始段、胞体和树突等神经元其他结构。这种简化可以突显刺激的轴突机制，但由于忽略了其他结构的影响，可能造成偏差。此外，除了轴周[K$^+$]$_o$增加引起轴突的去极化阻滞之外，也可能存在其他机制，或者多种机制的共同作用，还有待深入研究。

7.3　两种极性单相脉冲交替的 O-HFS 期间下游神经元的响应

上述有关单相负正脉冲交替的 A-HFS 研究结果表明，两种极性脉冲各自激活不同的神经元轴突子群。如果这种激活的兴奋沿轴突顺向传导，到达下游投射区，经过突触传递后，就可以兴奋突触后神经元。如果刺激在10ms或者更短的IPI时间内激活两小群神经元的轴突，那么，当这些短时间内一起出现的兴奋到达轴突末梢分支及其连接的众多突触时，就会增强对于突触后神经元的兴奋性输入。也就是，通过突触传递的空间和时间整合机制（参见2.2.3节），放大兴奋作用，从而增强突触后神经元的响应。为了验证此推测，我们将上述A-HFS⊤⊥采用的刺激序列用于大鼠海马CA1区的Schaffer侧支上，作为O-HFS⊤⊥刺激，考察刺激期间的神经元响应是否增强。实验结果如下。

我们做了100Hz、133Hz和200Hz三种频率的O-HFS⊤⊥，并与相同频率的双相脉冲O-HFS╫进行比较。图7-12(a)所示是133Hz的O-HFS⊤⊥示例，在刺激前期，除了首个负脉冲诱发的OPS₁之外，不断出现群峰电位（即PS棘波），类似痫样放电，持续时间约43s。不妨将此阶段称为"PS时段"。在O-HFS⊤⊥后期没有大幅值的PS波（部分实验的刺激后期也会重现PS波）。如图7-12(b)所示，在同一只大鼠上施加O-HFS╫进行对比。在刺激起始的首个脉冲诱发的OPS₁大小相当的情况下，前期的PS时段仅持续约10s，后期不再出现大幅值的PS波。比较3种刺激频率下两种高频刺激前期的PS时段（图7-12(c)），O-HFS⊤⊥期间的PS时段都显著长于O-HFS╫期间的。不过，两种刺激PS时段的长度都随着脉冲频

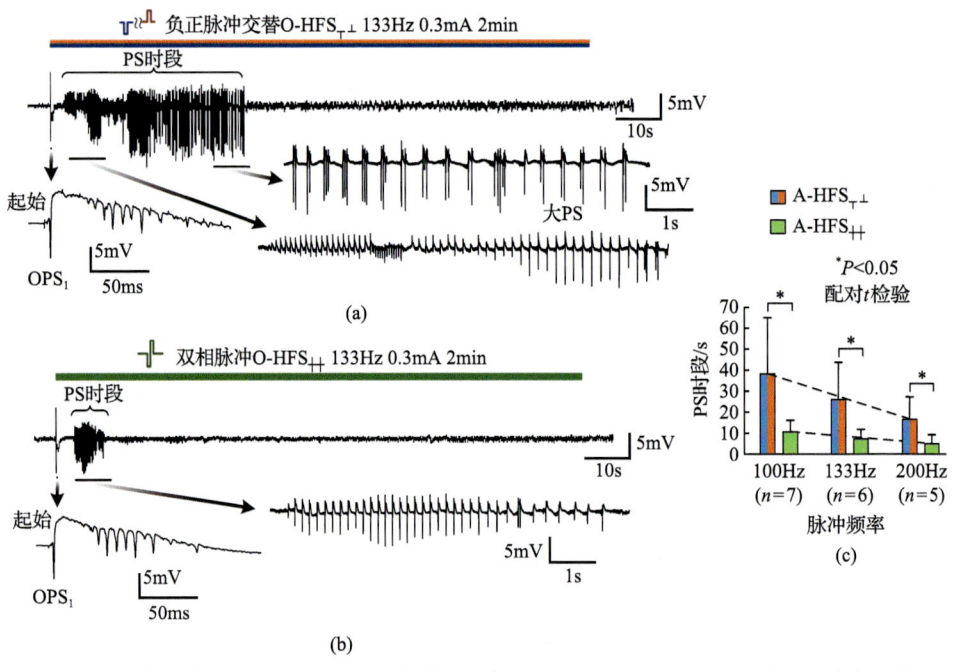

图7-12 大鼠海马CA1区Schaffer侧支上施加O-HFS⊤⊥和O-HFS╫的神经元响应比较

率的升高而缩短(图 7-12(c)中虚直线所示)。这与 5.3.1 节所述 50Hz、100Hz 和 200Hz 的 O-HFS₊₊期间初始 PS 放电时段的长度随频率的变化一致。

单相负正脉冲交替刺激期间,每种脉冲的出现频率仅为刺激频率的一半。因此,我们将 200Hz 的 O-HFS₋⊥与 100Hz 的 O-HFS₊₊进行比较(图 7-13)。同样,在刺激起始的 OPS₁ 大小相当的情况下,由于刺激初期正脉冲的兴奋作用比双相脉冲要小,在起始段的约 0.2s 之内,OPS₁ 后出现的 PS 波在 O-HFS₋⊥期间较小,而 O-HFS₊₊期间较大。但是,随着刺激的持续,O-HFS₋⊥的 PS 时段中的 PS 明显大于 O-HFS₊₊期间(图 7-13(a)和(b))。而且,200Hz O-HFS₋⊥的 PS 时段的平均长度要长于 100Hz O-HFS₊₊的 PS 时段(图 7-13(c))。这表明,当 O-HFS₋⊥的各相脉冲频率与 O-HFS₊₊相同时,O-HFS₋⊥也具有较高的兴奋性。

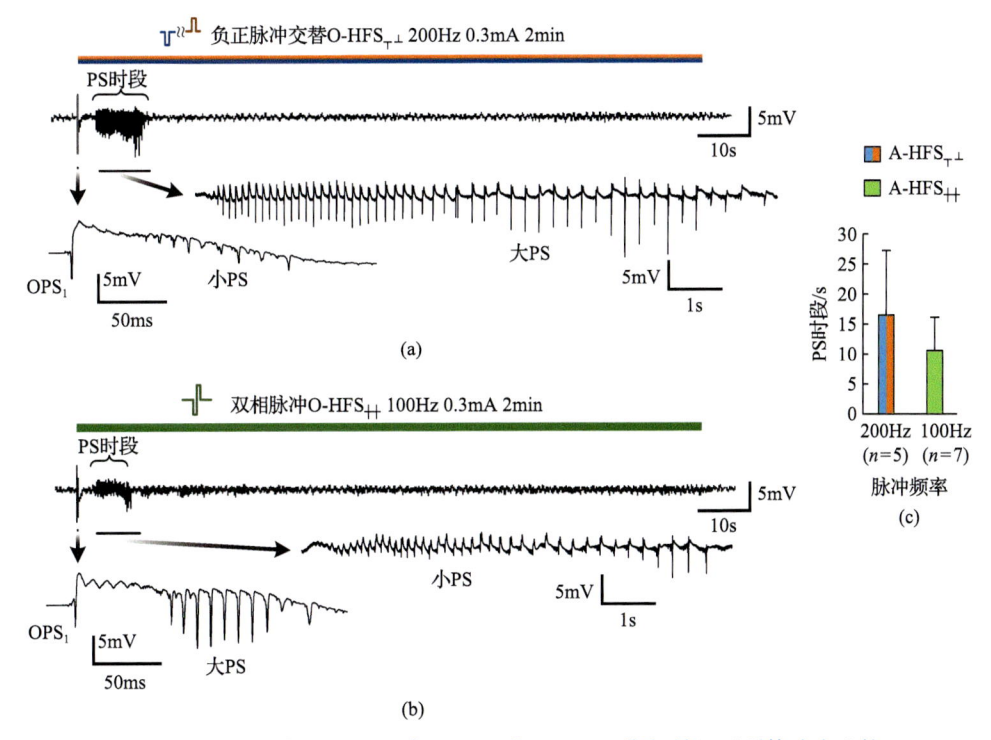

图 7-13　200Hz 的 O-HFS₋⊥与 100Hz 的 O-HFS₊₊期间神经元群体响应比较

根据前述 A-HFS₋⊥的实验结果(图 7-2(c2)和(d2)),200Hz O-HFS₋⊥期间轴突放电的数量不会高于、只会低于 100Hz O-HFS₊₊期间,但 O-HFS₋⊥对于下游突触后神经元群体的兴奋作用却不比 O-HFS₊₊弱。这表明,两种极性脉冲交替刺激期间分别激活两小群神经元的轴突,再通过轴突末梢分支和突触整合,可以增强对于下游投射区神经元群体的兴奋作用,减小轴突阻滞带来的兴奋衰减作用。

7.4 本章小结

本章有关两种极性的单相脉冲交替的高频刺激研究结果，颠覆了负脉冲比正脉冲激活能力强的"常识"。正常情况下，正脉冲的去极化作用要比具有同样刺激强度的负脉冲弱得多，因为正脉冲通过"虚拟阴极"的机制，使刺激部位两侧区域的轴突膜去极化，才能激活神经元。因此，基线情况下，正脉冲诱发的 APS 要远小于负脉冲诱发的 APS(图 7-1(c2)和(d1))。但是，在持续高频刺激的稳态期，对于直接受刺激的神经元，同样强度的正脉冲诱发的神经元放电量与负脉冲的相似。而且，两种脉冲分别激活不同的神经元子群。对于基线时两种脉冲可以共同激活的神经元，高频刺激期间正脉冲的激活能力反而胜过负脉冲。此外，两种极性单相脉冲交替的刺激相当于在双相脉冲的负相与正相之间加入小间隔，这种刺激的安全性与双相脉冲刺激相似(图 7-3)。

数学模型的仿真结果显示了这种刺激期间神经元轴突膜的兴奋机制，两种脉冲的兴奋作用并不是相互抵消，而是存在复杂的交互作用。在持续的高频脉冲刺激下，轴突膜不断产生动作电位 AP，从而引起$[K^+]_o$增高，导致膜电位抬高，Na^+通道部分失活。随着刺激的持续，两种极性脉冲迟早都会出现激活失败，包括 AP 的传导失败和 AP 的诱发失败。一旦负脉冲出现激活失败，由于随后的正脉冲的作用会加剧这种失败，后续的负脉冲就再也不能重新产生成功的激活。而正脉冲出现激活失败后，仍然可以(或者间歇地)激活成功(图 7-10 和图 7-11)。而且，负脉冲的失败有利于正脉冲的成功。这使得 HFS 稳态时，仅正脉冲可以激活成功。此时正脉冲的激活能力就像没有负脉冲的刺激时那样(图 7-6(e2))。HFS 期间，正脉冲兴奋作用的衰减率约为负脉冲的一半(图 7-2(c1)、(c2)、(d1)和(d2))。在两种极性脉冲的共同激活区，正脉冲的激活作用胜过负脉冲。

这些发现为设计神经调控的刺激新模式提供了线索。在持续的高频刺激期间，与双相脉冲或单相极性脉冲不同，两种极性脉冲分别激活两个相对独立的神经元子群，它们的放电相互之间不受不应期的制约(图 7-4 和图 7-5)，可以增强对于投射区神经元的兴奋作用(图 7-12 和图 7-13)。我们实验中使用的刺激电极是同芯双极电极，内芯表面积仅为 0.028mm^2(电极结构详见图 3-13)，约为外芯表面积的 1/3。因此，内芯(即电极尖端)周围的电流密度高，电场强度大，它是工作极。由于其表面积很小，作用范围也很小。而我们的实验结果表明，即使如此小的作用范围，负正脉冲交替的刺激也可以通过在 10ms 或者更短的间隔时间内激活微小区域内的两小群神经元的轴突，来诱发下游突触后神经元产生较大的同步放电。这表明，这些兴奋到达轴突末梢分支及其连接的众多突触时，通过突触传递的空间和时间整合机制，会放大兴奋作用，增加对于突触后神经元的兴奋性输入。

这种两种极性脉冲的交替刺激可能有利于提高某些神经调控的疗效。例如，已有电子耳蜗(CI)植入患者的阈值和响度的测试结果表明，以一定间隔交替施加两种极性的单相脉冲的 HFS 比双相脉冲更有效(van Wieringen et al., 2005; 2006)。本章的研究结果提示，这可能是 HFS 兴奋作用增强的结果。还有研究表明，DBS 疗法的一个重要作用是诱导新的神经元活动来替代和掩盖病理性活动(Chiken et al., 2016; Lee et al., 2019)。两种极性脉冲刺激所产生的较强兴奋作用也可望提高 DBS 的效率。目前常规 DBS 采用的 HFS 会导致去极化阻滞和突触递质耗竭等效应。这些效应有利于阻断病理性活动的传播，但同时会降低刺激的兴奋作用，不利于诱导新的神经元活动。7.2 节的仿真结果显示，负、正两种脉冲交替的 HFS 期间，两种极性脉冲的交互作用并不会减弱轴突阻滞效应。而且大鼠 A-HFS 实验结果表明，这种 HFS 期间的轴突阻滞程度与双相脉冲 HFS 时相当(图 7-2)。因此，负正脉冲交替的 HFS 在增强刺激本身的兴奋作用的同时，也同样可以阻止病理性神经活动的传播。而且，在刺激频率相同的情况下，两种极性交替的单相脉冲 HFS 消耗的电能仅为双相脉冲 HFS 的一半，前者比后者节省电能。

此外，在某些神经假体的电刺激应用中，或许也可以利用两种极性单相脉冲各自激活不同神经元群体的这个特点。特别是，许多植入式神经假体采用的是多刺激触点的微电极或者微电极阵列来施加刺激脉冲，以提供多种神经编码信息。例如，听觉中脑植入体(auditory midbrain implant, AMI)(Lim et al., 2015)、视皮层视觉假体(visual cortical prosthetic, VCP)(Fernández et al., 2021)、体感皮层触觉植入物(tactile implant in somatosensory cortex)(Hughes et al., 2021)等，采用的都是微电极阵列作为刺激电极。两种极性脉冲组成的刺激序列通过单个刺激触点，就可以激活两小群神经元，这种激活或许可以在一定程度上增加一个神经编码维度，通过调节两种极性脉冲的参数，来实现这种编码。例如，改变相邻的两个相反极性脉冲之间的间隔、脉冲强度之比和/或频率之比等，用于改变两小群神经元的放电时间间隔、放电量和放电频率等。这样，不同的时变参数刺激模式可以诱发两小群神经元形成不同的放电组合，以产生神经编码信息。当然，这种设想能否实现，还有待进一步研究。

第 8 章　高频电脉冲刺激抑制神经元的痫样放电

癫痫是一种常见的脑神经系统疾病，全球患病率约为 1%，其中约 30%目前属于药物无法控制的难治性癫痫(Davis et al., 2020; Smolarz et al., 2021)。神经调控是难治性癫痫的有效疗法之一，包括迷走神经刺激(VNS)、三叉神经刺激(trigeminal nerve stimulation, TNS)和丘脑、海马等脑区实施的 DBS(Boon et al., 2007; Nune et al., 2015; Geller et al., 2017; Jobst et al., 2017; Davis et al., 2020)。自适应神经刺激(responsive neurostimulation, RNS)，即闭环式的 DBS 治疗难治性癫痫已获得美国等国家临床应用许可，并已有较为明确的疗效(Sun et al., 2014; Cukiert et al., 2017; Li et al., 2018; Simpson et al., 2022; Vetkas et al., 2022)，但其中的作用机制尚未明了。通常认为，癫痫发作的主要原因是神经回路的抑制与兴奋失衡，导致神经元过度兴奋而产生异常同步的痫样放电，这种放电在场电位和脑电图上通常表现为痫样棘波。神经元放电数量的增加和群体放电的同步性升高是痫样放电的特征，因此，降低神经元的兴奋性以减少放电或者/和弱化放电的同步性，都可以抑制痫样放电。

那么，脑内施加的电刺激控制痫样放电的机制是减少神经元的放电数量还是减弱放电的同步性，或者两者并存？窄脉冲刺激对于神经元的细胞膜具有强大的去极化作用(Lowet et al., 2022)，其本身可以增强神经元的同步放电。但是，脑神经系统由复杂的神经回路组成，脑内脉冲刺激的最终效应可以与其直接作用不同。例如，如果刺激直接兴奋的是抑制性的中间神经元或者其轴突和轴突末梢，激活了抑制性突触；那么，就会抑制神经回路中承担投射功能的主神经元的放电，减少其向投射区的兴奋输入(Lafreniere-Roula et al., 2010; Chiken et al., 2013; Prescott et al., 2013; Birdno et al., 2014)。在 DBS 开发的早期，高频刺激 HFS 用于帕金森病治疗时，表现为一种可逆的功能性损伤，其作用机制被认为是 HFS 抑制了神经元的放电。刺激靶点周围的神经元放电的减少和 HFS 结束时神经元不放电的"静寂期"似乎都支持此观点(Dostrovsky et al., 2000; Filali et al., 2004; Lafreniere-Roula et al., 2010)。不过，有研究表明，即便刺激靶点周围的神经元胞体被抑制而减少放电，HFS 的窄脉冲仍然可以激活这些神经元的轴突，将兴奋传送出去，增加下游投射区的神经元的放电(McIntyre et al., 2004; Birdno et al., 2014)，5.3 节所述实验结果正是如此。

而且，即便刺激使得神经元产生去极化的兴奋作用，过度去极化致使 Na^+ 通道失活也会抑制神经元的放电，这就是去极化阻滞。例如，胞体细胞膜的过度去极化会中止痫样放电(Bragin et al., 1997b; Durand et al., 2001)。轴突膜的过度去极化会引起动作电位的传导阻滞(参见 7.2 节的轴突阻滞仿真)。在突触上，突触前膜的过度激活会导致神经递质的耗竭而引起突触传递障碍(Anderson et al., 2006; Iremonger et al., 2006; Neher et al., 2008; Rosenbaum et al., 2014)。正常状态下，海马 CA1 区 Schaffer 侧支输入通路上施加 O-HFS 时，初期对于下游神经元具有较强的兴奋作用，可以诱发大幅值 PS 棘波。稳态期也可以增加下游神经元的放电。不过，高频刺激同时使得神经元放电具有随机性，弱化同步性(详见 5.3 节)。如果神经元原本就处于兴奋增强的痫样状态，轴突 HFS 的这种非同步的兴奋性输入是否可以抑制痫样活动呢？我们在大鼠海马 CA1 区，利用短促刺激诱发的刺激后痫样放电模型以及局部注射致痫剂诱发的痫样模型，对此问题进行了初步的探讨和研究。

8.1 持续的轴突高频刺激对于神经元群体放电的去同步调控

如图 8-1(a1)右上图所示，在麻醉大鼠海马 CA1 区 Schaffer 侧支上施加 100Hz 的长短不同的两种 O-HFS 刺激，并在刺激下游记录 CA1 神经元的响应。(注：本书中如无特殊说明，刺激脉冲均为每相宽度 100μs 的先负后正双相电流脉冲。)施加 5s 的短 O-HFS 时，刺激结束后会诱发出 PS 棘波组成的后放电(after-discharge, AD)，持续时间约 10s(图 8-1(a1)左上图)。在同一次大鼠实验中，以同样的脉冲施加 1min 的长 O-HFS 期间，在初始 5s 刺激后没有出现大幅值 PS，仅含小 PS(图 8-1(a1)下图)。不妨将 O-HFS 期间的起始 5s 之后出现的小 PS 称为"HFS 放电"。将这两次不同长短 O-HFS 的相同对应时间上的信号放大，如图 8-1(a2)所示，两个 O-HFS 初始 5s 期间的神经元响应相似的(见放大图①和②)，但后续响应不同(见放大图③)。5s 刺激诱发的 AD 的持续时间与 1min 刺激期间的"HFS 放电"持续时间之间没有显著差别(图 8-1(b1))。但是，AD 与"HFS 放电"期间所含 PS 的平均幅值之间存在显著差别(图 8-1(b2))，AD 期间 PS 较大，这意味着 5s 之后的 HFS 刺激对于 PS 具有抑制作用。虽然 AD 的 PS 幅值较大，但 AD 的 PS 的半高宽比较小(图 8-1(b3))，且 AD 的 PS 发放率较小(图 8-1(b4))，致使 AD 期间每秒 PS 面积之和与"HFS 放电"期间相似(图 8-1(b5))，这意味着两者的放电量没有显著差别，"HFS 放电"的同步性较弱。

为了进一步验证持续 O-HFS 对于 PS 放电的作用，如图 8-2 所示，先施加一次 5s 的 O-HFS，之后间隔 5s 再施加一次。在第 1 次刺激之后的间隙期出现了包含大 PS 的 AD，随后的第 2 次 5s 刺激又明显抑制了 PS 的幅值，而此次刺激结束之后又重新出现大 PS。100Hz 和 200Hz 的 O-HFS 都会产生此现象。

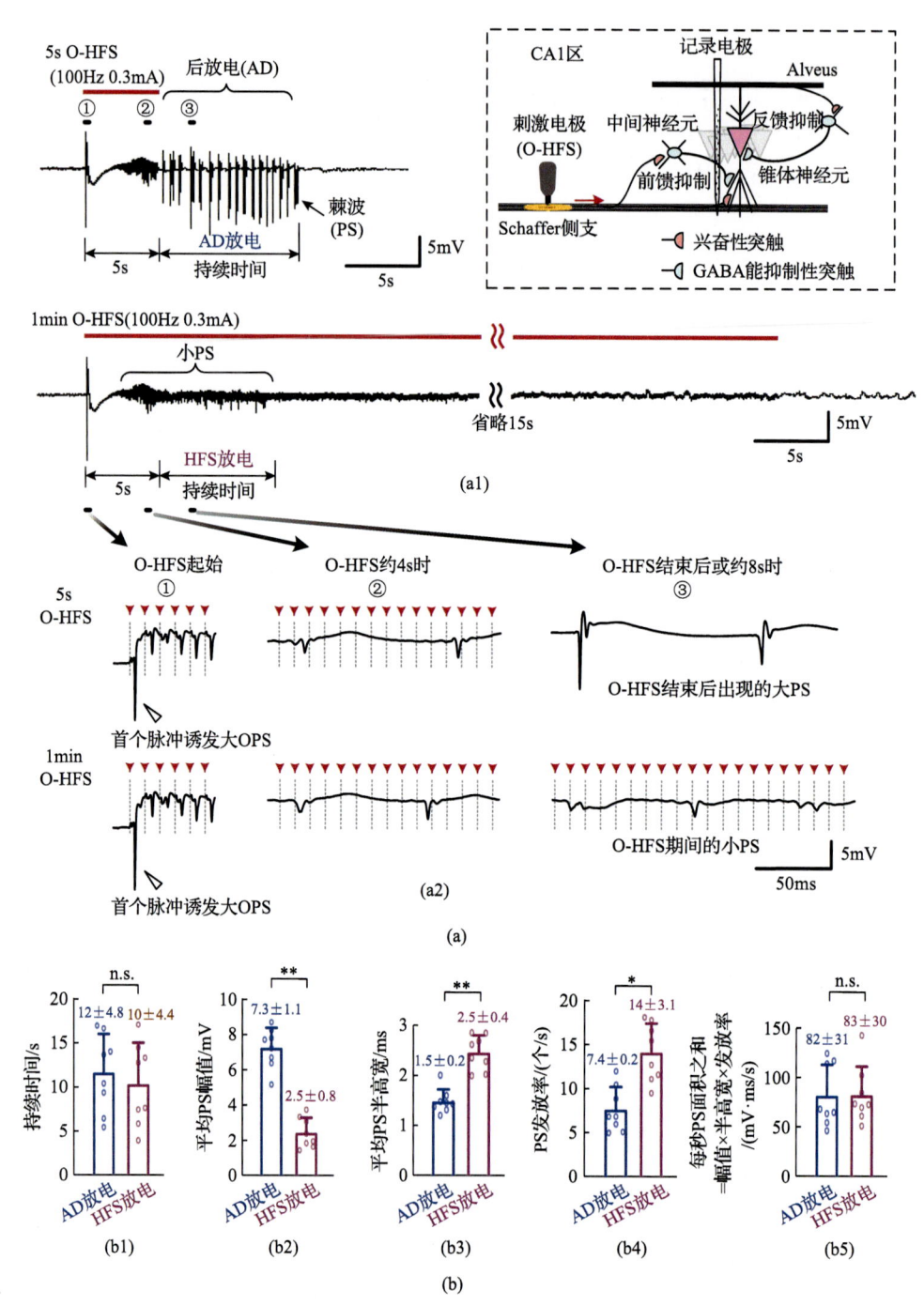

图 8-1　持续轴突高频刺激调控神经元群体的放电

图(b)中，*$P<0.05$，**$P<0.01$，n.s.表示无显著差别，配对 t 检验，$n=8$。

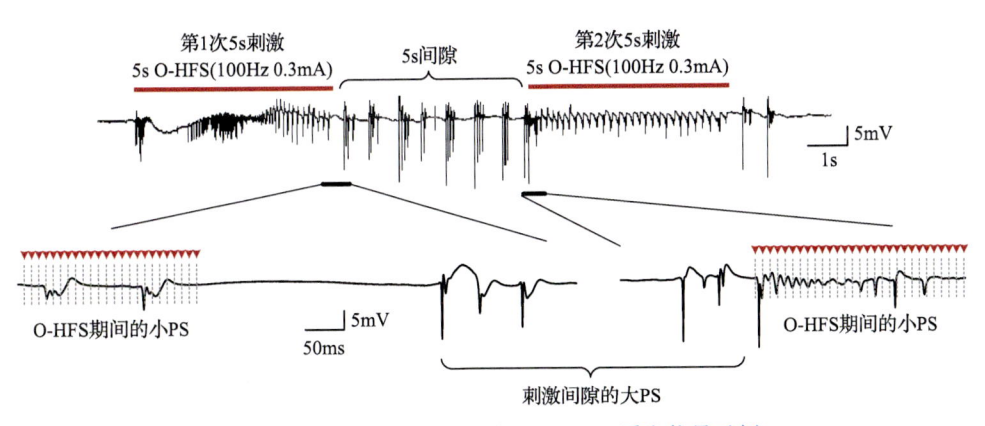

第 8 章 高频电脉冲刺激抑制神经元的痫样放电

图 8-2 间隔 5s 的连续 2 次 5s O-HFS 诱发信号示例

  这些实验结果反映了一个有趣的现象：在短促 O-HFS 结束之后，没有任何外加激励的情况下，会立即产生包含大 PS 的 AD；而延长 O-HFS，继续施加激励，却反而会减小放电中的 PS。之前的研究表明，AD 的产生是由于海马区锥体神经元上的 GABA 能突触的抑制作用受损和反转引起的(Fujiwara-Tsukamoto et al., 2007；Ye et al., 2017)。在 O-HFS 和锥体神经元放电的强烈兴奋性输入的作用下，通过前馈和反馈抑制(详见 2.3 节)，如图 8-1(a1) 右上图所示，下游 CA1 区局部抑制回路的中间神经元被激活，进而激活其轴突末梢的 GABA 能突触。这种抑制性突触在短促 O-HFS 期间的过度激活会导致突触后膜上过量的氯离子内流和过量的碳酸氢根外流(Isomura et al., 2003)，使得突触膜内外两侧的离子浓度快速改变，致使原本的超极化突触电位反转成为去极化，GABA 能突触就从抑制性转变成兴奋性(McCarren et al., 1985；Pearce et al., 1995；Staley et al., 1995)。而且，Schaffer 侧支轴突上的短促高频刺激会引起突触的可塑性变化，增强突触的传递效率(Zucker et al., 2002；Rotman et al., 2011；Hennig, 2013)。这些因素使得锥体神经元上接受的抑制与兴奋失去平衡，从而诱发 AD。在动物和人的许多脑区都可以用短促高频刺激诱发 AD(Lesser et al., 1999；Jobst et al., 2010b；Shigeto et al., 2013；Hannan et al., 2020)。

  延长 O-HFS 可以减小 PS 幅值(图 8-1(b2))，这表明持续的 O-HFS 具有某种抑制作用。PS 幅值的减小意味着同步放电的神经元数量减少，它可以由两个原因引起：一是参与放电的神经元数量减少，二是神经元放电的同步性减弱。"HFS 放电"的 PS 波形半高宽较大(图 8-1(b3))，且 PS 发放率较高(图 8-1(b4))，表明其放电呈现为小而多，同步性减弱。此外，"HFS 放电"和 AD 放电的持续时间相似(图 8-1(b1))，且单位时间所含 PS 波的总面积相似(图 8-1(b5))，表明两种放电的数量相似，"HFS 放电"期间的放电量并没有显著减少；因此，放电的同步性减小是"HFS 放电"中 PS 幅值减小的可能机制(Wang et al., 2021)。5.3 节的锋电位(即 MUA)分析结果也表明,持续 O-HFS 刺激对于下游突触后神经元具有兴奋作用但同步性减弱。

上述实验显示了延长的 O-HFS 可以抑制 PS,不过作为对照的 AD 痫样活动本身是由前期 O-HFS 引起。O-HFS 是否可以抑制痫样放电,还需其他痫样模型的验证。下面我们利用化学致痫剂 4-氨基吡啶制作痫样模型,来考察 O-HFS 的作用。

8.2 高频刺激抑制 4-氨基吡啶诱导的痫样棘波

4-氨基吡啶(4-aminopyridine,4-AP)是一种钾离子通道阻断剂,它可以减慢细胞膜动作电位的复极化速度(Bean 2007;Storm,1987),延长去极化状态,从而提高神经元的兴奋性。此外,在轴突末梢的突触前膜上,4-AP 还可以通过延长动作电位的去极化来增加谷氨酸等兴奋性神经递质的释放(Tibbs et al.,1989;Thomsen et al.,1983),以增强突触后神经元的兴奋输入。当然,除了增加兴奋性递质的释放之外,4-AP 也可以增加抑制性突触前膜的 GABA 等抑制性递质的释放(Peña et al.,1999,2000);不过,GABA 能突触的过度活动反而会减弱其抑制作用。这些兴奋增强的因素使得 4-AP 成为一种致痫剂,可以诱发痫样活动(Perreault et al.,1992; Lévesque et al.,2013;Chiang et al.,2013)。

如图 8-3 所示,用一段 7 号穿刺针管做成加药针管,加药管的尾部通过硅胶管与微量注射器相连。如图 8-4(a)所示,加药管与记录电极并排,以同样的前囟后位置,旁开靠近中线,与记录电极相距约 1mm,插入至海马 CA1 区(曹嘉悦等,2016)。实验中将 40mmol/L 浓度的 4-AP 推入海马 CA1 区记录电极附近区域,注射量为 0.5~1μL,以诱发痫样放电。

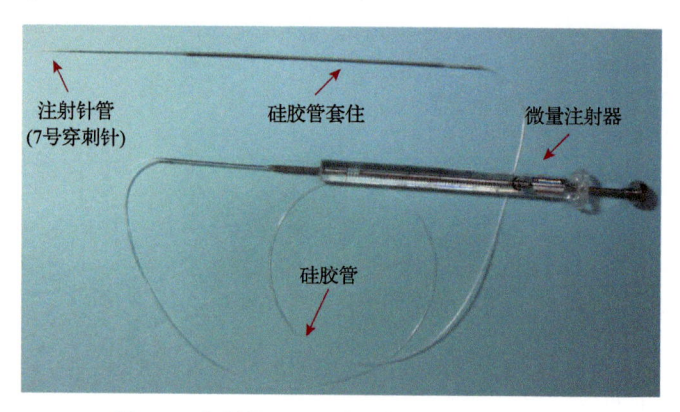

图 8-3 自制的用于脑内局部加药的注射装置

用药前基线的胞体层记录信号中没有任何棘波(图 8-4(b))。施加 4-AP 后,记录信号中逐渐产生痫样放电(图 8-4(c)),其波形与其他报道一致(Chiang et al.,

2013）。其中包含两种类型的波：大幅值 PS 棘波和主频率成分为 100Hz 左右的高频正向小波（small positive-going waveform, SPW）。如图 8-4(c)的两级放大图所示，有些 PS 之后紧跟 SPW。在 4-AP 诱发的痫样期间，在 Schaffer 侧支上施加 2min 时长的 O-HFS。除了 O-HFS 起始诱发的大幅值 PS 之外，刺激期间几乎没有大 PS，只有小 PS 和 SPW（图 8-4(d)）。

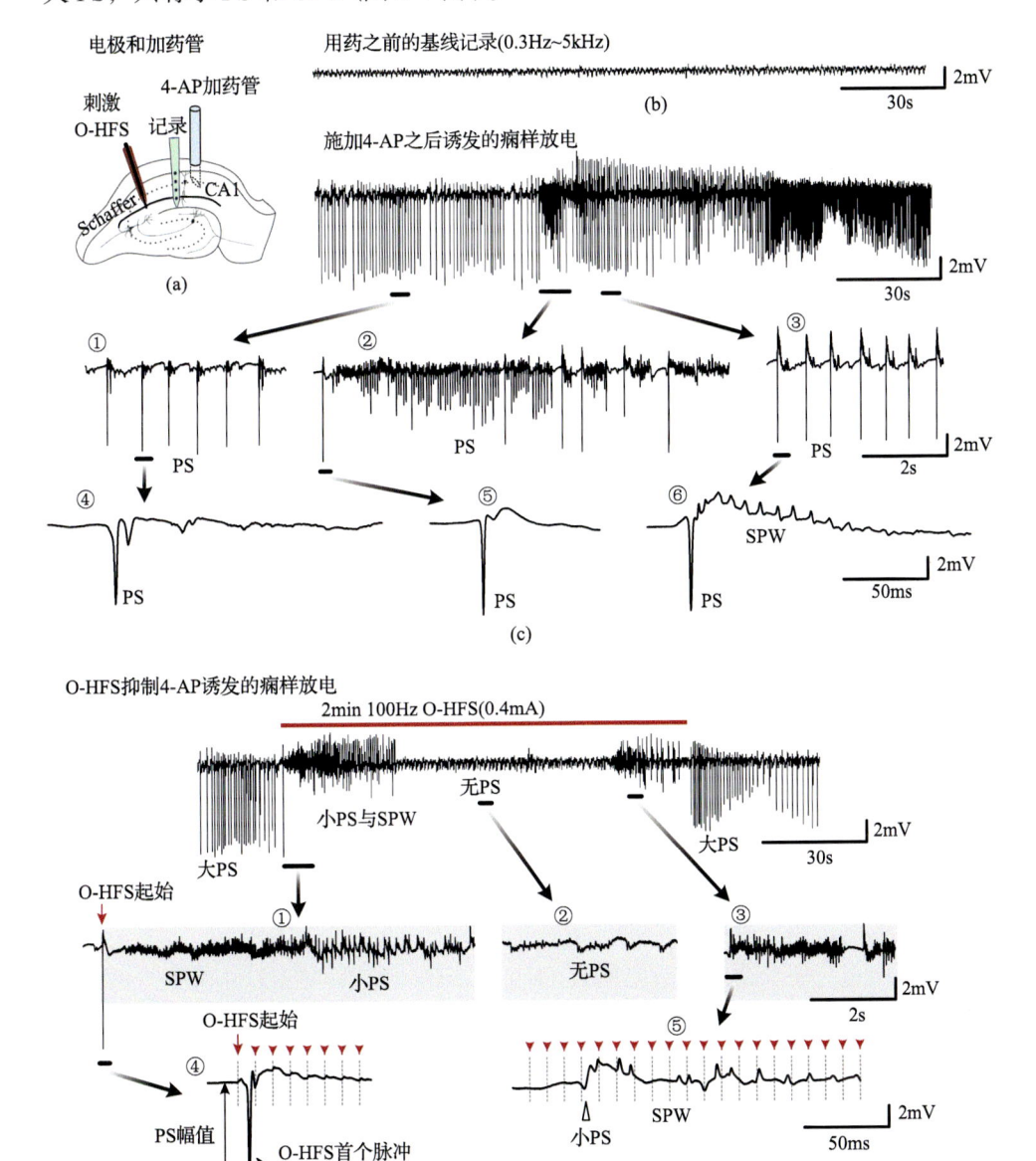

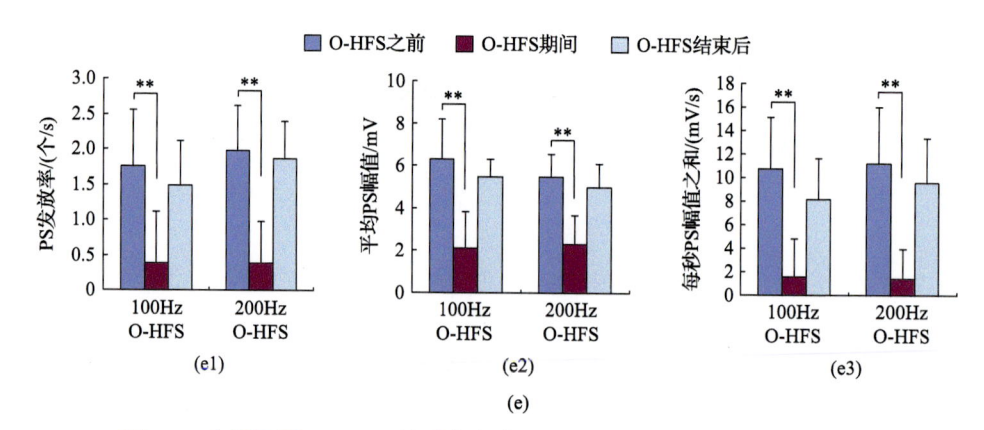

图 8-4　大鼠海马 CA1 区顺向高频刺激 O-HFS 抑制 4-AP 诱导的痫样棘波

图(d)上行的红色横杠和中行放大图中的灰色阴影表示刺激期间，下行的二级放大图中的红色箭头和虚线指示已去除的刺激伪迹。图(e)中，**$P<0.001$，ANOVA 和事后 Bonferroni 多重比较检验，$n=6$。

统计数据表明(图 8-4(e))，在 100Hz 和 200Hz O-HFS 期间，PS 发放率显著降低(图 8-4(e1))，而且 PS 幅值也显著减小(图 8-4(e2))。这导致 O-HFS 期间的每秒 PS 幅值之和显著小于 O-HFS 前的对照组(图 8-4(e3))。O-HFS 结束之后，PS 发放率和幅值重新回复至刺激前的水平(图 8-4(e1)~(e3))。

如图 8-5 所示，施加间歇式的 5s 短 O-HFS 进一步验证了刺激对于 PS 棘波的抑制作用。图中总计时长为 2min 的 O-HFS 由 24 个 5s 的 200Hz 短刺激组成，各段刺激之间的间隔也为 5s。在 O-HFS 期间很少出现 PS，而大部分 5s 间隙期内却持续出现大幅值 PS(图 8-5(a))。各段 O-HFS 起始时诱发的 PS 变化较大。如图 8-5(a)各放大图所示，如果 O-HFS 在 SPW 期间启动，那么，刺激起始不诱发明显的 PS，继续为 SPW(放大图①和③)。如果 O-HFS 在大 PS 之后立即开始，那么，O-HFS 的首个脉冲会诱发小 PS(放大图②和④)，或者诱发大 PS 波(放大图⑤)，但之后就没有明显的 PS。根据基线时单脉冲诱发波的潜伏期，将出现于 O-HFS 首个脉冲之后 5~10ms 区间的 PS 视作此脉冲的诱发波。在图 8-5(a)所示的 24 段 O-HFS 中有 15 段的首个脉冲诱发了较大的 PS。图 8-5(b)是 24 段 O-HFS 起始信号的叠合图，其中橙色曲线是诱发较大 PS 的。

为了定量分析表征痫样放电的大 PS 棘波的变化，如图 8-5(a)所示，用 10~3000Hz 的带通滤波去掉低频场电位和高频噪声，再设 –2mV 阈值，检测 PS 波。与图 8-4(e)所示 2min 时长的持续 O-HFS 的统计结果相似，在间歇式 5s 短 O-HFS 期间，PS 的发放率显著低于间隙期(图 8-5(c1))。然而，由于在 O-HFS 起始时常会诱发单个大 PS，O-HFS 期间的 PS 幅值与间隙期的值没有显著差别(图 8-5(c2))。但是，O-HFS 期间的每秒 PS 幅值之和远小于间隙期的值(图 8-5(c3))。

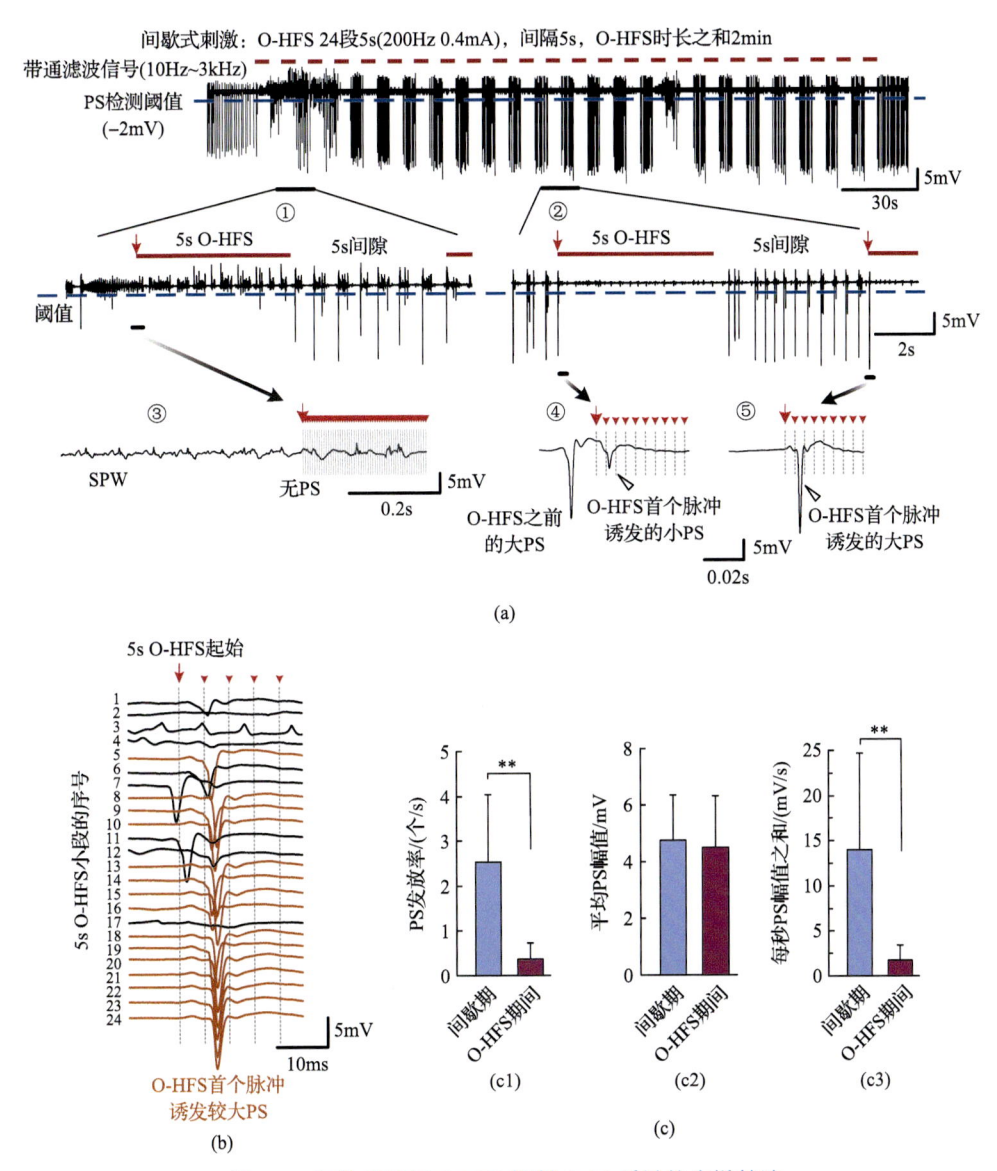

图 8-5 间歇式的短 O-HFS 抑制 4-AP 诱导的痫样棘波

图(c)是 100Hz(5 例)和 200Hz(4 例)合在一起的统计数据。**P<0.001，配对 t 检验，n=9。

这些结果表明，传入轴突的 O-HFS 可以快速而持久地抑制 4-AP 诱导的痫样放电中所包含的大 PS 棘波。我们推测这种抑制可能源于 O-HFS 的兴奋性输入使得下游 CA1 区锥体神经元处于过度兴奋的去极化阻滞状态，减弱了神经元群体同步放电的能力。如果如此，那么，在这些神经元的轴突上施加刺激就不能逆向诱发大幅值 APS。因此，如图 8-6(a)上图所示，为了验证此推测，我们在 CA1 区锥体神经元的 Alveus 上施加双脉冲逆向测试刺激(ATS)，来检验轴突上的逆向兴奋是否能够诱发锥体神经元胞体放电。

如图 8-6(a)下图所示，在基线记录时，Alveus 上施加的 IPI 为 5ms 的 ATS 双脉冲刺激可以逆向诱发两个幅值相似的诱发波 APS_1 和 APS_2。在 4-AP 用药后诱发的痫样放电期间，在放电间歇的无 PS 棘波时，施加 ATS（记为 ATS#1）也可以

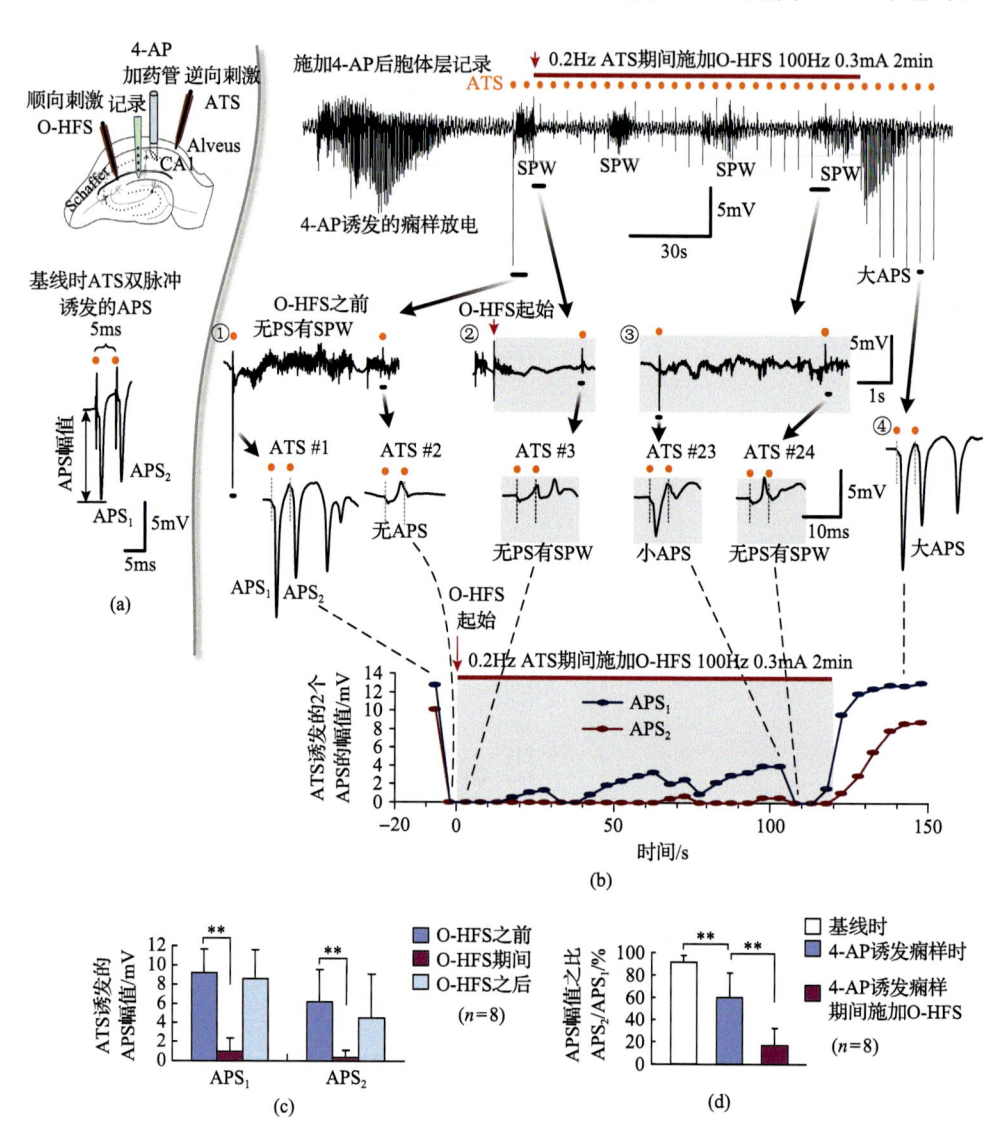

图 8-6 利用双脉冲逆向测试刺激（ATS）评估 CA1 区锥体神经元的可激活性

图(b)下方是 ATS 诱发的 2 个 APS 的幅值随时间的变化，红杠和灰色阴影表示 O-HFS 期间，横坐标的时间以 O-HFS 起始为 0 点。图(c)和(d)是 5 例 100Hz 和 3 例 200H 的统计数据，其中，**$P<0.01$，ANOVA 和事后 Bonferroni 多重比较检验，$n=8$。

诱发 2 个大幅值的 APS，以及紧随其后的 SPW（图 8-6(b)放大图①中的 ATS#1）。之后，每隔 5s 施加一次双脉冲 ATS（图中用橙色小圆点指示）。第二次施加 ATS 时（记为 ATS#2），由于在 SPW 期，未能诱发 APS（放大图①中的 ATS#2）。而且，在此 SPW 期启动的 O-HFS 的起始处也没能诱发大 PS（图 8-6 放大图②），这与图 8-5(a)放大图③所示一致。在 2min 的持续 O-HFS 期间每隔 5s 施加的 ATS 至多诱发小 APS（图 8-6(b)放大图③）。图 8-6(b)的下方是 APS 幅值随时间的变化曲线，可见，在 O-HFS 期间，ATS 双脉冲诱发的 2 个 APS 都被明显抑制。并且，在 SPW 期 APS 的抑制更甚。此外，ATS 的第二脉冲诱发的 APS_2 明显小于 APS_1，这与图 8-6(a)下图所示基线时的诱发波不同。O-HFS 结束后，ATS 重新可以诱发大 APS（图 8-6(b)④）。

100 和 200Hz 的 O-HFS 作用效果相似。将两种刺激频率的实验数据汇总。O-HFS 期间 ATS 诱发的 2 个 APS 的平均幅值均显著小于 O-HFS 前的平均幅值（图 8-6(c)）。此外，从 4-AP 给药前的基线对照，到 4-AP 诱发痫样期，再到痫样期施加 O-HFS 时，这 3 个时期的 APS_2/APS_1 幅值之比依次下降（图 8-6(d)）。APS_2 相对于 APS_1 的减小意味着 APS_1 的不应期延长。可见，APS 的抑制可能源于神经元过度兴奋引起的去极化阻滞，使得神经元无法同步放电。这表明，O-HFS 抑制 4-AP 诱发的痫样棘波是刺激的兴奋输入使得下游神经元进入去极化阻滞状态。

8.3 正弦波刺激抑制 4-氨基吡啶诱导的痫样棘波

除了上述先负后正的双相脉冲的 O-HFS 刺激以外，Schaffer 侧支上施加正弦波刺激也可以调控下游神经元的放电（Wang et al.，2020）。我们也曾经考察正弦波刺激是否可以抑制下游神经元中 4-AP 诱发的痫样棘波（Guo et al.，2016）。如图 8-7 所示，首先选择正弦波的强度（即峰峰幅值）。在正常状态下的基线记录信号中可见神经元的自发锋电位（图 8-7(a)箭头所示）。从小到大施加不同强度的正弦波刺激时，刺激对于锋电位的调控作用逐渐增强（图 8-7(b)）。施加 15μA 的正弦波时（图 8-7(b1)）。锋电位随机出现于正弦波的不同相位上，意味着神经元的放电没有受到刺激的明显调控。当刺激强度增加至 30μA 时，锋电位的发放呈现明显的锁相性，多数锋电位都出现于正弦波刺激伪迹下降沿的起始段（图 8-7(b2)箭头所示）。继续增加刺激强度至 50μA 时，出现了神经元同步放电聚集形成的 PS 波（图 8-7(b3)橙色圆点所示）。

选择能够调控锋电位且未诱发强烈 PS 棘波的正弦波刺激强度，如图 8-8(a)所示，在 4-AP 诱发的痫样放电期间，施加 40μA 强度的 50Hz 正弦波刺激 2min，刺激期间不再出现大 PS，而 SPW 仍然存在。统计数据表明（图 8-8(b)），在强

度为 (32±9.7) μA (*n*=5) 的 2min 正弦波刺激期间，PS 发放率、平均 PS 幅值和 PS 幅值之和都显著小于刺激前的水平，表明正弦波刺激也可以抑制 4-AP 诱发的痫样棘波。

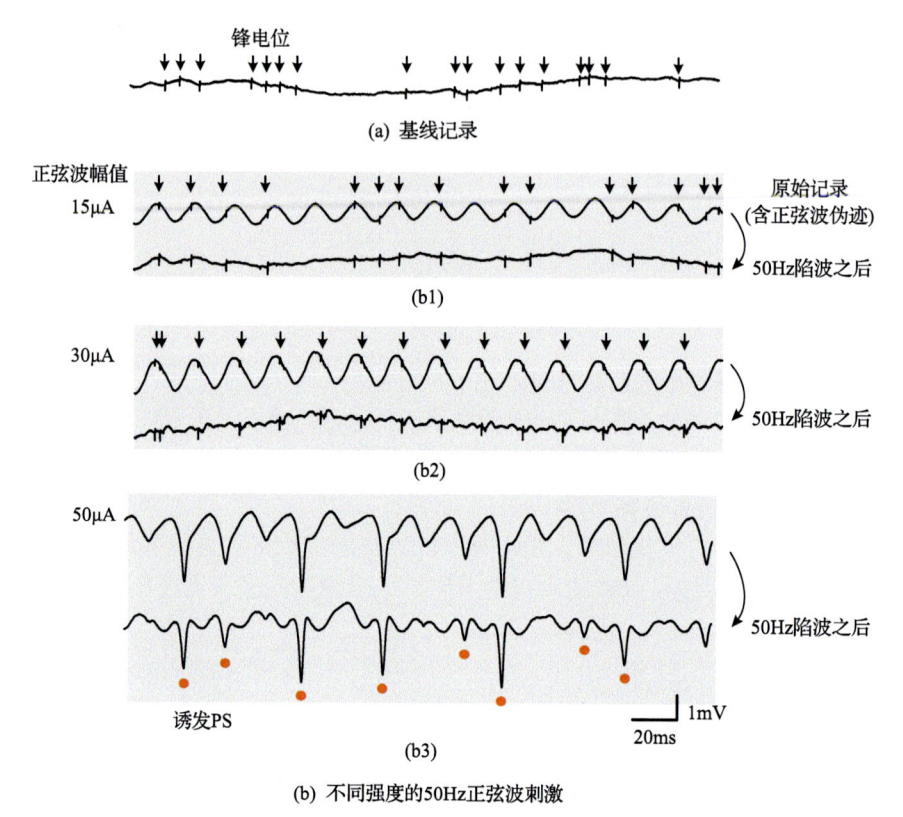

图 8-7　大鼠海马 CA1 区 Schaffer 侧支上施加的 50Hz 正弦波刺激对于下游神经元的调控 (Guo et al., 2016)

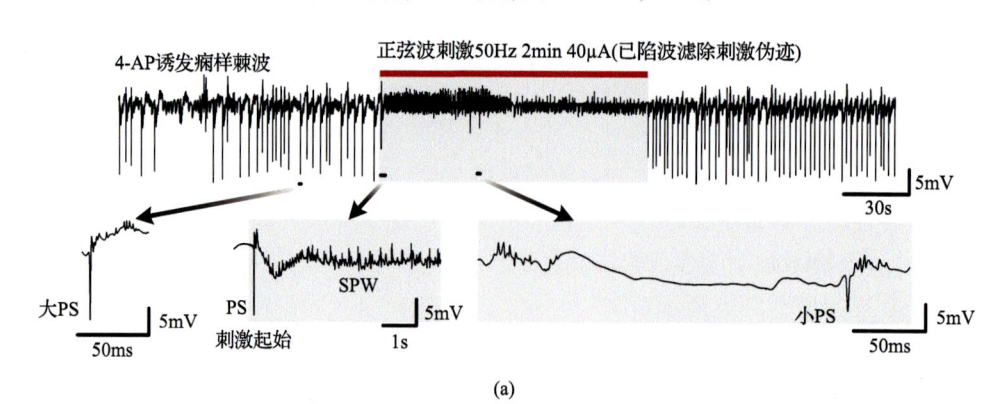

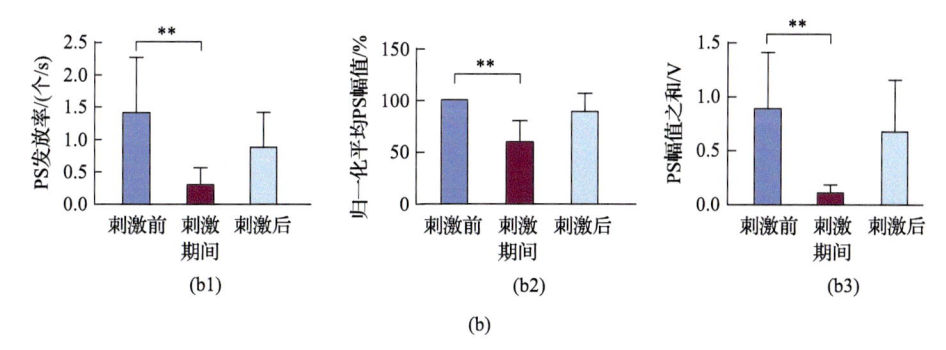

第 8 章 高频电脉冲刺激抑制神经元的痫样放电

(b1) (b2) (b3)
(b)

图 8-8　海马 CA1 区 50Hz 正弦波顺向刺激抑制 4-AP 诱发的痫样棘波（Guo et al.，2016）
图(b)中，**$P<0.01$，ANOVA 和事后 Bonferroni 多重比较检验，$n=5$ 只大鼠。

上述脉冲波和正弦波的电刺激实验结果都表明，顺向高频刺激可以减弱 4-AP 诱导的同步放电。这可能是因为，在 4-AP 诱导的痫样活动期间，输入通道上的刺激进一步兴奋下游 CA1 区锥体神经元，使其产生过度去极化，导致去极化阻滞，抑制了大 PS 棘波的产生。下面我们考察顺向高频刺激 O-HFS 的兴奋是否也可以抑制另一种致痫剂印防己毒素诱导的痫样棘波。

8.4　短时高频刺激抑制印防己毒素诱导的痫样棘波

印防己毒素（picrotoxin，PTX）是 γ-氨基丁酸 $GABA_A$ 受体的拮抗剂，它可以阻断局部回路中 GABA 能抑制性突触的传递，使神经元接受的兴奋性输入与抑制性输入之间失去平衡，从而导致痫样放电。

在 CA1 区胞体层基线记录信号正常的情况下（图 8-9(a)），通过插入 CA1 区的加药管，缓慢施加 4mmol/L 浓度的 PTX 约 2~4μL 之后，可以记录到痫样放电（曹嘉悦等，2016）。胞体层记录的放电表现为连续出现的 Burst，每个 Burst 由多个 PS 棘波组成（图 8-9(b) 和 (c)）。在 PTX 诱导的痫样期间，在 Schaffer 侧支上施加 1min 的 100Hz O-HFS，刺激期间大幅值 PS 增加（图 8-9(c)）。PS 的发放率由

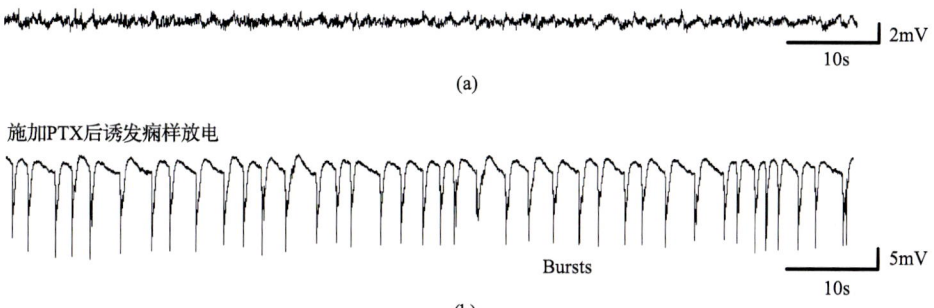

基线记录

(a)

施加PTX后诱发痫样放电

Bursts

(b)

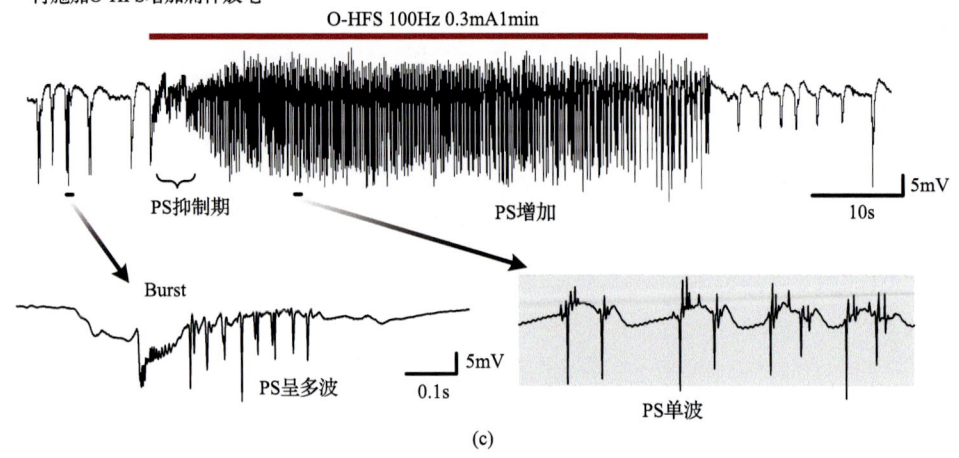

图 8-9 大鼠海马 CA1 区局部注射 PTX 诱导的痫样放电以及 O-HFS 的增强作用
图(c)中的红色横杠或灰色阴影表示 O-HFS 期间。

(0.68 ± 0.27) 个/s 显著增加到 O-HFS 期间的 (5.7 ± 1.0) 个/s ($P<0.01$，配对 t 检验，$n=6$)。而平均 PS 幅值没有显著变化，刺激前为 (7.1 ± 1.2) mV，O-HFS 期间为 (7.3 ± 1.1) mV ($P=0.58$，配对 t 检验，$n=6$)。

此结果表明，O-HFS 的持续刺激可以增强而不是抑制 PTX 诱导的痫样棘波。但是，在 O-HFS 初期总会出现一段没有大 PS 的抑制期(图 8-9(c))，这暗示着短促的 O-HFS 可能具有抑制 PS 的作用。而且，临床实践已表明，利用自适应神经刺激，即闭环的亚秒级时长的短促刺激，可以抑制癫痫发作(Geller et al.，2017；Nune et al.，2015)。于是，我们设计闭环刺激系统(详见 3.5.6 节)，在 PTX 诱导的 Burst 的首个 PS 刚出现时，立即施加 1s 的 O-HFS 短刺激。图 8-10(a)显示了 CA1 区胞体层记录的 PTX 诱导的 Burst 放电期间有、无施加 1s 短 O-HFS 的区别。O-HFS 可以显著抑制 Burst 的后续 PS 放电，但 SPW 仍然出现。施加 O-HFS 短刺激时每个 Burst 所含 PS 的幅值之和显著小于没有 O-HFS 时的 Burst(图 8-10(b))。实际上，前者的 PS 幅值主要由 O-HFS 启动之前的 Burst 首个 PS 贡献。在周期性 Burst 放电期间，由其首个 PS 触发的 0.3s 的 100Hz 短 O-HFS 刺激也可以连续抑制各个 Burst 中的后续 PS(图 8-10(c))。

与 8.2 节所述相同(图 8-6(a))，我们利用锥体神经元轴突上施加的 ATS，来测试锥体神经元胞体同步产生动作电位的能力，这里施加的 ATS 为单脉冲测试。如图 8-11(a)所示，CA1 区胞体层记录的 PTX 诱导的 Burst 由首个 PS 以及后续多个 PS 和 SPW 波组成。如图 8-11(b)所示，在 Burst 起始之后，以 10 个/s 的频率施加 ATS 单脉冲，可以连续诱发 APS (图中橙色小圆点指示 ATS)。但是，如果同时施加 1s 时长的 O-HFS，其间 ATS 就不能诱发大 APS (图 8-11(c))，仅出现 SPW。

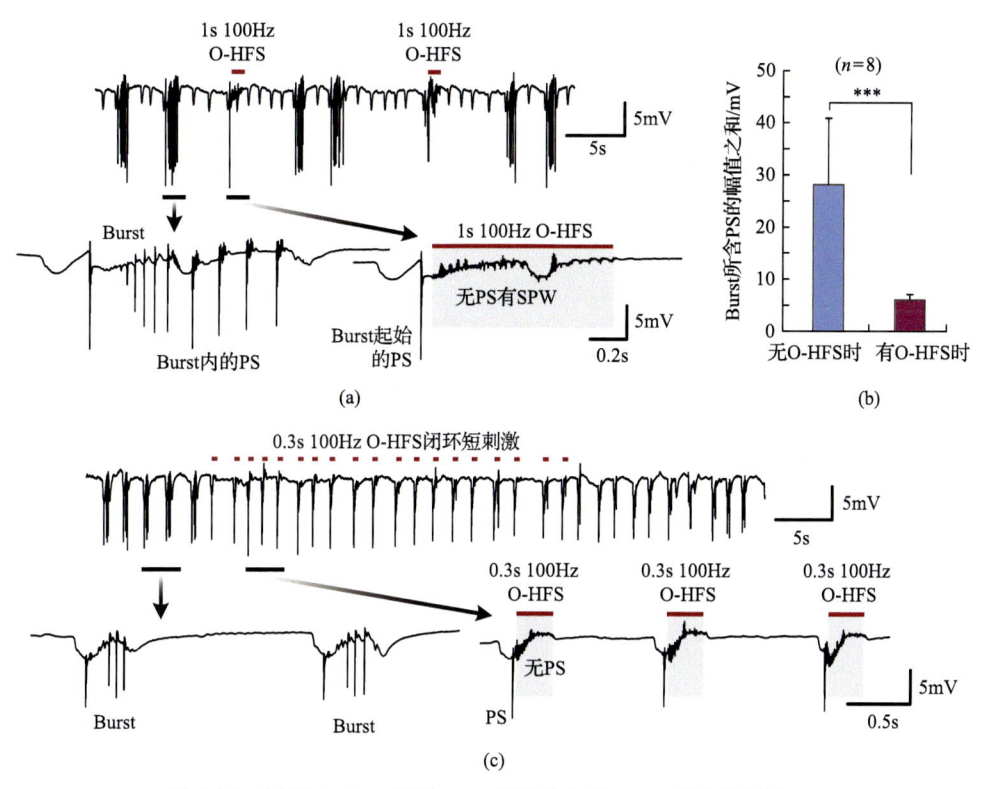

第 8 章　高频电脉冲刺激抑制神经元的痫样放电

图 8-10　短促 O-HFS 抑制 PTX 痫样放电中 Burst 所含的棘波 PS
图(b)中，***P<0.001，配对 t 检验，n=8 只大鼠实验。

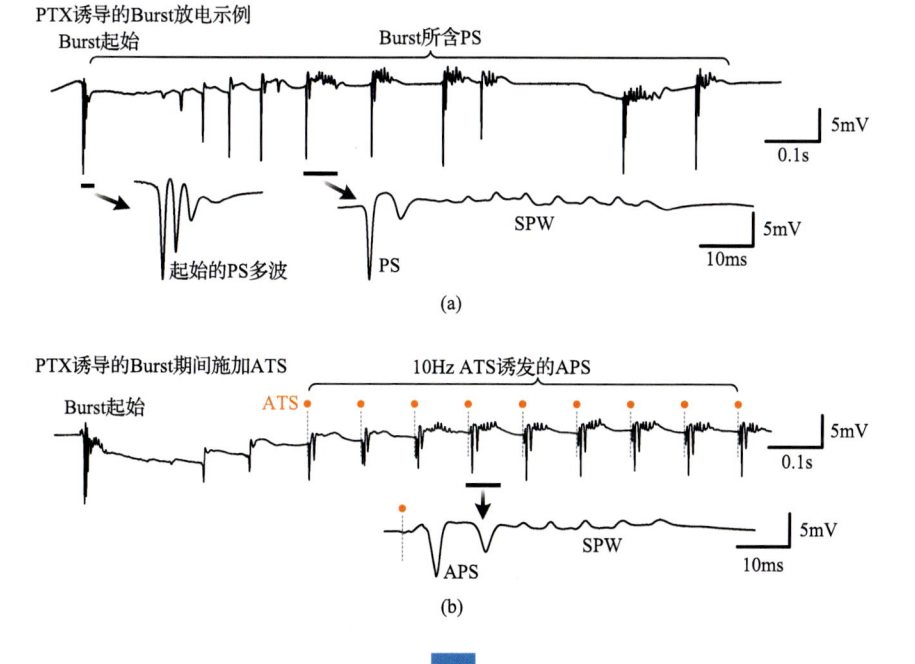

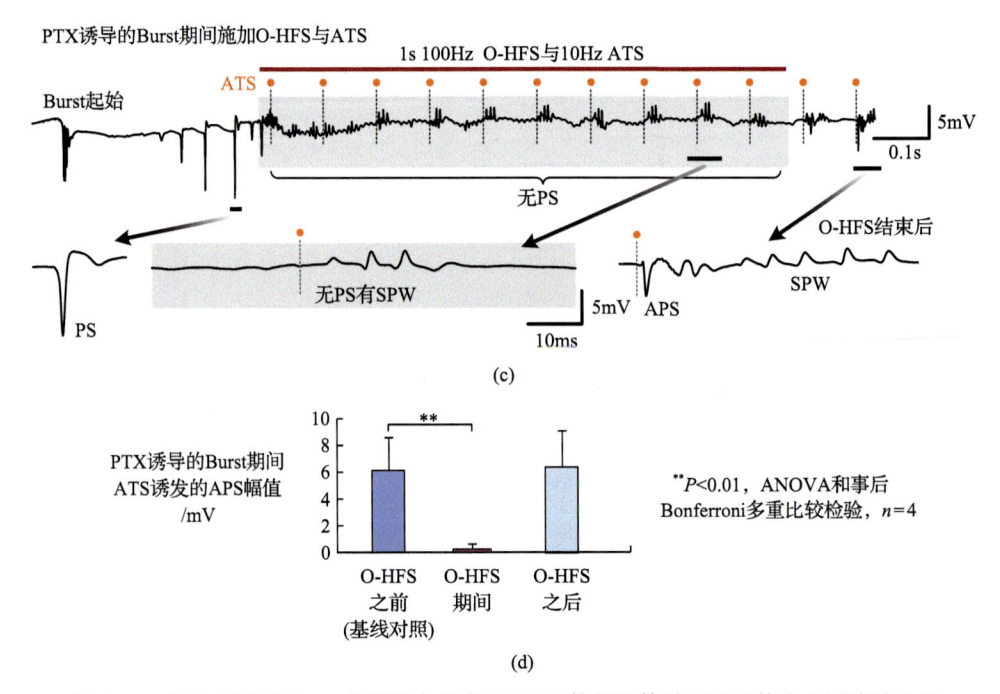

图 8-11 PTX 诱导的 Burst 期间施加短促 O-HFS 使得锥体神经元群体失去同步放电的能力(曹嘉悦等，2016)

施加 O-HFS 期间 APS 的平均幅值显著小于施加 O-HFS 之前的对照期的值，而 O-HFS 结束之后 ATS 诱发的 APS 与对照期相似(图 8-11(d))。这表明，Burst 期间施加的 O-HFS 使得锥体神经元群体丧失了同步放电的能力。

这些结果表明，短 O-HFS 刺激可以抑制 PTX 诱导的 Burst 所含的棘波 PS。根据 ATS 诱发 APS 的变化可以推测：PTX 阻断 $GABA_A$ 能突触的抑制作用之后，锥体神经元的兴奋性升高，产生痫样放电，并且 ATS 可以诱发 APS 多波。而在此同时施加短促 O-HFS 刺激时，由于添加了 O-HFS 输入的兴奋性激励，使得锥体神经元的细胞膜持续去极化，产生某种程度的去极化阻滞，不能再响应其轴突上 ATS 的逆向激活，从而导致 APS 减小或消失。如果持续施加 O-HFS，长时间的刺激导致直接受刺激的轴突产生阻滞，输送给下游神经元的兴奋性激励减小，不足以使得它们产生去极化阻滞，反而增强它们的同步放电(图 8-9(c))。

8.5 本章小结

本章所述的研究中，通过三种不同的方式诱导大鼠海马 CA1 区的痫样放电，包括短促 O-HFS 刺激、两种致痫剂 4-AP 和 PTX 的诱发方式。用于考察 CA1 区输入通路 Schaffer 侧支上施加的高频电刺激对于痫样棘波的抑制作用。结果表明

Schaffer 侧支上的脉冲和正弦波高频刺激都可以抑制这些方式诱发的痫样棘波。对于不同的痫样诱发机制，刺激模式及其作用机制有所不同，包括去同步和去极化阻滞等机制。

正常生理状态下，输入轴突通路 Schaffer 侧支上单个电脉冲刺激可以强有力地兴奋下游神经元群体，诱发其动作电位同步发放并形成单个大 PS（参见 2.3 节），短促的高频脉冲刺激还可以诱发痫样活动——AD（Leung，1987；Bragin et al.，1997a，1997b）。虽然持续的轴突高频脉冲刺激会引起轴突阻滞而减弱其对于下游神经元的兴奋作用，不过，这种减弱的兴奋仍然会增加下游神经元的放电（详见 5.3 节），也就是提高这些神经元的兴奋性。这可能就是许多动物实验和临床试验显示 HFS 增强痫样活动的原因（Gloor et al.，1982；Lado，2006；Feddersen et al.，2007）。但是，也有离体脑片实验表明，正弦波和脉冲波的高频刺激可以抑制海马区的痫样活动，并且刺激期间胞外钾离子浓度升高，表明这种抑制可能由细胞膜兴奋的去同步和/或去极化阻滞引起（Bikson et al.，2001；Durand et al.，2001）。本章的 3 种实验结果也可以用这两种机制解释如下。

(1) 有关持续 O-HFS 减小 AD 棘波。在相应于 AD 的"O-HFS 放电"期间棘波变成小而多，体现了去同步的结果。5.3.1 节已显示，持续 O-HFS 期间，逆向测试刺激 ATS 仍然可以诱发大幅值 APS。这表明去同步并不是源于下游神经元，而是源于上游的输入，即 Schaffer 侧支轴突上的非同步输入，包括 O-HFS 期间轴突的去极化阻滞和突触的神经递质耗竭等机制导致的去同步。而且，持续的 O-HFS 可以消除前期短促刺激产生的突触增强（周文杰等，2017）。此外，持续 O-HFS 期间，由于轴突阻滞效应，下游中间神经元受到的过度兴奋输入得到缓解，GABA 能突触可以逐渐恢复其抑制作用，使得 O-HFS 期间不再出现明显的 PS 棘波。因此，与短促 HFS 诱发 AD 痫样不同，持续的 HFS 反而可以抑制痫样活动。

(2) 有关 O-HFS 抑制 4-AP 诱发的痫样棘波。4-AP 通过阻断钾离子通道而增强神经元的兴奋性，从而产生致痫作用。本章所述海马区局部注射 4-AP 诱发的痫样活动与他人的报道一致（Perreault et al.，1992；Chiang et al.，2013），其中包含两种典型的痫样波：大棘波（即群峰电位 PS）和正向小波（SPW）。之前的细胞内电位和细胞外场电位同时记录的离体脑片实验结果表明（Avoli et al.，1993），PS 棘波是神经元群体同步产生动作电位形成；而 SPW 是叠加于延长的去极化电位上的波动，属于不完整的动作电位。因此，SPW 期间神经元细胞膜处于某种去极化的兴奋水平。4-AP 诱发痫样期间施加顺向高频脉冲刺激和正弦波刺激都可以进一步增强下游神经元的兴奋性，不断诱导 SPW 而无大 PS（图 8-4、图 8-5、图 8-6 和图 8-8）。双脉冲的逆向测试刺激 ATS 中 APS 幅值显著减小，这证实了下游神经元同步放电能力的减弱。而且，双脉冲测试中第二个刺激诱发的 APS 抑制更多，表明 O-HFS 的兴奋性输入进一步延长了突触后下游神经元的复极化过程，使其不应期延长。可见,在 4-AP 诱发痫样时施加高频刺激抑制大 PS,是由于刺激的兴奋效应助推下游神经元过度去极化而处于某种程度的失活阻滞状态。即使长时间的持续 O-HFS 已导致直接受刺激的轴突发生间歇性阻滞,O-HFS 的兴奋输入已减弱,其作用也足以使下游神经元产生去极化阻滞。

(3)有关短促 O-HFS 抑制 PTX 诱发的痫样棘波。之前有文献曾经报道,高频脉冲刺激可以显著缩短痫样放电的持续时间,降低放电强度(Schiller et al.,2007; McIntyre et al.,2004)。对于其中的可能机制有如下解释。一是,高频刺激增强了抑制性神经元的活动(特别是 GABA 能神经元),从而增强了主神经元所受到的抑制性突触的作用,抑制了主神经元的痫样放电(Schiller et al.,2007; Dostrovsky et al.,2000; Chiken et al.,2013)。二是,持续的高频脉冲刺激可以导致轴突的传导阻滞和突触的神经递质耗竭,从而阻止痫样棘波的传播和扩散(Jensen et al.,2009)。三是,高频刺激可能使神经元持续处于去极化状态,导致离子通道失活,发生去极化阻滞,使得细胞膜丧失产生动作电位的能力(Bikson et al.,2001; Durand et al.,2001)。其中,第一和第二种解释不太可能是 8.4 节所述短促 O-HFS 抑制痫样的机制。因为,所采用的痫样模型是 $GABA_A$ 的拮抗剂 PTX 诱导,$GABA_A$ 是海马区抑制性突触的主要神经递质(Andersen et al.,2007)。既然抑制性突触已被 PTX 阻断,此时施加的高频刺激不太可能再通过抑制性突触来发挥作用。而且,8.4 节所述的实验显示,时长仅 1s 及以下的短促刺激可以抑制 PS 棘波,而足以导致轴突传导阻滞等效应的 1min 的持续刺激却会诱发强烈的痫样活动。因此,此处也不太可能通过轴突的传导阻滞和突触的神经递质耗竭等效应抑制痫样棘波。第三种解释可能适合。PTX 使得抑制性突触失效,而短促刺激进一步增加兴奋性输入,这些兴奋因素叠加所产生的过度兴奋会引起下游神经元的去极化阻滞,从而抑制痫样棘波的产生。

图 8-12 的示意图分析和总结了上述不同情况下 CA1 区局部神经回路的状态和锥体神经元的兴奋水平。图中,粉色和蓝色分别表示兴奋性和抑制性突触,"−"表示抑制性输入,不同颜色和不同形式(有无加圈)的"+"表示不同的兴奋性输入及其增强效应,表示锥体神经元胞体的三角形内所包含的"−"和"+"的因素总和决定其兴奋水平。如图 8-12(a)所示,正常生理状态下(基线),锥体神经元受到的兴奋性和抑制性输入相平衡,神经元没有同步的痫样放电,呈现随机的自发放电。图 8-12(b)表示 5s O-HFS 后诱发 AD 时的状态。此时,Schaffer 侧支轴突末梢的兴奋性突触已发生增强效应,中间神经元的抑制性突触已转变成兴奋性,因此,锥体神经元的兴奋性增强,产生痫样棘波。图 8-12(c)表示相应于 AD 期间的"HFS 放电"期间,抑制性突触趋于正常,持续的 O-HFS 仍然增加了兴奋性突触的输入,但其强度和同步性均已减弱。因此,锥体神经元的放电仍然会出现小棘波和锋电位增加。图 8-12(d)表示 4-AP 诱发痫样时施加持续 O-HFS 的状态。此时,

Schaffer 侧支轴突末梢的兴奋性突触被 4-AP 和 O-HFS 双重效应增强，且抑制性突触具有被 4-AP 转变成兴奋性的倾向。此外，4-AP 还可以直接延长胞体的去极化时程(图中未显示)。这些因素使得锥体神经元的兴奋性被极度增强而导致去极化阻滞。图 8-12(e)表示 PTX 诱发 Burst 期间施加短促 O-HFS 的状态。此时，抑制性突触被 PTX 阻断而失效，短促 O-HFS 增加的兴奋性输入要比图 8-12(c)所示的持续 O-HFS 更强(分别用 3 个和 2 个"+"来表示，其中包含的 1 个"+"是正常的兴奋输入)。因此，Burst 期间施加短促 O-HFS 可以导致锥体神经元产生去极化阻滞。各个子图中，锥体神经元胞体处标记的"−"与"+"抵消之后的净"+"的数量表示过度兴奋的水平，从低到高是：(c)<(b)<(e)<(d)。其中，(c)和(b)分别处于兴奋增加导致的放电增加和痫样放电的状态，而(e)和(d)处于更甚的过度兴奋导致的去极化阻滞水平。这些分析中包含部分推测，尚需进一步验证。

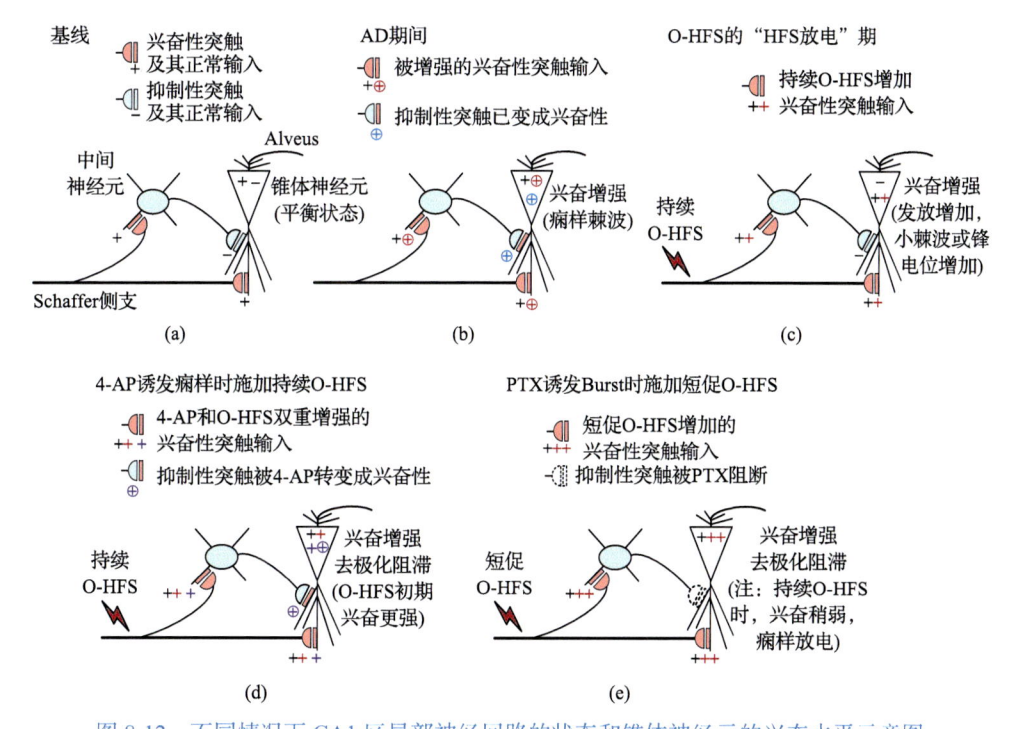

图 8-12　不同情况下 CA1 区局部神经回路的状态和锥体神经元的兴奋水平示意图

总之，本章的研究表明，高频刺激可以通过去同步和去极化阻滞机制，抑制痫样棘波的产生。这里采用的是轴突电刺激，窄脉冲刺激的直接作用并不是抑制，而是去极化的兴奋激励(Lowet et al., 2022)。特别是去极化阻滞，它是在异常兴奋导致痫样的基础上进一步增加兴奋的结果，这像一种"以毒攻毒"的效应(Gwinn et al., 2004)。例如，短促高频刺激在临床人脑试验中也可以诱发强烈的后放电

(Lesser et al.,1999；Motamedi et al.,2002)，是一种诱发癫痫的方法。同时，这种刺激也可以抑制人脑中的痫样活动(Lesser et al.,1999；Sun et al.,2014)。本章的研究结果也表明，对于不同的痫样发生机理，需要采用不同的刺激参数(如刺激长短等)和刺激模式(如开环和闭环)，才能够获得较好的抑制痫样的效果。此外，痫样棘波是神经元群体同步发放动作电位的表现，是癫痫脑电的特征波，连续的棘波放电预示着严重的癫痫发作，会导致脑功能障碍或者肌阵挛等症状。因此，抑制癫痫发作期的棘波放电是癫痫疾病防治的重要目标。本章所述的研究结果为开发 DBS 治疗癫痫的刺激模式提供了新线索和思路。

第 9 章　基于轴突的脑神经电刺激调控（总结与展望）

本章将首先阐述轴突活动在脑内神经电刺激中的重要作用；然后总结并补充说明本书下篇讲述的大鼠海马 CA1 区高频刺激 HFS 诱导的轴突阻滞及其导致的神经元响应，以及轴突阻滞状态下不同类型时变参数刺激产生的多样化效应等；最后，对于脑内电刺激的长时效应、闭环刺激及其与脑机接口之间的关系等进行探讨和展望。

9.1　深部脑刺激中轴突的活动具有重要作用

脑内电刺激通常被称为深部脑刺激(DBS)，其临床应用始于 20 世纪 80 年代(Benabid et al., 1987)，已成功用于帕金森病、原发性震颤和难治性癫痫等脑神经系统疾病的治疗(Krack et al., 2003；Li et al., 2018；Krauss et al., 2021)。而且，已有研究表明，在治疗许多其他神经性和精神性疾病，如顽固性强迫症、抑郁症、肥胖症、厌食症、药物(毒品)成瘾、阿尔茨海默病等，甚至在治疗智力障碍、改善脑的记忆功能、唤醒脑的植物状态等方面，DBS 也都展现出良好的应用前景(Sullivan et al., 2021；Shivacharan et al., 2022；Alagapan et al., 2023；Dang et al., 2023；Rissardo et al., 2023；Picton et al., 2024)。DBS 具有临床应用在先，机制研究在后的特点(Miocinovic et al., 2013)。在其临床应用的发展过程中，实践经验起着主导作用，而有关其作用机制尚无定论。深入揭示 DBS 的作用机制，可以为 DBS 在更多脑疾病治疗中的推广应用以及新刺激模式的开发提供理论指导。

早年，作为神经外科损毁术的替代疗法，DBS 治疗帕金森病的主要作用被认为是抑制神经元的放电活动。其抑制作用的机制可能是其采用的高频刺激(HFS)密集的兴奋性输入导致神经元细胞膜产生持续的去极化，致使膜上的电压门控钠离子通道失活，产生去极化阻滞(depolarization block)，使得神经元无法继续产生动作电位(Burbaud et al., 1994；Beurrier et al., 2001)。也可能是刺激激活了抑制性突触的突触前轴突(或轴突末梢)，增加了抑制性神经递质的释放，从而使得突触后的神经元受到抑制(Boraud et al., 1996；Dostrovsky et al., 2000)。但是，猴类帕金森病模型的实验研究显示，刺激期间即使刺激部位的神经元放电减少，其投射区的神经元放电仍然会增加，而不是减少。并且，在此情况下刺激仍然有效，可以缓解运动障碍的症状(Vitek, 2002；Anderson et al., 2003；Hashimoto et al., 2003)。因此，HFS 的机制并不是单纯的抑制作用(Deniau et al., 2010)。

而且，即使神经元的胞体被抑制，不能产生动作电位，高频刺激仍然可以使其轴突产生动作电位并传导出去。这就是所谓的"当地抑制，远处兴奋"的机制(Florence et al., 2016; Herrington et al., 2016)。由于轴突时值较小，它比胞体和树突等神经元的其他结构更易于被 DBS 所采用的窄脉冲激活(Ranck, 1975)。刺激可以在轴突上独立地诱导出动作电位，并向两侧传导。逆向传向胞体的动作电位会与胞体的活动相互作用，干扰胞体的原有活动，并阻止原有活动沿轴突的外传。而顺向传向轴突末梢的动作电位则会激活末梢的突触，兴奋或者抑制下游的突触后神经元。动物实验研究确实发现，高频刺激可以在抑制胞体的同时兴奋其轴突，使轴突产生动作电位(Nowak et al., 1998)。数学模型的仿真研究结果也表明，在胞外施加 HFS 期间，神经元胞体的活动并不一定与其轴突上传出的兴奋活动一致(McIntyre et al., 2004)。胞体受到抑制性突触的作用而不能响应兴奋性输入时，轴突却可以跟随刺激脉冲产生动作电位并传导出去，从而使得轴突上高频刺激诱导的活动替代原本来自胞体的放电活动。

通过神经网络的连接，轴突上刺激诱导的活动可以经过单级和多级突触的传递，投射和传播至大量神经元和多个脑区，而且，在此传递过程中可以促进神经递质等化学物质的释放。因此，高频刺激在轴突纤维上诱导的活动对于脑神经电刺激治疗具有重要作用(封洲燕等，2018)。许多实验研究表明刺激产生的轴突输出可以兴奋下游投射脑区的神经元(Reese et al., 2011; Cleary et al., 2013)，与 5.3 节所述实验结果一致，表明 HFS 具有兴奋作用。轴突纤维在脑组织中所占据的空间体积远大于胞体、树突等神经元其他结构成分的总和(Buzsáki, 2006)。人脑中，由神经元轴突组成的白质约占脑的一半体积(Fields, 2008)，另一半体积中除了神经元的其他结构成分之外，还包含脑室、脑血管等。在刺激电极附近直接受到刺激电场作用的局部区域内，既存在来自上游神经元的轴突(即传入纤维)，也存在本地神经元的轴突(即传出纤维)，还存在"路过"的轴突纤维。这些轴突都很容易被 HFS 的窄脉冲激活。因此，轴突的活动在脑神经电刺激治疗中起着关键作用，越来越受到重视(Kent et al., 2015; Girgis et al., 2016; Montgomery, 2017; Howell et al., 2019; Jakobs et al., 2019)。而 HFS 诱导轴突阻滞现象的发现为揭示脑刺激的机制和开发新刺激模式提供了新方向。

9.2　轴突上高频脉冲刺激诱导的间歇性阻滞及其产生的效应

9.2.1　轴突阻滞及其效应

HFS 的窄脉冲刺激对于神经元细胞膜具有强大的去极化作用(Lowet et al., 2022)，正常生理状态下，这种去极化可以诱发神经元产生动作电位。而且，神经元的不应期为 1ms 左右，脑刺激所采用的 50~200Hz 范围之内的频率，其脉冲间隔大于不应期。正常情况下，多数神经元可以跟随刺激脉冲产生动作电位，特别是承担神经电信号传导的轴突，其响应速度更快。在外周神经电刺激中，数千赫兹的电刺激才能够阻断轴突的传导功能。因此，对于 100Hz 左右的脑内 HFS 是否会导致轴突阻滞，尚存在争议。与刺激初期相比，持续的 HFS 会导致刺激对于下游神经元的兴奋作用的衰减，这种衰减究竟源于神经元结构的哪个部位，是源于突触前的轴突还是突触？有些研究报道认为源于突触，因为，HFS 的密集兴奋作用会导致突触的神经递质因持续释放而耗竭，引起突触衰竭，无法将轴突上传来的兴奋传递给下游的突触后神经元(Anderson et al.，2006；Iremonger et al.，2006；Rosenbaum et al.，2014；Farokhniaee et al.，2019)。但是，另有离体脑片上丘脑和基底神经节区域的高频刺激实验表明，轴突无法跟随 50Hz 以上刺激的每个脉冲产生动作电位，会出现轴突传导的阻滞现象(Shen et al.，2008；Zheng et al.，2011；Rosenbaum et al.，2014)。离体脑片的实验显示其他脑区也存在轴突阻滞现象，例如，大脑皮层和海马体神经元的轴突纤维也会产生 HFS 诱导的轴突阻滞(Chomiak et al.，2007；Jensen et al.，2009)。我们在大鼠在体实验的完整脑内进一步证实了 HFS 诱导的轴突阻滞。可见，这种轴突阻滞效应广泛存在于不同脑区。当然，不同脑区神经元轴突结构和外周神经的结构都有所不同，如轴突的粗细、有无髓鞘等，会影响刺激诱导轴突阻滞的程度及其发生和发展的过程。

正如 5.2 节所述，我们利用海马脑区清晰的分层结构，特别是位于脑室下覆盖于海马体背侧表面的相对独立的 Alveus 轴突纤维(即 CA1 区锥体神经元的轴突构成的纤维层)，并利用微小的双极刺激电极，将刺激电场集中于微小范围，研究轴突 HFS 的作用，明确了 100Hz 左右的 HFS 会引起轴突阻滞。设计逆向和顺向刺激相结合的方法，在 Alveus 上施加 A-HFS 的稳态期，当逆向诱发波(APS)大幅度衰减时，也就是锥体神经元轴突上的刺激不能逆向诱发胞体产生动作电位时，施加的顺向测试脉冲却仍然可以诱发胞体产生动作电位。此实验结果清楚地表明衰减发生于轴突(即轴突阻滞)，而不是胞体。这是一个有力的证明，尽管仍不属于直接证明。而且，在我们进行的后续各种不同的 HFS 实验中，不断获得更多支持轴突阻滞的证据。例如，第 7 章介绍的负、正两种极性电脉冲交替的轴突 A-HFS 期间神经元响应的分群现象也证明了诱发波的衰减源于轴突。否则，如果轴突能够可靠地跟随每个脉冲产生动作电位，那么，当这些动作电位逆向传导至胞体后，胞体是无法区分它们来源于哪种极性的脉冲刺激，就不可能按照脉冲极性分别做出响应。不过，虽然这些实验证明了轴突阻滞的存在，但并不能完全排除顺向兴奋途径中突触也存在障碍，例如突触的神经递质耗竭等。在 HFS 期间，这两种机制可能同时存在，也可能两者在 HFS 的不同时期各起主导作用。例如，在 HFS 初期，可能神经递质耗竭先于轴突阻滞发生；等到轴突阻滞形成之后，对于突触的兴奋激励减少，神经递质的耗竭就可以缓解。

HFS 诱导轴突膜产生阻滞的机制可能是膜外钾离子浓度$[K^+]_o$的升高（Bellinger et al.，2008；Liu et al.，2009）。HFS 起始时诱导的高频放电可以迅速升高$[K^+]_o$，致使细胞膜产生动作电位后不能及时复极化而延续某种程度的去极化状态，从而无法连续响应高频脉冲的刺激（Guo et al.，2018；Zheng et al.，2020），详见 7.2 节所述的轴突模型仿真结果。除了$[K^+]_o$之外，细胞膜内、外其他离子浓度的改变也会促进轴突传导的去极化阻滞，例如轴突膜内钠离子浓度（$[Na^+]_i$）的累积等（Zang et al.，2021）。此外，轴突分叉、HFS 引起的轴突形态结构和生物物理特性的改变等因素也可能促进轴突传导阻滞的形成（Chomiak et al.，2007；Chéreau et al.，2017；Rama et al.，2018）。因此，轴突传导阻滞的机制可能包含多种因素。

在脊髓和外周神经上利用高频刺激阻断轴突的神经信息传导，可以获得镇痛等治疗效果（Mekhail et al.，2020），但是，轴突阻滞并不一定意味着受控制的下游突触后神经元失去了来自这些轴突的激励。数千赫兹的高频刺激才能使得轴突纤维完全阻滞（Arle et al.，2016），而脑内刺激采用的低于 200Hz 的脉冲频率只能产生"部分性"阻滞，也称为"间歇性"阻滞。也就是，HFS 仍然可以在轴突上以低于刺激脉冲的频率诱导动作电位，并将兴奋传导出去，作用于突触后神经元。通过间歇性轴突阻滞，HFS 所产生的激励可以在轴突的投射区建立新的神经活动，以取代原有的活动。这种效果也可以看作某种"损毁"，被称为"信息损毁"（informational lesion，Lowet et al.，2022）。并且这种新活动具有去同步性（参见 5.3 节），可以消除神经元之间的同步放电，改变神经元原有的爆发式放电，或者抑制神经元及其网络的节律性活动（Lee et al.，2011；Barow et al.，2014；Yu et al.，2016；Feng et al.，2017）。此外，"部分性"阻滞也意味着轴突纤维中可能有一部分轴突一直不能产生成功传导的动作电位，直至刺激结束为止。

我们的实验结果还表明，HFS 导致轴突阻滞时，虽然刺激本身还可以在轴突上间歇地诱导放电活动；但是，来自上游神经元的信息却被完全阻断。因为，在大鼠海马 CA1 区的 O-HFS 期间，刺激下游的神经元放电增加，而刚撤除 O-HFS 时，这些神经元却会立刻停止放电，静寂数秒或更长一段时间之后才逐渐恢复放电（图 5-19）。此现象说明，O-HFS 期间下游投射区神经元的活动完全由刺激驱动，不包含上游神经元下传的驱动作用。否则，刺激撤除后，上游神经元的驱动作用至少会维持下游神经元的部分放电。上游神经元没有驱动下传的可能原因是：O-HFS 在轴突上产生的间歇性放电逆向传向连接于轴突始端的胞体时，会调控胞体，使它们按照刺激的驱动产生活动，压制其原有的活动，并改变胞体的兴奋性（详见 5.2.3 节和 5.2.4 节）。逆向刺激 A-HFS 刚结束时出现的神经元放电静寂期（图 5-13）表明了此机制。这样，一旦失去 HFS 的控制，就需要经过一段时间，等待上游胞体逐渐恢复原有活动之后，才能重新对下游产生驱动。这段恢复时间就导致了 O-HFS 刺激刚撤除时下游神经元的"静寂期"。

由此可见，轴突 HFS 产生的间歇性去极化阻滞可以切断上游与下游之间的神经信息传导，从而中断病理性的异常神经活动的传播(Chiken et al., 2014)；与此同时，刺激脉冲又可以调控轴突直接连接的胞体(上游)以及经突触连接的下游神经元的活动，产生双向调控作用。HFS 期间刺激脉冲诱导的驱动对于下游神经元及神经网络的作用是脑刺激发挥作用的关键，而刺激中轴突的间歇性阻滞和恢复的不断反复，使得这种刺激的驱动作用产生了一定的随机性，减弱了其诱发的动作电位与刺激脉冲之间的锁相性，也就减弱了各轴突放电之间的同步性，因而导致下游脑区神经元群体的去同步活动(5.3 节)。而且，具有恒定脉冲间隔的 HFS 还可以诱导非均匀的"簇状"放电(5.2.5 节)。这些 HFS 诱导的新的兴奋活动可以消除原有的病理性同步活动，例如，抑制癫痫等疾病引起的神经元过度同步活动(第 8 章)，从而产生疗效。

9.2.2　轴突阻滞状态下刺激的多样化作用

处于间歇性阻滞状态下的轴突，由于膜电位处于一定程度的去极化状态，其细微改变就会导致膜上离子通道电导的较大变化，参见图 1-11 中的 HH 模型参数随膜电位变化的特性。除了细胞膜离子通道的非线性动力学特性以外，神经系统各个结构水平上所具有的随机特性，又称"噪声"(Mino et al., 2002；Faisal et al., 2008)，也可以助推神经元放电产生变化。这些因素使得 HFS 参数稍有变化，就可以诱导各种不同的神经元响应。详见第 6 章有关时变参数脉冲刺激的介绍，包括渐变频率和渐变强度的高频脉冲刺激，双参数脉冲交替的刺激，恒频中单个脉冲的插入和删除刺激，以及随机变频刺激等。

其中，随机变频刺激期间的神经元响应是出乎意料的。根据 50～200Hz 的恒频刺激可知，较低频率(如 50Hz)刺激时，神经元的放电与刺激脉冲之间存在较强的锁相性；随着刺激频率的升高，这种锁相性减弱，神经元放电时刻的随机性增强。按照这个线索，原本我推测，如果刺激脉冲的 IPI 在小范围内随机变动，也就是外加一种随机因素，那么神经元的放电可能会更趋于随机化，从而使得神经元之间同步放电的概率更低。然而，100～200Hz 的随机变频刺激的实验结果却相反，刺激脉冲出现时刻的随机化反而导致神经元在某些时刻同步放电，形成了大幅值的 PS 波(6.4 节)。在高频刺激产生轴突阻滞的同时仍然可以对下游神经元产生较强的兴奋作用，而且，对于同样的 5～10ms 微小范围内变化的 IPI，按照一定的模型和算法，设计不同 IPI 分布的刺激序列，就可以获得不同的神经元响应(Zheng et al., 2021)。可见，时变参数的模式为神经电刺激疗法提供了广阔的设计空间，使其刺激模式不再局限于单一的恒频脉冲模式。这类刺激可以产生多种多样的神经调控作用，就像使用化学药物治疗疾病那样，具有不同"药效"、不同"剂量"的电刺激模式可以给临床应用提供更多选择，进而拓展 DBS 的应用范围。

此外，在间歇性阻滞状态下，轴突对于两种极性脉冲的响应也与正常状态下的大相径庭。两种脉冲交替的刺激中它们可以相对独立地控制两群神经元的放电；而且，对于基线时两种脉冲都可以激活的轴突，在 HFS 期间正脉冲的激活能力胜过负脉冲。这个发现也为新刺激模式的设计提供了线索(第 7 章)。第 8 章的高频刺激抑制不同类型痫样放电的实验结果表明，轴突上开环的长 HFS 和闭环的短 HFS 的刺激所输送的兴奋激励，可以通过去同步机制和去极化阻滞等机制，抑制刺激下游神经元同步放电形成的痫样棘波。而有关时变参数和负正脉冲交替等电刺激模式对于异常脑神经活动的调控作用还有待深入研究。例如，在去极化阻滞状态下，随机变频刺激对于下游神经元具有比恒频刺激更强的兴奋作用，这类刺激或许对于某些类型的痫样活动具有更强的抑制作用，产生一种"以毒攻毒"的效应(Gwinn et al.，2004)，这有待于进一步的实验验证。

9.2.3　有关本书采用的脑神经电刺激研究的实验方法

目前常规深部脑刺激 DBS 的刺激靶点主要是丘脑和苍白球，常用于治疗运动障碍。理论上，外加电刺激干预可以通过调节相应脑区的神经电活动，用于治疗各种脑神经系统疾病；适合于不同疾病治疗的 DBS 新刺激靶点正在不断探索和开发之中。例如，有研究发现，深部小脑的刺激可以促进啮齿动物前额叶创伤性脑损伤后的认知功能恢复，有望用于脑外伤后认知障碍患者的康复(Chan et al.，2022)。

海马体是癫痫和阿尔茨海默病等多种脑疾病的常见病灶区，因此，它是临床上 DBS 治疗难治性癫痫的潜在靶点之一(Vetkas et al.，2022；Geller et al.，2017；Wu et al.，2013)。而且，海马脑区的轴突束、胞体层、顶树突等结构层次分明，神经元排列紧密，便于刺激电极和记录电极的明确定位，也有利于用作定量指标的生物标志物的检测。例如，海马区胞体层紧密的神经元胞体的排列，使得它们在同步放电时可以在胞外空间形成群峰电位 PS。PS 的幅值和面积可以反映同步放电神经元的数量，可用作闭环控制等的反馈指标(参见 8.4 节所述的闭环刺激控制痫样活动)。虽然依据 PS 难以估计神经元放电的绝对数量，但是在放电的同步性相似的情况下，可用于比较相对数量的多少。同时，还可以检测神经元单体的动作电位(即锋电位)，以及突触后场电位 fEPSP 和局部场电位 LFP 等。这些群体和单体的电活动特征信号的同时记录可以为 DBS 调控提供反馈指标，也可以为 DBS 机制的研究提供丰富的信息。

除了脑神经电刺激以外，神经调控技术还包括已广泛用于临床治疗的许多其他神经电刺激。例如，用于治疗难治性癫痫和偏头痛等病症的迷走神经刺激(VNS)，用于治疗慢性疼痛的脊髓刺激(SCS)，可用于治疗膀胱排尿功能障碍、尿潴留、大便失禁等病症的骶神经电刺激(sacral nerve stimulation, SNS)等(Hull et al., 2013; Gurbani et al., 2016; Kaaki et al., 2020; Silberstein et al., 2020; Lam et al., 2023)。还有治疗失聪的人工耳蜗(cochlear implant, CI)、改善睡眠呼吸暂停的舌下神经刺激(hypoglossal nerve stimulation, HNS)以及恢复残障肢体功能的功能性神经电刺激(FES)等(Mashaqi et al., 2021; Gay et al., 2022; Pellot-Cestero et al., 2023)。这些方法的共同特点都是将电刺激施加于神经纤维，也就是神经元的轴突，用刺激阻断神经信号的传导，或者诱导轴突上的电活动来调控神经元活动或者控制肌肉活动等。虽然本书介绍的实验是在海马脑区进行，但是，轴突 HFS 的研究结果(尤其是不涉及突触传递的 A-HFS 的实验结果)具有较为普遍的适用性，对于海马之外的其他脑区以及外周神经电刺激都具有借鉴意义。

此外，本书中利用电生理方法研究电刺激的神经调控作用，采用微电极阵列记录技术直接测量神经元的电活动，具有高时空分辨率的特点。至今有关脑刺激神经调控机制的研究主要基于动物和人类临床的神经电信号记录。此类记录可分为近场记录(near-field recording)和远场记录(far-field electrical recording)。本书所采用的侵入式的细胞周围的神经元单体和群体信号以及局部场电位信号的记录属于近场记录。除此之外，头皮外检测的脑电图(EEG)和颅骨下或者脑膜下检测的皮层脑电图(ECoG)等属于远场记录。与邻近神经元的近场记录相比，由于脑组织、硬脑膜、颅骨和皮肤等的衰减作用，远场记录的空间分辨率和时间分辨率都较低，主要包含突触电位等信号构成的低频成分。正常情况下检测不到神经元的动作电位信号，仅当大量神经元异常同步放电时，才能检测到整合的动作电位。例如，癫痫患者 EEG 信号中的棘波就是整合电位。而单细胞的动作电位只有近场记录才能检测。不过，EEG 具有无创检测的优势。除了直接测量神经元电活动的电生理方法之外，利用功能磁共振(functional MRI, fMRI)和正电子发射断层扫描(positron emission tomography, PET)等成像技术，可以通过血流变化等间接地考察局部和全脑的神经系统活动。此外，利用生物化学方法检测各种神经递质等化学物质的变化可以更深入地揭示脑刺激神经调控的机制(Udupa et al., 2015)。

9.3 脑神经电刺激的应用及其前景展望

9.3.1 高频刺激的长时效应和闭环刺激

目前，包括 DBS 在内的神经调控技术的常规临床应用主要利用刺激期间的效应来缓解和控制疾病症状，一旦刺激撤除，病症就会重现(Temperli et al., 2003)。本书下篇介绍的有关电刺激的脑神经调控的研究，主要关注的也是高频刺激 HFS 期间的神经元响应。不过，有研究报道，DBS 所采用的 100Hz 左右的脉冲序列的

HFS 刚结束时，神经元的兴奋性会经历一段时间的抑制。例如，在大鼠的初级运动皮层和丘脑底核(subthalamic nucleus，STN)中，HFS 结束后出现兴奋性突触后电流的显著减少(Iremonger et al.，2006；Shen et al.，2008)。苍白球内侧部(globus pallidus internal segment，GPi)的 HFS 结束时，会在其丘脑投射区产生刺激后神经元放电减少(Muralidharan et al.，2017)。此外，在人类 GPi 和我们的大鼠海马区实验(第 5 章)中都发现，HFS 停止后神经元放电会立即消失达数秒之久(Lafreniere-Roula et al.，2010；Feng et al.，2017；Wang et al.，2018)。这些结果表明，脑神经电刺激后神经元活动的抑制在许多脑区都可能存在。而且，有临床 DBS 治疗帕金森病的研究表明，STN 中 100Hz 刺激后神经元放电静寂期较长的患者的临床预后更好(Milosevic et al.，2018)，这表明刺激后的抑制具有临床意义。

导致 HFS 后神经元放电减少和消失的可能机制有多种。对于突触后的下游投射区神经元，来自 GABA 能抑制性突触的抑制输入的增加可能是 STN 和 GPi 刺激结束时神经元抑制的机制(Chiken et al.，2013，Milosevic et al.，2018)。此外，对于直接接受刺激作用的神经元，神经元兴奋性的降低和放电阈值的增加可能会在 HFS 后形成神经元放电的静寂期(Beurrier et al.，2001)，第 5 章所述实验结果支持此观点。HFS 直接诱导的轴突活动的逆向传导对于胞体的影响(5.2.3 节和 5.2.4 节)，以及轴突阻滞或/和突触传递障碍使得兴奋性突触输入减少，会导致刺激结束时的放电静寂期(图 5-13 和图 5-19)。而且，我们的大鼠海马区的逆向和顺向 HFS 都表明，HFS 结束时的神经元活动与 HFS 期间的不同。HFS 期间的刺激使得神经元的放电增强，而 HFS 结束时放电却减少，甚至出现静寂期。这体现了撤除 HFS 的"接管"式的调控之后，神经元重新回到自发活动的过渡过程。不过，与刺激时间相比，这些刺激后效应都很短暂。

在刺激脉冲波形相同的情况下，常规 DBS 使用的数分钟、数天至更长时间的持续 HFS 刺激可以安全地用于脑疾病治疗。而秒级或者亚秒级时长的短促 HFS 可以通过"点燃"效应，用于制作动物癫痫模型(Lothman et al.，1993；Musto et al.，2009)。短促 HFS 会造成不可逆的长时程效应，如长时程的突触可塑性变化等(Malenka，1994；Martin et al.，2000)。而长时间持续的 HFS 则不会，这既成就了 DBS 的可逆特性，却也使得其疗效主要限于持续的刺激期间。如果需要在刺激结束后能够长时间保持疗效，或者使刺激的疗效主要体现于短促刺激之间的间隔期内，而不是刺激期间，那么，就要改变 DBS 的刺激模式。有动物实验研究表明，某些刺激模式，如短串(Burst 式)的刺激可以在刺激后产生维持数小时的疗效(Spix et al.，2021)。本书呈现的 HFS 初期和稳态期的不同神经元响应也表明了短促与长时间刺激之间的显著区别。而本书所述的各种时变参数的脉冲刺激和闭环刺激的研究结果则为刺激模式的开发提供了许多新信息(详见第 6～8 章)。研究和开发刺激后效应是 DBS 发展的一个重要方向，可以缩短刺激时间，节省电能，并降低治疗风险；而且也有助于设计和开发自适应和闭环式的间歇性刺激模式。

闭环 DBS（又称自适应式脑刺激）具有提高刺激效率，改善疗效，减少副作用，节省电能等优势，目前已用于癫痫的临床治疗。但是，帕金森病等其他疾病的常规治疗中仍然采用开环刺激。闭环 DBS 实现的关键是需要确定具有病症特异性的生物标记物，用作反馈信号。目前采用的主要有如下两类神经电信号：局部场电位 LFP 中的节律波和各个神经元单体产生的动作电位发放。其中，LFP 包含频率较低的信号，是细胞外测得的局部区域内神经元群体电活动的整合信号。例如，丘脑底核 LFP 中的 12～30Hz 的 β 节律波和 60～90Hz 的 γ 节律波与帕金森病的运动障碍和运动迟缓等症状相关，有望用作闭环 DBS 治疗帕金森病的生物标记物（Bouthour et al., 2019; Little et al., 2020）。LFP 中也可以提取重度抑郁症和强迫症等精神疾病治疗的自适应式刺激的生物标记物，这方面的研究将推进 DBS 在精神疾病治疗中的应用（Provenza et al., 2021; Sullivan et al., 2021）。利用自适应式脑神经刺激治疗难治性癫痫中，作为反馈信息的生物标志物的确定仍然是一个尚未完全解决的问题，亟待更多研究论证，以提供具有临床意义的癫痫预测信号（Ryvlin et al., 2021）。本书介绍的海马区胞体层记录的群峰电位 PS 可以作为痫样棘波的标志物，用于实现闭环刺激调控神经元的痫样活动（8.4 节）。

此外，在轴突刺激中，例如，在大鼠海马 CA1 区锥体神经元轴突构成的 Alveus 上施加 HFS 时，将胞体作为检测器，记录 APS，就可以了解轴突活动。相较于直径极小的脑内轴突，胞体细胞膜的表面积大得多，产生动作电位时在胞外能够形成较大的电场，易于正确测量，而且可以测量单细胞的胞外动作电位，用于了解单根轴突的活动（详见 5.2.5 节）。在海马 CA1 区基树突层，在 Alveus 上靠近胞体的轴突部位也可以测得一种复合动作电位（compound action potential，CAP），用于了解轴突活动（Jensen et al., 2009）。不过，这种电位的幅值仅为亚毫伏级，远比胞体处测得的 APS 要小得多。而且，CAP 可能受到胞体动作电位的影响。不过，通过在体实时记录脊髓电刺激诱发的 CAP，也称诱发复合动作电位（evoked compound action potential，ECAP），就可以实现闭环式的脊髓神经电刺激（Mekhail et al., 2020; 2022）。ECAP 是神经束中刺激诱发的动作电位在轴突上传导时，从记录电极周围轴突群体的郎飞氏结处泄漏的电流在胞外形成的电位。

除了电生理信号中的生物标志物之外，生物化学物质也有望成为闭环 DBS 的标志物。DBS 在改变神经元放电活动、纠正病理性放电、以获得疗效的过程中，刺激诱导的神经元放电传导至轴突末梢，也会改变轴突末梢神经递质的释放量。利用伏安法等电化学检测技术，实时测量神经递质的浓度，也可以作为调节刺激器的反馈信号，用于实现闭环刺激（Rojas et al., 2020）。

9.3.2 深部脑刺激与脑机接口

DBS 通过植入脑内的电极，将刺激仪器与脑组织相连接，这是一种神经接口，广义上也属于脑机接口(brain-computer interface，BCI；或称 brain-machine interface，BMI)。其中，开环 DBS 是单向接口；而闭环 DBS 则是双向接口(Bouthour et al., 2019)，它既包括将刺激信号输入脑内，也包括采集和读取神经电信号，经分析之后，用于反馈控制刺激器。DBS 和脑机接口是两个各自独立发展起来的领域，DBS 主要由神经科医学专家和医生在脑疾病治疗过程中开创，目标是向脑内输入电信号，以调控脑神经系统的活动。而 BCI 主要由熟悉计算机分析算法、致力于开发机器人和神经康复技术的科学家和工程师开创，初期实现的目标是读取脑神经信息，用于控制机器和电脑等。但是，随着 DBS 和 BCI 的不断发展，两者之间的交叠越来越多。

狭义的 BCI 通常指通过解码脑内电极采集的神经元放电信号，来控制和操作机器和设备，或者控制假肢和机器人等(Chaudhary et al., 2016；Ajiboye et al., 2017；Willett et al., 2023)。另有非侵入式的无创脑机接口，采集的是头皮脑电 EEG 信号(Orban et al., 2022)。BCI 技术的主要目标之一是辅助残疾人，此外，其更大的目标是人类智能开发，能够读写人脑(Yuste et al., 2017)。其中，将人脑中的神经电信号读出并解码，实现思维控制机器的功能已于 2006 年首次在人类实现(Hochberg et al., 2006)。而 DBS 通过植入电极将电刺激信号输入脑内可以看作"写脑"的雏形。已有研究报道，在睡眠期间于人脑前额叶皮层施加实时闭环 DBS，当刺激与内源性慢波活动同步时，可以增强记忆的巩固(Geva-Sagiv et al., 2023)。可见，除了治疗脑神经系统疾病之外，DBS 的拓展方向还包括增强脑功能和人类智能，拥有与 BCI 一致的目标。BCI 首先使用的是"读脑"的功能，而 DBS 则相反，首先使用的是"写脑"的功能(即开环刺激)，当两者都朝着"读"和"写"双向功能发展时，似乎就殊途同归了。

参 考 文 献

曹嘉悦, 封洲燕, 郭哲杉, 等. 2016. 闭环式电刺激抑制痫样棘波发放的机制研究. 中国生物医学工程学报, 35(1): 79-87.

封洲燕, 陈丹, 肖乾江. 2012a. 一种闭环式神经电刺激系统的设计. 仪器仪表学报, 33(2): 279-285.

封洲燕, 光磊, 郑晓静, 等. 2007. 应用线性硅电极阵列检测海马场电位和单细胞动作电位. 生物化学与生物物理进展, 34(4): 401-407.

封洲燕, 郭哲杉, 王兆祥. 2018. 深部脑刺激作用机制的研究进展. 生物化学与生物物理进展, 45(12): 1197-1203.

封洲燕, 王静, 汪洋, 等. 2012b. 神经元锋电位信号滤波频率的选择. 浙江大学学报(工学版), 46(2): 351-358.

封洲燕, 王静. 2009. 微电极阵列大脑电信号检测技术的进展. 电子学报, 37(1): 153-159.

封洲燕, 肖乾江, 胡振华. 2013. 电刺激期间神经细胞单元锋电位的检测. 中国生物医学工程学报, 32(4): 403-410.

封洲燕, 邢昊昱, 田聪, 等. 2011. 大鼠海马CA1区前馈抑制和反馈抑制的作用特性. 航天医学与医学工程, 24(3): 167-172.

封洲燕, 郑筱祥. 2004a. 不同麻醉深度下大鼠脑电复杂度和功率谱的变化过程. 中国生物医学工程学报, 23(1): 87-91.

封洲燕, 郑筱祥. 2004b. 多分辨率小波信号分解用于大鼠睡眠纺锤波的分析. 中国生物医学工程学报, 23(2): 103-108.

封洲燕. 2002. 应用小波熵分析大鼠脑电信号的动态变化特性. 生物物理学报, 18(3): 325-330.

胡汉汉, 封洲燕, 王兆祥, 等. 2019. 变间隔的脉冲改变高频刺激对于脑神经元的作用. 生物化学与生物物理进展, 46(8): 804-811.

胡汉汉. 2020. 不同模式的脉冲高频刺激调控神经元群体活动的研究. 杭州: 浙江大学.

胡娜, 封洲燕, 郭哲杉, 等. 2015. 深部脑刺激中单相脉冲与双相脉冲的作用比较. 中国生物医学工程学报, 34(5): 548-557.

胡一凡, 封洲燕, 王兆祥, 等. 2021. 大鼠海马神经元对于高频脉冲刺激的暂态响应. 生物化学与生物物理进展, 48(7): 827-835.

胡振华, 封洲燕, 郑晓静, 等. 2015. 实时癫痫电位检测与闭环式电刺激系统的设计. 生物医学工程学杂志, 32(1): 168-174.

王静, 封洲燕. 2009. 多通道神经元锋电位检测和分类的新方法. 生物化学与生物物理进展, 36(5): 641-647.

王兆祥, 封洲燕, 杨刚生, 等. 2021. 新型深部脑刺激模式的开发及研究进展. 生物化学与生物物理进展, 48(3): 263-274.

王兆祥, 封洲燕, 余颖, 等. 2016. 适用于宽频带记录信号的锋电位检测法. 仪器仪表学报, 37(3): 481-489.

吴丹, 谢琨, 林龙年. 2007. 两种麻醉剂对小鼠海马神经元电活动的影响. 实验动物与比较医学, 27(2): 81-85.

徐义鹏, 封洲燕, 袁月, 等. 2023. 海马区锥体神经元轴突高频电刺激对胞体的影响. 生物化学与生物物理进展, 50(3): 561-572.

杨刚生, 封洲燕, 郑吕漂, 等. 2021. 时变参数神经电刺激系统的设计及其应用. 生物医学工程学杂志, 38(6): 1144-1153.

袁月. 2023. 大鼠海马区轴突高频电刺激诱导的锥体神经元放电模式和刺激后效应研究. 杭州: 浙江大学.

周文杰, 封洲燕, 邱晨, 等. 2017. 持续高频刺激改变短刺激产生的神经网络效应. 生物化学与生物物理进展, 44(9): 769-775.

Ajiboye A B, Willett F R, Young D R, et al. 2017. Restoration of reaching and grasping movements through brain-controlled muscle stimulation in a person with tetraplegia: A proof-of-concept demonstration. Lancet, 389(10081): 1821-1830.

Akbar U, Raike R S, Hack N, et al. 2016. Randomized, blinded pilot testing of nonconventional stimulation patterns and shapes in Parkinson's disease and essential tremor: Evidence for further evaluating narrow and biphasic pulses. Neuromodulation, 19(4): 343-356.

Alagapan S, Choi K S, Heisig S, et al. 2023. Cingulate dynamics track depression recovery with deep brain stimulation. Nature, 622(7981): 130-138.

Andersen P, Bliss T V, Skrede K K. 1971. Unit analysis of hippocampal population spikes. Exp Brain Res, 13(2): 208-221.

Andersen P, Morris R, Amaral D, et al. 2007. The hippocampus book. Oxford: Oxford University Press.

Andersen P, Soleng A F, Raastad M. 2000. The hippocampal lamella hypothesis revisited. Brain Res, 886(1-2): 165-171.

Anderson M E, Postupna N, Ruffo M. 2003. Effects of high-frequency stimulation in the internal globus pallidus on the activity of thalamic neurons in the awake monkey. J Neurophysiol, 89(2): 1150-1160.

Anderson T R, Hu B, Iremonger K, et al. 2006. Selective attenuation of afferent synaptic transmission as a mechanism of thalamic deep brain stimulation-induced tremor arrest. J Neurosci, 26(3): 841-850.

Ansó J, Benjaber M, Parks B, et al. 2022. Concurrent stimulation and sensing in bi-directional brain interfaces: A multi-site translational experience. J Neural Eng, 19(2): 026025.

参 考 文 献

Arle J E, Mei L Z, Carlson K W, et al. 2016. High-frequency stimulation of dorsal column axons: Potential underlying mechanism of paresthesia-free neuropathic pain relief. Neuromodulation, 19(4): 385-397.

Atherton L A, Prince L Y, Tsaneva-Atanasova K. 2016. Bifurcation analysis of a two-compartment hippocampal pyramidal cell model. J Comput Neurosci, 41(1): 91-106.

Avoli M, Psarropoulou C, Tancredi V, et al. 1993. On the synchronous activity induced by 4-aminopyridine in the CA3 subfield of juvenile rat hippocampus. J Neurophysiol, 70(3): 1018-1029.

Azouz R, Jensen M S, Yaari Y. 1996. Ionic basis of spike after-depolarization and burst generation in adult rat hippocampal CA1 pyramidal cells. J Physiol, 492(Pt 1): 211-223.

Barow E, Neumann W J, Brücke C, et al. 2014. Deep brain stimulation suppresses pallidal low frequency activity in patients with phasic dystonic movements. Brain, 137(Pt 11): 3012-3024.

Barthó P, Hirase H, Monconduit L, et al. 2004. Characterization of neocortical principal cells and interneurons by network interactions and extracellular features. J Neurophysiol, 92(1): 600-608.

Basser P J, Roth B J. 2000. New currents in electrical stimulation of excitable tissues. Annu Rev Biomed Eng, 2: 377-397.

Bean B P. 2007. The action potential in mammalian central neurons. Nat Rev Neurosci, 8(6): 451-465.

Bear M F, Connors B W, Paradiso M A. 2004. 神经科学——探索脑(第2版)中文版. 王建军译. 北京: 高等教育出版社.

Bellinger S C, Miyazawa G, Steinmetz P N. 2008. Submyelin potassium accumulation may functionally block subsets of local axons during deep brain stimulation: A modeling study. J Neural Eng, 5(3): 263-274.

Benabid A L, Pollak P, Louveau A, et al. 1987. Combined (thalamotomy and stimulation) stereotactic surgery of the VIM thalamic nucleus for bilateral Parkinson disease. Appl Neurophysiol, 50(1-6): 344-346.

Beurrier C, Bioulac B, Audin J, et al. 2001. High-frequency stimulation produces a transient blockade of voltage-gated currents in subthalamic neurons. J Neurophysiol, 85(4): 1351-1356.

Bhadra N, Foldes E L, Ackermann D M, et al. 2009. Reduction of the onset response in high frequency nerve block with amplitude ramps from non-zero amplitudes. Annu Int Conf IEEE Eng Med Biol Soc, 2009: 650-653.

Bhadra N, Kilgore K L. 2005. High-frequency electrical conduction block of mammalian peripheral motor nerve. Muscle Nerve, 32(6): 782-790.

Bhunia S, Majerus S, Sawan M. 2015. Implantable biomedical microsystems: Design principles and applications. Elsevier Science.

Bikson M, Lian J, Hahn P J, et al. 2001. Suppression of epileptiform activity by high frequency sinusoidal fields in rat hippocampal slices. J Physiol, 531 (Pt 1): 181-191.

Birdno M J, Grill W M. 2008a. Mechanisms of deep brain stimulation in movement disorders as revealed by changes in stimulus frequency. Neurotherapeutics, 5(1): 14-25.

Birdno M J, Kuncel A M, Dorval A D, et al. 2008b. Tremor varies as a function of the temporal regularity of deep brain stimulation. Neuroreport, 19(5): 599-602.

Birdno M J, Tang W, Dostrovsky J O, et al. 2014. Response of human thalamic neurons to high-frequency stimulation. PLoS One, 9(5): e96026.

Blanche T J, Spacek M A, Hetke J F, et al. 2005. Polytrodes: High-density silicon electrode arrays for large-scale multiunit recording. J Neurophysiol, 93(5): 2987-3000.

Blankenship A G, Feller M B. 2010. Mechanisms underlying spontaneous patterned activity in developing neural circuits. Nat Rev Neurosci, 11(1): 18-29.

Bliss T V P, Gardner-Medwin A R. 1973a. Long-lasting potentiation of synaptic transmission in the dentate area of the unanaesthetized rabbit following stimulation of the perforant path. J Physiol, 232(2): 357-374.

Bliss T V P, Lømo T. 1973b. Long-lasting potentiation of synaptic transmission in the dentate area of the anaesthetized rabbit following stimulation of the perforant path. J Physiol, 232(2): 331-356.

Boon P, Vonck K, De Herdt V, et al. 2007. Deep brain stimulation in patients with refractory temporal lobe epilepsy. Epilepsia, 48(8): 1551-1560.

Boraud T, Bezard E, Bioulac B, et al. 1996. High frequency stimulation of the internal Globus Pallidus (GPi) simultaneously improves Parkinsonian symptoms and reduces the firing frequency of GPi neurons in the MPTP-treated monkey. Neurosci Lett, 215(1): 17-20.

Bouthour W, Megevand P, Donoghue J, et al. 2019. Biomarkers for closed-loop deep brain stimulation in Parkinson disease and beyond. Nat Rev Neurol, 15(6): 343-352.

Bragin A, Csicsvári J, Penttonen M, et al. 1997a. Epileptic afterdischarge in the hippocampal-entorhinal system: Current source density and unit studies. Neuroscience, 76(4): 1187-1203.

Bragin A, Penttonen M, Buzsáki G. 1997b. Termination of epileptic afterdischarge in the hippocampus. J Neurosci, 17(7): 2567-2579.

Branner A, Stein R B, Normann R A. 2001. Selective stimulation of cat sciatic nerve using an array of varying-length microelectrodes. J Neurophysiol, 85(4): 1585-1594.

Bretschneider F, de Weille J R. 2008. 电生理学方法与仪器入门. 封洲燕译. 北京: 机械工业出版社.

Brocker D T, Grill W M. 2013a. Principles of electrical stimulation of neural tissue//Handbook of clinical neurology, Amsterdam: Elsevier, 116: 3-18.

Brocker D T, Swan B D, Turner D A, et al. 2013b. Improved efficacy of temporally non-regular deep brain stimulation in Parkinson's disease. Exp Neurol, 239: 60-67.

Brown E N, Kass R E, Mitra P P. 2004a. Multiple neural spike train data analysis: State-of-the-art and future challenges. Nat Neurosci, 7(5): 456-461.

Brown P, Mazzone P, Oliviero A, et al. 2004b. Effects of stimulation of the subthalamic area on oscillatory pallidal activity in Parkinson's disease. Exp Neurol, 188(2): 480-490.

Bucher D, Goaillard J M. 2011. Beyond faithful conduction: Short-term dynamics, neuromodulation, and long-term regulation of spike propagation in the axon. Prog Neurobiol, 94(4): 307-346.

Burbaud P, Gross C, Bioulac B. 1994. Effect of subthalamic high frequency stimulation on substantia nigra pars reticulata and globus pallidus neurons in normal rats. J Physiol Paris, 88(6): 359-361.

Bures J. 1999. Leão's spreading depression of EEG activity. Brain Res Bull, 50(5-6): 459.

Burke D, Cappelen-Smith C, Kuwabara S. 2004. Conduction block in demyelinated axons precipitated by normally innocuous physiological processes. Suppl Clin Neurophysiol, 57: 191-194.

Buzsáki G, Leung L W, Vanderwolf C H. 1983. Cellular bases of hippocampal EEG in the behaving rat. Brain Res Rev, 6(2): 139-171.

Buzsáki G. 1984. Feedforward inhibition in the hippocampal-formation. Prog Neurobiol, 22(2): 131-153.

Buzsáki G. 2002. Theta oscillations in the hippocampus. Neuron, 33(3): 325-340.

Buzsáki G. 2004. Large-scale recording of neuronal ensembles. Nat Neurosci, 7(5): 446-451.

Buzsáki G. 2006. Rhythms of the Brain. Oxford: Oxford University Press.

Cai Z Y, Feng Z Y, Guo Z, et al. 2017. Novel stimulation paradigms with temporally-varying parameters to reduce synchronous activity at the onset of high frequency stimulation in rat hippocampus. Front Neurosci, 11: 563.

Cai Z Y, Feng Z Y, Hu H H, et al. 2018. Design of a novel stimulation system with time-varying paradigms for investigating new modes of high frequency stimulation in brain. Biomed Eng Online, 17(1): 90.

Campbell P K, Jones K E, Huber R J, et al. 1991. A silicon-based, three-dimensional neural interface: Manufacturing processes for an intracortical electrode array. IEEE Trans Biomed Eng, 38(8): 758-768.

Cappaert N L, Ramekers D, Martens H C, et al. 2013. Efficacy of a new charge-balanced biphasic electrical stimulus in the isolated sciatic nerve and the hippocampal slice. Int J Neural Syst, 23(1): 1250031.

Carlson D, Carin L. 2019. Continuing progress of spike sorting in the era of big data. Curr Opin Neurobiol, 55: 90-96.

Carlyon R P, van Wieringen A, Deeks J M, et al. 2005. Effect of inter-phase gap on the sensitivity of cochlear implant users to electrical stimulation. Hear Res, 205(1-2): 210-224.

Cartner S C, Barlow S C, Ness T J. 2007. Loss of cortical function in mice after decapitation, cervical dislocation, potassium chloride injection, and CO_2 inhalation. Comp Med, 57(6): 570-573.

Catacuzzeno L, Franciolini F. 2022. The 70-year search for the voltage-sensing mechanism of ion channels. J Physiol, 600(14): 3227-3247.

Catterall W A. 2012. Voltage-gated sodium channels at 60: Structure, function and pathophysiology. J Physiol, 590(11): 2577-2589.

Chan H H, Hogue O, Mathews N D, et al. 2022. Deep cerebellar stimulation enhances cognitive recovery after prefrontal traumatic brain injury in rodent. Exp Neurol, 355: 114136.

Chaudhary U, Birbaumer N. Ramos-Murguialday A. 2016. Brain-computer interfaces for communication and rehabilitation. Nat Rev Neurol, 12(9): 513-525.

Chéreau R, Saraceno G E, Angibaud J, et al. 2017. Superresolution imaging reveals activity-dependent plasticity of axon morphology linked to changes in action potential conduction velocity. Proc Natl Acad Sci USA, 114(6): 1401-1406.

Cheung T, Nuño M, Hoffman M, et al. 2013. Longitudinal impedance variability in patients with chronically implanted DBS devices. Brain Stimul, 6(5): 746-751.

Chiang C C, Lin C C, Ju M S, et al. 2013. High frequency stimulation can suppress globally seizures induced by 4-AP in the rat hippocampus: An acute in vivo study. Brain Stimul, 6(2): 180-189.

Chiken S, Nambu A. 2013. High-frequency pallidal stimulation disrupts information flow through the pallidum by GABAergic inhibition. J Neurosci, 33(6): 2268-2280.

Chiken S, Nambu A. 2014. Disrupting neuronal transmission: Mechanism of DBS? Front Syst Neurosci, 8: 33.

Chiken S, Nambu A. 2016. Mechanism of deep brain stimulation: Inhibition, excitation, or disruption? Neuroscientist, 22(3): 313-322.

Choi U, Wang H, Hu M, et al. 2021. Presynaptic coupling by electrical synapses coordinates a rhythmic behavior by synchronizing the activities of a neuron pair. Proc Natl Acad Sci USA, 118(20): e2022599118.

Chomiak T, Hu B. 2007. Axonal and somatic filtering of antidromically evoked cortical excitation by simulated deep brain stimulation in rat brain. J Physiol, 579(Pt 2): 403-412.

Clark I, Biscay R, Echeverría M, et al. 1995. Multiresolution decomposition of non-stationary EEG signals: A preliminary study. Comput Biol Med, 25(4): 373-382.

Cleary D R, Raslan A M, Rubin J E, et al. 2013. Deep brain stimulation entrains local neuronal firing in human globus pallidus internus. J Neurophysiol, 109(4): 978-987.

Cobb S R, Buhl E H, Halasy K, et al. 1995. Synchronization of neuronal activity in hippocampus by individual GABAergic interneurons. Nature, 378(6552): 75-78.

Cogan S F, Ludwig K A, Welle C G, et al. 2016. Tissue damage thresholds during therapeutic electrical stimulation. J Neural Eng, 13(2): 021001.

Cota V R, Medeiros Dde C, Vilela M R, et al. 2009. Distinct patterns of electrical stimulation of the basolateral amygdala influence pentylenetetrazole seizure outcome. Epilepsy Behav, 14 Suppl 1: 26-31.

Csercsa R, Dombovári B, Fabó D, et al. 2010. Laminar analysis of slow wave activity in humans. Brain, 133(9): 2814-2829.

Csicsvari J, Henze D A, Jamieson B, et al. 2003. Massively parallel recording of unit and local field potentials with silicon-based electrodes. J Neurophysiol, 90(2): 1314-1323.

Csicsvari J, Hirase H, Czurko A, et al. 1998. Reliability and state dependence of pyramidal cell-interneuron synapses in the hippocampus: An ensemble approach in the behaving rat. Neuron, 21(1): 179-189.

Cukiert A, Lehtimäki K. 2017. Deep brain stimulation targeting in refractory epilepsy. Epilepsia. 58 Suppl 1: 80-84.

Dang Y Y, Wang Y, Xia X Y, et al. 2023. Deep brain stimulation improves electroencephalogram functional connectivity of patients with minimally conscious state. CNS Neurosci Ther, 29(1): 344-353.

Davis P, Gaitanis J. 2020. Neuromodulation for the treatment of epilepsy: A review of current approaches and future directions. Clin Ther, 42(7): 1140-1154.

De Maesschalck P, Wechselberger M. 2015. Neural Excitability and Singular Bifurcations. J Math Neurosci, 5(1): 29.

Debanne D, Campanac E, Bialowas A, et al. 2011. Axon physiology. Physiol Rev, 91(2): 555-602.

Debanne D, Guérineau N C, Gähwiler B H, et al. 1996. Paired-pulse facilitation and depression at unitary synapses in rat hippocampus: Quantal fluctuation affects subsequent release. J Physiol, 491(Pt 1): 163-176.

Deco G, Jirsa V K, Robinson P A, et al. 2008. The dynamic brain: From spiking neurons to neural masses and cortical fields. PLoS Comput Biol, 4(8): e1000092.

Deniau J M, Degos B, Bosch C, et al. 2010. Deep brain stimulation mechanisms: Beyond the concept of local functional inhibition. Eur J Neurosci, 32(7): 1080-1091.

Deprez M, Luyck K, Luyten L, et al. 2018. An evaluation of the effect of pulse-shape on grey and white matter stimulation in the rat brain. Sci Rep, 8(1): 752.

Di Miceli M, Husson Z, Ruel P, et al. 2020. In silico hierarchical clustering of neuronal populations in the rat ventral tegmental area based on extracellular electrophysiological properties. Front Neural Circuits, 14: 51.

DiLorenzo D J, Bronzino J D. 2008. Neuroengineering. Boca Raton: CRC Press, Taylor & Francis Group.

Donner T H, Siegel M. 2011. A framework for local cortical oscillation patterns. Trends Cogn Sci, 15(5): 191-199.

Dostrovsky J O, Levy R, Wu J P, et al. 2000. Microstimulation-induced inhibition of neuronal firing in human globus pallidus. J Neurophysiol, 84(1): 570-574.

Dudek F E, Yasumura T, Rash J E. 1998. 'Non-synaptic' mechanisms in seizures and epileptogenesis. Cell Biol Int, 22(11-12): 793-805.

Dunn S M, Constantinides A, Moghe P V. 2009. 数值方法在生物医学工程中的应用. 封洲燕译. 北京: 机械工业出版社.

Durand D M, Bikson M. 2001. Suppression and control of epileptiform activity by electrical stimulation: A review. Proceedings of the IEEE, 89(7): 1065-1082.

Durand D M. 2000. Electrical stimulation of excitable tissue//The Biomedical Engineering Handbook. Berlin: Springer.

Eickhoff S, Jarvis J C. 2021. Pulse shaping strategies for electroceuticals: A comprehensive survey of the use of interphase gaps in miniature stimulation systems. IEEE Trans Biomed Eng, 68(5): 1658-1667.

Enderle J, Bronzino J. 2014. 生物医学工程学概论(原书第3版). 封洲燕译. 北京: 机械工业出版社.

Erez Y, Tischler H, Moran A, et al. 2010. Generalized framework for stimulus artifact removal. J Neurosci Methods, 191(1): 45-59.

Erofeev A, Antifeev I, Bolshakova A, et al. 2022. In vivo penetrating microelectrodes for brain electrophysiology. Sensors (Basel), 22(23): 9085.

Eusebio A, Thevathasan W, Gaynor L D, et al. 2011. Deep brain stimulation can suppress pathological synchronisation in Parkinsonian patients. J Neurol Neurosurg Psychiatry, 82(5): 569-573.

Faisal A A, Selen L P, Wolpert D M. 2008. Noise in the nervous system. Nat Rev Neurosci, 9(4): 292-303.

Fan Y S, Holden A V. 1993. Bifurcations, burstings, chaos and crises in the rose-hindmarsh model for neuronal-activity. Chaos solitons & fractals, 3(4): 439-449.

Farokhniaee A, McIntyre C C. 2019. Theoretical principles of deep brain stimulation induced synaptic suppression. Brain Stimul, 12(6): 1402-1409.

Feddersen B, Vercueil L, Noachtar S, et al. 2007. Controlling seizures is not controlling epilepsy: A parametric study of deep brain stimulation for epilepsy. Neurobiol Dis, 27(3): 292-300.

Feng Z Y. 2003. Analysis of rat electroencephalogram during slow wave sleep and transition sleep using wavelet transform. Acta biochimica et biophysica Sinica, 35(8): 741-746.

Feng Z Y, Durand D M. 2003. Low-calcium epileptiform activity in the hippocampus in vivo. J Neurophysiol, 90(4): 2253-2260.

Feng Z Y, Durand D M. 2005a. Decrease in synaptic transmission can reverse the propagation direction of epileptiform activity in hippocampus in vivo. J Neurophysiol, 93(3): 1158-1164.

Feng Z Y, Durand D M. 2005b. Propagation of low calcium non-synaptic induced epileptiform activity to the contralateral hippocampus in vivo. Brain Res, 1055(1): 25-35.

Feng Z Y, Durand D M. 2006. Effects of potassium concentration on firing patterns of low-calcium epileptiform activity in anesthetized rat hippocampus: Inducing of persistent spike activity. Epilepsia, 47(4): 727-736.

Feng Z Y, Ma W J, Wang Z X, et al. 2019. Small changes in inter-pulse-intervals can cause synchronized neuronal firing during high-frequency stimulations in rat hippocampus. Front Neurosci, 13: 36.

Feng Z Y, Wang Z X, Guo Z S, et al. 2017. High frequency stimulation of afferent fibers generates asynchronous firing in the downstream neurons in hippocampus through partial block of axonal conduction. Brain Res, 1661: 67-78.

Feng Z Y, Yu Y, Guo Z S, et al. 2014. High frequency stimulation extends the refractory period and generates axonal block in the rat hippocampus. Brain Stimul, 7(5): 680-689.

Feng Z Y, Zheng L P, Yuan Y, et al. 2022. Cathodic- and anodic-pulses can alternately activate different sub-populations of neurons during sustained high-frequency stimulation of axons in rat hippocampus. J Neural Eng, 19(1): 016030.

Feng Z Y, Zheng X J, Tian C, et al. 2011. Changes of paired-pulse evoked responses during the development of epileptic activity in the hippocampus. J Zhejiang Univ Sci B, 12(9): 704-711.

Feng Z Y, Zheng X J, Yu Y, et al. 2013. Functional disconnection of axonal fibers generated by high frequency stimulation in the hippocampal CA1 region in-vivo. Brain Res, 1509: 32-42.

Fernández E, Alfaro A, Soto-Sánchez C, et al. 2021. Visual percepts evoked with an intracortical 96-channel microelectrode array inserted in human occipital cortex. J Clin Invest, 131(23): e151331.

Fields R D. White matter matters. 2008. Sci Am, 298(3): 42-49.

Filali M, Hutchison W D, Palter V N, et al. 2004. Stimulation-induced inhibition of neuronal firing in human subthalamic nucleus. Exp Brain Res, 156(3): 274-281.

Florence G, Sameshima K, Fonoff E T, et al. 2016. Deep brain stimulation: More complex than the inhibition of cells and excitation of fibers. Neuroscientist, 22(4): 332-345.

Foutz T J, McIntyre C C. 2010. Evaluation of novel stimulus waveforms for deep brain stimulation. J Neural Eng, 7(6): 066008.

Fujiwara-Tsukamoto Y, Isomura Y, Imanishi M, et al. 2007. Distinct types of ionic modulation of GABA actions in pyramidal cells and interneurons during electrical induction of hippocampal seizure-like network activity. Eur J Neurosci, 25(9): 2713-2725.

Gale J T, Amirnovin R, Williains Z M, et al. 2008. From symphony to cacophony: Pathophysiology of the human basal ganglia in Parkinson disease. Neurosci Biobehav Rev, 32(3): 378-387.

Gatev P, Darbin O, Wichmann T. 2006. Oscillations in the basal ganglia under normal conditions and in movement disorders. Mov Disord, 21(10): 1566-1577.

Gay R D, Enke Y L, Kirk J R, et al. 2022. Therapeutics for hearing preservation and improvement of patient outcomes in cochlear implantation—progress and possibilities. Hear Res, 426: 108637.

Geller E B, Skarpaas T L, Gross R E, et al. 2017. Brain-responsive neurostimulation in patients with medically intractable mesial temporal lobe epilepsy. Epilepsia, 58(6): 994-1004.

Gerges M, Foldes E L, Ackermann D M, et al. 2010. Frequency- and amplitude-transitioned waveforms mitigate the onset response in high-frequency nerve block. J Neural Eng, 7(6): 066003.

Gerstein G L, Bedenbaugh P, Aertsen M H. 1989. Neuronal assemblies. IEEE Trans Biomed Eng, 36(1): 4-14.

Gerstein G L, Kiang N Y S. 1960. An approach to the quantitative analysis of electrophysiological data from single neurons. Biophys J, 1(1): 15-28.

Gerstein G L, Perkel D H. 1972. Mutual temporal relationships among neuronal spike trains. Biophys J, 12(5): 453-473.

Geva-Sagiv M, Mankin E A, Eliashiv D, et al. 2023. Augmenting hippocampal-prefrontal neuronal synchrony during sleep enhances memory consolidation in humans. Nat Neurosci, 26(6): 1100-1110.

Gilbert Z, Mason X, Sebastian R, et al. 2023. A review of neurophysiological effects and efficiency of waveform parameters in deep brain stimulation. Clin Neurophysiol, 152: 93-111.

Girgis F, Miller J P. 2016. White matter stimulation for the treatment of epilepsy. Seizure, 37: 28-31.

Gloor P, Olivier A, Quesney L F, et al. 1982. The role of the limbic system in experiential phenomena of temporal lobe epilepsy. Ann Neurol, 12(2): 129-144.

Gold C, Henze D A, Koch C, et al. 2006. On the origin of the extracellular action potential waveform: A modeling study. J Neurophysiol, 95(5): 3113-3128.

Gold C, Henze D A, Koch C. 2007. Using extracellular action potential recordings to constrain compartmental models. J Comput Neurosci, 23(1): 39-58.

Gorji A. 2001. Spreading depression: A review of the clinical relevance. Brain Res Rev, 38(1-2): 33-60.

Gorman P H, Mortimer J T. 1983. The effect of stimulus parameters on the recruitment characteristics of direct nerve-stimulation. IEEE Trans Biomed Eng, 30(7): 407-414.

Grill W M. 2018. Temporal pattern of electrical stimulation is a new dimension of therapeutic innovation. Curr Opin Biomed Eng, 8: 1-6.

Gu H G, Chen S G. 2014. Potassium-induced bifurcations and chaos of firing patterns observed from biological experiment on a neural pacemaker. Science China (Technological Sciences), 57(5): 864-871.

Gu H G, Zhao Z G, Jia B, et al. 2015. Dynamics of on-off neural firing patterns and stochastic effects near a sub-critical hopf bifurcation. PLoS One, 10(4): e0121028.

Gunduz A, Foote K D, Okun M S. 2017. Reengineering deep brain stimulation for movement disorders: Emerging technologies. Curr Opin Biomed Eng, 4: 97-105.

Guo Z S, Feng Z Y, Wang Y, et al. 2018. Simulation study of intermittent axonal block and desynchronization effect induced by high-frequency stimulation of electrical pulses. Front Neurosci, 12: 858.

Guo Z S, Feng Z Y, Yu Y, et al. 2016. Sinusoidal stimulation trains suppress epileptiform spikes induced by 4-AP in the rat hippocampal CA1 region in-vivo. Annu Int Conf IEEE Eng Med Biol Soc. 2016: 5817-5820.

Gurbani S, Chayasirisobhon S, Cahan L, et al. 2016. Neuromodulation therapy with vagus nerve stimulation for intractable epilepsy: A 2-year efficacy analysis study in patients under 12 years of age. Epilepsy Res Treat, 2016: 9709056.

Gwinn R P, Spencer D D. 2004. Fighting fire with fire: Brain stimulation for the treatment of epilepsy. Clin Neurosci Res, 4(1-2): 95-105.

Hahn P J, Durand D M. 2001. Bistability dynamics in simulations of neural activity in high-extracellular-potassium conditions. J Comput Neurosci, 11(1): 5-18.

Haji Ghaffari D, Finn K E, Jeganathan V S E, et al. 2020. The effect of waveform asymmetry on perception with epiretinal prostheses. J Neural Eng, 17(4): 045009.

Hammond C, Bergman H, Brown P. 2007. Pathological synchronization in Parkinson's disease: Networks, models and treatments. Trends Neurosci, 30(7): 357-364.

Hannan S, Faulkner M, Aristovich K, et al. 2020. Optimised induction of on-demand focal hippocampal and neocortical seizures by electrical stimulation. J Neurosci Methods, 346: 108911.

Harris K D, Henze D A, Csicsvari J, et al. 2000. Accuracy of tetrode spike separation as determined by simultaneous intracellular and extracellular measurements. J Neurophysiol, 84(1): 401-414.

Hashimoto T, Elder C M, Okun M S, et al. 2003. Stimulation of the subthalamic nucleus changes the firing pattern of pallidal neurons. J Neurosci, 23(5): 1916-1923.

Hashimoto T, Elder C M, Vitek J L. 2002. A template subtraction method for stimulus artifact removal in high-frequency deep brain stimulation. J Neurosci Methods, 113(2): 181-186.

Häusser M, Mel B. 2003. Dendrites: Bug or feature? Curr Opin Neurobiol, 13(3): 372-383.

Heffer L F, Fallon J B. 2008. A novel stimulus artifact removal technique for high-rate electrical stimulation. J Neurosci Methods, 170(2): 277-284.

Hennig M H. 2013. Theoretical models of synaptic short term plasticity. Front Comput Neurosci, 7: 45.

Henze D A, Borhegyi Z, Csicsvari J, et al. 2000. Intracellular features predicted by extracellular recordings in the hippocampus in vivo. J Neurophysiol, 84(1): 390-400.

Herreras O, Largo C, Ibarz J M, et al. 1994. Role of neuronal synchronizing mechanisms in the propagation of spreading depression in the in vivo hippocampus. J Neurosci, 14(11): 7087-7098.

Herreras O, Makarova J. 2020. Mechanisms of the negative potential associated with leão's spreading depolarization: A history of brain electrogenesis. J Cereb Blood Flow Metab, 40(10): 1934-1952.

Herrington T M, Cheng J J, Eskandar E N. 2016. Mechanisms of deep brain stimulation. J Neurophysiol, 115(1): 19-38.

Hess C W, Vaillancourt D E, Okun M S. 2013. The temporal pattern of stimulation may be important to the mechanism of deep brain stimulation. Exp Neurol, 247: 296-302.

Heynen A J, Bear M F. 2001. Long-term potentiation of thalamocortical transmission in the adult visual cortex in vivo. J Neurosci, 21(24): 9801-9813.

Hochberg L R, Serruya M D, Friehs G M, et al. 2006. Neuronal ensemble control of prosthetic devices by a human with tetraplegia. Nature, 442(7099): 164-171.

Hodgkin A L, Huxley A F, Katz B. 1952a. Measurement of current-voltage relations in the membrane of the giant axon of Loligo. J Physiol, 116(4): 424-448.

Hodgkin A L, Huxley A F. 1952b. A quantitative description of membrane current and its application to conduction and excitation in nerve. J Physiol, 117(4): 500-544.

Hodgkin A L, Huxley A F. 1952c. Currents carried by sodium and potassium ions through the membrane of the giant axon of Loligo. J Physiol, 116(4): 449-472.

Hodgkin A L, Huxley A F. 1952d. The components of membrane conductance in the giant axon of Loligo. J Physiol, 116(4): 473-496.

Hodgkin A L, Huxley A F. 1952e. The dual effect of membrane potential on sodium conductance in the giant axon of Loligo. J Physiol, 116(4): 497-506.

Holsheimer J, Demeulemeester H, Nuttin B, et al. 2000. Identification of the target neuronal elements in electrical deep brain stimulation. Eur J Neurosci, 12(12): 4573-4577.

Hopper A J, Beswick-Jones H, Brown A M. 2022. A color-coded graphical guide to the Hodgkin and Huxley papers. Adv Physiol Educ, 46(4): 580-592.

Horch K W, Dhillon G S. 2004. Neuroprosthetics: Theory and practice. New Jersey: World Scientific Publishing Company.

Horváth C, Tóth L F, Ulbert I, et al. 2021. Dataset of cortical activity recorded with high spatial resolution from anesthetized rats. Sci Data, 8(1): 180.

Hosain M K, Kouzani A, Tye S. 2014. Closed loop deep brain stimulation: An evolving technology. Australas Phys Eng Sci Med, 37(4): 619-634.

Howell B, Choi K S, Gunalan K, et al. 2019. Quantifying the axonal pathways directly stimulated in therapeutic subcallosal cingulate deep brain stimulation. Hum Brain Mapp, 40(3): 889-903.

Hu Y F, Feng Z Y, Zheng L P, et al. 2023a. Adding a single pulse into high-frequency pulse stimulations can substantially alter the following episode of neuronal firing in rat hippocampus. J Neural Eng, 20(1): 016004.

Hu Y F, Feng Z Y, Zheng L P, et al. 2023b. Interactions between cathodic- and anodic-pulses during high-frequency stimulations with the monophasic-pulses alternating in polarity at axons—experiment and simulation studies. J Neural Eng, 20(5): 056021.

Huang Y Y, Kandel E R. 2005. Theta frequency stimulation induces a local form of late phase LTP in the CA1 region of the hippocampus. Learn Mem, 12(6): 587-593.

Huberfeld G, Menendez de la Prida L, Pallud J, et al. 2011. Glutamatergic pre-ictal discharges emerge at the transition to seizure in human epilepsy. Nat Neurosci, 14(5): 627-634.

Huerta P T, Lisman J E. 1996. Low-frequency stimulation at the troughs of theta-oscillation induces long-term depression of previously potentiated CA1 synapses. J Neurophysiol, 75(2): 877-884.

Hughes C L, Flesher S N, Weiss J M, et al. 2021. Perception of microstimulation frequency in human somatosensory cortex. Elife, 10: e65128.

Hull T, Giese C, Wexner S D, et al. 2013. Long-term durability of sacral nerve stimulation therapy for chronic fecal incontinence. Dis Colon Rectum, 56(2): 234-245.

Hyman J M, Wyble B P, Goyal V, et al. 2003. Stimulation in hippocampal region CA1 in behaving rats yields long-term potentiation when delivered to the peak of theta and long-term depression when delivered to the trough. J Neurosci, 23(37): 11725-11731.

Iremonger K J, Anderson T R, Hu B, et al. 2006. Cellular mechanisms preventing sustained activation of cortex during subcortical high-frequency stimulation. J Neurophysiol, 96(2): 613-621.

Isomura Y, Sugimoto M, Fujiwara-Tsukamoto Y, et al. 2003. Synaptically activated Cl^- accumulation responsible for depolarizing GABAergic responses in mature hippocampal neurons. J Neurophysiol, 90(4): 2752-2756.

Jakobs M, Fomenko A, Lozano A M, et al. 2019. Cellular, molecular, and clinical mechanisms of action of deep brain stimulation: A systematic review on established indications and outlook on future developments. EMBO Mol Med, 11(4): e9575.

Jastrzębski M, Moskal P, Bednarek A, et al. 2019. His bundle has a shorter chronaxie than does the adjacent ventricular myocardium: Implications for pacemaker programming. Heart Rhythm, 16(12): 1808-1816.

Jefferys J G. 1995. Nonsynaptic modulation of neuronal activity in the brain: Electric currents and extracellular ions. Physiol Rev, 75(4): 689-723.

Jefferys J G R, Haas H L. 1982. Synchronized bursting of CA1 hippocampal pyramidal cells in the absence of synaptic transmission. Nature, 300(5891): 448-450.

Jensen A L, Durand D M. 2009. High frequency stimulation can block axonal conduction. Exp Neurol, 220(1): 57-70.

Jia B, Gu H G, Xue L. 2017. A basic bifurcation structure from bursting to spiking of injured nerve fibers in a two-dimensional parameter space. Cogn Neurodyn, 11(2): 189-200.

Jiruska P, de Curtis M, Jefferys J G R, et al. 2013. Synchronization and desynchronization in epilepsy: Controversies and hypotheses. J Physiol, 591(4): 787-797.

Jobst B C, Darcey T M, Thadani V M, et al. 2010. Brain stimulation for the treatment of epilepsy. Epilepsia, 51(s3): 88-92.

Jobst B C, Kapur R, Barkley G L, et al. 2017. Brain-responsive neurostimulation in patients with medically intractable seizures arising from eloquent and other neocortical areas. Epilepsia, 58(6): 1005-1014.

Jobst B. 2010. Brain stimulation for surgical epilepsy. Epilepsy Res, 89(1): 154-161.

Joshua M, Elias S, Levine O, et al. 2007. Quantifying the isolation quality of extracellularly recorded action potentials. J Neurosci Methods, 163(2): 267-282.

Juckett L, Saffari T M, Ormseth B, et al. 2022. The effect of electrical stimulation on nerve regeneration following peripheral nerve injury. Biomolecules, 12(12): 1856.

Kaaki B, Gupta D. 2020. Medium-term outcomes of sacral neuromodulation in patients with refractory overactive bladder: A retrospective single-institution study. PLoS One, 15(7): e0235961.

Kandel E R, Koester J D, Mack S H, et al. 2021. Principles of neural science (sixth edition). McGraw-Hill.

Karamintziou S D, Deligiannis N G, Piallat B, et al. 2016. Dominant efficiency of nonregular patterns of subthalamic nucleus deep brain stimulation for Parkinson's disease and obsessive-compulsive disorder in a data-driven computational model. J Neural Eng, 13(1): 016013.

Kent A R, Swan B D, Brocker D T, et al. 2015. Measurement of evoked potentials during thalamic deep brain stimulation. Brain Stimul, 8(1): 42-56.

Kepecs A, Fishell G. 2014. Interneuron cell types are fit to function. Nature, 505(7483): 318-326.

Kern D S, Fasano A, Thompson J A, et al. 2020. Constant current versus constant voltage: Clinical evidence supporting a fundamental difference in the modalities. Stereotact Funct Neurosurg, 99(2): 171-175.

Khalilov I, Esclapez M, Medina I, et al. 1997. A novel in vitro preparation: The intact hippocampal formation. Neuron, 19(4): 743-749.

Khandhar S M, Heath S L, Ostrem S L, et al. 2005. Efficacy and tolerability of rapid cyclical stimulation of the subthalamic nucleus in Parkinson's disease. Ninth International Congress of Parkinson's Disease and Movement Disorders, Hoboken, 20: S162-S162.

Khazipov R, Holmes G L. 2003. Synchronization of kainate-induced epileptic activity via

GABAergic inhibition in the superfused rat hippocampus in vivo. J Neurosci, 23(12): 5337-5341.

Kiernan M C, Bostock H. 2000. Effects of membrane polarization and ischaemia on the excitability properties of human motor axons. Brain, 123(Pt12): 2542-2551.

Kim E, Owen B, Holmes W R, et al. 2012. Decreased afferent excitability contributes to synaptic depression during high-frequency stimulation in hippocampal area CA1. J Neurophysiol, 108(7): 1965-1976.

Klausberger T, Somogyi P. 2008. Neuronal diversity and temporal dynamics: The unity of hippocampal circuit operations. Science, 321(5885): 53-57.

Kloosterman F, Peloquin P, Leung L S. 2001. Apical and basal orthodromic population spikes in hippocampal CA1 in vivo show different origins and patterns of propagation. J Neurophysiol, 86(5): 2435-2444.

Koch C. 1999. Biophysics of computation: Information processing in single neurons. Oxford: Oxford University Press.

Kocsis J D, Malenka R C, Waxman S G. 1983. Effects of extracellular potassium concentration on the excitability of the parallel fibres of the rat cerebellum. J Physiol, 334(1): 225-244.

Krack P, Batir A, van Blercom N, et al. 2003. Five-year follow-up of bilateral stimulation of the subthalamic nucleus in advanced Parkinson's disease. N Engl J Med, 349(20): 1925-1934.

Kraig R P, Nicholson C. 1978. Extracellular ionic variations during spreading depression. Neuroscience, 3(11): 1045-1059.

Krauss J K, Lipsman N, Aziz T, et al. 2021. Technology of deep brain stimulation: Current status and future directions. Nat Rev Neurol, 17(2): 75-87.

Krnjević K, Morris M E, Reiffenstein R J. 1980. Changes in extracellular Ca^{2+} and K^+ activity accompanying hippocampal discharges. Can J Physiol Pharmacol, 58(5): 579-582.

Kullmann D M. 2011. Interneuron networks in the hippocampus. Curr Opin Neurobiol, 21(5): 709-716.

Kuncel A M, Birdno M J, Swan B D, et al. 2012. Tremor reduction and modeled neural activity during cycling thalamic deep brain stimulation. Clin Neurophysiol, 123(5): 1044-1052.

Kuncel A M, Cooper S E, Wolgamuth B R, et al. 2006. Clinical response to varying the stimulus parameters in deep brain stimulation for essential tremor. Mov Disord, 21(11): 1920-1928.

Kunkler P E, Kraig R P. 2003. Hippocampal spreading depression bilaterally activates the caudal trigeminal nucleus in rodents. Hippocampus, 13(7): 835-844.

Lado F A. 2006. Chronic bilateral stimulation of the anterior thalamus of kainate-treated rats increases seizure frequency. Epilepsia, 47(1): 27-32.

Lafreniere-Roula M, Kim E, Hutchison W D, et al. 2010. High-frequency microstimulation in human globus pallidus and substantia nigra. Exp Brain Res, 205(2): 251-261.

Lam C M, Latif U, Sack A, et al. 2023. Advances in spinal cord stimulation. Bioengineering, 10(2): 185.

Lauritzen M. 1994. Pathophysiology of the migraine aura: The spreading depression theory. Brain, 117(Pt 1): 199-210.

Laxton A W, Tang-Wai D F, McAndrews M P, et al. 2010. A phase I trial of deep brain stimulation of memory circuits in Alzheimer's disease. Ann Neurol, 68(4): 521-534.

Le Van Quyen M, Navarro V, Martinerie J, et al. 2003. Toward a neurodynamical understanding of ictogenesis. Epilepsia. 44 Suppl 12: 30-43.

Leao A A P. 1944. Spreading depression of activity in the cerebral cortex. J Neurophysiol, 7(6): 359-390.

Lee C W, Dang H, Nenadic Z. 2007. An efficient algorithm for current source localization with tetrodes. Annu Int Conf IEEE Eng Med Biol Soc, 2007: 1282-1285.

Lee D J, Lozano C S, Dallapiazza R F, et al. 2019. Current and future directions of deep brain stimulation for neurological and psychiatric disorders. J Neurosurg, 131(2): 333-342.

Lee K H, Hitti F L, Chang S Y, et al. 2011. High frequency stimulation abolishes thalamic network oscillations: An electrophysiological and computational analysis. J Neural Eng, 8(4): 046001.

Lefebvre B, Yger P, Marre O. 2016. Recent progress in multi-electrode spike sorting methods. Journal of Physiology-Paris, 110(4): 327-335.

Lempka S F, Johnson M D, Miocinovic S, et al. 2010. Current-controlled deep brain stimulation reduces in vivo voltage fluctuations observed during voltage-controlled stimulation. Clin Neurophysiol, 121(12): 2128-2133.

Lesser R P, Kim S H, Beyderman L, et al. 1999. Brief bursts of pulse stimulation terminate afterdischarges caused by cortical stimulation. Neurology, 53(9): 2073-2081.

Leung L S, Peloquin P, Canning K J. 2008. Paired-pulse depression of excitatory postsynaptic current sinks in hippocampal CA1 in vivo. Hippocampus, 18(10): 1008-1020.

Leung L W. 1987. Hippocampal electrical activity following local tetanization. I. Afterdischarges. Brain Res, 419(1-2): 173-187.

Lévesque M, Salami P, Behr C, et al. 2013. Temporal lobe epileptiform activity following systemic administration of 4-aminopyridine in rats. Epilepsia, 54(4): 596-604.

Lewicki M S. 1998. A review of methods for spike sorting: The detection and classification of neural action potentials. Network, 9(4): R53-R78.

Li M C H, Cook M J. 2018. Deep brain stimulation for drug-resistant epilepsy. Epilepsia, 59(2): 273-290.

Lim H H, Lenarz T. 2015. Auditory midbrain implant: Research and development towards a second clinical trial. Hear Res, 322: 212-223.

Lipski J. 1981. Antidromic activation of neurones as an analytic tool in the study of the central nervous system. J Neurosci Methods, 4(1): 1-32.

Lisman J E. 1997. Bursts as a unit of neural information: Making unreliable synapses reliable. Trends Neurosci, 20(1): 38-43.

Little S, Brown P. 2020. Debugging adaptive deep brain stimulation for Parkinson's disease. Mov Disord, 35(4): 555-561

Liu H L, Roppolo J R, de Groat W C, et al. 2009. The role of slow potassium current in nerve conduction block induced by high-frequency biphasic electrical current. IEEE Trans Biomed Eng, 56(1): 137-146.

Llinás R R, Ribary U, Jeanmonod D, et al. 1999. Thalamocortical dysrhythmia: A neurological and neuropsychiatric syndrome characterized by magnetoencephalography. Proc Natl Acad Sci USA, 96(26): 15222-15227.

London M, Häusser M. 2005. Dendritic computation. Annu Rev Neurosci, 28(1): 503-532.

Lopes da Silva F, Blanes W, Kalitzin S N, et al. 2003. Epilepsies as dynamical diseases of brain systems: Basic models of the transition between normal and epileptic activity. Epilepsia. 44 Suppl 12: 72-83.

López-Aguado L, Ibarz J M, Herreras O. 2000. Modulation of dendritic action currents decreases the reliability of population spikes. J Neurophysiol, 83(2): 1108-1114.

López-Aguado L, Ibarz J M, Varona P, et al. 2002. Structural inhomogeneities differentially modulate action currents and population spikes initiated in the axon or dendrites. J Neurophysiol, 88(5): 2809-2820.

Lothman E W, Williamson J M. 1993. Rapid kindling with recurrent hippocampal seizures. Epilepsy Res, 14(3): 209-220.

Lowet E, Kondabolu K, Zhou S, et al. 2022. Deep brain stimulation creates informational lesion through membrane depolarization in mouse hippocampus. Nat Commun, 13(1): 7709.

Lozano A M, Lipsman N, Bergman H, et al. 2019. Deep brain stimulation: Current challenges and future directions. Nat Rev Neurol, 15(3): 148-160.

Ma J, Tang J. 2017. A review for dynamics in neuron and neuronal network. Nonlinear Dyn, 89(3): 1569-1578.

Ma W J, Feng Z Y, Wang Z X, et al. 2019. High-frequency stimulation of afferent axons alters firing rhythms of downstream neurons. J Integr Neurosci, 18(1): 33-41.

Maccaferri G, Dingledine R. 2002. Control of feedforward dendritic inhibition by nmda receptor-dependent spike timing in hippocampal interneurons. J Neurosci, 22(13): 5462-5472.

Maccione A, Gandolfo M, Massobrio P, et al. 2009. A novel algorithm for precise identification of spikes in extracellularly recorded neuronal signals. J Neurosci Methods, 177(1): 241-249.

Malenka R C. 1994. Synaptic plasticity in the hippocampus: LTP and LTD. Cell, 78(4): 535-538.

Martin S J, Grimwood P D, Morris R G. 2000. Synaptic plasticity and memory: An evaluation of the hypothesis. Annu Rev Neurosci, 23(1): 649-711.

Martins-Ferreira H, Nedergaard M, Nicholson C. 2000. Perspectives on spreading depression. Brain Res Rev, 32(1): 215-234.

Mashaqi S, Patel S I, Combs D, et al. 2021. The hypoglossal nerve stimulation as a novel therapy for treating obstructive sleep apnea—a literature review. Int J Environ Res Public Health, 18(4): 1642.

McCairn K W, Turner R S. 2009. Deep brain stimulation of the globus pallidus internus in the Parkinsonian primate: Local entrainment and suppression of low-frequency oscillations. J Neurophysiol, 101(4): 1941-1960.

McCarren M, Alger B E. 1985. Use-dependent depression of ipsps in rat hippocampal pyramidal cells in vitro. J Neurophysiol, 53(2): 557-571.

McConnell G C, So R Q, Grill W M. 2016. Failure to suppress low-frequency neuronal oscillatory activity underlies the reduced effectiveness of random patterns of deep brain stimulation. J Neurophysiol, 115(6): 2791-2802.

McConnell G C, So R Q, Hilliard J D, et al. 2012. Effective deep brain stimulation suppresses low-frequency network oscillations in the basal ganglia by regularizing neural firing patterns. J Neurosci, 32(45): 15657-15668.

McGee M J, Amundsen C L, Grill W M. 2015. Electrical stimulation for the treatment of lower urinary tract dysfunction after spinal cord injury. J Spinal Cord Med, 38(2): 135-146.

McIntyre C C, Grill W M, Sherman D L, et al. 2004. Cellular effects of deep brain stimulation: Model-based analysis of activation and inhibition. J Neurophysiol, 91(4): 1457-1469.

McIntyre C C, Grill W M. 1999. Excitation of central nervous system neurons by nonuniform electric fields. Biophys J, 76(2): 878-888.

Medeiros Dde C, Moraes M F. 2014. Focus on desynchronization rather than excitability: A new strategy for intraencephalic electrical stimulation. Epilepsy Behav, 38: 32-36.

Meeks J P, Jiang X, Mennerick S. 2005. Action potential fidelity during normal and epileptiform activity in paired soma–axon recordings from rat hippocampus. J Physiol, 566(2): 425-441.

Meeks J P, Mennerick S. 2004. Selective effects of potassium elevations on glutamate signaling and action potential conduction in hippocampus. J Neurosci, 24(1): 197-206.

Mekhail N, Levy R M, Deer T R, et al. 2022. Durability of clinical and quality-of-life outcomes of closed-loop spinal cord stimulation for chronic back and leg pain: A secondary analysis of the evoke randomized clinical trial. JAMA Neurol, 79(3): 251-260.

Mekhail N, Levy R M, Deer TR, et al. 2020. Long-term safety and efficacy of closed-loop spinal cord stimulation to treat chronic back and leg pain (Evoke): A double-blind, randomised, controlled trial. Lancet Neurol, 19(2): 123-134.

Merrill D R, Bikson M, Jefferys JGR. 2005. Electrical stimulation of excitable tissue: Design of efficacious and safe protocols. J Neurosci Methods, 141(2): 171-198.

Meyer L M, Samann F, Schanze T. 2023. Dualsort: Online spike sorting with a running neural network. J Neural Eng, 20(5): 056031.

Miles J D, Kilgore K L, Bhadra N, et al. 2007. Effects of ramped amplitude waveforms on the onset response of high-frequency mammalian nerve block. J Neural Eng, 4(4): 390-398.

Milosevic L, Kalia S K, Hodaie M, et al. 2018. Neuronal inhibition and synaptic plasticity of basal ganglia neurons in Parkinson's disease. Brain, 141(1): 177-190.

Mino H, Grill W M Jr. 2002. Effects of stochastic sodium channels on extracellular excitation of myelinated nerve fibers. IEEE Trans Biomed Eng, 49(6): 527-532.

Miocinovic S, Somayajula S, Chitnis S, et al. 2013. History, applications, and mechanisms of deep brain stimulation. JAMA Neurol, 70(2): 163-171.

Mokri Y, Salazar R F, Goodell B, et al. 2017. Sorting overlapping spike waveforms from electrode and tetrode recordings. Front Neuroinform, 11: 53.

Molchanova S M, Huupponen J, Lauri S E, et al. 2016. Gap junctions between CA3 pyramidal cells contribute to network synchronization in neonatal hippocampus. Neuropharmacology, 107: 9-17.

Montgomery E B. 2014. Intraoperative neurophysiological monitoring for deep brain stimulation: Principles, practice, and cases. Oxford: Oxford University Press.

Montgomery E B. 2017. Deep brain stimulation programming: Mechanisms, principles and practice. 2nd ed. Oxford: Oxford University Press.

Mori M, Abegg M H, Gähwiler B H, et al. 2004. A frequency-dependent switch from inhibition to excitation in a hippocampal unitary circuit. Nature, 431(7007): 453-456.

Motamedi G K, Lesser R P, Miglioretti D L, et al. 2002. Optimizing parameters for terminating cortical afterdischarges with pulse stimulation. Epilepsia, 43(8): 836-846.

Muralidharan A, Zhang J, Ghosh D, et al. 2017. Modulation of neuronal activity in the motor thalamus during GPi-DBS in the MPTP nonhuman primate model of Parkinson's disease. Brain Stimul, 10(1): 126-138.

Musial P G, Baker S N, Gerstein G L, et al. 2002. Signal-to-noise ratio improvement in multiple electrode recording. J Neurosci Methods, 115(1): 29-43.

Musto A E, Samii M S, Hayes J F. 2009. Different phases of afterdischarge during rapid kindling procedure in mice. Epilepsy Res, 85(2-3): 199-205.

Neher E, Sakaba T. 2008. Multiple roles of calcium ions in the regulation of neurotransmitter release. Neuron, 59(6): 861-872.

Nelson M J, Pouget P, Nilsen E A, et al. 2008. Review of signal distortion through metal microelectrode recording circuits and filters. J Neurosci Methods, 169(1): 141-157.

Nelson M, Rinzel J. 1994. Chapter 4 The Hodgkin-Huxley Model//The Book of Genesis: Exploring Realistic Neural Models with the General Neural Simulation System. Berlin: Springer.

Nicholson C, Freeman J A. 1975. Theory of current source-density analysis and determination of conductivity tensor for anuran cerebellum. J Neurophysiol, 38(2): 356-368.

Nowak L G, Bullier J. 1998. Axons, but not cell bodies, are activated by electrical stimulation in cortical gray matter. Exp Brain Res, 118(4): 489-500.

Nune G, DeGiorgio C, Heck C. 2015. Neuromodulation in the treatment of epilepsy. Curr Treat Options Neurol, 17(10): 43.

O'Keefe J, Dostrovsky J. 1971. The hippocampus as a spatial map. Preliminary evidence from unit activity in the freely-moving rat. Brain Res, 34(1): 171-175.

Obien MEJ, Deligkaris K, Bullmann T, et al. 2015. Revealing neuronal function through microelectrode array recordings. Front Neurosci, 8: 423.

Oka F, Sadeghian H, Yaseen M A, et al. 2022. Intracranial pressure spikes trigger spreading depolarizations. Brain, 145(1): 194-207.

Okun M S, Hickey P T, Machado A G, et al. 2022. Temporally optimized patterned stimulation (TOPS®) as a therapy to personalize deep brain stimulation treatment of Parkinson's disease. Front Hum Neurosci, 16: 929509.

Orban M, Elsamanty M, Guo K, et al. 2022. A review of brain activity and EEG-based brain-computer interfaces for rehabilitation application. Bioengineering (Basel), 9(12): 768.

Pachitariu M, Sridhar S, Pennington J, et al. 2024. Spike sorting with Kilosort4. Nat Methods, 21(5): 914-921.

Papatheodoropoulos C, Kostopoulos G. 1998. Development of a transient increase in recurrent inhibition and paired-pulse facilitation in hippocampal CA1 region. Dev Brain Res, 108(1-2): 273-285.

Parsons A A. 2004. Cortical spreading depression: Its role in migraine pathogenesis and possible therapeutic intervention strategies. Curr Pain Headache Rep, 8(5): 410-416.

Paxinos G, Watson C. 2007. The rat brain in stereotaxic coordinates. Academic Press.

Paydarfar D, Forger D B, Clay J R. 2006. Noisy inputs and the induction of on-off switching behavior in a neuronal pacemaker. J Neurophysiol, 96(6): 3338-3348.

Pearce R A, Grunder S D, Faucher L D. 1995. Different mechanisms for use-dependent depression of two $GABA_A$-mediated IPSCs in rat hippocampus. J Physiol, 484(2): 425-435.

Pelkey K A, Chittajallu R, Craig M T, et al. 2017. Hippocampal GABAergic inhibitory interneurons. Physiol Rev, 97(4): 1619-1747.

Pellot-Cestero J E, Herring E Z, Graczyk E L, et al. 2023. Implanted electrodes for functional electrical stimulation to restore upper and lower extremity function: History and future directions. Neurosurgery, 93(5): 965-970.

Peña F, Tapia R. 1999. Relationships among seizures, extracellular amino acid changes, and neurodegeneration induced by 4-aminopyridine in rat hippocampus: A microdialysis and electroencephalographic study. J Neurochem, 72(5): 2006-2014.

Peña F, Tapia R. 2000. Seizures and neurodegeneration induced by 4-aminopyridine in rat hippocampus in vivo: Role of glutamate-and GABA-mediated neurotransmission and of ion channels. Neuroscience, 101(3): 547-561.

Perreault P, Avoli M. 1992. 4-aminopyridine-induced epileptiform activity and a GABA-mediated long-lasting depolarization in the rat hippocampus. J Neurosci, 12(1): 104-115.

Pettersen K H, Lindén H, Dale A M, et al. 2012. Extracellular spikes and current-source density// Handbook of Neural Activity Measurement. Cambridge: Cambridge University Press.

Piccolino M. 1998. Animal electricity and the birth of electrophysiology: The legacy of Luigi Galvani. Brain Res Bull, 46(5): 381-407

Picton B, Wong J, Lopez A M, et al. 2024. Deep brain stimulation as an emerging therapy for cognitive decline in Alzheimer's disease: Systematic review of evidence and current targets. World Neurosurg, 184: 253-266.e2.

Poirazi P, Brannon T, Mel B W. 2003. Arithmetic of subthreshold synaptic summation in a model CA1 pyramidal cell. Neuron, 37(6): 977-987.

Popovych O, Tass P A. 2014. Control of abnormal synchronization in neurological disorders. Front Neurol, 5: 268.

Pouille Fdr, Scanziani M. 2001. Enforcement of temporal fidelity in pyramidal cells by somatic feed-forward inhibition. Science, 293(5532): 1159-1163.

Prescott I A, Dostrovsky J O, Moro E, et al. 2013. Reduced paired pulse depression in the basal ganglia of dystonia patients. Neurobiol Dis, 51: 214-221.

Provenza N R, Sheth S A, Dastin-van Rijn E M, et al. 2021. Long-term ecological assessment of intracranial electrophysiology synchronized to behavioral markers in obsessive-compulsive disorder. Nat Med, 27(12): 2154-2164.

Quian Quiroga R, Kreuz T, Grassberger P. 2002. Event synchronization: A simple and fast method to measure synchronicity and time delay patterns. Physical Review E Stat Nonlin Soft Matter Phys, 66(4 Pt 1): 041904.

Quinkert A W, Pfaff D W. 2012. Temporal patterns of deep brain stimulation generated with a true random number generator and the logistic equation: Effects on CNS arousal in mice. Behav Brain Res, 229(2): 349-358.

Rabinovich M I, Varona P, Selverston AI, et al. 2006. Dynamical principles in neuroscience. Rev Mod

Phys, 78(4): 1213-1265.

Radivojevic M, Franke F, Altermatt M, et al. 2017. Tracking individual action potentials throughout mammalian axonal arbors. eLife, 6: e30198.

Rama S, Zbili M, Debanne D. 2018. Signal propagation along the axon. Curr Opin Neurobiol, 51: 37-44.

Rampp S, Stefan H. 2006. Fast activity as a surrogate marker of epileptic network function? Clin Neurophysiol, 117(10): 2111-2117.

Ranck J B. 1975. Which elements are excited in electrical stimulation of mammalian central nervous system: A review. Brain Res, 98(3): 417-440.

Rattay F. 1989. Analysis of models for extracellular fiber stimulation. IEEE Trans Biomed Eng, 36(7): 676-682.

Rattay F. 1999. The basic mechanism for the electrical stimulation of the nervous system. Neuroscience, 89(2): 335-346.

Reese R, Leblois A, Steigerwald F, et al. 2011. Subthalamic deep brain stimulation increases pallidal firing rate and regularity. Exp Neurol, 229(2): 517-521.

Regehr W G. 2012. Short-term presynaptic plasticity. Cold Spring Harb Perspect Biol, 4(7): a005702.

Richardson T L, Turner R W, Miller J J. 1987. Action-potential discharge in hippocampal CA1 pyramidal neurons: Current source-density analysis. J Neurophysiol, 58(5): 981-996.

Rissardo J P, Vora N M, Tariq I, et al. 2023. Deep brain stimulation for the management of refractory neurological disorders: A comprehensive review. Medicina (Kaunas), 59(11): 1991.

Rodieck R W, Kiang N Y S, Gerstein G L. 1962. Some quantitative methods for the study of spontaneous activity of single neurons. Biophys J, 2(4): 351-368.

Rojas Cabrera J M, Price J B, Rusheen A E, et al. 2020. Advances in neurochemical measurements: A review of biomarkers and devices for the development of closed-loop deep brain stimulation systems. Rev Anal Chem, 39(1): 188-199.

Rolls E T, Miyashita Y, Cahusac P M B, et al. 1989. Hippocampal-neurons in the monkey with activity related to the place in which a stimulus is shown. J Neurosci, 9(6): 1835-1845.

Rosa M, Giannicola G, Marceglia S, et al. 2012. Neurophysiology of deep brain stimulation. Int Rev Neurobiol, 2012, 107: 23-55.

Rosenbaum R, Zimnik A, Zheng F, et al. 2014. Axonal and synaptic failure suppress the transfer of firing rate oscillations, synchrony and information during high frequency deep brain stimulation. Neurobiol Dis, 62: 86-99.

Rotman Z, Deng P Y, Klyachko V A. 2011. Short-term plasticity optimizes synaptic information transmission. J Neurosci, 31(41): 14800-14809.

Rush A J, Marangell L B, Sackeim H A, et al. 2005. Vagus nerve stimulation for treatment-resistant depression: A randomized, controlled acute phase trial. Biol Psychiatry, 58(5): 347-354.

Ryvlin P, Rheims S, Hirsch L J, et al. 2021. Neuromodulation in epilepsy: State-of-the-art approved therapies. Lancet Neurol, 20(12): 1038-1047.

Santos-Valencia F, Almazán-Alvarado S, Rubio-Luviano A, et al. 2019. Temporally irregular electrical stimulation to the epileptogenic focus delays epileptogenesis in rats. Brain Stimul, 12(6): 1429-1438.

Sceniak M P, MacIver M B. 2006. Cellular actions of urethane on rat visual cortical neurons in vitro. J Neurophysiol, 95(6): 3865-3874.

Schaffer L, Nagy Z, Kincses Z, et al. 2021. Spatial information based OSort for real-time spike sorting using FPGA. IEEE Trans Biomed Eng, 68(1): 99-108.

Schiller Y, Bankirer Y. 2007. Cellular mechanisms underlying antiepileptic effects of low- and high-frequency electrical stimulation in acute epilepsy in neocortical brain slices in vitro. J Neurophysiol, 97(3): 1887-1902.

Schjetnan A G P, Luczak A. 2011. Recording large-scale neuronal ensembles with silicon probes in the anesthetized rat. J Vis Exp, 56: e3282.

Schmitz D, Schuchmann S, Fisahn A, et al. 2001. Axo-axonal coupling: A novel mechanism for ultrafast neuronal communication. Neuron, 31(5): 831-840.

Schneider T, Filip J, Soares S, et al. 2023. Optimized electrical stimulation of c-nociceptors in humans based on the chronaxie of porcine C-fibers. J Pain, 24(6): 957-969.

Schwiening C J. 2012. A brief historical perspective: Hodgkin and Huxley. J Physiol, 590(11): 2571-2575.

Shabestari P S, Buccino A P, Kumar S S, et al. 2021. A modulated template-matching approach to improve spike sorting of bursting neurons. IEEE Biomed Circuits Syst Conf, 2021: 9644995.

Shannon R V. 1992. A model of safe levels for electrical stimulation. IEEE Trans Biomed Eng, 39(4): 424-426.

Shen K Z, Johnson S W. 2008. Complex EPSCs evoked in substantia nigra reticulata neurons are disrupted by repetitive stimulation of the subthalamic nucleus. Synapse, 62(4): 237-242.

Shiavi R. 2012. 信号统计分析方法——生物医学和电气工程应用指南(原书第3版). 封洲燕译. 北京: 机械工业出版社.

Shigeto H, Boongird A, Baker K, et al. 2013. Systematic study of the effects of stimulus parameters and stimulus location on afterdischarges elicited by electrical stimulation in the rat. Epilepsy Res, 104(1-2): 17-25.

Shirasaka Y, Wasterlain C G. 1995. The effect of urethane anesthesia on evoked potentials in dentate gyrus. Eur J Pharmacol, 282(1-3): 11-17.

Shivacharan R S, Rolle C E, Barbosa D A N, et al. 2022. Pilot study of responsive nucleus accumbens deep brain stimulation for loss-of-control eating. Nat Med, 28(9): 1791-1796.

Sidiropoulou K, Pissadaki E K, Poirazi P. 2006. Inside the brain of a neuron. EMBO Rep, 7(9): 886-892.

Sik A, Ylinen A, Penttonen M, et al. 1994. Inhibitory CA1-CA3-hilar region feedback in the hippocampus. Science, 265(5179): 1722-1724.

Silberstein S D, Yuan H, Najib U, et al. 2020. Non-invasive vagus nerve stimulation for primary headache: A clinical update. Cephalalgia, 40(12): 1370-1384.

Simpson H D, Schulze-Bonhage A, Cascino G D, et al. 2022. Practical considerations in epilepsy neurostimulation. Epilepsia, 63(10): 2445-2460.

Smith J R, Fountas K N, Murro A M, et al. 2010. Closed-loop stimulation in the control of focal epilepsy of insular origin. Stereotact Funct Neurosurg, 88(5): 281-287.

Smolarz B, Makowska M, Romanowicz H. 2021. Pharmacogenetics of drug-resistant epilepsy (review of literature). Int J Mol Sci, 22(21): 11696.

Somjen G G, Giacchino J L. 1985. Potassium and calcium concentrations in interstitial fluid of hippocampal formation during paroxysmal responses. J Neurophysiol, 53(4): 1098-1108.

Somogyvári Z, Zalányi L, Ulbert I, et al. 2005. Model-based source localization of extracellular action potentials. J Neurosci Methods, 147(2): 126-137.

Spix T A, Nanivadekar S, Toong N, et al. 2021. Population-specific neuromodulation prolongs therapeutic benefits of deep brain stimulation. Science, 374(6564): 201-206.

Spruston N. 2008. Pyramidal neurons: Dendritic structure and synaptic integration. Nat Rev Neurosci, 9(3): 206-221.

Staff N P, Spruston N. 2003. Intracellular correlate of EPSP-spike potentiation in CA1 pyramidal neurons is controlled by GABAergic modulation. Hippocampus, 13(7): 801-805.

Staley K J, Soldo B L, Proctor W R. 1995. Ionic mechanisms of neuronal excitation by inhibitory $GABA_A$ receptors. Science, 269(5226): 977-981.

Stern S, Agudelo-Toro A, Rotem A, et al. 2015. Chronaxie measurements in patterned neuronal cultures from rat hippocampus. PLoS One, 10(7): e0132577.

Stevenson I H, Kording K P. 2011. How advances in neural recording affect data analysis. Nat Neurosci, 14(2): 139-142.

Storm J F. 1987. Action potential repolarization and a fast after-hyperpolarization in rat hippocampal pyramidal cells. J Physiol, 385: 733-759.

Stuart G, Spruston N, Sakmann B, et al. 1997. Action potential initiation and backpropagation in neurons of the mammalian CNS. Trends Neurosci, 20(3): 125-131.

Su H L, Alroy G, Kirson E D, et al. 2001. Extracellular calcium modulates persistent sodium current-dependent burst-firing in hippocampal pyramidal neurons. J Neurosci, 21(12): 4173-4182.

Sullivan C R P, Olsen S, Widge A S. 2021. Deep brain stimulation for psychiatric disorders: From focal brain targets to cognitive networks. Neuroimage, 225: 117515.

Sun F T, Morrell M J. 2014. Closed-loop neurostimulation: The clinical experience. Neurotherapeutics. 11(3): 553-563.

Sunderam S, Gluckman B, Reato D, et al. 2010. Toward rational design of electrical stimulation strategies for epilepsy control. Epilepsy Behav, 17(1): 6-22.

Taylor C P, Dudek F E. 1982. Synchronous neural afterdischarges in rat hippocampal slices without active chemical synapses. Science, 218(4574): 810-812.

Temperli P, Ghika J, Villemure J G, et al. 2003. How do Parkinsonian signs return after discontinuation of subthalamic DBS? Neurology, 60(1): 78-81.

Theoret Y, Brown A, Fleming S P, et al. 1984. Hippocampal field potential: A microcomputer aided comparison of amplitude and integral. Brain Res Bull, 12(5): 589-595.

Thomsen R H, Wilson D F. 1983. Effects of 4-aminopyridine and 3, 4-diaminopyridine on transmitter release at the neuromuscular junction. J Pharmacol Exp Ther, 227(1): 260-265.

Tibbs G R, Barrie A P, Van Mieghem F J, et al. 1989. Repetitive action potentials in isolated nerve terminals in the presence of 4-aminopyridine: Effects on cytosolic free Ca^{2+} and glutamate release. J Neurochem, 53(6): 1693-1699.

Townsend G, Peloquin P, Kloosterman F, et al. 2002. Recording and marking with silicon multichannel electrodes. Brain Res Protoc, 9(2): 122-129.

Traub R D, Draguhn A, Whittington M A, et al. 2002. Axonal gap junctions between principal neurons: A novel source of network oscillations, and perhaps epileptogenesis. Rev Neurosci, 13(1): 1-30.

Udupa K, Chen R. 2015. The mechanisms of action of deep brain stimulation and ideas for the future development. Prog Neurobiol, 133: 27-49.

van de Steene T, Tanghe E, Tarnaud T, et al. 2020. Sensitivity study of neuronal excitation and cathodal blocking thresholds of myelinated axons for percutaneous auricular vagus nerve stimulation. IEEE Trans Biomed Eng, 67(12): 3276-3287.

van den Honert C, Mortimer J T. 1979. The response of the myelinated nerve fiber to short duration biphasic stimulating currents. Ann Biomed Eng, 7(2): 117-125.

van Hoeymissen E, Philippaert K, Vennekens R, et al. 2020. Horizontal hippocampal slices of the mouse brain. J Vis Exp, 163: e61753.

van Wieringen A, Carlyon R P, Laneau J, et al. 2005. Effects of waveform shape on human sensitivity to electrical stimulation of the inner ear. Hear Res, 200(1-2): 73-86.

van Wieringen A, Carlyon R P, Macherey O, et al. 2006. Effects of pulse rate on thresholds and loudness of biphasic and alternating monophasic pulse trains in electrical hearing. Hear Res, 220(1-2): 49-60.

Vetkas A, Fomenko A, Germann J, et al. 2022. Deep brain stimulation targets in epilepsy: Systematic review and meta-analysis of anterior and centromedian thalamic nuclei and hippocampus. Epilepsia, 63(3): 513-524.

Vitek J L. 2002. Mechanisms of deep brain stimulation: Excitation or inhibition. Mov Disord, 17(S3): S69-S72.

Vonck K, Sprengers M, Carrette E, et al. 2013. A decade of experience with deep brain stimulation for patients with refractory medial temporal lobe epilepsy. Int J Neural Syst, 23(1): 1250034.

Vreugdenhil M, Bracci E, Jefferys J G R. 2005. Layer-specific pyramidal cell oscillations evoked by tetanic stimulation in the rat hippocampal area CA1 in vitro and in vivo. J Physiol, 562(1): 149-164.

Wagenaar D A, Potter S M. 2002. Real-time multi-channel stimulus artifact suppression by local curve fitting. J Neurosci Methods, 120(2): 113-120.

Wang Z X, Feng Z Y, Wei X F. 2018. Axonal stimulations with a higher frequency generate more randomness in neuronal firing rather than increase firing rates in rat hippocampus. Front Neurosci, 12: 783.

Wang Z X, Feng Z Y, Yuan Y, et al. 2021. Suppressing synchronous firing of epileptiform activity by high-frequency stimulation of afferent fibers in rat hippocampus. CNS Neuroscience & Therapeutics, 27(3): 352-362.

Wang Z X, Feng Z Y, Yuan Y, et al. 2022. Bifurcations in the firing of neuronal population caused by a small difference in pulse parameters during sustained stimulations in rat hippocampus in vivo. IEEE Trans Biomed Eng, 69(9): 2893-2904.

Wang Z X, Feng Z Y, Yuan Y, et al. 2024. Dynamics of neuronal firing modulated by high-frequency electrical pulse stimulations at axons in rat hippocampus. J Neural Eng, 21(2): 026025.

Wang Z X, Feng Z Y, Zheng L P, et al. 2020. Sinusoidal stimulation on afferent fibers modulates the firing pattern of downstream neurons in rat hippocampus. J Integr Neurosci, 19(3): 413-420.

Weitz A C, Behrend M R, Ahuja A K, et al. 2014. Interphase gap as a means to reduce electrical stimulation thresholds for epiretinal prostheses. J Neural Eng, 11(1): 016007.

Wichmann T. 2000. A digital averaging method for removal of stimulus artifacts in neurophysiologic experiments. J Neurosci Methods, 98(1): 57-62.

Wickens A P. 2015. A history of the brain: From stone age surgery to modern neuroscience. Psychology Press.

Wierenga C J, Wadman W J. 2003. Functional relation between interneuron input and population activity in the rat hippocampal cornu ammonis 1 area. Neuroscience, 118(4): 1129-1139.

Wild J, Prekopcsak Z, Sieger T, et al. 2012. Performance comparison of extracellular spike sorting algorithms for single-channel recordings. J Neurosci Methods, 203(2): 369-376.

Willett F R, Kunz E M, Fan C, et al. 2023. A high-performance speech neuroprosthesis. Nature, 620(7976): 1031-1036.

Wilson C J, Beverlin B, Netoff T. 2011. Chaotic desynchronization as the therapeutic mechanism of deep brain stimulation. Front Syst Neurosci, 5: 50.

Wiltschko A B, Gage G J, Berke J D. 2008. Wavelet filtering before spike detection preserves waveform shape and enhances single-unit discrimination. J Neurosci Methods, 173(1): 34-40.

Wingeier B, Tcheng T, Koop M M, et al. 2006. Intra-operative STN DBS attenuates the prominent beta rhythm in the STN in Parkinson's disease. Exp Neurol, 197(1): 244-251.

Wu C, Sharan A D. 2013. Neurostimulation for the treatment of epilepsy: A review of current surgical interventions. Neuromodulation, 16(1): 10-24.

Wyckhuys T, Boon P, Raedt R, et al. 2010. Suppression of hippocampal epileptic seizures in the kainate rat by Poisson distributed stimulation. Epilepsia, 51(11): 2297-2304.

Yang J, Duan Y B, Xing J L, et al. 2006. Responsiveness of a neural pacemaker near the bifurcation point. Neurosci Lett, 392(1-2): 105-109.

Ye H, Kaszuba S. 2017. Inhibitory or excitatory? Optogenetic interrogation of the functional roles of GABAergic interneurons in epileptogenesis. J Biomed Sci, 24(1): 93.

Ye X Y, Feng Z Y, Wang Z X, et al. 2022. Activating interneurons in local inhibitory circuits by high-frequency stimulations at the efferent fibers of pyramidal neurons in rat hippocampal CA1 region. Brain Sci, 12(10): 1350.

Yu Y, Feng Z Y, Cao J Y, et al. 2016. Modulation of local field potentials by high-frequency stimulation of afferent axons in the hippocampal CA1 region. J Integr Neurosci, 15(1): 1-17.

Yuan X Y, Hierlemann A, Frey U. 2021a. Extracellular recording of entire neural networks using a dual-mode microelectrode array with 19584 electrodes and high SNR. IEEE J Solid-State Circuits. 56(8): 2466-2475.

Yuan Y, Feng Z Y, Wang Z X. 2025. Cluster neuronal firing induced by uniform pulses of high-frequency stimulation on axons in rat hippocampus. IEEE Trans Biomed Eng, 72(3): 1108-1120.

Yuan Y, Feng Z Y, Yang G S, et al. 2022. Suppression of neuronal firing following antidromic high-frequency stimulations on the neuronal axons in rat hippocampal CA1 region. Front Neurosci, 16: 881426.

Yuan Y, Zheng L P, Feng Z Y, et al. 2021b. Different effects of monophasic pulses and biphasic pulses applied by a bipolar stimulation electrode in the rat hippocampal CA1 region. Biomed Eng Online, 20(1): 25.

Yue C Y, Remy S, Su H L, et al. 2005. Proximal persistent Na$^+$ channels drive spike afterdepolarizations and associated bursting in adult CA1 pyramidal cells. J Neurosci, 25(42): 9704-9720.

Yuste R, Goering S, Arcas B A Y, et al. 2017. Four ethical priorities for neurotechnologies and AI. Nature, 551(7679): 159-163.

Yuste R, Urban R. 2004. Dendritic spines and linear networks. J Physiol Paris, 98(4-6): 479-486.

Zang Y L, Marder E. 2021. Interactions among diameter, myelination, and the Na/K pump affect axonal resilience to high-frequency spiking. Proc Natl Acad Sci USA, 118(32): e2105795118.

Zhang T, Rahimi Azghadi M, Lammie C, et al. 2023. Spike sorting algorithms and their efficient hardware implementation: A comprehensive survey. J Neural Eng, 20(2): 021001.

Zhang X J, Gu H G, Guan L N. 2019. Stochastic dynamics of conduction failure of action potential along nerve fiber with Hopf bifurcation. Science China-Technological Sciences, 62(9): 1502-1511.

Zhang X J, Gu H G, Ma K H. 2020. Dynamical mechanism for conduction failure behavior of action potentials related to pain information transmission. Neurocomputing, 387: 293-308.

Zheng F, Lammert K, Nixdorf-Bergweiler B E, et al. 2011. Axonal failure during high frequency stimulation of rat subthalamic nucleus. J Physiol, 589(Pt 11): 2781-2793.

Zheng L P, Feng Z Y, Hu H H, et al. 2020. The appearance order of varying intervals introduces extra modulation effects on neuronal firing through non-linear dynamics of sodium channels during high-frequency stimulations. Front Neurosci, 14: 397.

Zheng L P, Feng Z Y, Hu Y F, et al. 2021. Adjust neuronal reactions to pulses of high-frequency stimulation with designed inter-pulse-intervals in rat hippocampus in vivo. Brain Sciences, 11(4): 509.

Zheng L P, Feng Z Y, Xu Y P, et al. 2022. An anodic phase can facilitate rather than weaken a cathodic phase to activate neurons in biphasic-pulse axonal stimulations. Front Neurosci, 16: 823423.

Zucker R S, Regehr W G. 2002. Short-term synaptic plasticity. Annu Rev Physiol, 64: 355-405.

附　　录

HH 数学模型的 MATLAB 仿真程序

下列仿真程序修改自《数值方法在生物医学工程中的应用》一书(Dunn et al., 2009)，共包括 4 个 MATLAB 文档(扩展名为".m")，2 个脚本和 2 个函数。其中 2 个脚本是：①用于计算速率常数、时间常数和门控因子随膜电压变化的脚本"constants_factors.m"，②用于求解模型方程组的脚本"HH_simulation.m"。在 MATLAB 环境的命令提示符">>"之后分别键入脚本名，即可运行脚本程序。它们运行时调用如下 2 个 MATLAB 函数：①计算各个 α 和 β 速率常数的函数"rate_constants.m"，②HH 模型方程组函数"hodgkin_huxley_equations.m"。下面依次介绍这 4 个 MATLAB 文档，其中"%"引导的句子是注释。注：图 1-11 是运行命令">>constants_factors"输出的结果。图 1-12 是运行">> HH_simulation"输出的结果(其中外加刺激的参数值根据需要调整)，并且，图 1-12 左栏所示的膜电位波形是将输出结果中的"v"变量的数值加上静息电位-70mV 后得到的数据。

1. 脚本"constants_factors.m"

```
clc; clear all;
% 计算各速率常数随膜电位(-100～100mV)的变化
v=[-100:1:100];
[alpha_n,beta_n,alpha_m,beta_m,alpha_h,beta_h]=rate_constants(v);

% 计算各时间常数和门控因子的稳态值
tau_n=1./(alpha_n+beta_n);
n_ss=alpha_n.*tau_n;
tau_m=1./(alpha_m+beta_m);
m_ss=alpha_m.*tau_m;
tau_h=1./(alpha_h+beta_h);
h_ss=alpha_h.*tau_h;

% 作出 3 对 α 和 β 随膜电位变化的曲线，见图 1-11(a)和(b)
```

```
clf; figure(1); plot(v, alpha_n,v, alpha_m,v, alpha_h)
axis([-100 100 0 10])
xlabel('膜电位(mV)'); ylabel('(1/ms)')
text(75,1.2,'\alpha _n'); text(35,3,'\alpha _m'); text(-75,4,'\alpha _h');
figure(2); plot(v, beta_n,v, beta_m,v, beta_h)
axis([-100 100 0 10])
xlabel('膜电位(mV)'); ylabel('(1/ms)')
text(-75,4,'\beta _n'); text(0,0.8,'\beta _m'); text(15,8,'\beta _h');

% 作出3个门控因子的时间常数随膜电位变化的曲线，见图1-11(c)
figure(3); plot(v,tau_n,v,tau_m,v,tau_h)
axis([-100 100 0 10])
xlabel('膜电位(mV)'); ylabel('时间常数(ms)')
text(-75,4,'\tau _n'); text(0,0.8,'\tau _m'); text(15,8,'\tau _h');

% 作出门控因子的稳态值随膜电位变化的曲线，见图1-11(d)
figure(4); plot(v,n_ss,v,m_ss,v,h_ss)
axis([-100 100 0 1])
xlabel('膜电位(mV)'); ylabel('门控因子稳态值')
text(-35,0.1,'n_\infty'); text(25,0.4,'m_\infty');
text(-20,0.8,'h_\infty');
```

2. 脚本"HH_simulation.m"

```
clc; clear all;
% 以下是各门控因子相关数值的初始化，即计算静息电位下各变量的数值
v=0; [alpha_n,beta_n,alpha_m,beta_m,alpha_h,beta_h]=rate_constants(v);
tau_n=1./(alpha_n+beta_n);
n_ss=alpha_n.*tau_n;
tau_m=1./(alpha_m+beta_m);
m_ss=alpha_m.*tau_m;
tau_h=1./(alpha_h+beta_h);
```

h_ss=alpha_h.*tau_h;
fprintf('\n 门控因子的初始值如下（即 v=0 时静息状态的值）：')
fprintf('\n n_ss= %5.4g \n m_ss= %5.4g \n h_ss= %5.4g ', n_ss,m_ss,h_ss)

% 以下利用 MATLAB 的常微分方程求解器 ode45 求解 HH 模型的方程组
% 其中，数组 yzero 中设置的 4 个数值依次为膜电位 v（与静息电位之差）、m、n 和 h 的初始值。设 v=8 是将膜电位初始去极化 8mV，模拟外加刺激产生的去极化，改变此数值可以模拟阈下和阈上刺激时细胞膜的响应。"tspan=[0,20]"是设置仿真时长为 0～20ms，修改数值"20"可以改变仿真时长

yzero=[8,n_ss,m_ss,h_ss];
tspan=[0,20];
[t,y]=ode45(@hodgkin_huxley_equations,tspan,yzero);

% 以下计算钾、钠通道的电导值。数组 y 中的 4 个值依次为：膜电位（与静息电位之差）、m、n 和 h 值。ggK 和 ggNa 为两种通道的最大电导

ggK=36; ggNa=120;
gK=ggK*y(:,2).^4; gNa=ggNa*y(:,3).^3.*y(:,4);

% 以下作仿真结果图，包括膜电位（即动作电位波形）、门控因子和两种通道的电导

clf; figure(1); plot(t,y(:,1),'k');
xlabel('时间(ms)'); ylabel('膜电位(mV)')
figure(2); plot(t,y(:,2:4));
xlabel('时间(ms)'); ylabel('门控因子')
text(7,0.6,'\leftarrow n(t)'); text(4.5,0.9,'\leftarrow m(t)');
text(7,0.25,'\leftarrow h(t)')
figure(3); plot(t,gK,t,gNa);
xlabel('时间(ms)'); ylabel('电导')
text(7,6,'g_K'); text(3.6,25,'g_{Na}');

3. 计算速率常数的函数（rate_constants.m）

function [alpha_n,beta_n,alpha_m,beta_m,alpha_h,beta_h]=rate_constants(v)
% 根据输入的膜电位 v，依次计算各速率常数
alpha_n=0.01*(10-v)./(exp((10-v)/10)-1);
beta_n=0.125*exp(-v/80);
alpha_m=0.1*(25-v)./(exp((25-v)/10)-1);
beta_m=4*exp(-v/18);
alpha_h=0.07*exp(-v/20);
beta_h=1./(exp((30-v)/10)+1);

4. HH 模型方程组的函数（hodgkin_huxley_equations.m）

function dy=hodgkin_huxley_equations(t,y)
% 以下设置各个常数，包括最大电导、平衡电位和膜电容等。此外，Iapp 是式(1-56)中的 I_m，可视作外加刺激电流（利用"if"语句可以设置为阶跃波或者方波），Iapp 设为正值产生去极化，设为负值产生超极化（可模拟"反弹兴奋"）。图 1-12 所示各种仿真结果就是改变 Iapp 获得。注：单独施加 Iapp 时，要把"HH_simulation.m"的 yzero 中初始膜电位设为 0
ggK=36; ggNa=120; ggL=0.3;
vK=-12; vNa=115; vL=10.6;
Cm=1;
% 以下 Iapp 的设置产生图 1-12(g)的双相脉冲刺激的仿真结果（同时在"HH_simulation.m"中设置 yzero=[0,n_ss,m_ss,h_ss];）
Iapp=20;
　if t>=0.75 Iapp=-20; end
　if t>=1.5 Iapp=0; end

% 计算速率常数
v=y(1); n=y(2); m=y(3); h=y(4);
[alpha_n,beta_n,alpha_m,beta_m,alpha_h,beta_h]=rate_constants(v);

% HH 模型的方程组

```
dy=[(-ggK*n^4*(v-vK)-ggNa*m^3*h*(v-vNa)-ggL*(v-vL)+Iapp)/Cm
    alpha_n*(1-n)-beta_n*n
    alpha_m*(1-m)-beta_m*m
    alpha_h*(1-h)-beta_h*h];
```

缩 略 词

英文缩写	英文全称	中文名称
$[K^+]_o$	extracellular K^+ concentration	细胞外钾离子浓度
$[Na^+]_i$	intracellular Na^+ concentration	细胞内钠离子浓度
4-AP	4-aminopyridine	4-氨基吡啶
ACSF	artificial cerebrospinal fluid	人工脑脊液
AD	after-discharge	后放电
ADC	analog to digital converter	模数转换器
A-HFS	antidromic high-frequency stimulation	逆向高频刺激
AIS	axon initial segment	轴突始段
ANOVA	analysis of variance	方差分析
AP	action potential	动作电位
APS	antidromically-evoked population spike	逆向诱发群峰电位
ASE	antidromic stimulation electrode	逆向刺激电极
ATS	antidromic test stimulation	逆向测试刺激(脉冲)
CA	cornu ammonis	海马角
CA1, CA2 CA3, CA4	cornu ammonis field 1,2,3 and 4 of the hippocampal formation	海马 CA1, CA2, CA3, CA4 区
CAP	compound action potential	复合动作电位
CF	commissural fiber	联合纤维
CNS	central nervous system	中枢神经系统
CSD	current source density	电流源密度(分析)
DAC	digital to analog converter	数模转换器

缩略词

DAQ	data acquisition	数据采集
DBS	deep brain stimulation	深部脑刺激
DG	dentate gyrus	齿状回
ECoG	electrocorticogram	皮层脑电
EEG	electroencephalogram	脑电图
EPSP	excitatory postsynaptic potential	兴奋性突触后电位
fEPSP	field excitatory postsynaptic potential	兴奋性突触后场电位
FES	functional electrical stimulation	功能性神经电刺激
FFT	fast Fourier transform	快速傅里叶变换
FR	firing rate	发放率
GABA	γ-aminobutyric acid	γ-氨基丁酸
gcl	granule cell layer	（齿状回）颗粒细胞层
hf	hippocampal fissure	海马裂
HFS	high-frequency stimulation	高频刺激
I/O	input-output port	输入-输出端口
IN	interneuron	中间神经元
I-O	input-output test	输入-输出测试
IPG	inter-phase gap	（双相脉冲）相间隔
IPI	inter-pulse-interval	脉冲间隔
IQR	interquartile range	四分位数间距
ISI	inter-spike-interval	（锋电位或群锋电位之间的时间）间隔
JPSSD	joint peri-stimulus scatter diagram	联合刺激后散点图
JPSTH	joint peri-stimulus time histogram	联合刺激后时间直方图
LFP	local field potential	局部场电位

LTD	long-term depression	长时程抑制
LTP	long-term potentiation	长时程增强
ml	molecular layer	(齿状回)分子层
MUA	multiple unit activity	多单元活动
NI	National Instruments	美国国家仪器公司
Node	node of Ranvier	郎飞氏结
O-HFS	orthodromic high-frequency stimulation	顺向高频刺激
OPS	orthodromically-evoked population spike	顺向诱发群峰电位
OSE	orthodromic stimulation electrode	顺向刺激电极
OTS	orthodromic test stimulation	顺向测试刺激(脉冲)
pc	principal component	主成分分量
pcl	pyramidal cell layer	锥体细胞层(胞体层)
pl	polymorphic layer	(齿状回)多形细胞层
PPD	paired-pulse depression	双脉冲抑制
PPF	paired-pulse facilitation	双脉冲增强
PPS	paired-pulse stimulation	双脉冲刺激
PS	population spike	群峰电位(棘波)
PSD	power spectral density	功率谱密度
PST	post-stimulation time	(锋电位光栅图的)刺激后时间
PSTH	post-stimulus time histogram or peri-stimulus time histogram	刺激后时间直方图
PTX	picrotoxin	印防己毒素
Pyr	pyramidal neuron	锥体神经元
RE	recording electrode	记录电极
RMS	root mean square	均方根值
RNS	responsive neurostimulation	自适应神经刺激

RP	refractory period	不应期
SCS	spinal cord stimulation	脊髓刺激
SD	spreading depression	扩散性抑制
sm	stratum moleculare	分子层
SNS	sacral nerve stimulation	骶神经电刺激
so	stratum oriens	多形细胞层
SPW	small positive-going waveform	正向小波
sr	stratum radiatum	辐射层
STFT	short-time Fourier transform	短时傅里叶变换
SUA	single unit activity	单元活动
TEA	tetraethyl ammonium	四乙胺
TNS	trigeminal nerve stimulation	三叉神经刺激
TTX	tetrotoxin	河豚毒素
US	unit spike	单元锋电位
VHC	ventral hippocampal commissure	腹侧海马联合
VNS	vagus nerve stimulation	迷走神经刺激
WT	wavelet transform	小波变换